中药化学对照品核磁共振波谱集

主 编 马双成 戴 忠

中国健康传媒集团
中国医药科技出版社

内 容 提 要

核磁共振波谱及其化学位移值是中药化学对照品结构准确性的重要保证和数据支持，本书对现发行的中药化学对照品标定工作进行归纳总结。本书共收载 494 个中药化学对照品，每个品种内容包括中英文名称、结构式、分子式、分子量、^1H-NMR 及 $^{13}C-NMR$ 波谱图谱、对应的波谱数据及相应的参考文献。本书的出版为药品检验工作者正确认识和使用中药化学对照品提供了重要参考，同时对从事中药成分研究、结构确证及活性成分比较研究的科技工作者也是一本重要的参考书。

图书在版编目（CIP）数据

中药化学对照品核磁共振波谱集/马双成，戴忠主编 . —北京：中国医药科技出版社，2022.10
ISBN 978 – 7 –5214 – 3342 – 5

Ⅰ . ①中… Ⅱ . ①马…②戴… Ⅲ. ①中药化学成分—核磁共振—波谱分析—图集 Ⅳ. ①R284.1 – 64

中国版本图书馆 CIP 数据核字（2022）第 147381 号

美术编辑 陈君杞
版式设计 诚达誉高

出版 **中国健康传媒集团** | 中国医药科技出版社
地址 北京市海淀区文慧园北路甲 22 号
邮编 100082
电话 发行：010 – 62227427 邮购：010 – 62236938
网址 www.cmstp.com
规格 880 × 1230mm ¹⁄₁₆
印张 33¾
字数 1173 千字
版次 2022 年 10 月第 1 版
印次 2022 年 10 月第 1 次印刷
印刷 三河市万龙印装有限公司
经销 全国各地新华书店
书号 ISBN 978 – 7 – 5214 – 3342 – 5
定价 **198.00 元**

获取新书信息、投稿、为图书纠错，请扫码联系我们。

编 委 会

序

　　中药化学对照品是国家药品标准物质的重要组成部分，在中药科研、生产、流通及质量控制中发挥着重要作用，尤其对评价中药的真伪和质量优劣、提高中药质量控制水平、保证人民用药安全和有效方面具有重要意义。中国食品药品检定研究院作为国家药品标准物质的法定制备与标定机构，自1985年以来，已建立了650多种中药化学对照品，广泛用于中药生产、质量监管和科学研究等方面。在国内外的年发放量达110万支以上，保证了国家药品标准的有效实施，同时为新药的研制与创新研究提供了中药的标准物质保障，也对国际上传统药物质量标准的制订和提高产生了积极的影响。

　　中药化学对照品的制备与标定涉及生药学、天然药物化学、结构解析、分析检测以及标准物质特性研究等综合专业技术和方法，既要满足品种、数量快速增长的需求，又要达到标准物质在均匀性、稳定性和准确性等方面的要求。中药化学对照品的质量、品种数量及其在中药药品标准中的广泛使用，充分体现了我国在中药、天然药物化学方面的技术能力，以及在引领天然药物标准提高方面的综合实力。中药化学成分结构复杂，性质差别大，在30多年的研究过程中，作为中药标准物质研制的组织者，中国食品药品检定研究院在中药化学对照品的结构鉴定方面积累了大量科研方法和科学数据。本次对其进行整理和发表，不仅对中药化学对照品标定过程中的结构确证具有重要参考价值，而且对中药新药研制、中药标准提高过程中中药化学对照品的研制具有很好的指导意义，亦将对中药研究的现代化和国际化具有积极的推动作用。

中国工程院院士　于德泉

2022 年 3 月

前　言

中国食品药品检定研究院作为全国药品标准物质制备、标定的法定机构，从 1985 年至今一直从事中药化学对照品的研究和发行工作。为了让广大使用者更加了解和使用中药化学对照品，根据我院长期的研究工作基础，2000 年和 2013 年分别由陈德昌主编出版了《中药化学对照品工作手册》，由林瑞超、马双成主编出版了《中药化学对照品应用手册》，从国家药品标准物质的定义、用途、特性要求、建立和制备的基本原则及法律地位等进行了详细叙述。

中药化学对照品来源于大自然，其种类及结构类型复杂，类似结构的对照品较多，如贝母素乙和西贝母碱，齐墩果酸和熊果酸等结构极其相似。这就使得中药化学对照品的结构准确性尤其重要，必须使用各种相关技术保证中药化学对照品结构的准确性。确定中药化学对照品结构准确性的重要工具是核磁共振（NMR）技术。所以，核磁共振波谱及其化学位移值是中药化学对照品结构准确性的重要保证和数据支持，我们对现发行的中药化学对照品标定工作进行归纳总结，出版本书。

本书共收载 494 个中药化学对照品，基本涵盖了《中华人民共和国药典》、中华人民共和国原卫生部药品标准、国家药品监督管理局药品标准使用的中药化学对照品，名称与这些标准中使用的中药化学对照品名称一致。每个品种内容包括中英文名称、结构式、分子式、分子量、^{1}H – NMR 及 ^{13}C – NMR 波谱图谱、对应的波谱数据及相应的参考文献。本书为药品检验工作者正确认识和使用中药化学对照品提供了重要参考，同时对从事中药成分研究、结构确证及活性成分比较研究的科技工作者也有所帮助。

由于本书编辑时间较短加之经验不足，可能存在错误和遗漏之处，恳请广大读者批评指正，以便再版完善。

编者

2022 年 3 月

目　录

（－）－薄荷酮
（－）－Menthone

【结构式】

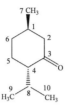

【分子式及分子量】C$_{10}$H$_{18}$O；154.25

^{1}H－NMR

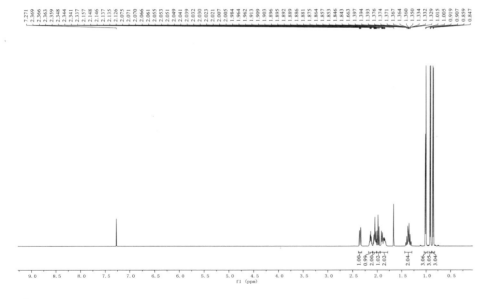

^{1}H－NMR（CDCl$_3$，600MHz）δ：2.35（1H，m，H－2），1.84（1H，m，H－2），0.85，0.91（各3H，d，J=7.2Hz，H－9，10），1.01（3H，d，J=6.0Hz，H－7）。

^{13}C－NMR

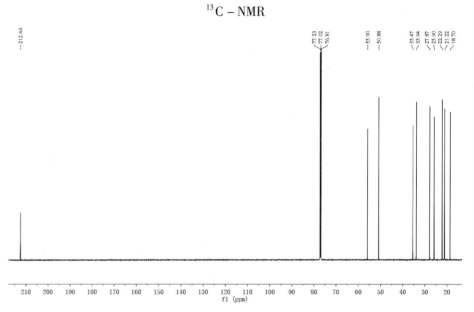

^{13}C－NMR（CDCl$_3$，150MHz）δ：35.5（C－1），50.9（C－2），212.4（C－3），55.9（C－4），27.9（C－5），33.9（C－6），22.3（C－7），25.9（C－8），21.2（C－9），18.7（C－10）。

参 考 文 献

[1] 江纪武，肖庆祥．植物药有效成分手册［M］．北京：人民卫生出版社，1986．

（－）－丁香树脂酚－4－O－β－D－呋喃芹糖基－（1→2）－β－D－吡喃葡萄糖苷

（－）－Syringaresnol－4－O－β－D－apiofuranosyl－（1→2）－β－D－glucopyranoside

【结构式】

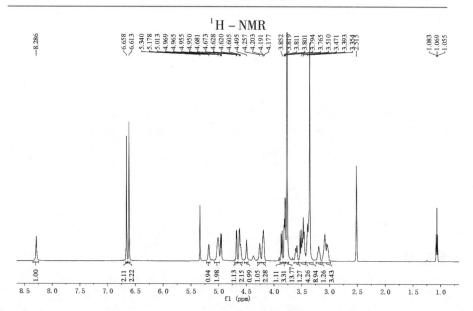

【分子式及分子量】 $C_{33}H_{44}O_{17}$；712.69

^1H-NMR

^1H-NMR（DMSO－d_6，600MHz）δ：8.29（1H，s，Ar－OH），6.66（2H，s，H－2，6），6.61（2H，s，H－2′，6′），5.18（1H，brs，H－1″），5.01（1H，brs，H－1‴），4.67（1H，d，J＝4.8Hz，H－7），4.62（1H，d，J＝4.8Hz，H－7′），4.26（2H，brs，Ha－9，9′），4.18（2H，t，J＝8.4Hz，Hb－9，9′），3.08（2H，m，H－8，H－8′），3.76（6H，s，3，5－OCH₃），3.35（6H，s，3′，5′－OCH₃）。

$^{13}C-NMR$

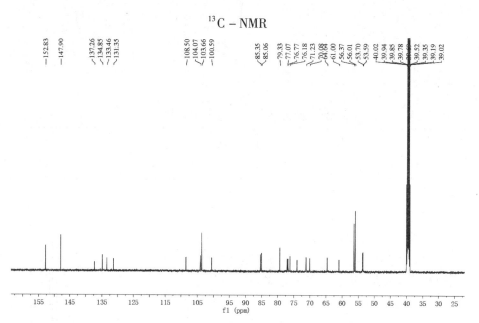

$^{13}C-NMR$（DMSO－d_6，150MHz）δ：133.5（C－1），104.1（C－2），152.8（C－3），137.3（C－4），152.8（C－5），104.1（C－6），85.3（C－7），53.6（C－8），71.2（C－9），131.3（C－1′），103.7（C－2′），147.9（C－3′），134.8（C－4′），147.9（C－5′），103.7（C－6′），85.1（C－7′），53.7（C－8′），71.2（C－9′），56.4（C－3，5－OCH₃），56.0（C－3′，5′－OCH₃），100.6（C－1″），77.1（C－2″），76.2（C－3″），70.1（C－4″），76.9（C－5″），61.0（C－6″），108.5（C－1‴），76.8（C－2‴），79.3（C－3‴），73.9（C－4‴），64.6（C－5‴）。

参 考 文 献

[1] 林瑞超，马双成．中药化学对照品应用手册［M］．北京：化学工业出版社，2013.

（＋）－樟脑
（＋）－Camphor

【结构式】

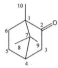

【分子式及分子量】C₁₀H₁₆O；152.23

¹H－NMR

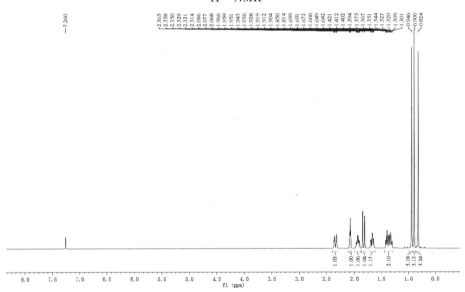

¹H－NMR（CDCl₃，500MHz）δ：2.34（1H，m，H－3α），1.83（1H，d，J＝18.0 Hz，H－3β），1.93（1H，m，H－4），2.08（1H，t，J＝4.5 Hz，H－5α），1.66（1H，m，H－5β），1.40（1H，m，H－6），1.33（1H，m，H－6），0.95（3H，s，H－8），0.82（3H，s，H－9），0.90（3H，s，H－10）[1]。

¹³C－NMR

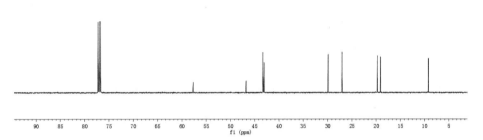

¹³C－NMR（CDCl₃，125MHz）δ：57.7（C－1），43.1（C－3），43.3（C－4），27.0（C－5），29.9（C－6），46.8（C－7），19.8（C－8），19.1（C－9），9.2（C－10）[1]。

参 考 文 献
[1] 林瑞超，马双成．中药化学对照品应用手册［M］．北京：化学工业出版社，2013.

（±）原苏木素 B

（±）Protosappanin B

【结构式】

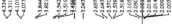

【分子式及分子量】C$_{16}$H$_{16}$O$_6$；304.29

^{1}H − NMR

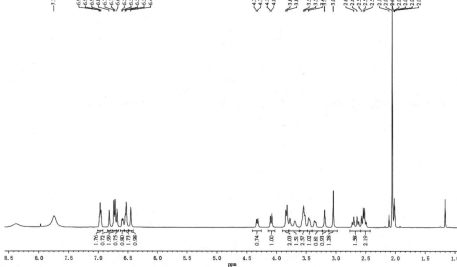

^{1}H − NMR（CD$_3$COCD$_3$，500MHz）δ：2.71，2.63，2.55，2.51（each 1H，d，J = 13.5 Hz，H − 8），4.32，4.09，3.83，3.53（each 1H，d，J = 11.5 Hz，7 − CH$_2$OH），3.77，3.69（each 1H，brs，H − 6），3.45，3.35（each 1H，brd，J = 9.0 Hz，H − 6），6.59，6.53（each 1H，brd，J = 7.5 Hz，H − 6），6.52，6.45（each 1H，brs，H − 4），6.81，6.74，6.71，6.68（each 1H，brs，H − 9，12），6.97，6.95（each 1H，brd，J = 7.5 Hz，H − 6）。

^{13}C − NMR

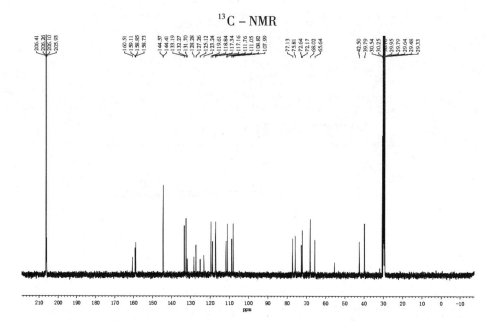

^{13}C − NMR（CD$_3$COCD$_3$，125MHz）δ：133.2，132.3（C − 1），111.8，111.0（C − 2），159.1，158.7（C − 3），108.8，108.0（C − 4），160.5，158.8（C − 4a），77.1，75.8（C − 6），72.6，72.2（C − 7），42.5，39.8（C − 8），125.1，123.2（C − 8a），117.3，117.2（C − 9），144.6，144.4（C − 10），144.5，144.4（C − 11），119.6，118.8（C − 12），132.3，131.7（C − 12a），128.3，127.3（C − 12b），68.0，65.6（C − 13）。

注：本品为光学异构混合物，存在部分双信号现象。

参考文献

[1] Fu LC，Huang XA，Lai ZY，et al. A new 3 − benzylchroman derivative from Sappan Lignum（*Caesalpinia sappan*）. [J]. Molecules，2008，13（8）：1923 − 1930.

（R,S）-告依春
（R,S）- Goitrin

【结构式】

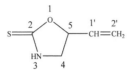

【分子式及分子量】 C_5H_7NOS；129.02

^1H - NMR

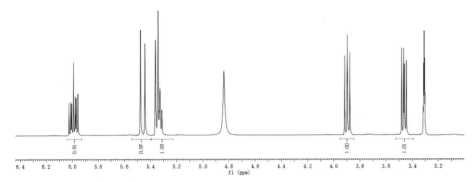

^1H - NMR（CD_3OD, 600 MHz）δ：5.99（1H, *ddd*, *J* = 18.6, 9.6, 7.8 Hz, H - 1'）, 5.46（1H, *brd*, *J* = 20.4 Hz, H - 2'）, 5.35（1H, *brd*, *J* = 11.4 Hz, H - 2'）, 5.32（1H, *m*, H - 5）, 3.90（1H, *dd*, *J* = 13.8, 10.8 Hz, H - 4）, 3.46（1H, *dd*, *J* = 12.0, 9.0 Hz, H - 4）。

^{13}C - NMR

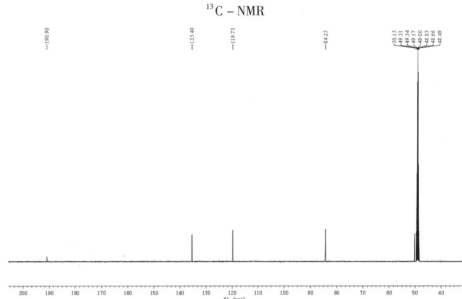

^{13}C - NMR（CD_3OD, 150 MHz）δ：190.9（C - 2）, 135.4（C - 1'）, 119.7（C - 2'）, 84.2（C - 5）, 50.2（C - 4）。

参 考 文 献

［1］林瑞超，马双成 . 中药化学对照品应用手册［M］. 北京：化学工业出版社，2013.

1,3-O-二咖啡酰奎宁酸
1,3-O-Dicaffeoylquinic acid

【结构式】

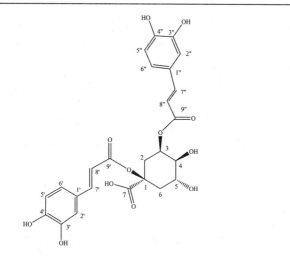

【分子式及分子量】 C₂₅H₂₄O₁₂; 516.45

¹H-NMR

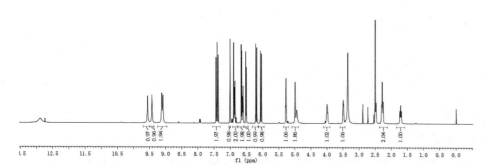

¹H-NMR (DMSO-d_6, 600MHz) δ: 9.56, 9.42, 9.12, 9.08 (each 1H, s, -OH), 7.43 (1H, d, J=19.2Hz, H-7'), 7.39 (1H, d, J=19.2Hz, H-7''), 7.01 (1H, d, J=2.4Hz, H-2''), 6.90 (1H, d, J=2.4Hz, H-2'), 6.87 (1H, dd, J=9.6, 2.4Hz, H-6'), 6.66 (1H, d, J=10.2Hz, H-5'), 6.62 (1H, dd, J=9.9, 1.5Hz, H-6''), 6.52 (1H, d, J=9.6Hz, H-5''), 6.20 (1H, d, J=19.2Hz, H-8'), 6.06 (1H, d, J=19.2Hz, H-8''), 5.28 (1H, d, J=4.8Hz, H-3), 5.00 (1H, d, J=6.0Hz, -OH), 4.94 (1H, s, -OH), 4.00 (1H, br, H-5), 3.49 (1H, m, H-4), 1.71~2.48 (4H, m, H-2, 6) [1-2]。

¹³C-NMR

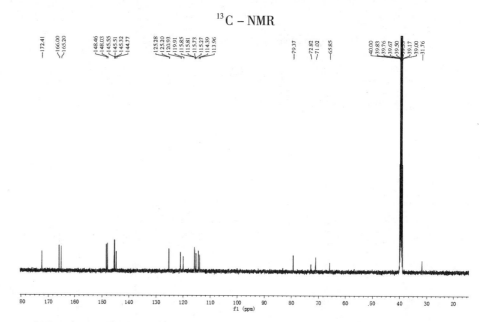

¹³C-NMR (DMSO-d_6, 150MHz) δ: 79.4 (C-1), 31.8 (C-2), 65.8 (C-5), 72.8 (C-4), 71.0 (C-3), 39.8 (C-6), 172.4 (C-7), 125.3 (C-1'), 115.7 (C-2'), 145.3 (C-3'), 148.5 (C-4'), 115.8 (C-5'), 120.9 (C-6'), 145.6 (C-7'), 114.0 (C-8'), 165.2 (C-9'), 125.2 (C-1''), 114.4 (C-2''), 144.8 (C-3''), 148.0 (C-4''), 115.9 (C-5''), 119.9 (C-6''), 145.5 (C-7''), 115.3 (C-8''), 166.0 (C-9'') [1-2]。

参考文献

[1] 张亚梅, 刘梅, 赵法兴. 3, 5-O-二咖啡酰奎宁酸的合成 [J]. 泰山医学院学报, 2012, 33 (5): 331-334.

[2] Slanina J, E Táborská, Bocho řáková H, et al. New and facile method of preparation of the anti-HIV-1 agent, 1, 3-dicaffeoylquinic acid [J]. Tetrahedron Letters, 2001, 42 (19): 3383-3385.

1,8 - 二羟基蒽醌
1,8 - Dihydroxyanthraquinone

【结构式】

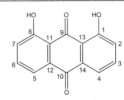

【分子式及分子量】 $C_{14}H_8O_4$；240.21

^1H - NMR

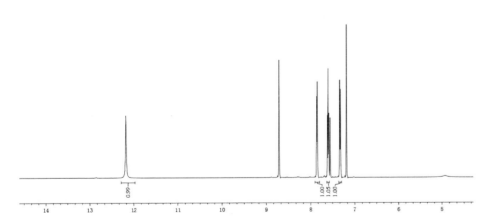

^1H - NMR（C_5D_5N，500MHz）δ：7.33（2H，d，$J = 8.3Hz$，H - 2，H - 7），7.60（2H，t，$J = 7.9\,Hz$，H - 3，H - 6），7.86（2H，d，$J = 7.4Hz$，H - 4，H - 5）。

^{13}C - NMR

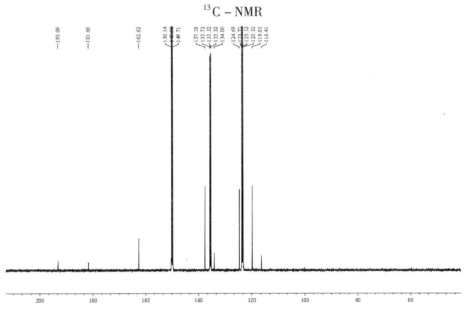

^{13}C - NMR（C_5D_5N，125MHz）δ：162.6（C - 1），119.9（C - 4），137.6（C - 3），124.7（C - 2），124.7（C - 7），137.6（C - 6），119.9（C - 5），162.6（C - 8），193.1（C - 9），181.7（C - 10），134.1（C - 12），116.4（C - 11），116.4（C - 13），134.1（C - 14）。

参 考 文 献

[1] 林瑞超，马双成. 中药化学对照品应用手册 [M]. 北京：化学工业出版社，2013.

1-羟基-3,4,5-三甲氧基𠮿酮
1-Hydroxy-3,4,5-trimethoxyxanthone

【结构式】

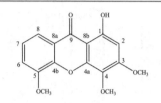

【分子式及分子量】 $C_{16}H_{14}O_6$; 302.28

^1H-NMR

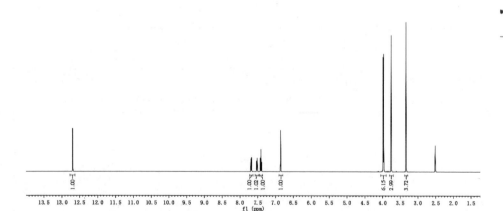

^1H-NMR (DMSO-d_6, 600 MHz) δ: 12.70 (1H, s, 1-OH), 6.86 (1H, s, H-2), 7.52 (1H, dd, J=9.6, 1.8 Hz, H-6), 7.41 (1H, dd, J=9.6, 9.6 Hz, H-7), 7.68 (1H, dd, J=9.6, 1.8 Hz, H-8), 3.99 (3H, s, 3-OCH$_3$), 3.97 (3H, s, 4-OCH$_3$), 3.76 (3H, s, 3-OCH$_3$)[1]。

$^{13}C-NMR$

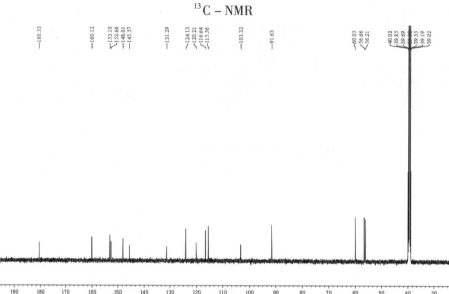

$^{13}C-NMR$ (DMSO-d_6, 150 MHz) δ: 152.7 (C-1), 91.6 (C-2), 160.1 (C-3), 131.3 (C-4), 145.6 (C-4a), 148.0 (C-4b), 153.1 (C-5), 115.6 (C-6), 124.1 (C-7), 116.6 (C-8), 103.3 (C-8a), 120.2 (C-8b), 180.5 (C-9), 60.0 (3-OCH$_3$), 56.7 (4-OCH$_3$), 56.2 (5-OCH$_3$)[1]。

参考文献

[1] 李忠荣, 邱明华, 聂瑞麟. 滇黄芩中的两个𠮿酮甙 [J]. 天然产物研究与开发, 1999, 11 (2): 8-11.

1 - 甲基海因

1 - Methylhydantoin

【结构式】

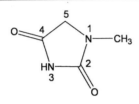

【分子式及分子量】$C_4H_6N_2O_2$；114.10

^1H - NMR

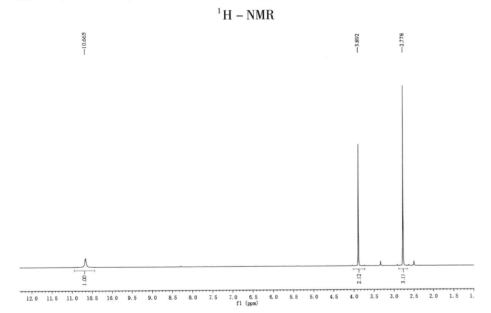

^1H - NMR（DMSO - d_6，500MHz）δ：2.78（3H，s，N - CH_3），3.89（2H，s，H - 5），10.6（1H，s，3 - NH）。

^{13}C - NMR

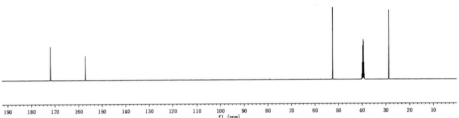

^{13}C - NMR（DMSO - d_6，125MHz）δ：157.2（C - 2），171.9（C - 4），52.5（C - 5），28.7（C - 6）。

参 考 文 献

［1］林瑞超，马双成. 中药化学对照品应用手册［M］. 北京：化学工业出版社，2013.

10 - 羟基癸烯酸

10 - hydroxy - 2 - decenoic acid

【结构式】

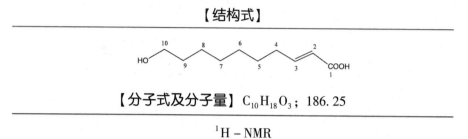

【分子式及分子量】 C$_{10}$H$_{18}$O$_3$；186.25

^{1}H - NMR

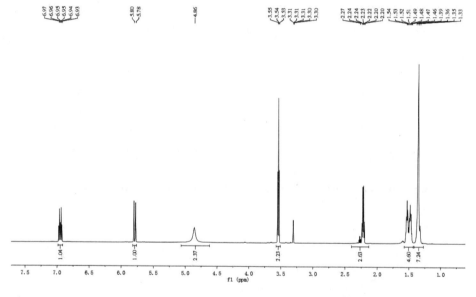

^{13}C - NMR

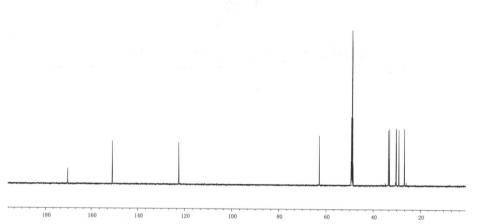

^{13}C - NMR（CD$_3$OD, 150MHz）δ：170.1（C - 1），122.5（C - 2），151.2（C - 3），33.6（C - 4），29.2（C - 5），30.2（C - 6），33.1（C - 7），30.3（C - 8），26.8（C - 9），62.9（C - 10）。

^{1}H - NMR（CD$_3$OD, 600MHz）δ：6.95（1H, *m*, H - 3），5.79（1H, *d*, *J* = 15.6 Hz, H - 2），3.54（2H, *t*, *J* = 6.6Hz, H - 10）。

参考文献

[1] 林瑞超，马双成. 中药化学对照品应用手册 [M]. 北京：化学工业出版社，2013.

11 - 羰基 - β - 乙酰乳香酸
3 - Acetyl - 11 - keto - β - boswellic acid

【结构式】

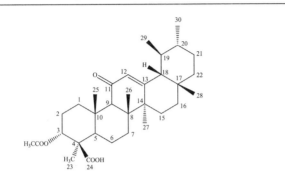

【分子式及分子量】 $C_{32}H_{48}O_5$；512.72

$^1H - NMR$

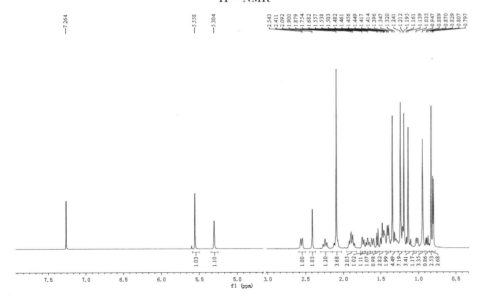

$^1H - NMR$ （CDCl$_3$，600 MHz）δ：5.30 （1H, brs, H-3），2.41 （1H, brs, H-9），5.56 （1H, s, H-12），1.35 （3H, s, 23-CH$_3$），1.14 （3H, s, 25-CH$_3$），1.20 （3H, s, 26-CH$_3$），1.24 （3H, s, 27-CH$_3$），0.83 （3H, s, 28-CH$_3$），0.80 （3H, d, J = 6.0 Hz, 29-CH$_3$），0.95 （3H, s, 30-CH$_3$），2.09 （3H, s, CH$_3$COO-）。

$^{13}C - NMR$

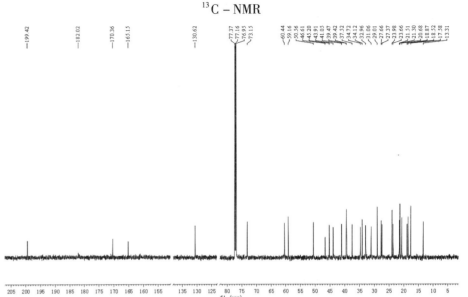

$^{13}C - NMR$ （CDCl$_3$，150 MHz）δ：34.7 （C-1），23.7 （C-2），73.2 （C-3），46.6 （C-4），50.6 （C-5），18.9 （C-6），33.0 （C-7），43.9 （C-8），60.4 （C-9），37.5 （C-10），199.4 （C-11），130.6 （C-12），165.2 （C-13），45.2 （C-14），27.7 （C-15），27.4 （C-16），34.1 （C-17），59.2 （C-18），39.5 （C-19），39.4 （C-20），31.1 （C-21），41.0 （C-22），24.0 （C-23），182.0 （C-24），13.3 （C-25），18.5 （C-26），21.3 （C-27），29.0 （C-28），17.6 （C-29），20.7 （C-30），21.5 （$\underline{C}$H$_3$COO），170.4 （CH$_3$$\underline{C}$OO）。

参 考 文 献
[1] 林瑞超，马双成. 中药化学对照品应用手册 ［M］. 北京：化学工业出版社，2013.

2,3,5,4′－四羟基二苯乙烯－2－O－β－D－葡萄糖苷
2,3,5,4′－tetrahydroxystil-bene－2－O－β－D－glucoside

【结构式】

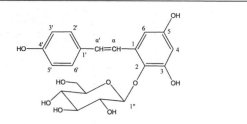

【分子式及分子量】 $C_{20}H_{22}O_9$；406.38

^1H－NMR

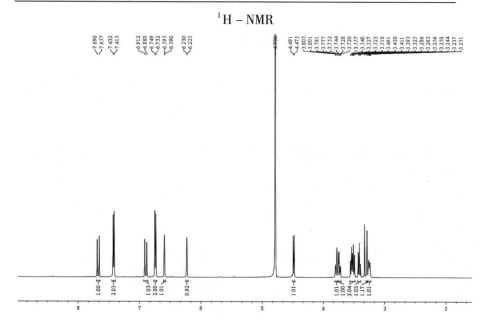

^1H－NMR（CD$_3$OD，500MHz）δ：3.23～3.80（6H，*m*，糖上H），4.48（1H，*d*，*J* = 8.0Hz，H－1″），6.23（1H，*d*，*J* = 2.4Hz，H－4），6.59（1H，*d*，*J* = 2.6Hz，H－6），6.74（2H，*d*，*J* = 8.4Hz，H－2′，6′），6.90（1H，*d*，*J* = 16.0Hz，H－α′），7.42（2H，*d*，*J* = 8.5Hz，H－3′，5′），7.67（1H，*d*，*J* = 16.5Hz，H－α）[1]。

^{13}C－NMR

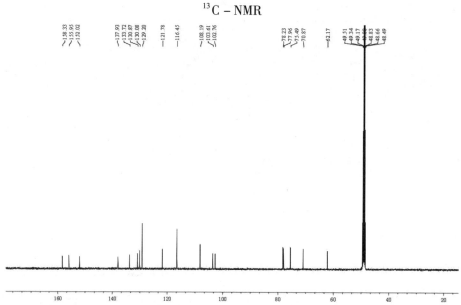

^{13}C－NMR（CD$_3$OD，125MHz）δ：121.8（C－1），137.9（C－2），152.0（C－3），103.6（C－1″），156.0（C－5），108.2（C－6），130.9（C－2′，6′），129.2（C－α），116.4（C－3′，5′），158.3（C－4′），130.9（C－α′），133.7（C－1′），102.8（C－4），75.5（C－2″），78.0（C－3″），70.9（C－4″），78.2（C－5″），62.2（C－6″）[1]。

参 考 文 献

[1] 严春艳，马娜，王金林，等. 转基因何首乌毛状根化学成分的研究 [J]. 时珍国医国药，2008，19（8）：1851－1852.

2″-O-没食子酰基金丝桃苷
2″-O-Galloylhyperin

【结构式】

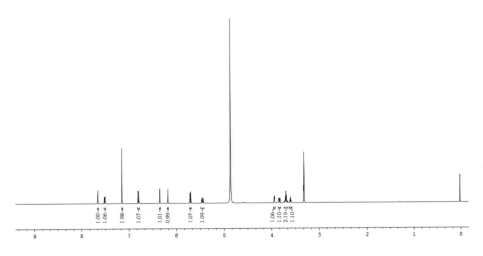

【分子式及分子量】 $C_{28}H_{24}O_{16}$; 616.48

¹H - NMR

¹H - NMR（CD₃OD，500MHz）δ：7.66（1H，d，J = 2.0Hz，H - 2'），7.51（1H，dd，J = 8.5，2.0Hz，H - 6'），7.15（2H，s，H - 2‴，H - 6‴），6.80（1H，d，J = 8.5Hz，H - 5'），6.35（1H，d，J = 2.0Hz，H - 8），6.18（1H，d，J = 2.0Hz，H - 6），5.71（1H，d，J = 8.0Hz，H - 1″），5.46（1H，dd，J = 10.0，8.0Hz，H - 2″），3.94（1H，d，J = 3.5Hz，H - 4″），3.83（1H，dd，J = 10.0，3.5Hz，H - 3″），3.74 - 3.66（2H，m，H - 6″），3.61（1H，m，H - 5″）[1 - 2]。

¹³C - NMR

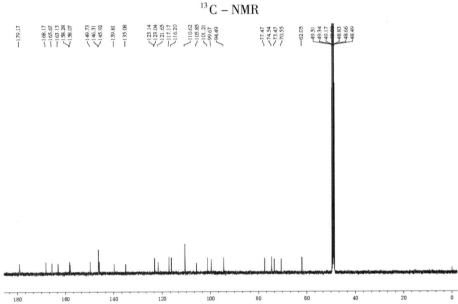

¹³C - NMR（CD₃OD，125MHz）δ：158.1（C - 2），135.1（C - 3），179.2（C - 4），163.1（C - 5），99.7（C - 6），165.7（C - 7），94.5（C - 8），158.3（C - 9），105.9（C - 10），121.6（C - 1'），116.2（C - 2'），146.3（C - 3'），149.7（C - 4'），117.2（C - 5'），123.0（C - 6'），101.2（C - 1″），74.5（C - 2″），73.5（C - 3″），70.6（C - 4″），77.5（C - 5″），62.1（C - 6″），123.1（C - 1‴），110.6（C - 2‴），145.9（C - 3‴），139.8（C - 4‴），146.3（C - 5‴），110.6（C - 6‴），168.2（C - 7‴）[1 - 2]。

参 考 文 献

[1] 屈清慧，张璐，鲍和，等. 栾树花化学成分研究 [J]. 中药材，2011，34（11）：1716 - 1719.

[2] 任凤霞，张爱军，赵毅民. 鹿蹄草化学成分研究 [J]. 天然产物研究与开发，2010，22：54 - 57.

20（S）-人参皂苷 F1
20（S）-Ginsenoside F1

【结构式】

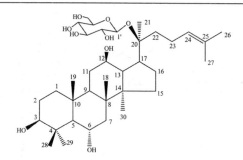

【分子式及分子量】 $C_{36}H_{62}O_9$；638.87

^1H – NMR

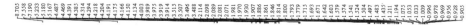

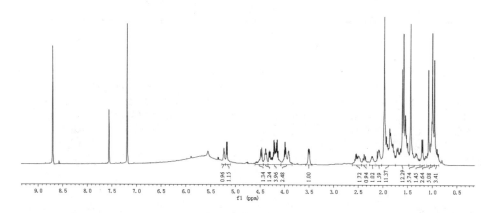

^1H – NMR（C_5D_5N, 600 MHz）δ：1.08（3H, s, 18 – CH_3）, 1.00（3H, s, 19 – CH_3）, 1.97（3H, s, 21 – CH_3）, 5.23（1H, dd, J = 6.6, 6.6 Hz, H – 24）, 1.58（3H, s, 26 – CH_3）, 1.60（3H, s, 27 – CH_3）, 1.44（3H, s, 28 – CH_3）, 1.57（3H, s, 29 – CH_3）, 0.96（3H, s, 30 – CH_3）, 5.17（1H, d, J = 7.8 Hz, H – 1′）[1]。

^{13}C – NMR

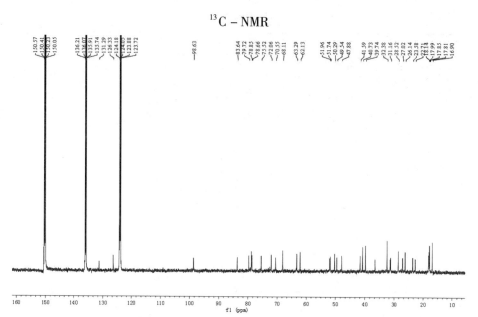

^{13}C – NMR（C_5D_5N, 150 MHz）δ：39.7（C – 1）, 28.5（C – 2）, 78.7（C – 3）, 40.7（C – 4）, 62.1（C – 5）, 68.1（C – 6）, 47.9（C – 7）, 41.6（C – 8）, 50.3（C – 9）, 39.7（C – 10）, 31.3（C – 11）, 70.6（C – 12）, 49.5（C – 13）, 51.7（C – 14）, 31.2（C – 15）, 27.0（C – 16）, 52.0（C – 17）, 18.0（C – 18）, 17.9（C – 19）, 83.6（C – 20）, 22.7（C – 21）, 36.5（C – 22）, 23.6（C – 23）, 126.3（C – 24）, 131.3（C – 25）, 26.1（C – 26）, 18.1（C – 27）, 32.4（C – 28）, 16.9（C – 29）, 17.8（C – 30）, 98.6（C – 1′）, 75.5（C – 2′）, 78.8（C – 3′）, 72.1（C – 4′）, 79.7（C – 5′）, 63.3（C – 6′）[1]。

参 考 文 献

[1] 宋建平, 曾江, 崔秀明, 等. 三七根茎的化学成分研究（Ⅱ）[J]. 云南大学学报（自然科学版）, 2007, 29（3）：287 – 290.

20（S）- 人参皂苷 F2
20（S）- Ginsenoside F2

【结构式】

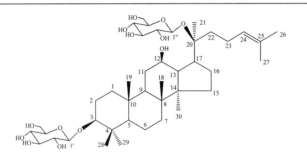

【分子式及分子量】 C$_{42}$H$_{72}$O$_{13}$；785.01

^{1}H – NMR

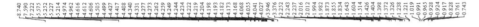

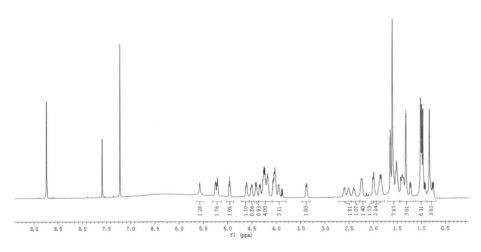

^{1}H – NMR （C$_5$D$_5$N，600 MHz）δ：3.39 （1H，br d，J = 12.0 Hz，H – 3），0.75 （1H，br d，J = 10.8 Hz，H – 5），3.95 （1H，m，H – 12），0.99 （3H，s，18 – CH$_3$），0.83 （3H，s，19 – CH$_3$），1.64 （3H，s，21 – CH$_3$），5.25 （1H，br s，H – 24），1.60 （3H，s，26 – CH$_3$），1.60 （3H，s，27 – CH$_3$），1.33 （3H，s，28 – CH$_3$），1.02 （3H，s，29 – CH$_3$），0.96 （3H，s，30 – CH$_3$），5.22 （1H，d，J = 7.8 Hz，H – 1′），4.97 （1H，d，J = 7.2 Hz，H – 1″）[1]。

^{13}C – NMR

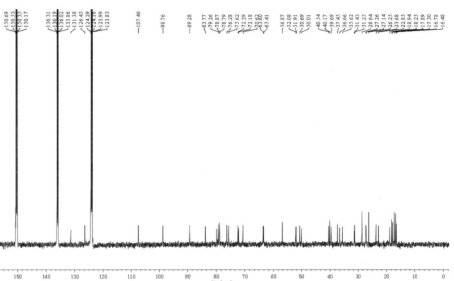

^{13}C – NMR （C$_5$D$_5$N，150 MHz）δ：39.7 （C – 1），27.3 （C – 2），89.3 （C – 3），40.2 （C – 4），56.9 （C – 5），18.9 （C – 6），35.6 （C – 7），40.5 （C – 8），50.7 （C – 9），37.4 （C – 10），31.4 （C – 11），70.6 （C – 12），50.0 （C – 13），52.1 （C – 14），31.2 （C – 15），27.1 （C – 16），51.9 （C – 17），16.5 （C – 18），16.8 （C – 19），83.8 （C – 20），22.8 （C – 21），36.7 （C – 22），23.7 （C – 23），126.4 （C – 24），131.4 （C – 25），26.2 （C – 26），18.2 （C – 27），28.6 （C – 28），17.3 （C – 29），17.9 （C – 30），107.5 （C – 1′），76.3 （C – 2′），79.3 （C – 3′），72.4 （C – 4′），78.8 （C – 5′），63.6 （C – 6′），98.8 （C – 1″），75.6 （C – 2″），79.8 （C – 3″），72.2 （C – 4″），78.9 （C – 5″），63.4 （C – 6″）[1]。

参 考 文 献

[1] 杨秀伟，李珂珂，周琪乐．人参茎叶中 1 个新皂苷 20（S）- 人参皂苷 Rf2 [J]．中草药，2015，46（21）：3137 – 3145.

20（S）- 人参皂苷 Rg₂

20（S）- Ginsenoside Rg₂

【结构式】

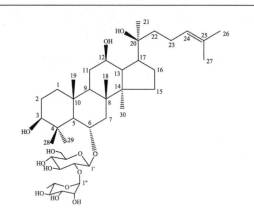

【分子式及分子量】C₄₂H₇₂O₁₃；785.01

¹H - NMR

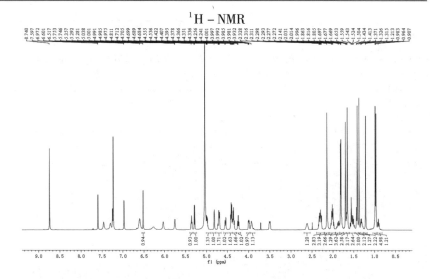

¹H - NMR（C₅D₅N，600 MHz）δ：3.50（1H，br d，J=11.4 Hz，H-3），4.69（1H，dd，J=9.0，3.0 Hz，H-6），3.92（1H，m，H-12），0.98（3H，s，18-CH₃），1.21（3H，s，19-CH₃），1.37（3H，s，21-CH₃），5.36（1H，t，J=7.2 Hz，H-24），1.70（3H，s，26-CH₃），1.65（3H，s，27-CH₃），0.96（3H，s，29-CH₃），1.41（3H，s，30-CH₃），5.29（1H，d，J=6.6 Hz，H-1'），4.55（1H，brd，J=11.4 Hz，H-6'），6.52（1H，brs，H-1''），1.81（1H，d，J=6.6 Hz，H-6''）[1]。

¹³C - NMR

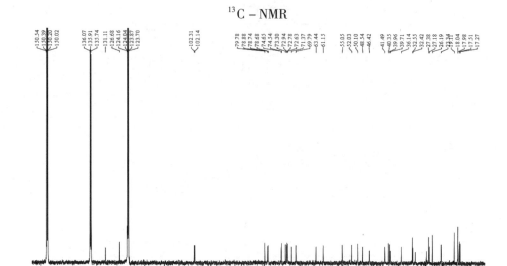

¹³C - NMR（C₅D₅N，150 MHz）δ：40.0（C-1），28.1（C-2），78.7（C-3），40.4（C-4），61.2（C-5），74.5（C-6），46.4（C-7），39.7（C-8），50.1（C-9），41.5（C-10），32.4（C-11），71.4（C-12），48.5（C-13），52.0（C-14），31.6（C-15），27.2（C-16），55.0（C-17），18.0（C-18），18.0（C-19），73.3（C-20），27.4（C-21），36.1（C-22），23.3（C-23），126.7（C-24），131.1（C-25），26.2（C-26），17.3（C-27），32.6（C-28），18.0（C-29），17.5（C-30），102.1（C-1'），79.8（C-2'），78.9（C-3'），72.9（C-4'），78.7（C-5'），63.4（C-6'），102.3（C-1''），72.6（C-2''），72.8（C-3''），74.6（C-4''），69.8（C-5''），19.1（C-6''）[1]。

参 考 文 献

[1] 杨秀伟. 20（R）和 20（S）- 人参皂苷 - Rg₂ 碳氢 NMR 信号全指定 [J]. 波谱学杂志，2000，17（1）：9-15.

20（S）–人参皂苷 Rh₂

20（S）–Ginsenoside Rh₂

【结构式】

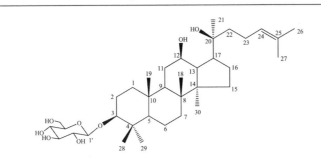

【分子式及分子量】 $C_{36}H_{62}O_8$；622. 87

¹H – NMR

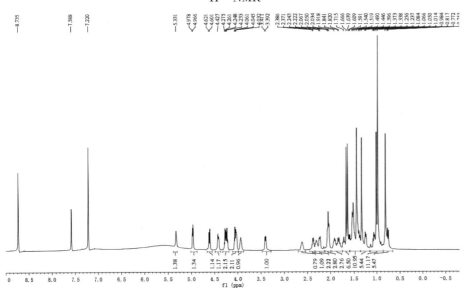

¹H – NMR （C₅D₅N, 600 MHz） δ: 3. 40 （1H, br d, J = 11. 4 Hz, H – 3）, 3. 94 （1H, m, H – 12）, 1. 01 （3H, s, 18 – CH₃）, 0. 98 （3H, s, 19 – CH₃）, 1. 64 （3H, s, 21 – CH₃）, 5. 33 （1H, br s, H – 24）, 1. 45 （3H, s, 26 – CH₃）, 1. 34 （3H, s, 27 – CH₃）, 1. 67 （3H, s, 28 – CH₃）, 0. 98 （3H, s, 29 – CH₃）, 0. 82 （3H, s, 30 – CH₃）, 4. 97 （1H, d, J = 6. 6 Hz, H – 1′）[1]。

¹³C – NMR

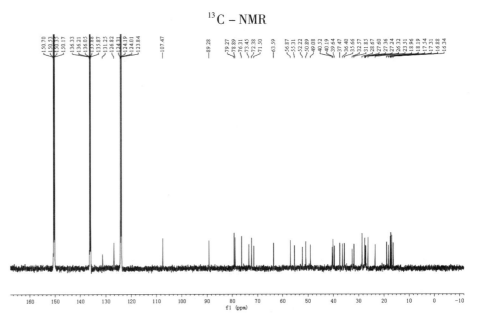

¹³C – NMR （C₅D₅N, 150 MHz） δ: 39. 6 （C – 1）, 27. 6 （C – 2）, 89. 3 （C – 3）, 40. 2 （C – 4）, 56. 9 （C – 5）, 19. 0 （C – 6）, 35. 7 （C – 7）, 40. 5 （C – 8）, 50. 9 （C – 9）, 37. 5 （C – 10）, 31. 8 （C – 11）, 71. 5 （C – 12）, 49. 1 （C – 13）, 52. 2 （C – 14）, 32. 6 （C – 15）, 27. 2 （C – 16）, 55. 3 （C – 17）, 16. 9 （C – 18）, 16. 3 （C – 19）, 73. 4 （C – 20）, 27. 4 （C – 21）, 36. 4 （C – 22）, 23. 5 （C – 23）, 126. 8 （C – 24）, 131. 2 （C – 25）, 26. 3 （C – 26）, 18. 2 （C – 27）, 28. 7 （C – 28）, 17. 3 （C – 29）, 17. 5 （C – 30）, 107. 5 （C – 1′）, 76. 3 （C – 2′）, 79. 3 （C – 3′）, 72. 4 （C – 4′）, 78. 9 （C – 5′）, 63. 6 （C – 6′）[1]。

参 考 文 献

[1] 唐晓慧, 吴立军 . 人参叶的化学成分研究 [D] . 沈阳药科大学, 2008.

20（S）－原人参二醇
20（S）－Protopanaxadiol

【结构式】

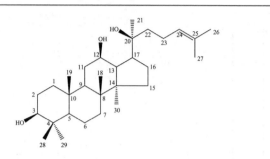

【分子式及分子量】 $C_{30}H_{52}O_3$；460.73

^1H-NMR

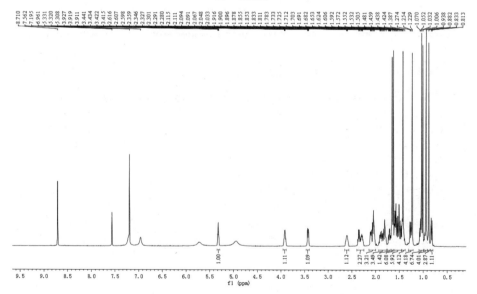

^1H-NMR（C_5D_5N, 600 MHz）δ：3.43 (1H, *dd*, *J* = 11.4, 4.2 Hz, H-3), 3.92 (1H, *m*, H-12), 5.32 (1H, *t*, *J* = 6.6 Hz, H-24), 1.65 (3H, *s*, 28-CH₃), 1.62 (3H, *s*, 21-CH₃), 1.42 (3H, *s*, 26-CH₃), 1.23 (3H, *s*, 27-CH₃), 1.03 (3H, *s*, 18-CH₃), 1.01 (3H, *s*, 29-CH₃), 0.94 (3H, *s*, 19-CH₃), 0.88 (3H, *s*, 30-CH₃)[1]。

$^{13}C-NMR$

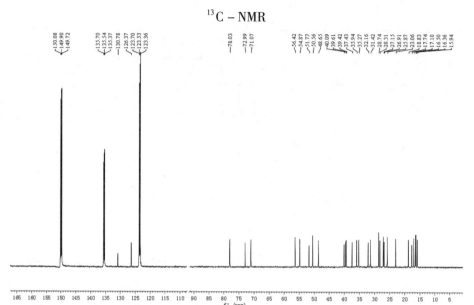

$^{13}C-NMR$（C_5D_5N, 150 MHz）δ：39.4 (C-1), 27.2 (C-2), 78.0 (C-3), 39.6 (C-4), 56.4 (C-5), 18.8 (C-6), 35.3 (C-7), 40.1 (C-8), 50.6 (C-9), 37.4 (C-10), 31.4 (C-11), 71.1 (C-12), 48.6 (C-13), 51.8 (C-14), 32.2 (C-15), 25.9 (C-16), 54.9 (C-17), 17.1 (C-18), 16.5 (C-19), 73.0 (C-20), 26.9 (C-21), 35.6 (C-22), 23.1 (C-23), 126.4 (C-24), 130.8 (C-25), 28.7 (C-26), 17.7 (C-27), 28.3 (C-28), 15.9 (C-29), 16.4 (C-30)[1]。

参 考 文 献

[1] 马丽媛，杨秀伟. 人参茎叶总皂苷酸水解产物化学成分研究 [J]. 中草药, 2015, 46 (17)：2522－2533.

20（S）-原人参三醇
20（S）-Protopanaxatriol

【结构式】

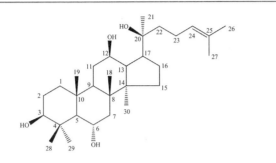

【分子式及分子量】 $C_{30}H_{52}O_4$；476.73

^1H-NMR

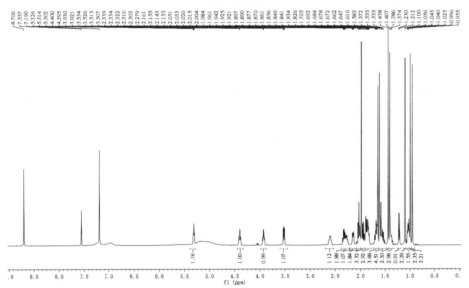

^1H-NMR（C_5D_5N，600 MHz）δ：3.52（1H，*dd*，*J* = 11.4，4.8 Hz，H-3），4.40（1H，*m*，H-6），3.92（1H，*m*，H-12），1.41（3H，*s*，18-CH$_3$），1.00（3H，*s*，19-CH$_3$），1.65（3H，*s*，21-CH$_3$），5.31（1H，*t*，*J* = 7.2 Hz，H-24），1.62（3H，*s*，26-CH$_3$），1.44（3H，*s*，27-CH$_3$），1.98（3H，*s*，28-CH$_3$），1.10（3H，*s*，29-CH$_3$），0.96（3H，*s*，30-CH$_3$）[1]。

^{13}C-NMR

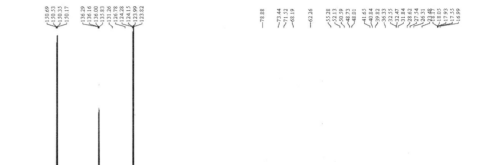

^{13}C-NMR（C_5D_5N，150 MHz）δ：39.8（C-1），28.6（C-2），78.9（C-3），40.8（C-4），62.3（C-5），68.2（C-6），48.0（C-7），41.6（C-8），50.6（C-9），39.8（C-10），32.5（C-11），71.5（C-12），48.7（C-13），52.1（C-14），32.6（C-15），27.5（C-16），55.3（C-17），17.9（C-18），18.2（C-19），73.4（C-20），27.5（C-21），36.3（C-22），23.5（C-23），126.8（C-24），131.3（C-25），26.3（C-26），18.0（C-27），31.8（C-28），17.0（C-29），17.6（C-30）[1]。

参 考 文 献

[1] 马丽媛，杨秀伟. 人参茎叶总皂苷酸水解产物化学成分研究 [J]. 中草药，2015，46（17）：2522-2533.

23 - 乙酰泽泻醇 B
23 - Acetatealisol B

【结构式】

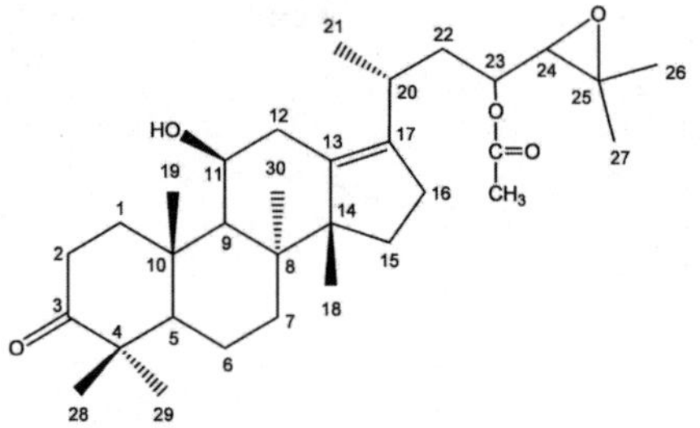

【分子式及分子量】 $C_{32}H_{50}O_5$；514.74

^{1}H - NMR

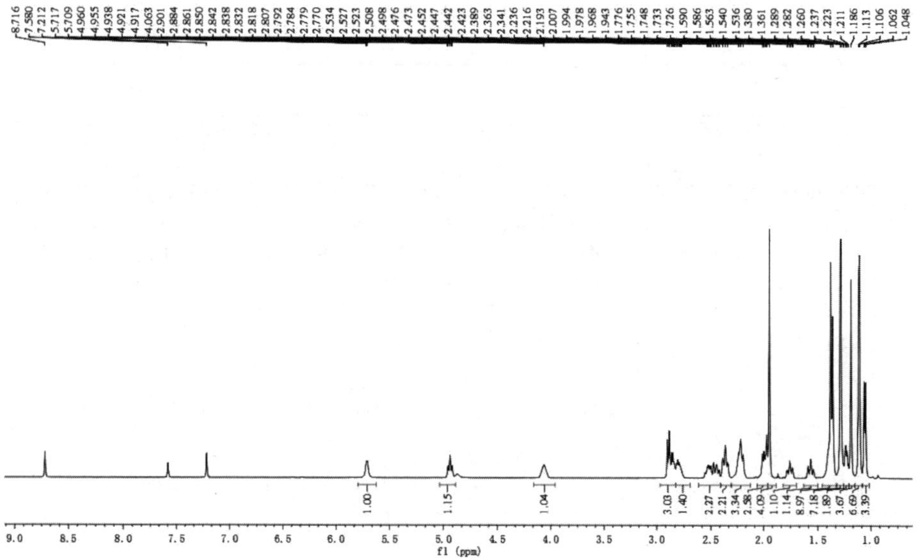

^{1}H - NMR (C_5D_5N, 600MHz) δ: 1.11, 1.11, 1.19, 1.28, 1.29, 1.36, 1.38 (each 3H, *s*, CH_3), 1.06 (3H, *d*, J = 7.0Hz, H - 21), 1.94 (3H, *s*, CH_3COO -), 2.89 (1H, *d*, J = 8.5Hz, H - 24), 4.06 (1H, *m*, H - 11), 4.94 (1H, *dt*, J = 11.0, 2.5Hz, H - 23)。

^{13}C - NMR

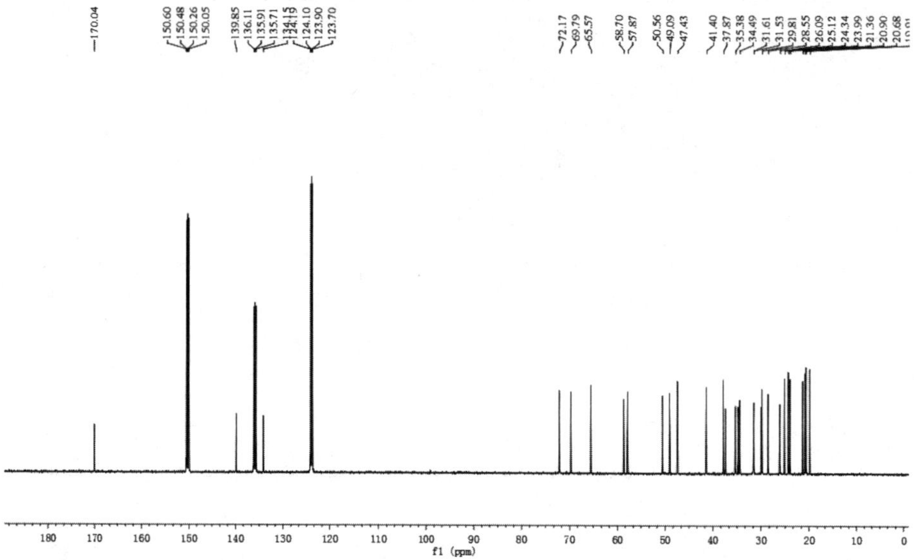

^{13}C - NMR (C_5D_5N, 150MHz) δ: 19.9 (C - 26), 20.7 (C - 21) *, 20.7 (C - 28) *, 20.9 (C - 6) *, 21.4 (CH3COO -), 24.0 (C - 18), 24.3 (C - 30), 25.1 (C - 27), 26.1 (C - 19), 28.6 (C - 20), 29.8 (C - 16), 30.0 (C - 29), 31.5 (C - 15), 31.6 (C - 1), 34.5 (C - 22), 34.8 (C - 7), 35.4 (C - 12), 37.4 (C - 2), 37.8 (C - 10), 41.4 (C - 8), 47.4 (C - 4), 49.1 (C - 5), 50.6 (C - 9), 57.9 (C - 14), 58.7 (C - 25), 65.6 (C - 24), 69.8 (C - 11), 72.2 (C - 23), 134.2 (C - 17), 139.9 (C - 13), 170.0 (CH_3COO -), 220.1 (C - 3)。

*：可能交换位置。

参 考 文 献

[1] 林瑞超，马双成. 中药化学对照品应用手册 [M]. 北京：化学工业出版社，2013.

3,29 – 二苯甲酰基栝楼仁三醇
3,29 – Dibenzoyl Rarounitriol

【结构式】

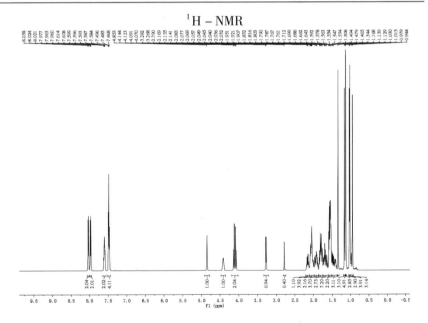

【分子式及分子量】 $C_{44}H_{58}O_5$；666.93

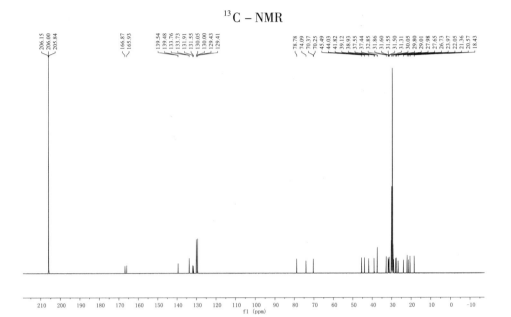

^{13}C – NMR

^1H – NMR

^{13}C – NMR (Acetone – d_6, 150MHz) δ：31.5 (C – 1)，24.0 (C – 2)，78.8 (C – 3)，37.6 (C – 4)，45.5 (C – 5)，31.5 (C – 6)，70.4 (C – 7)，139.5 (C – 8)，139.5 (C – 9)，39.1 (C – 10)，21.4 (C – 11)，31.6 (C – 12)，38.9 (C – 13)，41.8 (C – 14)，26.7 (C – 15)，37.4 (C – 16)，31.9 (C – 17)，44.0 (C – 18)，30.2 (C – 19)，32.8 (C – 20)，30.1 (C – 21)，37.4 (C – 22)，22.0 (C – 23)，28.0 (C – 24)，20.6 (C – 25)，27.6 (C – 26)，18.4 (C – 27)，31.3 (C – 28)，74.1 (C – 29)，29.0 (C – 30)，165.9 (C – 3a)，166.9 (C – 29a)，131.9 (C – 1′)，131.6 (C – 1″)，130.0 (C – 2′，6′)，130.0 (C – 2″，6″)，133.7 (C – 3′，5′)，133.8 (C – 3″，5″)，129.4 (C – 4′)，129.4 (C – 4″)。

^1H – NMR (Acetone – d_6, 600MHz) δ：0.94 (3H, s, CH_3 – 23)，1.02 (3H, s, CH_3 – 24)，1.03 (3H, s, CH_3 – 25)，1.14 (3H, s, CH_3 – 26)，1.17 (3H, s, CH_3 – 27)，1.35 (3H, s, CH_3 – 28)，1.13 (3H, s, CH_3 – 30)，4.11 (2H, d, J = 12.6Hz, CH_2 – 29)，4.43 (1H, m, H – 7)，4.85 (1H, $br\ s$, H – 3)，7.47 – 7.50 (4H, m, H – 3′, 3″, 5′, 5″)，7.59 – 7.61 (2H, m, H – 4′, 4″)，7.97 (2H, $br\ d$, J = 8.4Hz, H – 2′, 6′)，8.03 (2H, $br\ d$, J = 8.4Hz, H – 2″, 6″)。

参 考 文 献

[1] 林瑞超，马双成. 中药化学对照品应用手册 [M]. 北京：化学工业出版社，2013.

3,5-O-二咖啡酰奎宁酸
3,5-O-Dicaffeoylquinic acid

【结构式】

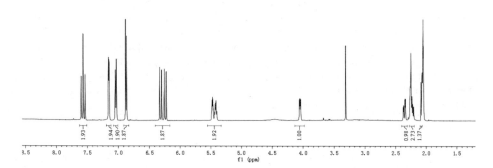

【分子式及分子量】 $C_{25}H_{24}O_{12}$；516.44

^1H-NMR

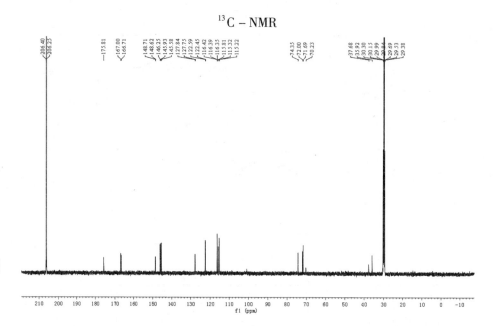

$^{13}C-NMR$

$^{13}C-NMR$（CD_3COCD_3，125 MHz）δ：74.4（C-1），35.9（C-2），72.0（C-3），70.2（C-4），71.7（C-5），37.7（C-6），175.8（7-COOH），127.8（C-1'），116.4（C-2'），145.9（C-3'），148.7（C-4'），116.4（C-5'），122.6（C-6'），146.3（C-7'），115.3（C-8'），167.0（C-9'），127.8（C-1"），115.8（C-2"），145.6（C-3"），148.6（C-4"），116.4（C-5"），122.4（C-6"），146.3（C-7"），1152（C-8"），166.7（C-9"）。

^1H-NMR（CD_3COCD_3，500 MHz）δ：2.06~2.26（4H，m，H-2，6），5.42（1H，m，H-3），4.05（1H，dd，$J=7.5$，3.0 Hz，H-4），5.48（1H，m，H-5），7.15（2H，d，$J=8.0$ Hz，H-2'，2"），6.88（2H，d，$J=8.0$ Hz，H-5'，5"），7.04（2H，d，$J=8.0$ Hz，H-6'，6"），7.58（1H，d，$J=15.5$ Hz，H-7'），6.32（1H，d，$J=16.0$ Hz，H-8'），7.55（1H，d，$J=15.5$ Hz，H-7"），6.24（1H，d，$J=16.0$ Hz，H-8"）。

参考文献

[1] 林瑞超，马双成. 中药化学对照品应用手册 [M]. 北京：化学工业出版社，2013.

3,6′-二芥子酰基蔗糖
3,6′-Disinapoyl sucrose

【结构式】

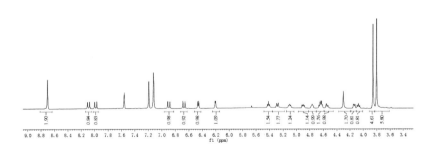

【分子式及分子量】C_{34}H_{42}O_{19}；754.69

^1H - NMR

^{13}C - NMR

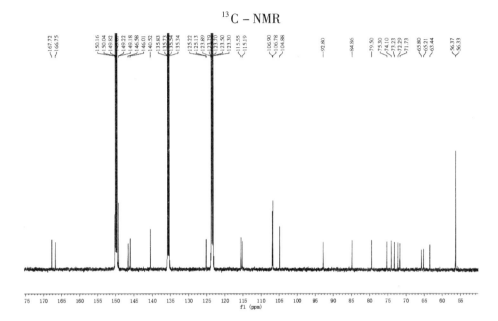

^{13}C - NMR （C_5D_5N, 150MHz） δ：104.8 （C-1）, 65.8 （C-2）, 79.5 （C-3）, 74.1 （C-4）, 84.9 （C-5）, 63.4 （C-6）, 92.8 （C-1′）, 73.2 （C-2′）, 75.3 （C-3′）, 71.7 （C-4′）, 72.3 （C-5′）, 65.2 （C-6′）, 125.1 （C-1″）, 106.8 （C-2″）, 149.0 （C-3″, 3‴）, 140.5 （C-4″）, 149.2 （C-5″）, 106.8 （C-6″）, 146.0 （C-7″）, 115.2 （C-8″）, 166.7 （C-9″）, 56.3 （3″, 5″-OCH_3）, 125.2 （C-1‴）, 106.9 （C-2‴）, 140.5 （C-4‴）, 106.9 （C-6‴）, 146.6 （C-7‴）, 115.6 （C-8‴）, 167.7 （C-9‴）, 56.4 （3‴, 5‴-OCH_3）。

^1HNMR （C_5D_5N, 600MHz） δ：4.30 （2H, br s, H-2）, 6.46 （1H, d, J=8.0Hz, H-3）, 5.42 （1H, t, J=8.0Hz, H-4）, 4.76 （1H, m, H-5）, 4.54 （1H, dd, J=12.0, 3.5Hz, H-6β）, 4.63 （1H, dd, J=12.0, 9.0Hz, H-6α）, 6.21 （1H, d, J=3.5Hz, H-1′）, 4.14 （1H, dd, J=9.5, 3.5Hz, H-2′）, 4.07 （1H, t, J=9.0Hz, H-3′）, 4.63 （1H, m, H-4′）, 5.10 （1H, br t, J=7.5Hz, H-5′）, 4.90 （1H, dd, J=11.0, 7.0Hz, H-6′α）, 5.28 （1H, br d, J=11.0Hz, H-6′β）, 7.19 （2H, s, H-2″, 6″）, 8.09 （1H, d, J=16.0Hz, H-7″）, 6.90 （1H, d, J=16.0Hz, H-8″）, 3.85 （6H, s, 3″, 5″-OCH_3）, 7.12 （2H, s, H-2‴, 6‴）, 7.98 （1H, d, J=16.0Hz, H-7‴）, 6.67 （1H, d, J=16.0Hz, H-8‴）, 3.80 （6H, s, 3‴, 5‴-OCH_3）。

参 考 文 献

[1] 林瑞超，马双成. 中药化学对照品应用手册 ［M］. 北京：化学工业出版社，2013.

4－甲氧基水杨醛
4－Methoxysalicylaldehyde

【结构式】

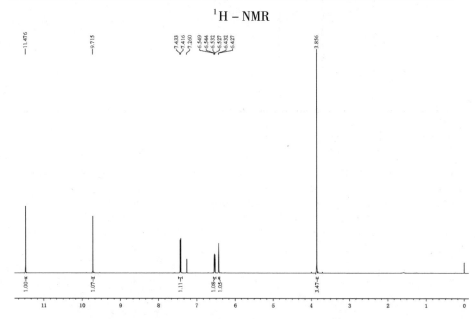

【分子式及分子量】 $C_8H_8O_3$ ；152. 15

^{1}H － NMR

^{13}C － NMR

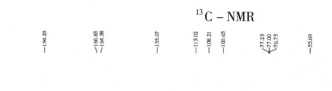

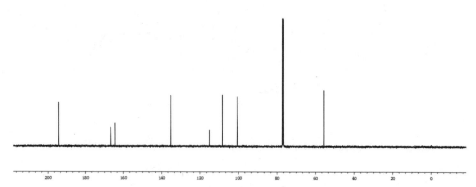

^{13}C － NMR （CDCl$_3$，125 MHz）δ：115. 0 （C－1），164. 6 （C－2），100. 6 （C－3），166. 8 （C－4），108. 2 （C－5），135. 1 （C－6），194. 3 （－CHO），55. 7 （－OCH$_3$）。

^{1}H － NMR （CDCl$_3$，500 MHz）δ：6. 43 （1H，d，J = 2. 5 Hz，H－3），6. 54 （1H，dd，J = 8. 5，2. 5 Hz，H－5），7. 42 （1H，d，J = 8. 5 Hz，H－6），9. 72 （1H，s，－CHO），3. 86 （3H，s，－OCH$_3$），11. 48 （1H，s，－OH）。

参 考 文 献

［1］林瑞超，马双成 . 中药化学对照品应用手册 ［M］. 北京：化学工业出版社，2013.

4 - 羟基苯乙酸

4 - hydroxyphenylacetic acid

【结构式】

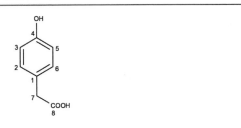

【分子式及分子量】 C_8H_8O_3；152.15

$^1H - NMR$

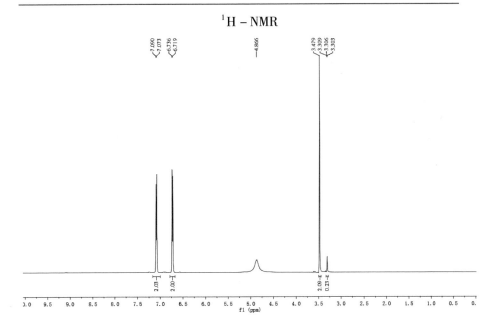

$^1H - NMR$ （CD_3OD，500 MHz）δ：7.08 （2H，d，$J = 8.5Hz$，H - 2，6），6.73 （2H，d，$J = 8.5Hz$，H - 5，3），3.48 （2H，s，H - 7）。

$^{13}C - NMR$

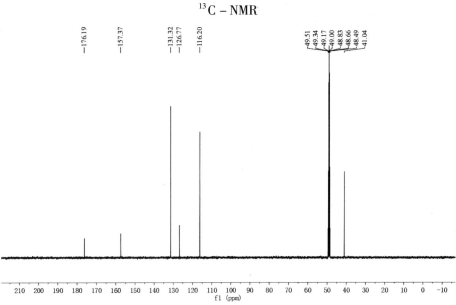

$^{13}C - NMR$ （CD_3OD，125MHz）δ：176.2 （C - 8），157.4 （C - 4），131.3 （C - 2，6），126.8 （C - 1），116.2 （C - 3，5），41.0 （C - 7）。

参 考 文 献

[1] 林瑞超，马双成. 中药化学对照品应用手册 ［M］. 北京：化学工业出版社，2013.

4′−去甲基鬼臼毒素
4′−Demethylpodophyllotoxin

【结构式】

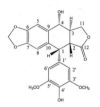

【分子式及分子量】 $C_{21}H_{20}O_8$; 400.38

^{1}H − NM

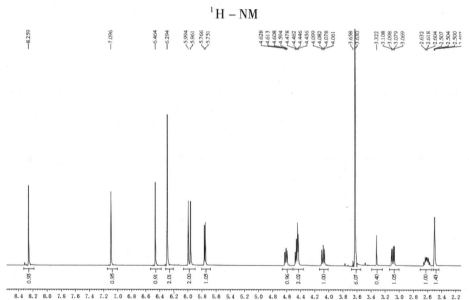

^{1}H − NMR (DMSO − d_6, 500MHz) δ: 8.26 (1H, s, 4′ − OH), 7.10 (1H, s, H − 5), 6.46 (1H, s, H − 8), 6.29 (2H, s, − OCH$_2$O −), 5.99 (1H, s, H − 2′), 5.96 (1H, s, H − 6′), 5.76 (1H, d, J = 7.5Hz, 4 − OH), 4.61 (1H, dd, J = 10.0, 7.0Hz, H − 11a), 4.47 (1H, d, J = 9.0Hz, H − 4), 4.44 (1H, d, J = 5.0Hz, H − 1), 4.08 (1H, dd, J = 10.5, 8.5Hz, H − 1a), 3.63 (6H, s, 3′5′ − OCH$_3$), 3.09 (1H, dd, J = 14.5, 5.0Hz, H − 2), 2.61 (1H, m, H − 3)。

^{13}C − NMR

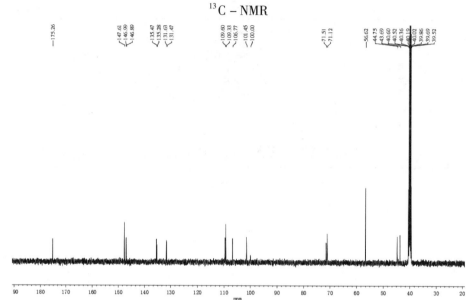

^{13}C − NMR (DMSO − d_6, 125MHz) δ: 43.7 (C − 1), 44.8 (C − 2), 40.6 (C − 3), 71.1 (C − 4), 106.8 (C − 5), 147.0 (C − 6), 146.9 (C − 7), 109.6 (C − 8), 131.6 (C − 9), 131.5 (C − 10), 71.5 (C − 11), 175.3 (C − 12), 101.4 (− OCH$_2$O −), 135.3 (C − 1′), 109.3 (C − 2′), 147.6 (C − 3′), 135.5 (C − 4′), 147.6 (C − 5′), 109.3 (C − 6′), 56.6 (3′ − OCH$_3$), 56.6 (5′ − OCH$_3$)。

参 考 文 献

[1] 李前荣，徐峻. 2D − NMR 对 4′ − 去甲基表鬼臼毒素的 ^{1}H 和 ^{13}C 的完全指定 [J]. 中国科学技术大学学报，1997 (1)：113 − 116.

4,5 - O - 二咖啡酰奎宁酸
4,5 - O - Dicaffeoylquinic acid

【结构式】

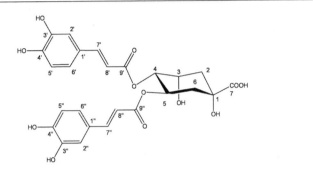

【分子式及分子量】 $C_{25}H_{24}O_{12}$ ；516.45

¹H - NMR

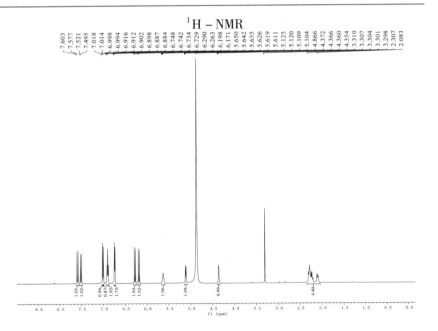

¹H - NMR （CD₃OD, 600MHz）δ: 2.08 - 2.31 （4H, *m*, H -2a, 2b, 6a, 6b）, 4.36 （1H, *m*, H -3）, 5.12 （1H, *dd*, *J* = 9.6, 3.0Hz, H - 4）, 5.63 （1H, *m*, H - 5）, 6.19 （1H, *d*, *J* = 15.6Hz, H - 8″）, 6.28 （1H, *d*, *J*=15.6Hz, H - 8′）, 6.73 - 6.75 （2H, *m*, H - 5′, 5″）, 6.84 - 6.92 （2H, *m*, H - 6′, 6″）, 7.02 （1H, *d*, *J* = 2.4Hz, H - 2′）, 7.00 （1H, *d*, *J* = 2.4Hz, H - 2″）, 7.51 （1H, *d*, *J* = 15.6Hz, H -7″）, 7.59 （1H, *d*, *J*=15.6Hz, H -7′）[1-2] 。

¹³C - NMR

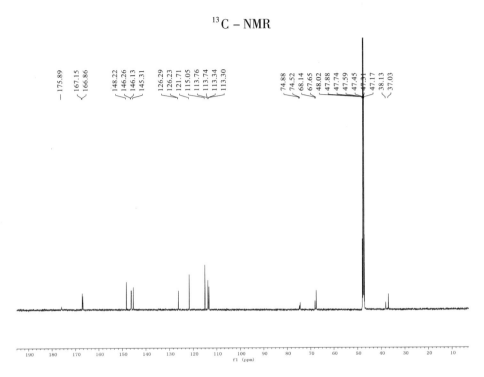

¹³C - NMR （CD₃OD, 150MHz）δ: 37.0 （C -2）, 38.1 （C -6）, 67.7 （C -3）, 68.1 （C -5）, 74.5 （C -4）, 74.9 （C -1）, 113.3 （C -8″）, 113.3 （C -8′）, 113.7 （C -2″）, 113.8 （C - 2′）, 115.1 （C -5″）, 115.1 （C -5′）, 121.7 （C -6″）, 121.7 （C -6′）, 126.2 （C -1″）, 126.3 （C -1′）, 145.3 （C -3″）, 145.3 （C -3′）, 146.3 （C -7′）, 146.1 （C -7″）, 148.2 （C -4″）, 148.2 （C -4′）, 166.9 （C -9″）, 167.2 （C -9′）, 175.9 （C -7）[1-2] 。

参 考 文 献

［1］ 张永欣，张启伟，李春，等．忍冬叶中抗氧化学成分研究［J］．中国中药杂志，2015，40（12）：2372 -2377.

［2］ Park K H, Min P, Sun E C, et al. The Anti - oxidative and Anti - inflammatory Effects of Caffeoyl Derivatives from the Roots of *Aconitum koreanum* R. RAYMOND［J］. Biological & Pharmaceutical Bulletin, 2009, 32 （12）: 2029 - 2033.

5,7,3′,4′,5′-五甲氧基黄酮
5,7,3′,4′,5′-Pentamethoxyl flavone

【结构式】

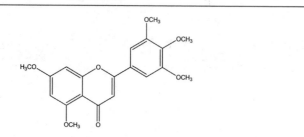

【分子式及分子量】 $C_{20}H_{20}O_7$；372.37

¹H-NMR

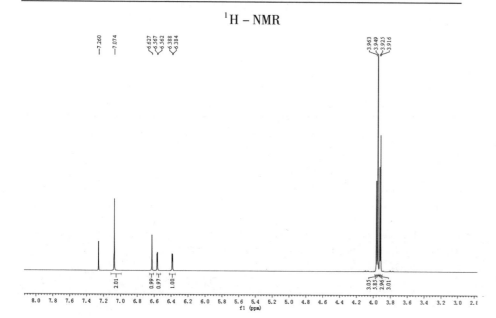

¹³C-NMR

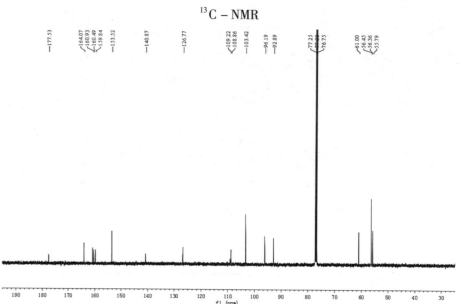

¹³C-NMR（CDCl₃，150 MHz）δ：160.5（C-2），108.9（C-3），177.5（C-4），160.9（C-5），96.2（C-6），164.1（C-7），92.9（C-8），159.8（C-9），109.2（C-10），126.8（C-1′），103.4（C-2′），153.5（C-3′），140.9（C-4′），153.5（C-5′），103.4（C-6′），56.4（5-OCH₃），55.8（7-OCH₃），56.4（3′-OCH₃），61.0（4′-OCH₃），56.4（5′-OCH₃）。

¹H-NMR（CDCl₃，500 MHz）δ：6.63（1H，s，H-3），6.39（1H，d，J=2.0 Hz，H-6），6.56（1H，d，J=2.5 Hz，H-8），7.07（2H，br s，H-2′，6′），3.92（3H，s，5-OCH₃），3.93（3H，s，7-OCH₃），3.95（6H，s，3′，5′-OCH₃），3.96（3H，s，4′-OCH₃）。

参 考 文 献

[1] 林瑞超，马双成. 中药化学对照品应用手册 [M]. 北京：化学工业出版社，2013.

5 - *O* - 甲基维斯阿米醇苷

5 - *O* - Methylvisammioside

【结构式】

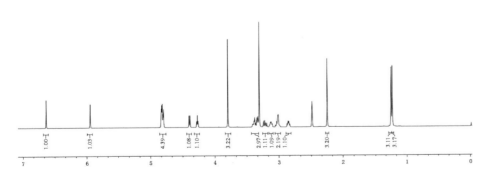

【分子式及分子量】C$_{22}$H$_{28}$O$_{10}$；452.45

^{1}H - NMR

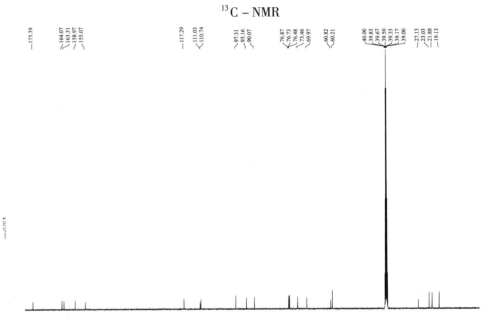

^{13}C - NMR

^{13}C - NMR（DMSO - d_6，125 MHz）δ：163.3（C - 2），110.7（C - 3），175.4（C - 4），164.1（C - 5），117.3（C - 6），159.0（C - 7），93.2（C - 8），110.7（C - 9），155.1（C - 10），90.1（C - 2'），27.1（C - 3'），76.9（C - 4'），97.3（C - 1''），73.5（C - 2''），76.5（C - 3''），70.0（C - 4''），76.7（C - 5''），60.8（C - 6''），19.1（2 - CH$_3$），21.9，23.0（4' - CH$_3$），60.2（5 - OCH$_3$）

^{1}H - NMR（DMSO - d_6，500 MHz）δ：5.95（1H，*s*，H - 3），6.64（1H，*s*，H - 8），4.84（1H，*overlapped*，H - 2'），3.32（2H，*overlapped*，H - 3'），4.40（1H，*d*，*J* = 7.5 Hz，H - 1''），2.25（3H，*s*，2 - CH$_3$），1.25，1.23（each 3H，*s*，gem（CH$_3$）$_2$），3.80（3H，*s*，5 - OCH$_3$）。

参 考 文 献

［1］Sun A, Lei F, Liu R. Preparative isolation and purification of prim - O - glucosyl - cinmifugin and 4' - O - beta - D - glucosyl - 5 - O - methylvisamminol from Radix saposhnikoviae by high speed countercurrent chromatography ［J］. Journal of liquid chromatography and related technologies，2006，29（5/8）：751 - 759.

5 – 甲基蜂蜜曲霉素

5 – Methylmellein

【结构式】

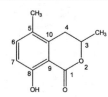

【分子式及分子量】 C₁₁H₁₂O₃；192. 21

¹H – NMR

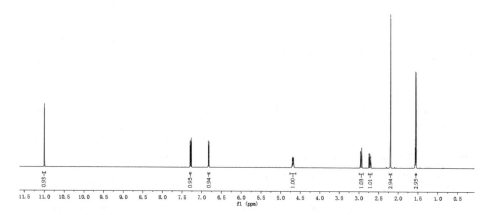

¹³C – NMR

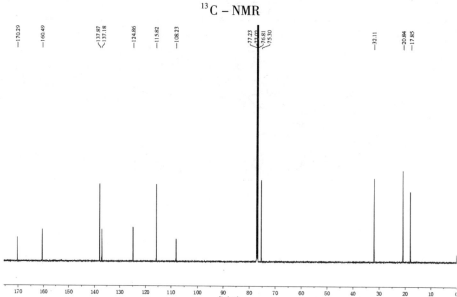

¹³C – NMR （CDCl₃, 150MHz） δ: 170. 3 （C – 1）, 75. 3 （C – 3）, 32. 1 （C – 4）, 124. 9 （C – 5）, 137. 2 （C – 6）, 115. 8 （C – 7）, 160. 5 （C – 8）, 108. 2 （C – 9）, 137. 9 （C – 10）, 17. 8 （3 – CH₃）, 20. 8 （5 – CH₃）。

¹H – NMR （CDCl₃, 600MHz） δ: 4. 69 （1H, *m*, H – 3）, 2. 95 （1H, *dd*, *J* = 16. 8, 3. 0Hz, H – 4a）, 2. 72 （1H, *dd*, *J* = 16. 2, 11. 4Hz, H – 4b）, 6. 82 （1H, *d*, *J* = 8. 4Hz, H – 6）, 7. 28 （1H, *d*, *J* = 8. 4Hz, H – 7）, 11. 00 （1H, *brs*, – OH）, 2. 20 （3H, *s*, 5 – CH₃）, 1. 56 （3H, *d*, *J* = 6. 0Hz, 3 – CH₃）。

参 考 文 献

[1] 魏美燕, 胡谷平, 郑彩娟. 中国南海红树内生真菌 Microsphaeropsis sp. 二氢异香豆素类化合物研究 ［J］. 中山大学学报 （自然科学版）, 2010, 49 （2）: 68 – 71.

[2] Sawai K, Okuno T, Seito F, et al. Three Metabolites Produced by *Valsa* sp. ［J］. Agricultural and Biological Chemistry, 1984, 48 （12）: 3151 – 3152.

[3] Bi YM, Bi XB, Fang A, et al. Metabolites from the fungus *Cephalosporium sp.* AL031. ［J］. Archives of Pharmacal Research, 2007, 37 （3）: 267 – 269.

5 – 羟基色胺盐酸盐
5 – Hydroxytryptamine hydrochloride

【结构式】

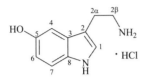

【分子式及分子量】 $C_{10}H_{12}N_2O \cdot HCl$；212.67

^{1}H – NMR

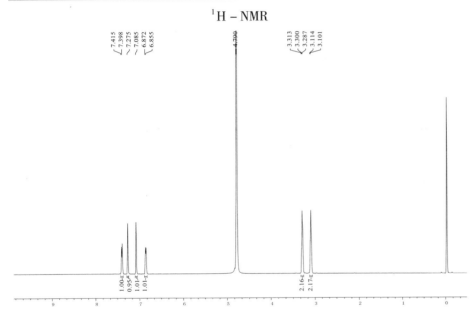

^{13}C – NMR

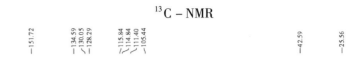

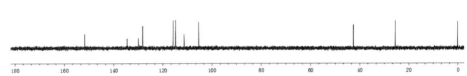

^{13}C – NMR（D_2O，125MHz）δ：128.3（C–1），111.4（C–2），130.1（C–3），105.4（C–4），151.7（C–5），114.8（C–6），115.8（C–7），134.6（C–8），25.6（C–2α），42.6（C–2β）[1]。

^{1}H – NMR（D_2O，500MHz）δ：7.41（1H，d，J=8.5Hz，H–7），7.28（1H，s，H–1），7.09（1H，s，H–4），6.86（1H，d，J=8.5Hz，H–6），3.30（2H，br，H–2β），3.10（2H，br，H–2α）[1]。

参 考 文 献

[1] Uutela P, Reinilä R, Harju K, et al. Analysis of intact glucuronides and sulfates of serotonin, dopamine, and their phase I metabolites in rat brain microdialysates by liquid chromatography – tandem mass spectrometry [J]. Analytical Chemistry. 2009, 81（20）：8417 – 8425.

5-羟甲基糠醛

5 – Hydroxymethyl – 2 – Furaldehyde

【结构式】

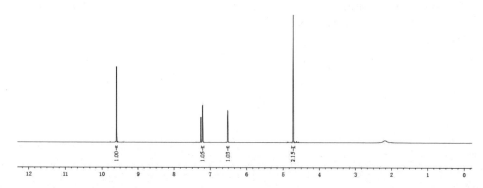

【分子式及分子量】$C_6H_6O_3$；126. 11

^1H – NMR

^{13}C – NMR

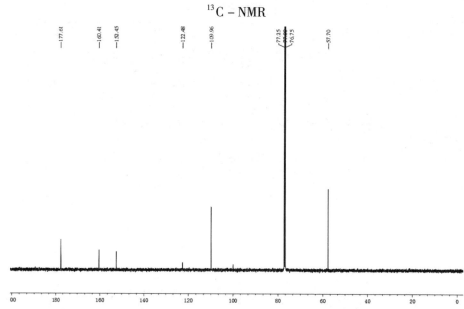

^{13}C – NMR（$CDCl_3$，125MHz）δ：57. 7（ $-CH_2-$ ），110. 0（C-4），122. 5（C-3），152. 4（C-2），160. 4（C-5），177. 6（C=O）。

^1H – NMR（$CDCl_3$，500MHz）δ：2. 19（ brs，$-OH$ ），4. 72（2H，s，$-CH_2-$ ），6. 52（1H，d，$J=3. 5Hz$，H-4），7. 21（1H，d，$J=3. 5Hz$，H-3），9. 60（1H，s，$-CHO$ ）。

参 考 文 献

[1] 林瑞超，马双成. 中药化学对照品应用手册 [M]. 北京：化学工业出版社，2013.

6 - 甲氧基 - 7 - 羟基香豆素

6 - Methoxy - 7 - hydroxycoumarin

【结构式】

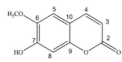

【分子式及分子量】 $C_{10}H_8O_4$；192.17

^1H - NMR

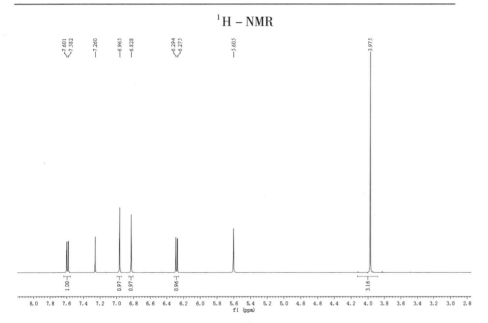

^1H - NMR（$CDCl_3$，500 MHz）δ: 6.28（1H，d，J = 9.5 Hz，H - 3），7.59（1H，d，J = 9.5 Hz，H - 4），6.96（1H，s，H - 5），6.83（1H，s，H - 8），3.98（3H，s，- OCH_3）[1]。

^{13}C - NMR

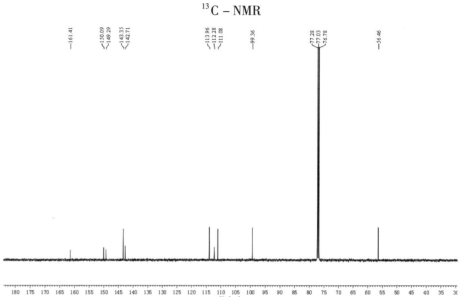

^{13}C - NMR（$CDCl_3$，125 MHz）δ: 161.4（C - 2），111.1（C - 3），143.4（C - 4），114.0（C - 5），142.7（C - 6），150.1（C - 7），99.4（C - 8），149.3（C - 9），112.3（C - 10），56.5（- OCH_3）[1]。

参 考 文 献

[1] 汤建国，任福才，刘吉开. 诺丽青果化学成分研究 [J]. 中草药，2009，40（7）：1036 - 1039.

6 – 姜辣素
6 – Gingerol

【结构式】

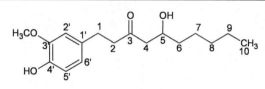

【分子式及分子量】 $C_{17}H_{26}O_4$；294.39

$^1H – NMR$

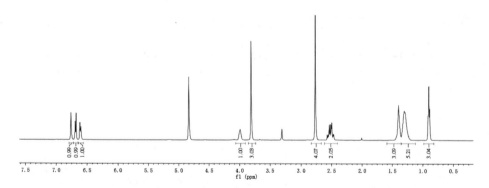

$^1H – NMR$ （CD_3OD, 500MHz） δ：0.90 （3H, t, $J=7.0Hz$, 10 – CH_3）, 1.29 ~ 1.40 （8H, m, H – 6, 7, 8, 9）, 2.52 （2H, m, H – 4）, 2.77 （4H, m, H – 2, 1）, 3.82 （3H, s, – OCH_3）, 4.01 （1H, m, H – 5）, 6.61 （1H, dd, $J=8.0$, 1.5Hz, H – 5′）, 6.76 （1H, s, H – 2′）, 6.70 （1H, d, $J=8.0$ Hz, H – 6′）。

$^{13}C – NMR$

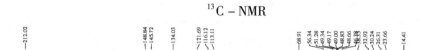

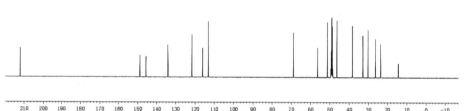

$^{13}C – NMR$ （CD_3OD, 125MHz） δ：38.4 （C – 1）, 32.9 （C – 2）, 212.0 （C – 3）, 51.3 （C – 4）, 68.9 （C – 5）, 46.3 （C – 6）, 26.3 （C – 7）, 30.2 （C – 8）, 23.7 （C – 9）, 14.4 （C – 10）, 134.0 （C – 1′）, 113.1 （C – 2′）, 148.8 （C – 3′）, 145.7 （C – 4′）, 113.1 （C – 5′）, 121.7 （C – 6′）, 56.3 （ – OCH_3）。

参 考 文 献

［1］林瑞超，马双成. 中药化学对照品应用手册 ［M］. 北京：化学工业出版社，2013.

7,4′-二羟基黄酮

7,4′-Dihydroxyflavon

【结构式】

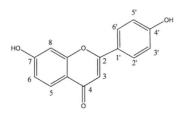

【分子式及分子量】 $C_{15}H_{10}O_4$；254.24

^1H-NMR

$^{13}C-NMR$

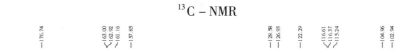

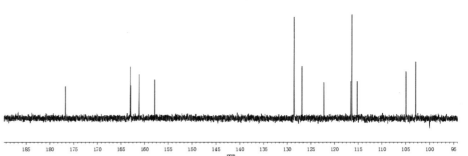

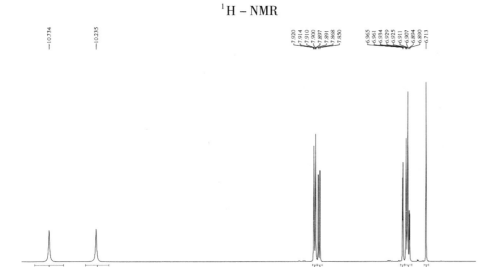

^1H-NMR (DMSO-d_6, 500MHz) δ：10.73 (1H, s, -OH), 10.24 (1H, s, -OH), 7.90 (2H, d, J=9.0 Hz, H-2′, 6′), 7.86 (1H, d, J=9.0 Hz, H-5), 6.96 (1H, d, J=2.0 Hz, H-8), 6.92 (2H, d, J=8.5 Hz, H-3′, 5′), 6.90 (1H, dd, J=2.0, 9.0 Hz, H-6), 6.71 (1H, s, H-3)。

$^{13}C-NMR$ (DMSO-d_6, 125MHz) δ：162.9 (C-2), 105.0 (C-3), 176.7 (C-4), 126.9 (C-5), 115.2 (C-6), 163.0 (C-7), 102.9 (C-8), 157.8 (C-9), 116.6 (C-10), 122.3 (C-1′), 128.6 (C-2′, 6′), 161.2 (C-4′), 116.4 (C-3′, 5′)。

参考文献

[1] 王军宪, 朱蓉. 米口袋的化学成分研究 [J]. 西北植物学报, 1989, 9 (2)：127 -130.

7 - 甲氧基香豆素
7 - Methoxycoumarin

【结构式】

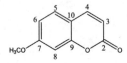

【分子式及分子量】C₁₀H₈O₃；176. 17

¹H - NMR

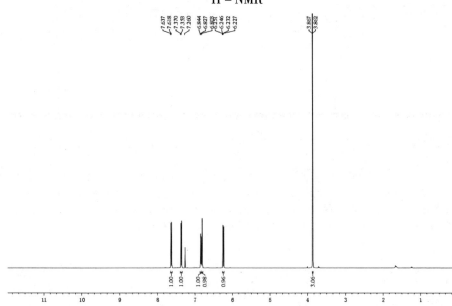

¹H - NMR（CDCl₃，500MHz）δ：3. 86（3H，s，- OCH₃），6. 23（1H，d，J = 9. 5Hz，H - 3），7. 62（1H，d，J = 9. 5Hz，H - 4），7. 36（1H，d，J = 8. 5Hz，H - 5），6. 83（1H，dd，J = 8. 5，2. 5Hz，H - 6），6. 80（1H，d，J = 2. 5Hz，H - 8）。

¹³C - NMR

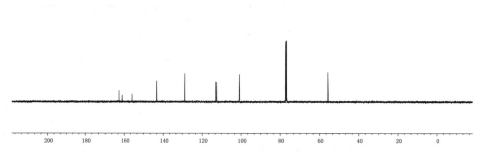

¹³C - NMR（CDCl₃，125MHz）δ：55. 7（- CH₃），161. 1（C - 2），112. 5（C - 3），143. 4（C - 4），128. 7（C - 5），113. 1（C - 6），162. 8（C - 7），100. 8（C - 8），155. 9（C - 9），112. 5（C - 10）。

参 考 文 献

[1] 林瑞超，马双成. 中药化学对照品应用手册［M］. 北京：化学工业出版社，2013.

7 – 羟基香豆素
7 – Hydroxycoumarin

【结构式】

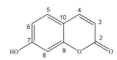

【分子式及分子量】 $C_9H_6O_3$；162.03

^1H – NMR

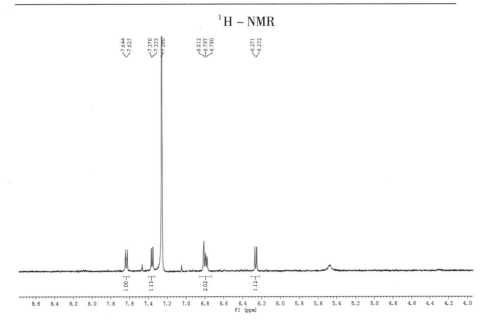

^1H – NMR（CDCl$_3$，500 MHz）δ：6.26（1H，d，J =9.5 Hz，H –3），7.63（1H，d，J =9.5 Hz，H –4），7.36（1H，d，J = 8.5 Hz，H – 5），6.80（1H，dd，J = 9.5，2.0 Hz，H – 6），6.78（1H，d，J =2.0 Hz，H – 8）[1]。

^{13}C – NMR

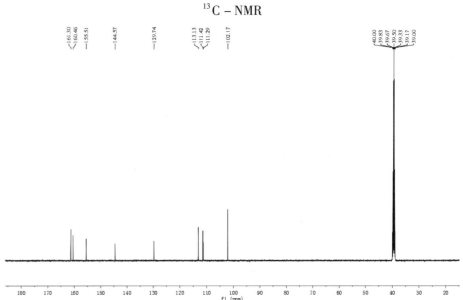

^{13}C – NMR（DMSO –d_6，125 MHz）δ：160.5（C – 2），113.1（C – 3），144.6（C – 4），129.7（C – 5），111.4（C – 6），161.3（C – 7），102.2（C – 8），155.5（C – 9），111.3（C – 10）[1]。

参 考 文 献

[1] 李广志，李晓瑾，曹丽，等. 新疆阿魏种子化学成分的研究 [J]. 中草药，2015，46（12）：1730 – 1736.

8－O－乙酰山栀苷甲酯
8－O－Acetylshanzhiside methyl ester

【结构式】

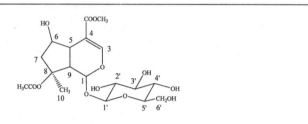

【分子式及分子量】 C$_{19}$H$_{28}$O$_{12}$；448.42

^{1}H－NMR

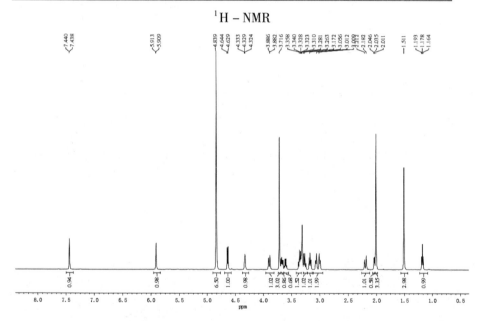

^{1}H－NMR（CD$_3$OD，500MHz）δ：5.91（1H，*d*，*J*=2.0 Hz，H－1），7.44（1H，*d*，*J*=1.0 Hz，H－3），3.06（1H，*d*，*J*=8.5 Hz，H－5），4.33（1H，*t*，*J*=2.0 Hz，H－6），2.22（1H，*d*，*J*=15.0 Hz，H－7a），2.03（1H，*dd*，*J*=15.0，5.5 Hz，H－7b），3.00（1H，*dd*，*J*=8.5，2.0 Hz，H－9），3.72（3H，*s*，4－COOCH$_3$），2.01（3H，*s*，8－OAc），4.64（1H，*d*，*J*=7.5 Hz，H－1'），3.91－3.17（6H，*m*，H－2'，3'，4'，5'，6'）。

^{13}C－NMR

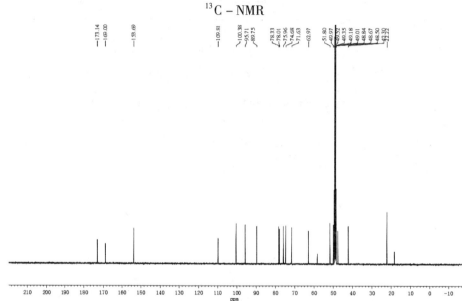

^{13}C－NMR（CD$_3$OD，125MHz）δ：95.7（C－1），153.7（C－3），109.8（C－4），42.3（C－5），76.0（C－6），47.6（C－7），89.8（C－8），50.0（C－9），22.2（C－10），169.0（4－COOMe），51.8（4－COOMe），173.1（8－OAc），22.2（8－OAc），100.4（C－1'），74.7（C－2'），78.0（C－3'），71.6（C－4'），78.3（C－5'），63.0（C－6'）。

参 考 文 献

［1］易进海，黄小平．藏药独一味根环烯醚萜甙的研究［J］．药学学报，1997（5）：19－22.

［2］王淘淘，石建功，王敏，等．一种环烯醚萜甙（8－O－acetyl－shanzhiside methylester）的2D NMR［J］．波谱学杂志，1997（6）：539－420.

α-常春藤皂苷
α-Hederin

【结构式】

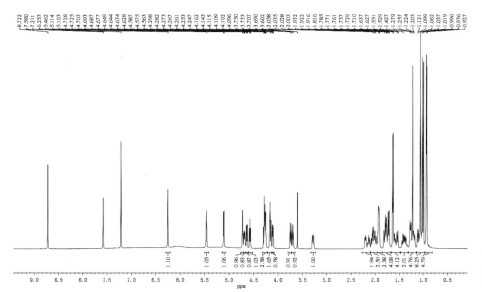

【分子式及分子量】 $C_{41}H_{66}O_{12}$；750.96

^1H-NMR

^1H-NMR（C_5D_5N，600MHz）δ：0.93（3H，s，-CH₃），0.94（3H，s，-CH₃），1.00（3H，s，-CH₃），1.02（3H，s，-CH₃），1.06（3H，s，-CH₃），1.22（3H，s，-CH₃），1.63（3H，d，J=6.0Hz，6″-CH₃），5.11（1H，d，J=6.6Hz，H-1″），5.46（1H，brs，H-12），6.25（1H，brs，rha H-1′）。

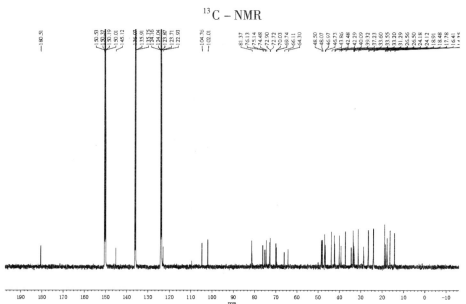

$^{13}C-NMR$

$^{13}C-NMR$（C_5D_5N，150MHz）δ：39.3（C-1），26.6（C-2），81.4（C-3），43.9（C-4），48.1（C-5），18.5（C-6），33.2（C-7），40.1（C-8），48.5（C-9），37.2（C-10），24.1（C-11），122.9（C-12），145.1（C-13），42.5（C-14），28.7（C-15），24.0（C-16），47.0（C-17），42.3（C-18），46.7（C-19），31.3（C-20），34.6（C-21），33.6（C-22），64.3（C-23），14.4（C-24），16.4（C-25），17.8（C-26），26.5（C-27），180.5（C-28），33.6（C-29），24.2（C-30），104.8（C-1′），76.1（C-2′），75.1（C-3′），70.0（C-4′），66.1（C-5′），102.0（C-1″），72.7（C-2″），72.9（C-3″），74.5（C-4″），69.7（C-5″），18.9（C-6″）。

参考文献

[1] 陈昌祥，王薇薇，倪伟，等．金银花花蕾中的新三萜皂甙 [J]．植物分类与资源学报，2000，22（2）：201-208.

α-蒎烯
α-Pinene

【结构式】

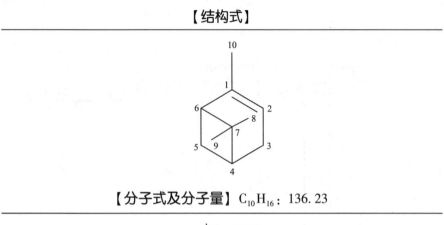

【分子式及分子量】 $C_{10}H_{16}$：136.23

¹H-NMR

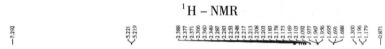

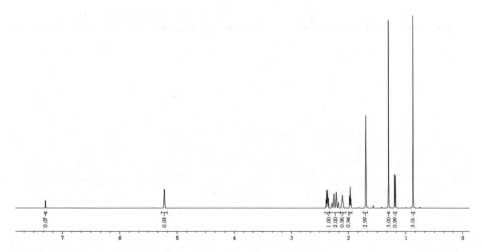

¹H-NMR（CDCl₃，600MHz）δ：5.22（1H，*m*，H-2），2.17~2.28（2H，*m*，H-3α，3β），2.08（1H，*m*，H-4），1.18（1H，*d*，*J* = 10.2 Hz，H-5α），2.37（1H，*m*，H-5β），1.97（1H，*t*，*J*=6.0 Hz，H-6），0.87（3H，*s*，H-10），1.30（3H，*s*，H-8），1.69（3H，*s*，H-9）。

¹³C-NMR

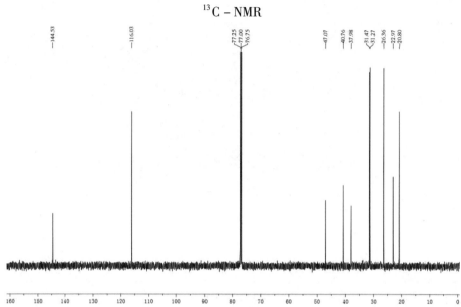

¹³C-NMR（CDCl₃，150MHz）δ：144.5（C-1），116.0（C-2），31.5（C-3），40.8（C-4），31.3（C-5），47.1（C-6），38.0（C-7），23.0（C-8），26.4（C-9），20.8（C-10）。

参考文献

[1] 林瑞超，马双成. 中药化学对照品应用手册 [M]. 北京：化学工业出版社，2013.

α-三联噻吩

α - Terthiophene

【结构式】

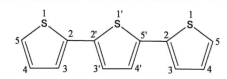

【分子式及分子量】 C₁₂H₈S₃；248.39

^{1}H – NMR

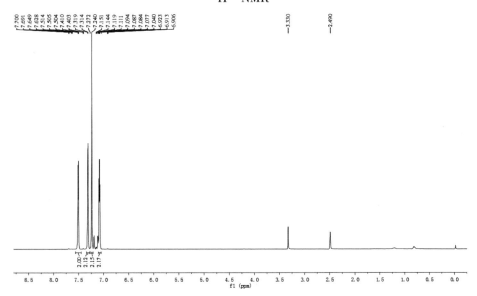

^{1}H – NMR （DMSO – d_6，500MHz）δ：7.09 （2H，dd，J = 5.0，3.5Hz，H – 4），7.32 （2H，dd，J = 3.5，1.5Hz，H – 3），7.51 （2H，dd，J = 5.0，1.5Hz，H – 5），7.24 （2H，s，H – 3′，4′）。

^{13}C – NMR

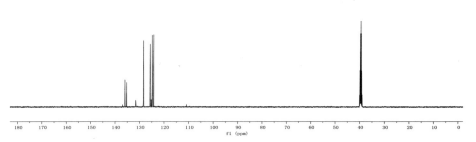

^{13}C – NMR （DMSO – d_6，125MHz）δ：124.2 （C – 3），124.8 （C – 5），125.6 （C – 3′，4′），128.4 （C – 4），135.3 （C – 2′，5′），135.9 （C – 2）。

参 考 文 献

[1] 汪毅. 禹州漏芦中噻吩类的化学成分 [J]. 沈阳药科大学学报，2008，25（3）：194.

α–松油醇
α–Terpineol

【结构式】

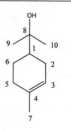

【分子式及分子量】$C_{10}H_{18}O$；154.25

^1H-NMR

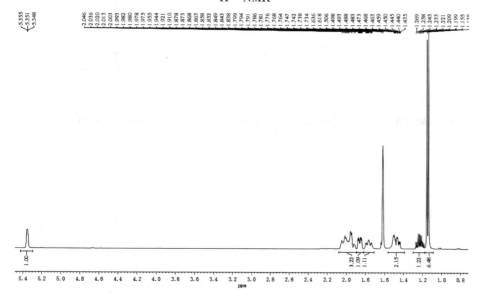

^1H-NMR（DMSO-d_6，500MHz）δ：1.14（3H，s，-CH$_3$），1.16（3H，s，-CH$_3$），1.18-2.04（8H，H-1，2，5，6，8），1.63（3H，s，H-7），5.35（1H，m，H-3）。

$^{13}C-NMR$

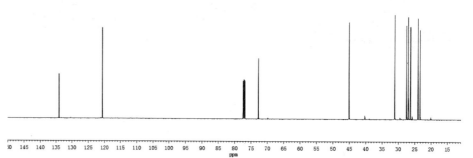

$^{13}C-NMR$（DMSO-d_6，125MHz）δ：45.1（C-1），26.3（C-2），120.7（C-3），134.0（C-4），31.1（C-5），24.1（C-6），23.4（C-7），72.8（C-8），27.5（C-9），27.0（C-10）。

参 考 文 献

[1] 孙文基. 天然药物成分 NMR 谱模拟特征及实例 [M]. 北京：中国医药科技出版社，2009：272.

α-香附酮
α-Cyperone

【结构式】

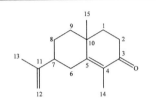

【分子式及分子量】 $C_{15}H_{22}O$；218.33

^1H-NMR

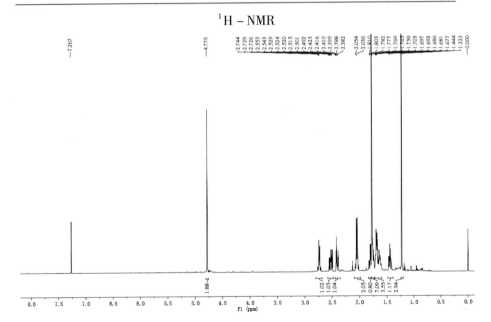

^1H-NMR （$CDCl_3$，600MHz） δ：4.78 （2H, *brs*, H-12），1.78 （3H, *s*, H-13），1.78 （3H, *s*, H-14），1.22 （3H, *s*, H-15）。

$^{13}C-NMR$

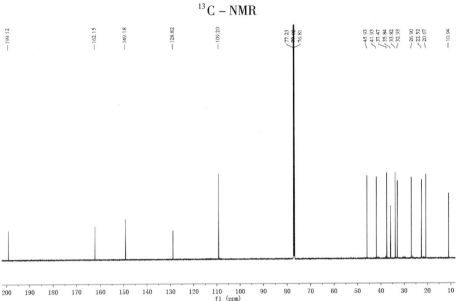

$^{13}C-NMR$ （$CDCl_3$，150MHz） δ：37.5 （C-1），33.8 （C-2），199.1 （C-3），128.8 （C-4），162.2 （C-5），32.9 （C-6），46.0 （C-7），26.9 （C-8），41.9 （C-9），35.8 （C-10），149.2 （C-11），109.2 （C-12），20.7 （C-13），10.9 （C-14），22.5 （C-15）。

参考文献

［1］李丽，王英锋. 甘松有效成分的研究 ［J］. 首都师范大学学报（自然科学版），2010，6：31-34.

α-亚麻酸

α-Linolenic acid

【结构式】

$$
\overset{18}{CH_3}-\overset{17}{CH_2}-\overset{16}{CH}=\overset{15}{CH}-\overset{14}{CH_2}-\overset{13}{CH}=\overset{12}{CH}-\overset{11}{CH_2}-\overset{10}{CH}=\overset{9}{CH}(CH_2)_7\overset{1}{COOH}
$$

【分子式及分子量】 $C_{18}H_{30}O_2$；278.43

^1H-NMR

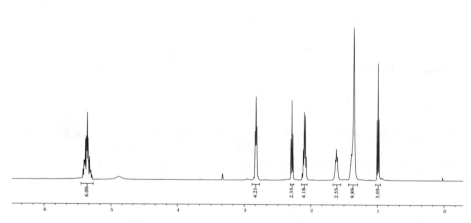

^1H-NMR (CD$_3$OD, 500MHz) δ: 0.99 (3H, t, J = 7.5Hz, H-18), 1.35 (10H, br, H-3~7), 1.61 (2H, m, H-2), 2.10 (2H, m, H-8), 2.29 (2H, t, J = 7.5, Hz, H-17), 2.83 (4H, t, J = 6.0Hz, H-11, H-14), 5.36 (6H, m, H-9, H-10, H-12, H-13, H-15, H-16)。

$^{13}C-NMR$

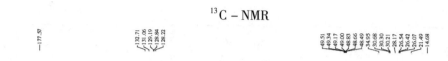

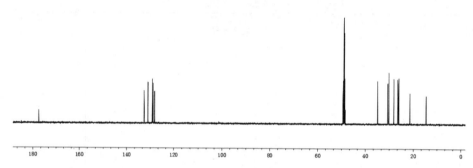

$^{13}C-NMR$ (CD$_3$OD, 125MHz) δ: 177.6 (C-1), 131.1 (C-9), 128.8 (C-10), 129.2 (C-12, 13), 128.2 (C-15), 132.7 (C-16), 21.5~35.0 (C-2~8, C-11, C-14, C-17), 14.7 (C-18)。

参 考 文 献

[1] 林瑞超，马双成. 中药化学对照品应用手册 [M]. 北京：化学工业出版社，2013.

α－亚麻酸甲酯
α － Methyl linolenate

【结构式】

$$H_3C-CH_2-HC=CH-CH_2-HC=CH-CH_2-CH=CH-(CH_2)_7-COOCH_3$$

18 17 16 15 14 13 12 11 10 9 1

【分子式及分子量】 $C_{19}H_{32}O_2$; 292.46

$^1H － NMR$

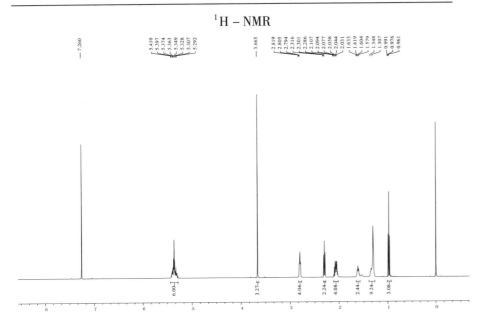

$^{13}C － NMR$

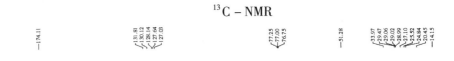

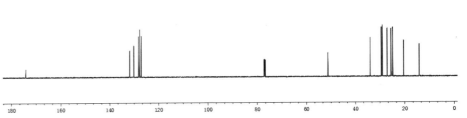

$^{13}C － NMR$ （$CDCl_3$, 125MHz） δ: 174.1 （C－1）, 130.1 （C－9）, 127.6 （C－10）, 128.1, 128.2 （C－12, 13）, 127.0 （C－15）, 131.8 （C－16）, 20.5～34.0 （C－2～8, C－11, C－14, C－17）, 14.2 （C－18）, 51.3 （－OCH_3）。

$^1H － NMR$ （$CDCl_3$, 500MHz） δ: 0.98 （3H, t, $J=7.5Hz$, H－18）, 1.31 （10H, m, H－3～7）, 2.06 （4H, m, H－8, H－17）, 2.30 （2H, t, $J=7.5Hz$, H－2）, 2.81 （4H, t, $J=7.0Hz$, H－11, H－14）, 3.67 （3H, s, －$COOCH_3$）, 5.36 （6H, m, H－9, H－10, H－12, H－13, H－15, H－16）。

参 考 文 献

[1] 林瑞超，马双成. 中药化学对照品应用手册 ［M］. 北京：化学工业出版社，2013.

β,β-二甲基丙烯酰阿卡宁
β,β-Dimethylacrylalkannin

【结构式】

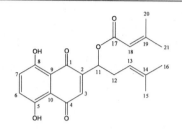

【分子式及分子量】 $C_{21}H_{22}O_6$；370.39

^1H-NMR

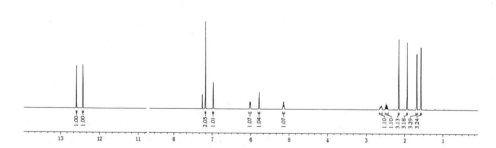

^1H-NMR（CDCl$_3$，500MHz）δ：1.58，1.68［各3H，s，15，16-CH$_3$］，1.94，2.16（各3H，d，J=1.0Hz，20，21-CH$_3$），2.62，2.47（各1H，m，H-12），5.14（1H，t，J=7.2Hz，H-13），5.78（1H，m，H-18），6.01（1H，dd，J=6.8，0.5Hz，H-11），6.97（1H，d，J=1.0Hz，H-3），7.18（2H，s，H-6，7），12.59，12.43（各1H，s，5，8-OH）。

^{13}C-NMR

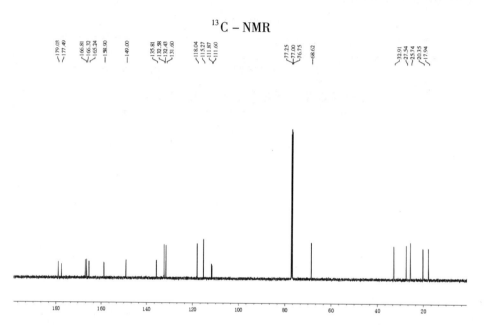

^{13}C-NMR（CDCl$_3$，125MHz）δ：177.5（C-1），149.0（C-2），131.6（C-3），179.0（C-4），165.2（C-5），132.6（C-6），132.4（C-7），166.3（C-8），111.9（C-9），111.6（C-10），68.6（C-11），32.9（C-12），118.0（C-13），135.8（C-14），20.3（C-15），17.9（C-16），166.8（C-17），115.3（C-18），158.9（C-19），27.5（C-20），25.7（C-21）。

参 考 文 献

[1] 林瑞超，马双成. 中药化学对照品应用手册［M］. 北京：化学工业出版社，2013.

β-丁香烯
β - Caryophyllene

【结构式】

【分子式及分子量】$C_{15}H_{24}$；204.35

¹H-NMR

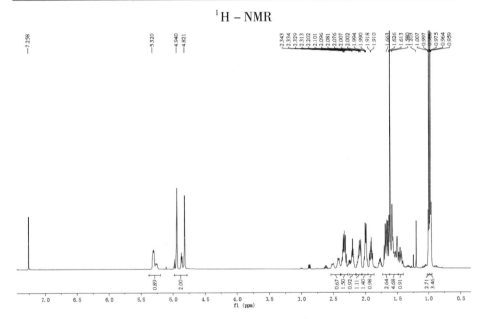

¹H-NMR（CDCl₃，600MHz）δ：0.97（3H，s，H-13），1.00（3H，s，H-14），1.46（1H，m，H-2a），1.51（1H，m，H-3a），1.61（3H，s，H-15），1.63～1.66（2H，m，H-10），1.68（1H，m，H-3b），1.70（1H，m，H-2b），1.91（1H，td，J = 12.0，4.8Hz，H-6a），2.00（1H，brd，J = 12.0Hz，H-6b），2.08（1H，brd，J = 12.0Hz，H-1），2.20（1H，t，J = 6.0Hz，H-7a），2.33（1H，m，H-7b），2.34（1H，m，H-9），4.82（1H，m，H-12），4.94（1H，m，H-12），5.32（1H，m，H-5）。

¹³C-NMR

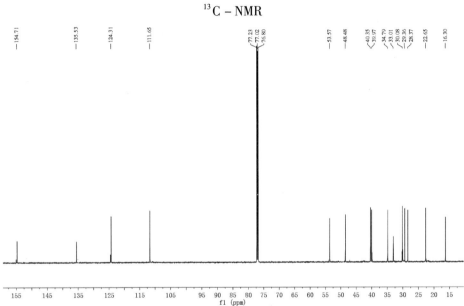

¹³C-NMR（CDCl₃，150MHz）δ：53.6（C-1），28.4（C-2），40.0（C-3），135.5（C-4），124.3（C-5），29.4（C-6），34.8（C-7），154.7（C-8），48.5（C-9），40.4（C-11），111.6（C-12），22.6（C-13），30.1（C-10，14），16.3（C-15）。

参考文献

[1] 孙敏鸽，李淑斌，周莉，等．榄香烯原料药的化学成分［J］．沈阳药科大学学报，2009，26（8）：620-622.

[2] 刘晶鑫，谢建春，孙宝国，等．荆条挥发油中β-丁香烯的提取分离［J］．食品与发酵工业，2007，33（10）：168-170.

β－谷甾醇
β – Sitosterol

【结构式】

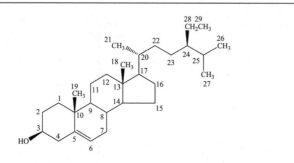

【分子式及分子量】$C_{29}H_{50}O$；414.70

^1H – NMR

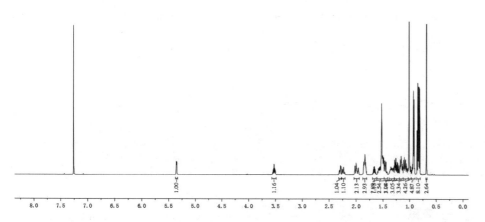

^1H – NMR（CDCl$_3$，600MHz）δ：3.55（1H，*m*，H–3），5.36（1H，*d*，*J* = 4.8 Hz，H–6），1.01（3H，*s*，H–18），0.69（3H，*s*，H–19），0.82（3H，*d*，*J* = 6.6 Hz，H–21），0.83～0.84（6H，*m*，H–26，H–27），0.92（3H，*d*，*J* = 6.6 Hz，H–29）。

^{13}C – NMR

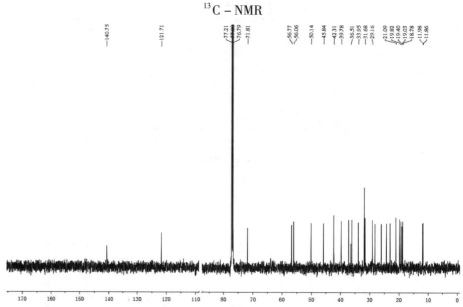

^{13}C – NMR（CDCl$_3$，150MHz）δ：39.8（C–1），31.7（C–2），71.8（C–3），45.8（C–4），140.7（C–5），121.7（C–6），31.7（C–7），33.9（C–8），50.1（C–9），36.5（C–10），23.1（C–11），40.0（C–12），42.3（C–13），56.1（C–14），21.1（C–15），29.2（C–16），56.8（C–17），11.9（C–18），19.8（C–19），37.3（C–20），18.8（C–21），26.1（C–22），28.3（C–23），42.3（C–24），31.9（C–25），21.1（C–26），19.4（C–27），24.3（C–28），12.0（C–29）。

参 考 文 献

[1] 董玉，王宏伟，陈朝军，等．文冠木化学成分的研究［J］．北京中医药大学学报．2008，31（12）：844－846.

β-蒎烯
β-Pinene

【结构式】

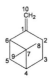

【分子式及分子量】C₁₀H₁₆；136.23

¹H-NMR

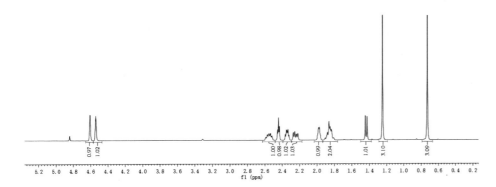

¹H-NMR（CD₃OD，500MHz）δ：0.73（3H，s，-CH₃），1.25（3H，s，CH₃），1.44（1H，d，$J=10.0$Hz，H-3），4.54（1H，s，H-10a），4.61（1H，s，H-10b）。

¹³C-NMR

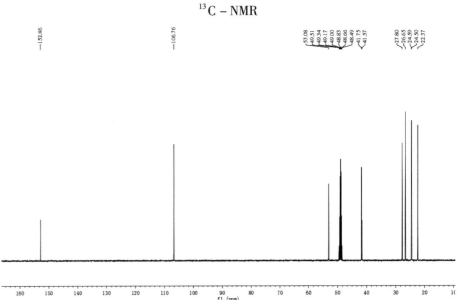

¹³C-NMR（CD₃OD，125MHz）δ：152.9（C-1），24.6（C-2），24.5（C-3），41.6（C-4），27.8（C-5），53.1（C-6），41.8（C-7），22.4（C-8），26.6（C-9），106.8（C-10）。

参考文献

[1] 林瑞超，马双成. 中药化学对照品应用手册 [M]. 北京：化学工业出版社，2013.

γ-亚麻酸甲酯
Methyl γ-linolenate

【结构式】

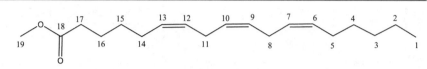

【分子式及分子量】C_{19}H_{32}O_2；292.45

^1H-NMR

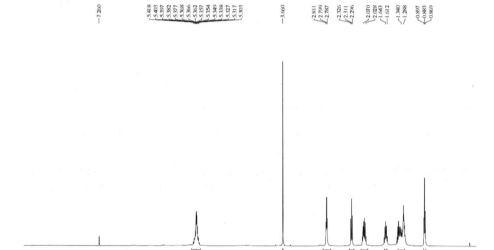

^1H-NMR（CDCl$_3$，600MHz）δ：5.42（6H，*m*，H-6，H-7，H-9，H-10，H-12，H-13），3.66（3H，*s*，H-19），2.81（4H，*t*，*J*=7.2 Hz，H-8，H-11），2.33（2H，*t*，*J*=9 Hz，H-17），2.10（4H，*m*，H-5，H-14），1.27～1.42（8H，*m*，H-3，H-4，H-15，H-16），1.67（2H，*m*，H-2），0.89（3H，*t*，*J*=8.4 Hz，H-1）。

$^{13}C-NMR$

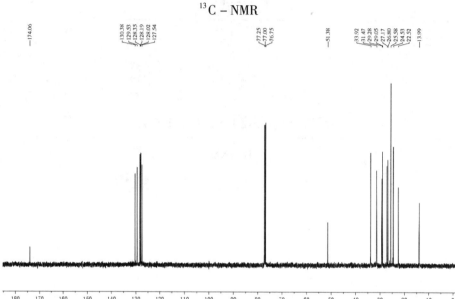

$^{13}C-NMR$（CDCl$_3$，150MHz）δ：14.0（C-1），22.5（C-2），33.9（C-3），29.3（C-4），26.8（C-5），129.5（C-6），127.5（C-7），25.6（C-8），128.2（C-9），128.4（C-10），25.6（C-11），128.0（C-12），130.4（C-13），27.2（C-14），29.1（C-15），24.5（C-16），31.5（C-17），174.1（C-18），51.4（C-19）。

参 考 文 献

［1］Jubie S, Dhanabal S P, Chaitanya M. Isolation of methyl gamma linolenate from spirulina platensis using flash chromatography and its apoptosis inducing effect ［J］. BMC Complementary and Alternative Medicine, 2015, 15：263.

阿多尼弗林碱

Adonifoline

【结构式】

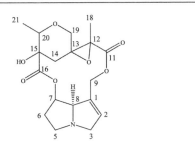

【分子式及分子量】 $C_{18}H_{23}NO_7$; 365.38

^1H – NMR

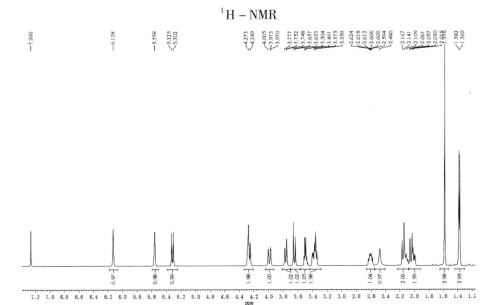

^1H – NMR（CDCl$_3$, 600MHz）δ: 6.13（1H, brs, H – 2）, 3.99（1H, dd, J = 18.6, 2.4Hz, H – 3a）, 3.39（1H, m, H – 3b）, 3.36（1H, m, H – 5a）, 2.61（1H, m, H – 5b）, 2.17 – 2.09（2H, m, H – 6a, 6b）, 5.56（1H, brs, H – 7）, 4.27（1H, brs, H – 8）, 5.31（1H, d, J = 13.8Hz, H – 9a）, 4.26（1H, brd, J = 13.8Hz, H – 9b）, 2.17 – 2.09（2H, m, H – 14a, 14b）, 1.58（3H, s, 18 – CH$_3$）, 3.76（1H, dd, J = 15.0, 2.4Hz, H – 19a）, 3.64（1H, d, J = 14.4Hz, H – 19b）, 3.50（1H, q, J = 1.8Hz, H – 20）, 1.38（3H, d, J = 7.8Hz, 21 – CH$_3$）。

^{13}C – NMR

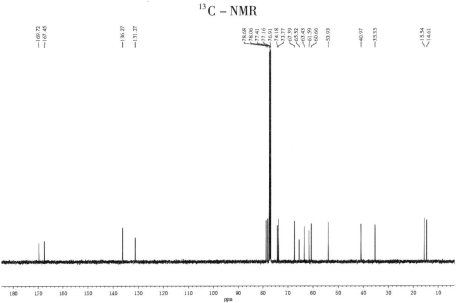

^{13}C – NMR（CDCl$_3$, 150MHz）δ: 131.3（C – 1）, 136.3（C – 2）, 63.4（C – 3）, 53.9（C – 5）, 35.4（C – 6）, 73.8（C – 7）, 78.1（C – 8）, 60.7（C – 9）, 169.7（C – 11）, 65.5（C – 12）, 61.6（C – 13）, 41.0（C – 14）, 74.2（C – 15）, 167.4（C – 16）, 15.5（C – 18）, 67.4（C – 19）, 78.7（C – 20）, 14.6（C – 21）。

参 考 文 献

[1] Witte L, Ernst L, Wray V, et al. Revised structure of the main alkaloid of *Senecio adonidifolius* [J]. Phytochemistry, 1992, 31（3）: 1027 – 1028.

阿魏酸
Ferulic acid

【结构式】

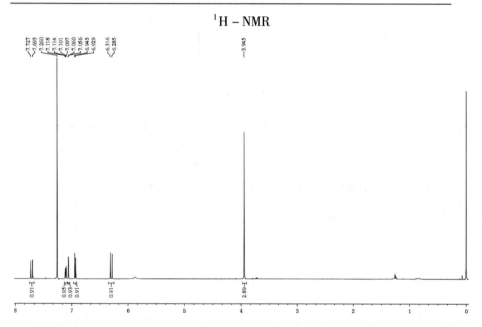

【分子式及分子量】 C$_{10}$H$_{10}$O$_4$；194.18

^{1}H – NMR

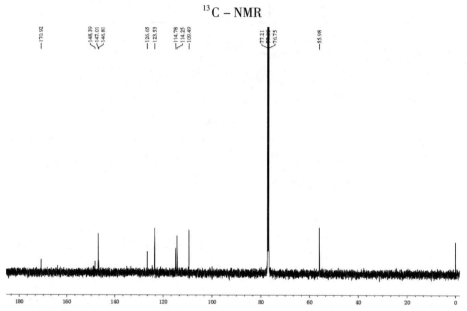

^{13}C – NMR

^{13}C – NMR （CDCl$_3$，125 MHz） δ：126.5 （C-1），114.2 （C-2），148.4 （C-3），146.8 （C-4），114.8 （C-5），123.5 （C-6），147.0 （C-7），109.5 （C-8），56.0 （-OCH$_3$）

^{1}H – NMR （CDCl$_3$，500 MHz） δ：7.06 （1H，d，J=2.0 Hz，H-2），6.94 （1H，d，J=8.0 Hz，H-5），7.11 （1H，dd，J=8.0，2.0 Hz，H-6），7.71 （1H，d，J=16.0 Hz，H-7），6.30 （1H，d，J=16.0 Hz，H-8），3.94 （3H，s，-OCH$_3$）

参考文献

[1] 陈若云，于德泉. 新疆藁本有效成分研究 [J]. 药学学报，1995，30 （7）：526-530.

安五脂素
Anwuligan

【结构式】

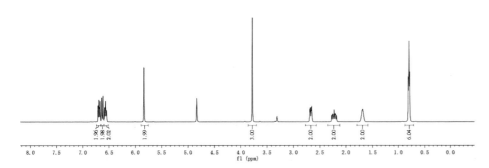

【分子式及分子量】C$_{20}$H$_{24}$O$_4$；328.40

^{1}H – NMR

^{1}H – NMR（CD$_3$OD，600MHz）δ：0.80（3H，*d*，*J* = 6.0 Hz，9 – CH$_3$），0.81（3H，*d*，*J* = 6.5 Hz，9′ – CH$_3$），1.69（2H，*br s*，H – 8，8′），2.22（2H，*m*，H – 7a，7′a），2.68（2H，*dd*，*J* = 13.5，5.0Hz，H – 7b，7′b），3.78（3H，*s*，3 – OCH$_3$），5.84（2H，*br s*，– OCH$_2$O –），6.50（2H，*m*，H – 6，6′），6.62（1H，*br s*，H – 2），6.64（1H，*br s*，H – 2′），6.68（1H，*d*，*J* = 7.5Hz，H – 5），6.70（1H，*d*，*J* = 8.0Hz，H – 5′）。

^{13}C – NMR

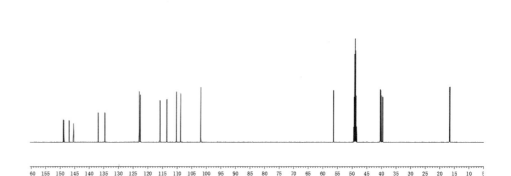

^{13}C – NMR（CD$_3$OD，150MHz）δ：136.9（C – 1），110.2（C – 2），148.9（C – 3），146.9（C – 4），108.8（C – 5），122.9（C – 6），39.6（C – 7），40.3（C – 8），16.5（C – 9），134.6（C – 1′），113.6（C – 2′），145.4（C – 3′），148.7（C – 4′），115.9（C – 5′），122.6（C – 6′），40.0（C – 7′），40.5（C – 8′），16.7（C – 9′），101.9（– OCH$_2$O – ），56.3（3 – OCH$_3$）。

参考文献

[1] 林瑞超，马双成．中药化学对照品应用手册［M］．北京：化学工业出版社，2013．

桉油精
Eucalyptol

【结构式】

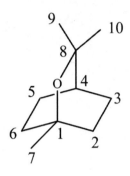

【分子式及分子量】 $C_{10}H_{18}O$；154.25

¹H - NMR

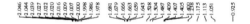

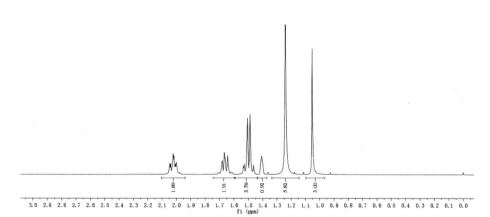

¹H - NMR （CDCl₃, 600MHz）δ：1.67 （2H，*m*，H - 2 - exo，6 - exo），1.50 （4H，*m*，H - 2 - endo，6 - endo，3 - endo，5 - endo），2.02 （2H，*m*，H - 3 - exo.5 - exo），1.41 （1H，*m*，H - 4），1.05 （3H，*s*，H - 7），1.24 （6H，*s*，H - 9，10）。

¹³C - NMR

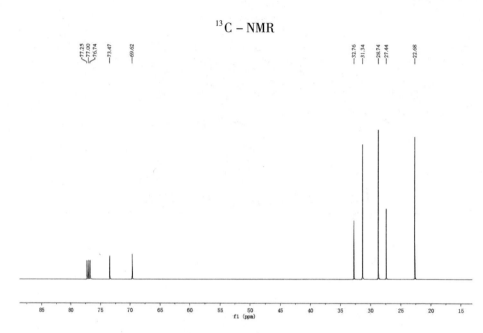

¹³C - NMR （CDCl₃, 150 MHz）δ：69.7 （C - 1），31.3 （C - 2），22.7 （C - 3），32.8 （C - 4），22.7 （C - 5），31.3 （C - 6），27.4 （C - 7），73.5 （C - 8），28.7 （C - 9），28.7 （C - 10）。

参考文献

［1］ Abraham R J, Warne M A, Griffiths L. Proton chemical shifts in NMR. Part 12. 1 Steric, electric field and conformational effects in acyclic and cyclic ethers ［J］. Journal of the Chemical Society, Perkin Transactions 2, 1998, 8 （8）：1751 - 1758.

［2］ Carman R M , Garner A C , Klika K D . 2,9 - Dihydroxy - and 2,10 - Dihydroxy - 1,8 - cineole. Two New Possum Urinary Metabolites ［J］. Australian Journal of Chemistry, 1994, 47 （8）：1509 - 1521.

巴豆苷
Panaxadiol

【结构式】

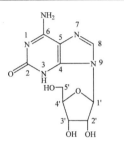

【分子式及分子量】 $C_{10}H_{13}N_5O_5$; 283. 24

^1H-NMR

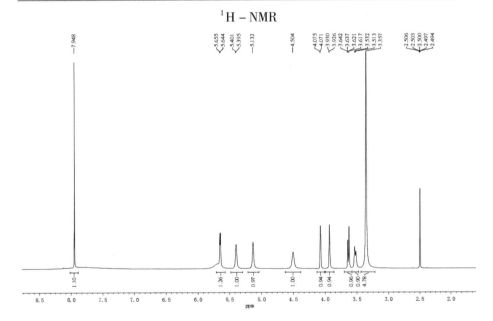

^1H-NMR (DMSO $-d_6$, 500MHz) δ: 7.95 (1H, s, H -8), 5.65 (1H, d, $J=5.5$Hz, H $-1'$), 4.50 (1H, brs, H $-2'$), 4.07 (1H, brm, H $-3'$), 3.93 (1H, brm, H $-4'$), 3.63 (1H, dd, $J=10.0$, 2.5 Hz, H $-5'\beta$), 3.52 (1H, dd, $J=10.0$, 2.5 Hz, H $-5'\alpha$)。

$^{13}C-NMR$

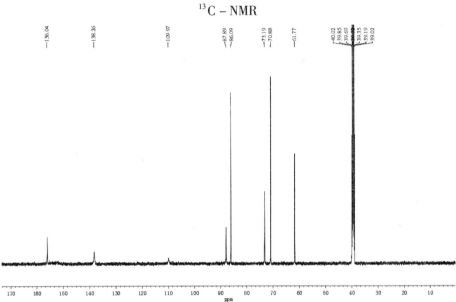

$^{13}C-NMR$ (DMSO $-d_6$, 125MHz) δ: 156. 0 (C -2), 110. 0 (C -5), 138. 3 (C -8), 87. 9 (C $-1'$), 73. 2 (C $-2'$), 70. 9 (C $-3'$), 86. 1 (C $-4'$), 61. 8 (C $-5'$)。

参考文献

[1] Kim J H, Sang J L, Han Y B, et al. Isolation of isoguanosine from Croton tiglium and its anti-tumor activity [J]. Archives of Pharmacal Research, 1994, 17 (17): 115 – 118.

巴西苏木素
Brazilin

【结构式】

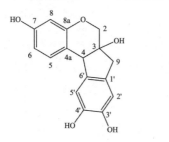

【分子式及分子量】$C_{16}H_{14}O_5$；286.28

^1H-NMR

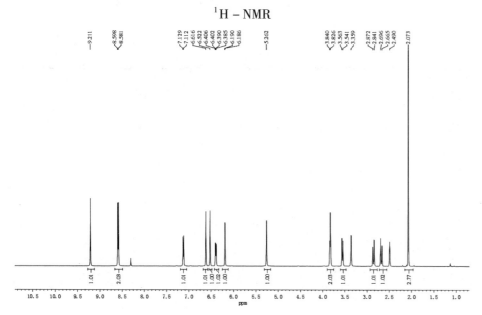

^1H-NMR（DMSO$-d_6$，500MHz）δ：2.68（1H，d，$J=15.5$ Hz，H-9a），2.86（1H，d，$J=15.5$ Hz，H-9b），3.55（1H，d，$J=11.0$ Hz，H-2a），3.83（1H，d，$J=11.0$ Hz，H-2b），3.83（1H，s，H-4），6.19（1H，d，$J=2.0$ Hz，H-8），6.40（1H，dd，$J=8.5$，2.0 Hz，H-6），6.52（1H，s，H-5'），6.62（1H，s，H-2'），7.12（1H，d，$J=8.5$ Hz，H-5），9.21（1H，s，7-OH）。

$^{13}C-NMR$

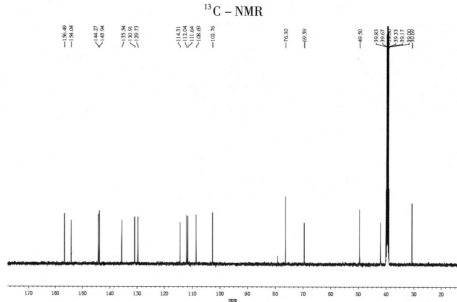

$^{13}C-NMR$（DMSO$-d_6$，125MHz）δ：76.3（C-2），69.6（C-3），49.5（C-4），114.3（C-4a），130.9（C-5），108.7（C-6），156.5（C-7），102.8（C-8），154.0（C-8a），41.9（C-9），129.7（C-1'），112.0（C-2'），144.3（C-3'），143.9（C-4'），120.5（C-5'），135.5（C-6'）。

参考文献

［1］Chen Y P，Liu L，Zhou Y H，et al. Chemical constituents from Sappan Lignum［J］. 中国药学（英文版），2008，17（1）：82-86.

菝葜皂苷元

Sarsasapogenin

【结构式】

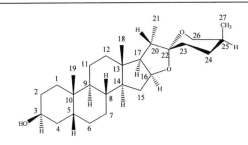

【分子式及分子量】 $C_{27}H_{44}O_3$ ；416.64

$^1H - NMR$

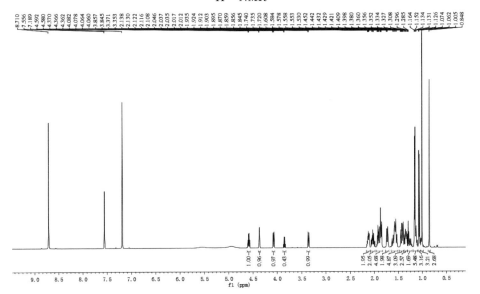

$^1H - NMR$ （C_5D_5N，600MHz）δ：4.59 （1H，dd，$J = 8.4$，6.0 Hz，H－16），4.07 （1H，dd，$J = 10.8$，2.4 Hz，H－3），3.85 （1H，dd，$J = 9.5$，6.6Hz，H－26），3.36 （1H，d，$J = 10.8$ Hz，H－26），1.07 （3H，d，$J = 7.2$Hz，H－27），1.16 （3H，d，$J = 7.2$Hz，H－21），1.01 （6H，m，19－CH_3，27－CH_3），0.85 （3H，s，H－18），1.01 （3H，s，H－19）[1]。

$^{13}C - NMR$

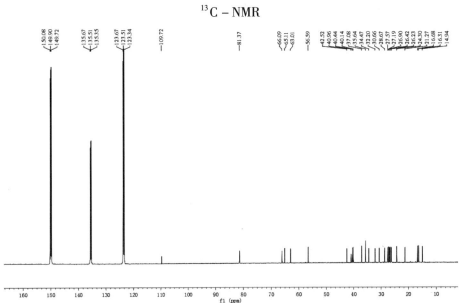

$^{13}C - NMR$ （C_5D_5N，150MHz）δ：30.7 （C－1），28.7 （C－2），66.1 （C－3），34.5 （C－4），37.1 （C－5），26.9 （C－6），27.2 （C－7），35.6 （C－8），40.4 （C－9），35.6 （C－10），21.3 （C－11），40.1 （C－12），40.4 （C－13），56.6 （C－14），32.2 （C－15），81.4 （C－16），63.0 （C－17），16.7 （C－18），24.3 （C－19），42.5 （C－20），14.9 （C－21），109.7 （C－22），27.6 （C－23），26.2 （C－24），26.4 （C－25），65.1 （C－26），16.3 （C－27）[1]。

参 考 文 献

[1] 林瑞超，马双成. 中药化学对照品应用手册 [M]. 北京：化学工业出版社，2013.

白果内酯
Bilobalide

【结构式】

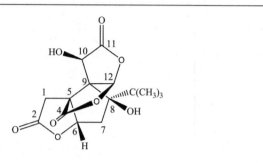

【分子式及分子量】 $C_{15}H_{18}O_8$；326.30

^{1}H - NMR

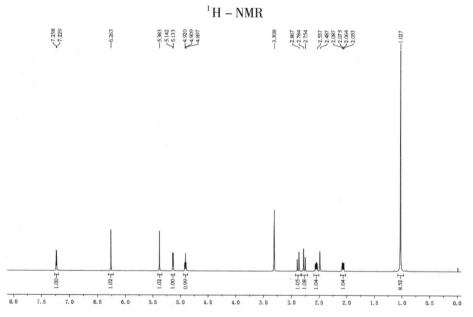

^{1}H - NMR（DMSO - d_6，600MHz）δ：2.90（1H，d，J = 18 Hz，H - 1），2.78（1H，d，J = 18 Hz，H - 1），4.92（1H，t，J = 6.6 Hz，H - 6），2.57（1H，dd，J = 7.2，13.8 Hz，H - 7），2.09（1H，dd，J = 7.2，13.8 Hz，H - 7），5.38（1H，s，H - 10），6.26（1H，s，H - 12），1.03（9H，s，-（CH$_3$）$_3$），7.24（1H，d，J = 5.4 Hz，10 - OH），5.38（1H，s，8 - OH）。

^{13}C - NMR

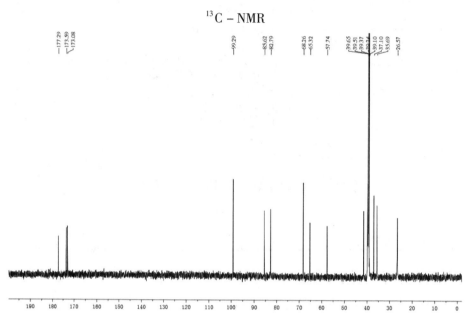

^{13}C - NMR（DMSO - d_6，150MHz）δ：41.6（C - 1），173.1（C - 2），173.6（C - 4），57.7（C - 5），68.3（C - 6），35.7（C - 7），85.6（C - 8），65.3（C - 9），82.8（C - 10），177.3（C - 11），99.3（C - 12），37.1（- $\underline{C}$（CH$_3$）$_3$），26.6（- C（$\underline{C}$H$_3$）$_3$）。

参 考 文 献

［1］楼凤昌，凌娅，唐于平，等. 银杏萜内酯的分离、纯化和结构鉴定［J］. 中国天然药物，2004，2（1）：11 - 15.

［2］赵金龙，刘培，段金廒，等. 银杏根皮化学成分研究（I）［J］. 中草药，2013，44（10）：1245 - 1247.

白果新酸
Ginkgoneolicacid

【结构式】

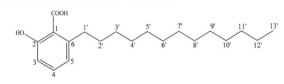

【分子式及分子量】$C_{20}H_{32}O_3$；320.47

^1H-NMR

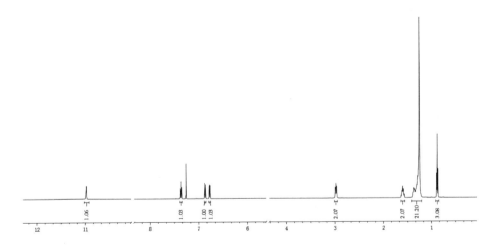

^1H-NMR（$CDCl_3$，500MHz）δ：10.97（1H，s，$-COOH$），7.36（1H，t，$J=8.0Hz$，$Ar-H$），6.87（1H，d，$J=8.5Hz$，$Ar-H$），6.78（1H，d，$J=7.5Hz$，$Ar-H$），2.98（2H，t，$J=8.0Hz$），1.60（2H，m），1.25（20H，m），0.88（3H，t，$J=7.0Hz$）。

$^{13}C-NMR$

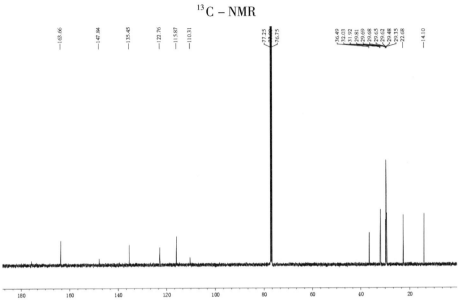

$^{13}C-NMR$（$CDCl_3$，125MHz）δ：175.9（$-C=O$），163.7（$C-2$），147.8（$C-6$），135.4（$C-4$），122.8（$C-5$），115.9（$C-3$），110.3（$C-1$），36.5（$C-1'$），32.0~29.4（$C-2'\sim11'$），22.7（$C-12'$），14.1（$C-13'$）。

参 考 文 献

［1］姚建标．银杏酸单体分离、分析及应用［D］．浙江大学，2012.

白花前胡甲素
Praeruptorin A

【结构式】

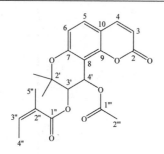

【分子式及分子量】 C₂₁H₂₂O₇；386.40

^{1}H – NMR

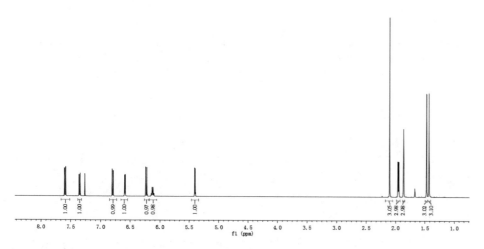

^{13}C – NMR

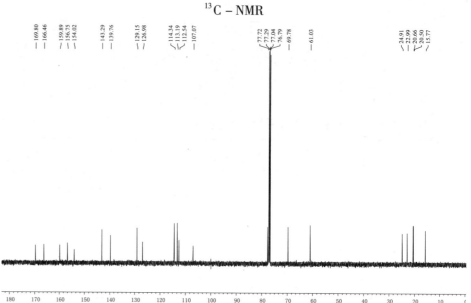

^{13}C – NMR （CDCl₃，150MHz）δ：159.9 （C-2），113.2 （C-3），143.3 （C-4），129.1 （C-5），114.3 （C-6），156.8 （C-7），107.1 （C-8），154.0 （C-9），112.5 （C-10），77.7 （C-2'），69.8 （C-3'），61.0 （C-4'），23.0，24.9 （2'-CH₃），166.5 （C-1''），127.0 （C-2''），139.8 （C-3''），15.8 （C-4''），20.5 （C-5''），169.8 （C-1'''），20.7 （C-2'''）[1]。

^{1}H – NMR （CDCl₃，600MHz）δ：6.23 （1H，d，J=11.4Hz，H-3），7.59 （1H，d，J=11.4Hz，H-4），7.35 （1H，d，J=10.5Hz，H-5），6.80 （1H，d，J=10.5Hz，H-6），5.40 （1H，d，J=5.4Hz，H-3'），6.59 （1H，d，J=5.4Hz，H-4'），1.43，1.47 （each3H，s，2'-CH₃），6.13 （1H，brq，J=9.0Hz，H-3''），1.95 （3H，d，J=9.0Hz，H-4''），1.86 （3H，brs，H-5''），2.10 （3H，s，H-2'''）[1]。

参 考 文 献

[1] Liu R, Lei F, Sun A, et al. Preparative isolation and purification of coumarins from *Peucedanum praeruptorum* Dunn by high - speed counter - current chromatography [J] . Journal of Chromatography A, 2004, 1057 （1-2）：89-94.

白花前胡乙素
Praeruptorin B

【结构式】

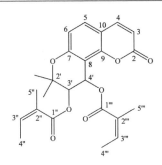

【分子式及分子量】 $C_{24}H_{26}O_7$；426.46

$^1H - NMR$

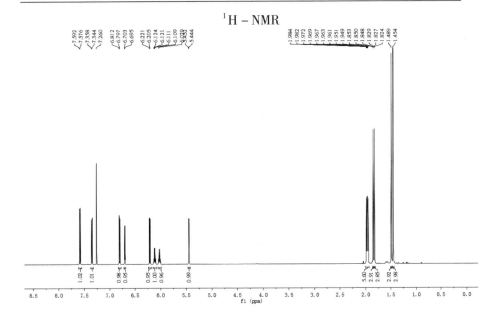

$^1H - NMR$（$CDCl_3$，600MHz）δ：6.21（1H，d，$J = 9.6$ Hz，H - 3），7.58（1H，d，$J = 9.6$ Hz，H - 4），7.35（1H，d，$J = 8.4$ Hz，H - 5），6.80（1H，d，$J = 9.0$ Hz，H - 6），5.44（1H，d，$J = 4.8$ Hz，H - 3'），6.69（1H，d，$J = 4.8$ Hz，H - 4'），1.45（3H，s，2' - CH_3），1.49（3H，s，2' - CH_3），6.12（1H，brq，$J = 7.8$ Hz，H - 3"），6.11（1H，brq，$J = 6.0$ Hz，H - 3'''），1.98（3H，d，$J = 7.2$ Hz，H - 4"），1.95（3H，d，$J = 7.2$ Hz，H - 4'''），1.85（3H，brs，H - 5"），1.83（3H，brs，H - 5'''）。

$^{13}C - NMR$

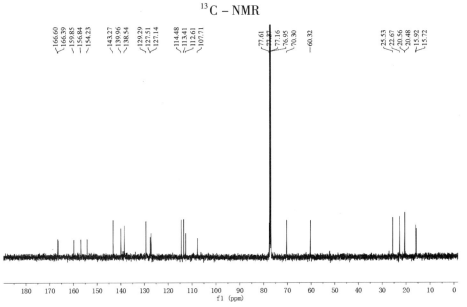

$^{13}C - NMR$（$CDCl_3$，150MHz）δ：159.8（C - 2），113.4（C - 3），143.3（C - 4），129.3（C - 5），114.5（C - 6），156.8（C - 7），107.7（C - 8），154.2（C - 9），112.6（C - 10），77.6（C - 2'），70.3（C - 3'），60.3（C - 4'），22.7，25.5（2' - CH_3），166.6（C - 1"），127.5（C - 2"），140.0（C - 3"），15.9（C - 4"），20.6（C - 5"），166.4（C - 1'''），127.1（C - 2'''），138.5（C - 3'''），15.7（C - 4'''），20.5（C - 5'''）。

参 考 文 献

[1] 林瑞超，马双成. 中药化学对照品应用手册 [M]. 北京：化学工业出版社，2013.

白桦脂酸
Betulinic acid

【结构式】

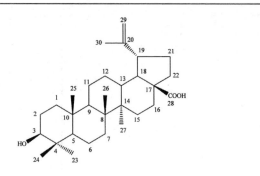

【分子式及分子量】 C_{30}H_{48}O_3；456.71

^{1}H - NMR

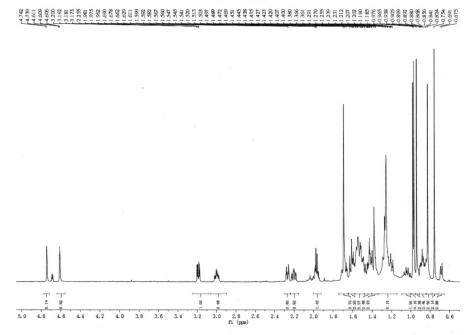

^{1}H - NMR （CDCl$_3$，600 MHz）δ：0.75，0.82，0.94，0.96，0.98，1.71 （3H each，s，6 × - CH$_3$），3.00 （1H，m，H-19），3.18 （1H，dd，J=11.4，4.8Hz，H-3），4.74 （1H，brs，H-29），4.61 （1H，brs，H-29）。

^{13}C - NMR

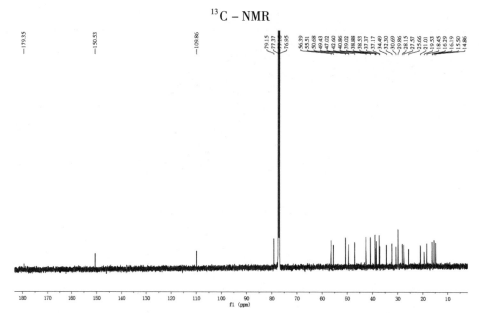

^{13}C - NMR （CDCl$_3$，150MHz） δ：38.9 （C-1），27.6 （C-2），79.2 （C-3），39.0 （C-4），55.5 （C-5），18.4 （C-6），34.5 （C-7），40.9 （C-8），50.7 （C-9），37.4 （C-10），21.0 （C-11），25.7 （C-12），38.5 （C-13），42.6 （C-14），30.7 （C-15），32.3 （C-16），56.4 （C-17），47.0 （C-18），49.4 （C-19），150.5 （C-20），29.9 （C-21），37.2 （C-22），28.2 （C-23），15.5 （C-24），16.2 （C-25），16.3 （C-26），14.9 （C-27），179.4 （C-28），109.9 （C-29），19.5 （C-30）。

参 考 文 献

［1］林瑞超，马双成. 中药化学对照品应用手册［M］. 北京：化学工业出版社，2013.

白藜芦醇
Resveratrol

【结构式】

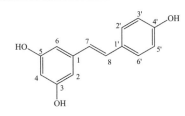

【分子式及分子量】 $C_{14}H_{12}O_3$; 228.24

^1H-NMR

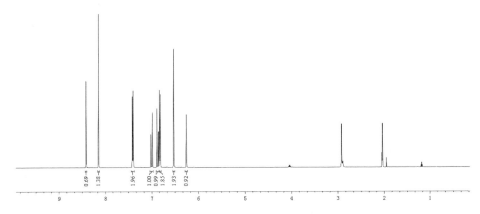

$^{13}C-NMR$

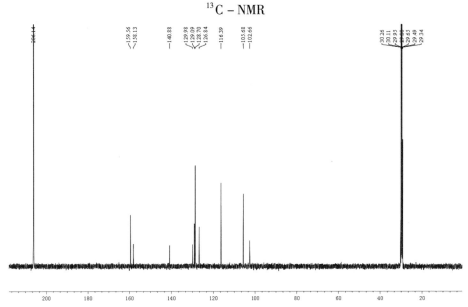

$^{13}C-NMR$（CD_3COCD_3，125MHz）δ：140.9（C-1），105.7（C-2，6），159.6（C-3，5），102.7（C-4），126.8（C-7），129.1（C-8），130.0（C-1'），128.7（C-2'，6'），116.4（C-3'，5'），158.1（C-4'）。

^1H-NMR（CD_3COCD_3，500MHz）δ：7.40（2H，d，$J=9.0$，H-22'，6'），6.82（2H，d，$J=9.0$，H-3'，H-5'），6.99（1H，d，$J=16.5Hz$，H-8），6.87（1H，d，$J=16.5Hz$，H-7），6.53（2H，d，$J=2.0Hz$，H-2，6），6.28（1H，t，H-4）。

参 考 文 献

[1] 刘晓秋，于黎明，吴立军. 虎杖化学成分研究［J］. 中国中药杂志，2003，28（1），47-49.

白屈菜红碱
Chelerythrine

【结构式】

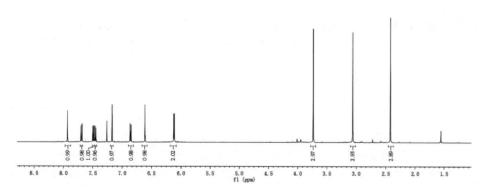

【分子式及分子量】 $C_{21}H_{18}ClNO_4$；383.82

¹H – NMR

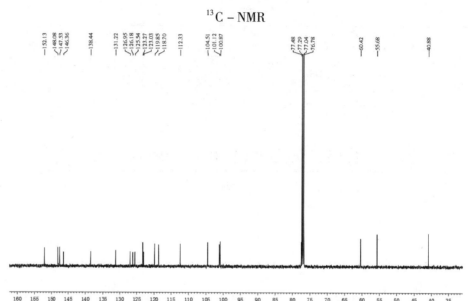

¹H – NMR（CDCl₃，500MHz）δ：7.93（1H，s，H – 6），7.49（1H，d，J = 8.5 Hz，H – 10），7.69（1H，d，J = 8.5 Hz，H – 11），7.45（1H，d，J = 8.5 Hz，H – 12），6.61（1H，s，H – 4），6.85（1H，d，J = 9.0 Hz，H – 9），7.17（1H，s，H – 1），6.11（2H，d，J = 5.0 Hz，H – 13），2.42（3H，s，– NCH₃），3.06（3H，s，7 – OCH₃），3.73（3H，s，8 – OCH₃）。

¹³C – NMR

¹³C – NMR（CDCl₃，125MHz）δ：104.5（C – 1），148.1（C – 2），147.5（C – 3），100.9（C – 4），127.0（C – 4a），138.4（C – 4b），152.1（C – 6），125.5（C – 6a），146.3（C – 7），152.1（C – 8），112.3（C – 9），118.7（C – 10），125.5（C – 10a），123.0（C – 10b），119.8（C – 11），126.2（C – 12），131.2（C – 12a），60.4（7 – OCH₃），55.9（8 – OCH₃），101.1（C – 13），40.9（N – CH₃）[1]。

参 考 文 献

［1］宋玉霞. 单面针根茎的化学成分研究［J］. 中国现代应用药学，2018，35（11）：1694 – 1697.

白头翁皂苷 B4
Pulchinenoside B4

【结构式】

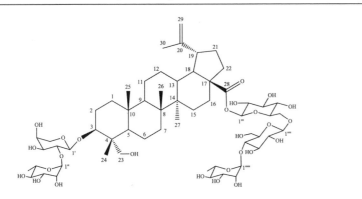

【分子式及分子量】 $C_{59}H_{96}O_{26}$; 1221.38

^1H – NMR

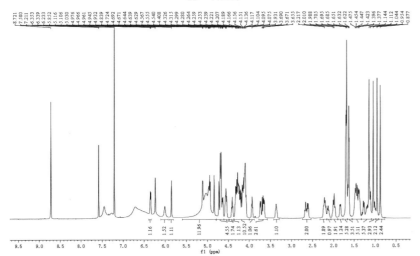

^1H – NMR（C_5D_5N, 600 MHz）δ：3.36（1H, m, H – 3）, 0.88（3H, s, 24 – CH$_3$）, 0.95（3H, s, 25 – CH$_3$）, 1.04（3H, s, 26 – CH$_3$）, 1.14（3H, s, 27 – CH$_3$）, 4.72（1H, br s, H – 29）, 4.84（1H, br s, H – 29）, 1.68（3H, s, 30 – CH$_3$）, 5.11（1H, d, J = 6.0 Hz, H – 1'）, 6.23（1H, br s, H – 1''）, 1.63（1H, d, J = 6.0 Hz, H – 6''）, 4.94（1H, d, J = 7.8 Hz, H – 1'''）, 6.35（1H, d, J = 8.4 Hz, H – 1''''）, 5.85（1H, br s, H – 1'''''）, 1.70（1H, d, J = 6.0 Hz, H – 6'''''）。

^{13}C – NMR

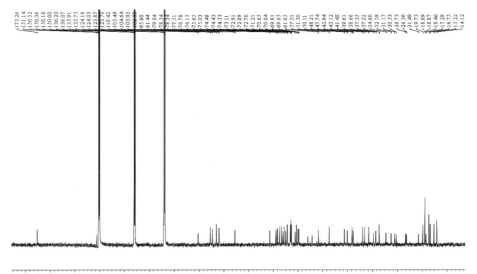

^{13}C – NMR（C_5D_5N, 150 MHz）δ：39.6（C – 1）, 26.7（C – 2）, 81.4（C – 3）, 43.1（C – 4）, 47.7（C – 5）, 18.5（C – 6）, 34.6（C – 7）, 41.5（C – 8）, 51.3（C – 9）, 37.2（C – 10）, 21.5（C – 11）, 26.4（C – 12）, 38.7（C – 13）, 43.9（C – 14）, 31.2（C – 15）, 32.6（C – 16）, 57.3（C – 17）, 48.2（C – 18）, 50.1（C – 19）, 151.5（C – 20）, 30.5（C – 21）, 37.4（C – 22）, 64.2（C – 23）, 14.1（C – 24）, 17.3（C – 25）, 16.8（C – 26）, 15.2（C – 27）, 175.3（C – 28）, 110.4（C – 29）, 19.7（C – 30）, 104.6（C – 1'）, 76.2（C – 2'）, 75.0（C – 3'）, 69.6（C – 4'）, 66.0（C – 5'）, 102.0（C – 1''）, 72.9（C – 2''）, 73.1（C – 3''）, 74.4（C – 4''）, 70.0（C – 5''）, 18.9（C – 6''）, 95.6（C – 1'''）, 74.3（C – 2'''）, 78.5（C – 3'''）, 71.2（C – 4'''）, 76.8（C – 5'''）, 69.8（C – 6'''）, 105.5（C – 1''''）, 75.6（C – 2''''）, 77.5（C – 3''''）, 79.0（C – 4''''）, 78.3（C – 5''''）, 61.6（C – 6''''）, 103.0（C – 1'''''）, 72.7（C – 2'''''）, 72.9（C – 3'''''）, 74.5（C – 4'''''）, 70.6（C – 5'''''）, 18.9（C – 6'''''）。

参考文献

[1] 林瑞超，马双成. 中药化学对照品应用手册[M]. 北京：化学工业出版社，2013.

白鲜碱
Dictamnine

【结构式】

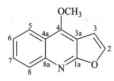

【分子式及分子量】 $C_{12}H_9NO_2$；199.21

^1H-NMR

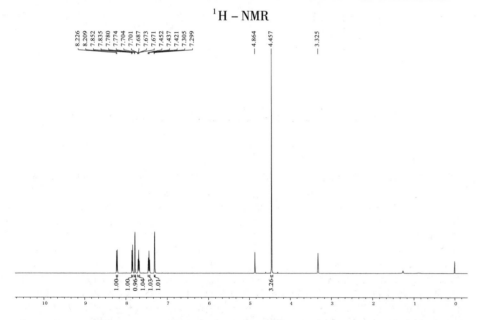

^1H-NMR（CD_3OD，500MHz）δ：8.22（1H，d，$J=8.5Hz$，H-5），7.84（1H，d，$J=8.5Hz$，H-8），7.78（1H，d，$J=3.0Hz$，H-2），7.69（1H，m，H-7），7.44（1H，m，H-6），7.30（1H，d，$J=3.0Hz$，H-3），4.46（3H，s，4-OCH_3）[1]。

$^{13}C-NMR$

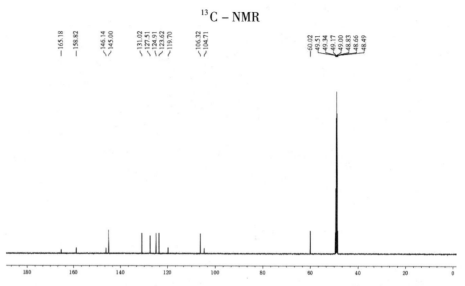

$^{13}C-NMR$（CD_3OD，125MHz，）δ：165.2（C-1a），145.0（C-2），106.3（C-3），104.7（C-3a），158.8（C-4），119.7（C-4a），123.6（C-5），124.9（C-6），131.0（C-7），127.5（C-8），146.1（C-8a），60.0（-OCH_3）[1]。

参 考 文 献

[1] 郑建宇，纳智，胡华斌. 海南山小橘枝叶的化学成分 [J]. 中草药，2013，44（6）：651－654.

白杨素

Chrysin

【结构式】

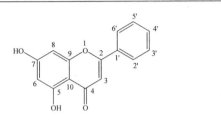

【分子式及分子量】 $C_{15}H_{10}O_4$ ；254.24

^1H-NMR

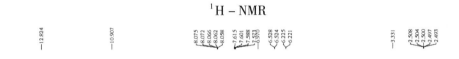

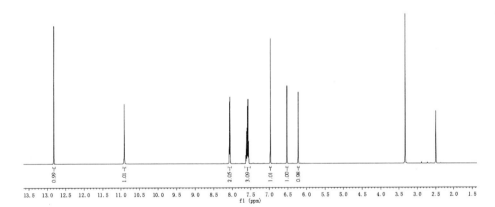

^1H-NMR （DMSO$-d_6$，500MHz）δ：12.82（1H，s，5$-$OH），10.91（1H，s，7$-$OH），8.07（2H，m，H$-$2'，6'），7.59（3H，m，H$-$3'，4'，5'），6.97（1H，s，H$-$3），6.53（1H，d，$J=2.0$Hz，H$-$8），6.22（1H，d，$J=2.0$Hz，H$-$6）。

$^{13}C-NMR$

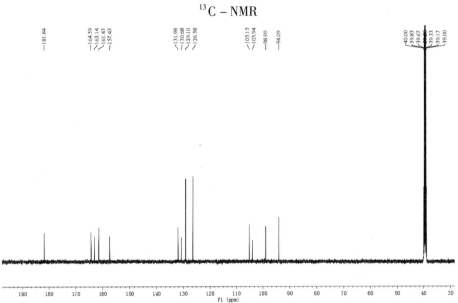

$^{13}C-NMR$ （DMSO$-d_6$，125MHz）δ：163.1（C$-$2），105.2（C$-$3），181.8（C$-$4），161.4（C$-$5），99.0（C$-$6），164.4（C$-$7），94.1（C$-$8），157.4（C$-$9），103.9（C$-$10），130.7（C$-$1'），126.4（C$-$2'，6'），129.1（C$-$3'，5'），132.0（C$-$4'）。

参 考 文 献

[1] 林瑞超，马双成. 中药化学对照品应用手册 [M]. 北京：化学工业出版社，2013.

百秋李醇
Patchouli alcohol

【结构式】

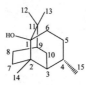

【分子式及分子量】 C₁₅H₂₆O；222.37

^{1}H – NMR

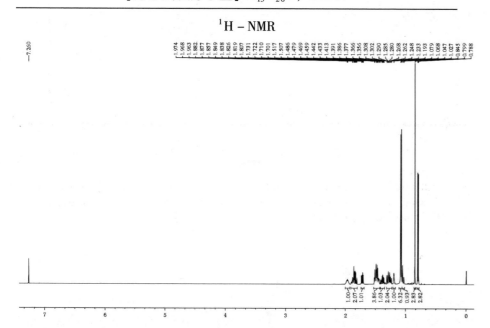

^{1}H – NMR （CDCl₃，600 MHz）δ：0.80（3H，d，J = 6.6 Hz，H – 15），0.84（3H，s，H – 14），1.07，1.08（each 3H，s，H – 12，13），1.0 – 2.0（14H，m）

^{13}C – NMR

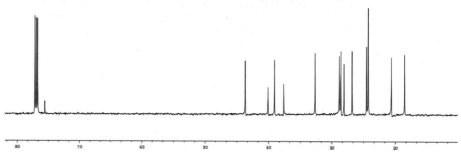

^{13}C – NMR （CDCl₃，150 MHz）δ：75.6（C – 1），37.6（C – 2），43.7（C – 3），28.1（C – 4），28.6（C – 5），32.7（C – 6），28.8（C – 7），24.6（C – 8），39.1（C – 9），24.3（C – 10），40.1（C – 11），26.8（C – 12），24.3（C – 13），20.6（C – 14），18.6（C – 15）。

参 考 文 献

［1］ Nishiya K，Tsyjiyama T，Kimura T，et al. Sesquiterpenoids from *Valeriana fauriei* ［J］. Phytochemistry，1995，39（3）：713 – 714.

斑蝥素
Cantharidin

【结构式】

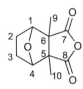

【分子式及分子量】$C_{10}H_{12}O_4$；196.20

$^1H - NMR$

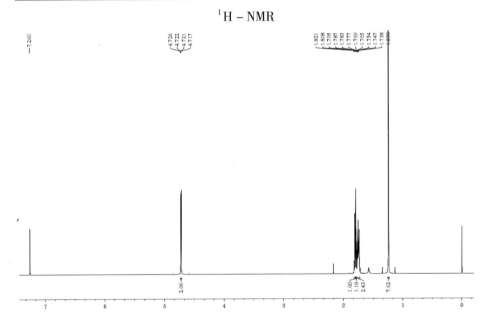

$^1H - NMR$（$CDCl_3$，600 MHz）δ：1.24（6H，s，H-9，10），1.74 ～ 1.82（4H，m，H-2，3），4.72（2H，dd，J =3.0，2.4 Hz，H-1，4）。

$^{13}C - NMR$

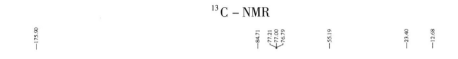

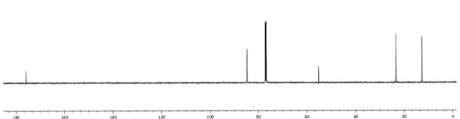

$^{13}C - NMR$（$CDCl_3$，150 MHz）δ：175.9（C-7，8），84.7（C-1，4），55.2（C-5，6），23.4（C-2，3），12.7（C-9，10）。

参 考 文 献

[1] 林瑞超，马双成. 中药化学对照品应用手册［M］. 北京：化学工业出版社，2013.

宝藿苷 I
Baohuoside I

【结构式】

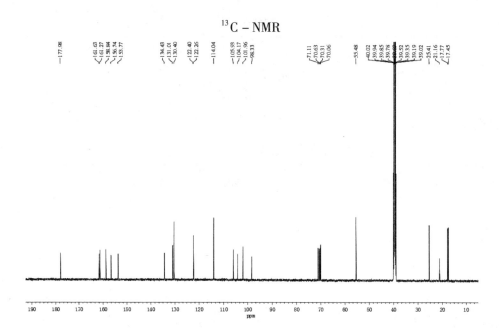

【分子式及分子量】$C_{27}H_{30}O_{10}$；514.52

^1H-NMR

$^{13}C-NMR$

$^{13}C-NMR$ （DMSO $-d_6$，150MHz）δ：156.7（C -2），134.4（C -3），178.0（C -4），161.6（C -5），98.3（C -6），161.8（C -7），105.9（C -8），153.8（C -9），104.2（C -10），122.3（C $-1'$），130.4（C $-2'$），114.0（C $-3'$），158.8（C $-4'$），114.0（C $-5'$），130.4（C $-6'$），55.5（$4'-OCH_3$），21.2（C $-1''$），122.4（C $-2''$），131.0（C $-3''$），25.4（C $-4''$），17.8（C $-5''$），102.0（Rha C -1），70.3（Rha C -2），70.6（Rha C -3），71.1（Rha C -4），70.1（Rha C -5），17.4（Rha C -6）。

^1H-NMR （DMSO $-d_6$，600MHz）δ：7.84（2H，d，$J=10.8$Hz，H $-2'$，6'），7.10（2H，d，$J=10.8$Hz，H $-3'$，5'），6.31（1H，s，H -6），5.26（1H，br，RhaH -1），5.15（1H，br，H $-2''$），3.84（3H，s，$4'-OCH_3$），1.66（3H，s，$4''-CH_3$），1.61（3H，s，$5''-CH_3$），0.77（3H，d，$J=7.2$ Hz，RhaH -6），12.51（1H，s，5 $-OH$），10.82（1H，s，7 $-OH$），3.46（1H，brs，H $-1''$），3.12（1H，brs，H $-1''$）。

参 考 文 献

[1] 郭宝林，余竟光. 淫羊藿化学成分的研究 [J]. 中国中药杂志，1996（5）：290 – 292.

杯苋甾酮
Cyasterone

【结构式】

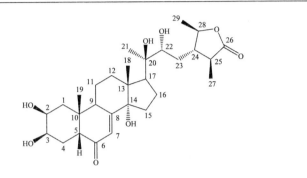

【分子式及分子量】 $C_{29}H_{44}O_8$；520.65

^{13}C - NMR

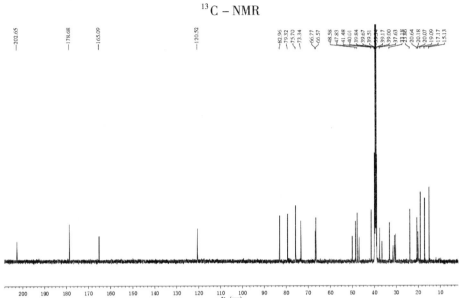

^{13}C - NMR（DMSO - d_6，125MHz）δ：36.6（C - 1），66.6（C - 2），66.8（C - 3），30.8（C - 4），50.1（C - 5），202.7（C - 6），120.5（C - 7），165.1（C - 8），33.2（C - 9），37.6（C - 10），20.1（C - 11），31.5（C - 12），47.0（C - 13），83.0（C - 14），30.7（C - 15），20.2（C - 16），47.8（C - 17），17.2（C - 18），23.8（C - 19），75.3（C - 20），20.6（C - 21），73.5（C - 22），33.2（C - 23），48.6（C - 24），41.5（C - 25），178.7（C - 26），15.1（C - 27），79.3（C - 28），19.1（C - 29）。

^{1}H - NMR

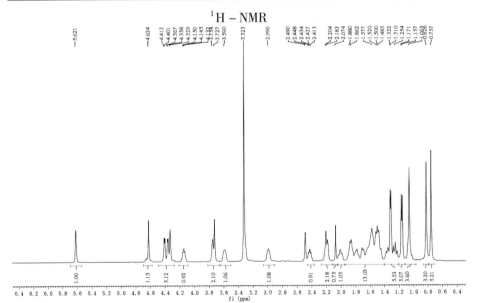

^{1}H - NMR（DMSO - d_6，500MHz）δ：3.59（1H，brs，H - 3），2.07（1H，brs，H - 5），5.62（1H，brs，H - 7），2.99（1H，m，H - 9），0.76（3H，s，19 - CH$_3$），0.83（3H，s，18 - CH$_3$），1.06（3H，s，21 - CH$_3$），3.75（1H，brs，H - 22），2.43（1H，dq，J = 10.5，7.0 Hz，H - 25），1.16（3H，d，J = 7.0 Hz，27 - CH$_3$），4.15（1H，dq，J = 9.0，6.0 Hz，H - 28），1.32（3H，d，J = 5.5 Hz，29 - CH$_3$）。

参 考 文 献

[1] 林瑞超，马双成．中药化学对照品应用手册［M］．北京：化学工业出版社，2013.

贝母素甲

Peimine

【结构式】

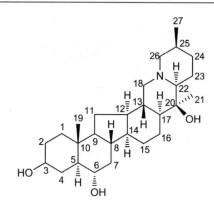

【分子式及分子量】 $C_{27}H_{45}NO_3$；431.65

$^1H - NMR$

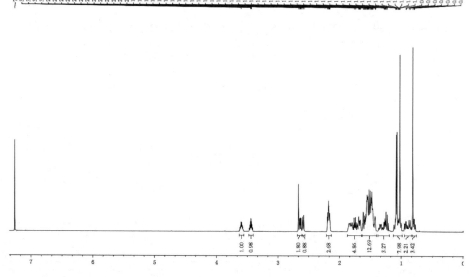

$^1H - NMR$ (CDCl$_3$, 600MHz) δ: 0.81 (3H, s, H-19), 1.02 (3H, s, H-21), 1.07 (3H, d, J=6.6 Hz, H-27), 3.44 (1H, m, H-6β), 3.60 (1H, m, H-3α)

$^{13}C - NMR$

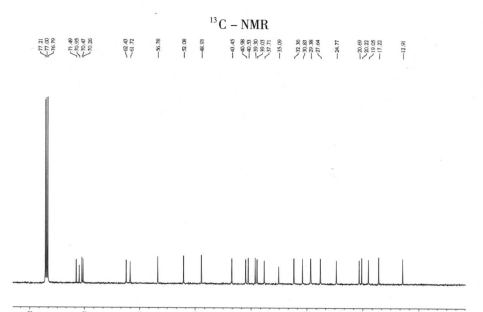

$^{13}C - NMR$ (CDCl$_3$, 150MHz) δ: 37.7 (C-1), 30.8 (C-2), 71.5 (C-3), 32.4 (C-4), 52.1 (C-5), 70.5 (C-6), 40.5 (C-7), 39.3 (C-8), 56.8 (C-9), 35.1 (C-10), 29.4 (C-11), 41.0 (C-12), 39.3 (C-13), 43.4 (C-14), 24.8 (C-15), 20.7 (C-16), 48.9 (C-17), 61.7 (C-18), 12.9 (C-19), 71.0 (C-20), 20.2 (C-21), 70.3 (C-22), 19.0 (C-23), 29.4 (C-24), 27.6 (C-25), 62.4 (C-26), 17.2 (C-27)

参 考 文 献

[1] Lee P, Kitamura Y, Kaneko K, et al. The Structural Elucidation of *Fritillaria* Alkaloids from *Fritillaria ebeiensis* var. *purpurea*. I. The Structures of Ebeienine, Ebeiedine and Ebeiedinone [J]. Chemical and Pharmaceutical Bulletin, 1988, 36 (11), 4316 – 4329.

[2] Kaneko K, Tanaka M, Haruki K, et al. $^{13}C - NMR$ studies on the cevanine alkaloids: the application of $^{13}C - NMR$ spectrum for structure elucidation of new alkaloids, baimonidine and isoverticine [J]. Tetrahedron Letters, 1979, 20 (39): 3737 – 3740.

贝母素乙
Peiminine

【结构式】

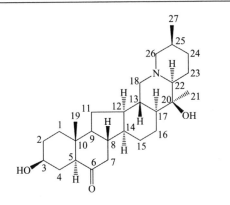

【分子式及分子量】 C₂₇H₄₃NO₃；429.62

¹H - NMR

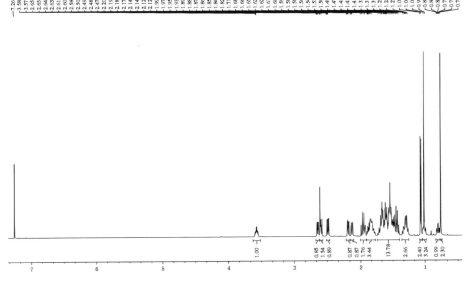

¹H - NMR （CDCl₃，600MHz） δ： 0.76 （3H, *s*, H - 19）, 1.02 （3H, *s*, H - 21）, 1.07 （3H, *d*, *J* = 7.2 Hz, H - 27）, 3.58 （1H, *m*, H - 3α）

¹³C - NMR

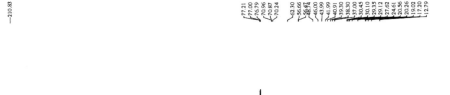

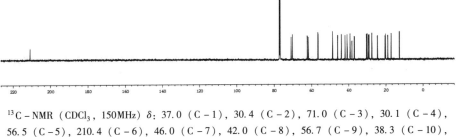

¹³C - NMR （CDCl₃，150MHz） δ： 37.0 （C - 1）, 30.4 （C - 2）, 71.0 （C - 3）, 30.1 （C - 4）, 56.5 （C - 5）, 210.4 （C - 6）, 46.0 （C - 7）, 42.0 （C - 8）, 56.7 （C - 9）, 38.3 （C - 10）, 29.4 （C - 11）, 40.9 （C - 12）, 39.3 （C - 13）, 44.0 （C - 14）, 24.6 （C - 15）, 20.6 （C - 16）, 48.7 （C - 17）, 61.7 （C - 18）, 12.8 （C - 19）, 70.9 （C - 20）, 20.3 （C - 21）, 70.2 （C - 22）, 19.0 （C - 23）, 29.1 （C - 24）, 27.6 （C - 25）, 62.3 （C - 26）, 17.2 （C - 27）

参考文献

[1] Lee P, Kitamura Y, Kaneko K, et al. The Structural Elucidation of *Fritillaria* Alkaloids from *Fritillaria ebeiensis* var. *purpurea*. I. The Structures of Ebeienine, Ebeiedine and Ebeiedinone [J]. Chemical and Pharmaceutical Bulletin, 1988, 36 （11）, 4316 - 4329.

[2] Kaneko K, Tanaka M, Haruki K, et al. ¹³C - NMR studies on the cevanine alkaloids：the application of ¹³C - NMR spectrum for structure elucidation of new alkaloids, baimonidine and isoverticine [J]. Tetrahedron Letters, 1979, 20 （39）：3737 - 3740.

贝母辛
Peimisine

【结构式】

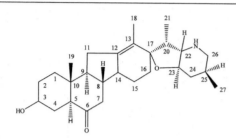

【分子式及分子量】 $C_{27}H_{41}NO_3$；427.62

¹H – NMR

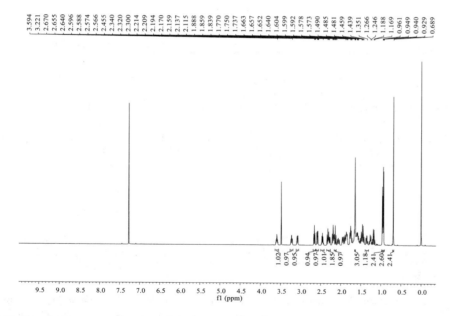

¹H – NMR （CDCl₃，600 MHz）δ：3.59（1H，m，H – 3α），1.35（1H，td，J = 13.2，3.6Hz，H – 4ax），2.58（1H，dd，J = 13.2，4.8Hz，H – 7eq），2.14（1H，t，J = 13.2Hz，H – 7ax），2.29（1H，dd，J = 16.8，7.8Hz，H – 11α），1.64（3H，s，H – 18），0.69（3H，s，H – 19），2.46（1H，m，H – 20β），0.96（3H，d，J = 7.2Hz，H – 21），2.66（1H，t，J = 9.0Hz，H – 22β），3.22（1H，td，J = 10.2，3.6Hz，H – 23α），3.08（1H，dd，J = 12.6，3.0Hz，H – 26eq），2.32（1H，t，J = 12.0Hz，H – 26ax），0.94（3H，d，J = 6.6Hz，H – 27）。

¹³C – NMR

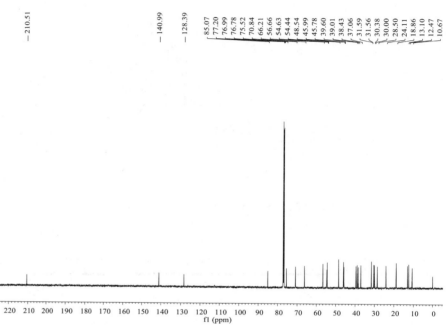

¹³C – NMR （CDCl₃，150 MHz）δ：39.0（C – 1），31.6（C – 2），70.8（C – 3），37.1（C – 4），56.7（C – 5），210.5（C – 6），45.8（C – 7），46.0（C – 8），54.6（C – 9），38.4（C – 10），28.5（C – 11），128.4（C – 12），141.0（C – 13），48.5（C – 14），24.1（C – 15），31.6（C – 16），85.1（C – 17），13.1（C – 18），12.5（C – 19），39.6（C – 20），10.7（C – 21），66.2（C – 22），75.5（C – 23），30.0（C – 24），30.4（C – 25），54.4（C – 26），18.9（C – 27）。

参 考 文 献

［1］王锋鹏，张榕，唐心曜 . 贝母辛的结构修正 ［J］. 药学学报，1992，27（4）：273 –278.

苯甲酰次乌头原碱
Benzoylhypaconine

【结构式】

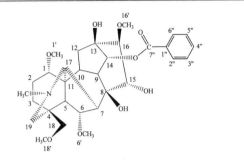

【分子式及分子量】$C_{31}H_{43}NO_9$；573. 67

$^1H - NMR$

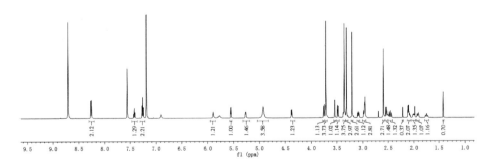

$^1H - NMR$ （C_5D_5N, 600MHz） δ: 5. 55 （1H, d, $J = 5.0$ Hz, H - 14）, 5. 27 （1H, d, $J = 6.0$ Hz, H - 15）, 4. 38 （1H, d, $J = 6.0$ Hz, H - 16）, 2. 59 （3H, s, $-NCH_3$）, 3. 21, 3. 31, 3. 36, 3. 71 （12H, s, 4 × OCH_3）, 7. 26 （2H, dd, $J = 7.8$, 7. 8Hz, H - 3″, 5″）, 7. 42 （1H, dd, $J = 7.8$, 7. 2Hz, H - 4″）, 8. 26 （2H, brd, $J = 7$. Hz, H - 2″, 6″）。

$^{13}C - NMR$

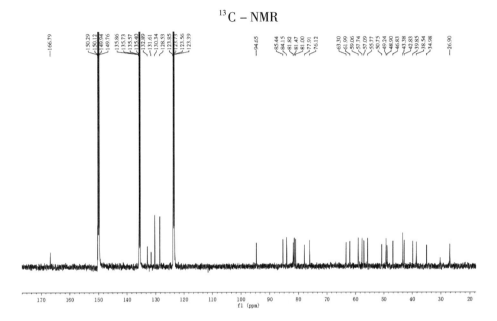

$^{13}C - NMR$ （C_5D_5N, 150MHz） δ: 85. 4 （C - 1）, 26. 9 （C - 2）, 34. 9 （C - 3）, 39. 8 （C - 4）, 49. 2 （C - 5）, 84. 1 （C - 6）, 48. 8 （C - 7）, 77. 8 （C - 8）, 46. 8 （C - 9）, 43. 3 （C - 10）, 50. 7 （C - 11）, 38. 5 （C - 12）, 76. 1 （C - 13）, 81. 8 （C - 14）, 81. 4 （C - 15）, 94. 6 （C - 16）, 63. 2 （C - 17）, 81. 0 （C - 18）, 57. 0 （C - 19）, 42. 8 （$-NCH_3$）, 55. 7 （C - 1′）, 57. 7 （C - 6′）, 62. 0 （C - 16′）, 59. 0 （C - 18′）, 131. 6 （C - 1″）, 130. 3 （C - 2″）, 128. 5 （C - 3″）, 132. 9 （C - 4″）, 128. 5 （C - 5″）, 130. 3 （C - 6″）, 166. 8 （C - 7″）。

参 考 文 献

[1] 林瑞超，马双成. 中药化学对照品应用手册［M］. 北京：化学工业出版社，2013.

苯甲酰乌头原碱
Benzoylaconine

【结构式】

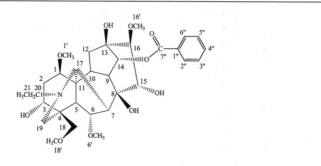

【分子式及分子量】 $C_{32}H_{45}NO_{10}$; 603.70

^1H – NMR

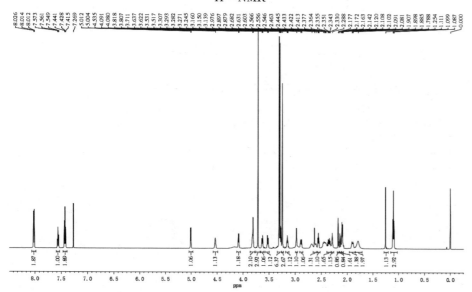

^1H – NMR (CDCl$_3$, 500MHz) δ: 3.24 (3H, s, –OCH$_3$), 3.29 (3H, s, –OCH$_3$), 3.31 (3H, s, –OCH$_3$), 3.71 (3H, s, –OCH$_3$), 8.02 (2H, d, J=6.0Hz, H–2″, 6″), 7.56 (1H, d, J=6.0Hz, H–2″, 6″), 7.43 (2H, d, J=6.0Hz, H–3″, 5″)。

^{13}C – NMR

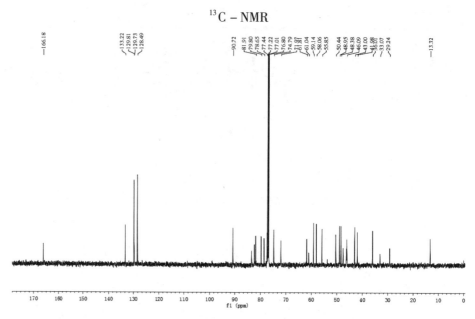

^{13}C – NMR (CDCl$_3$, 125MHz) δ: 83.5 (C–1), 36.0 (C–2), 72.0 (C–3), 43.0 (C–4), 48.4 (C–5), 82.4 (C–6), 46.2 (C–7), 78.6 (C–8), 46.2 (C–9), 42.0 (C–10), 50.4 (C–11), 33.1 (C–12), 74.8 (C–13), 79.8 (C–14), 81.9 (C–15), 90.7 (C–16), 61.0 (C–17), 77.4 (C–18), 49.0 (C–19), 47.6 (C–20), 13.3 (C–21), 55.8 (C–1′), 58.1 (C–6′), 61.8 (C–16′), 59.1 (C–18′), 129.8 (C–1″), 129.7 (C–2″, 6″), 128.5 (C–3″, 5″), 133.2 (C–4″), 166.2 (C–7″)。

参 考 文 献

[1] Hanuman J B, Katz A. ^1H – NMR Spectra of Norditerpenoid Alkaloids. A Review [J]. Journal of Natural Products, 1994, 57 (11): 1473 – 1483.

苯甲酰新乌头原碱
Benzoylmesaconine

【结构式】

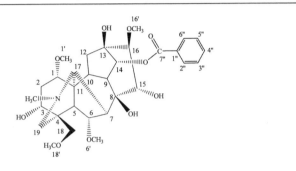

【分子式及分子量】 C₃₁H₄₃NO₁₀；589.67

¹H – NMR

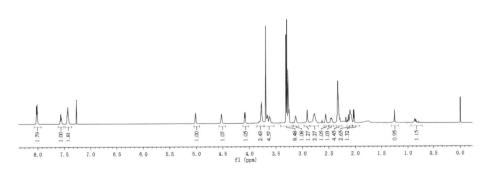

¹H – NMR （CDCl₃，600MHz）δ：5.02 （1H，d，J=4.2 Hz，H−14），4.53 （1H，br d，H−15），4.08 （1H，d，J=6.6 Hz，H−16），2.33 （3H，s，−NCH₃），3.27 （3H，s，6′−OCH₃），3.29 （3H，s，18′−OCH₃），3.31 （3H，s，1′−OCH₃），3.69 （3H，s，16′−OCH₃），7.43 （2H，br t，J=7.8Hz，H−3″，5″），7.56 （1H，br t，J=7.8Hz，H−4″），8.03 （2H，brd，J=7.2 Hz，H−2″，6″）。

¹³C – NMR

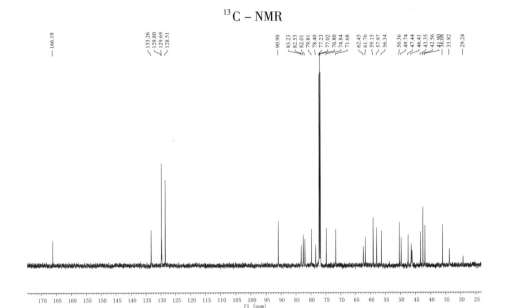

¹³C – NMR （CDCl₃，150MHz）δ：83.2 （C−1），33.8 （C−2），71.7 （C−3），43.3 （C−4），46.2 （C−5），82.5 （C−6），47.4 （C−7），78.4 （C−8），46.4 （C−9），41.9 （C−10），50.4 （C−11），36.1 （C−12），74.8 （C−13），79.8 （C−14），82.0 （C−15），90.9 （C−16），62.4 （C−17），76.8 （C−18），49.7 （C−19），42.6 （−NCH₃），56.3 （C−1′），57.9 （C−6′），61.8 （C−16′），59.1 （C−18′），129.7 （C−1″），129.8 （C−2″），128.5 （C−3″），133.3 （C−4″），128.5 （C−5″），129.8 （C−6″），166.2 （C−7″）。

参考文献

[1] 林瑞超，马双成. 中药化学对照品应用手册 ［M］. 北京：化学工业出版社，2013.

蓖麻油酸
Ricinoleic acid

【结构式】

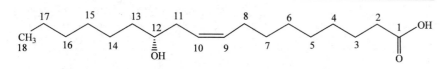

【分子式及分子量】C$_{18}$H$_{34}$O$_3$；298.46

^{1}H – NMR

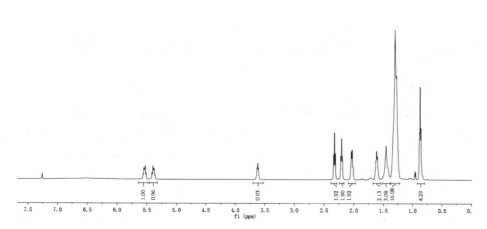

^{1}H – NMR（CDCl$_3$，600MHz）δ：5.55（1H，*m*，H – 10），5.40（1H，*m*，H – 9），3.62（1H，*t*，*J* = 7.2Hz），2.32（2H，*t*，*J* = 8.4Hz），2.20（2H，*t*，*J* = 7.8Hz），2.03（2H，*t*，*J* = 7.8Hz），1.28～1.62（20H，–（CH$_2$）$_{10}$–），0.88（3H，*m*）。

^{13}C – NMR

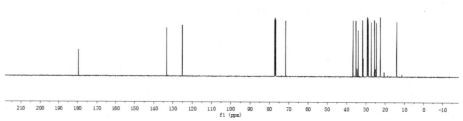

^{13}C – NMR（CDCl$_3$，150MHz）δ：179.5（C – 1），34.0（C – 2），125.1（C – 9），133.2（C – 10），36.7（C – 11），71.6（C – 12），35.2（C – 13），22.6（C – 17），14.0（C – 18）。

参 考 文 献

[1] 林瑞超，马双成. 中药化学对照品应用手册［M］. 北京：化学工业出版社，2013.

蓖麻油酸甲酯

Ricinic acid methyl ester

【结构式】

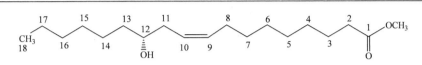

【分子式及分子量】 $C_{19}H_{36}O_3$；312.49

$^1H - NMR$

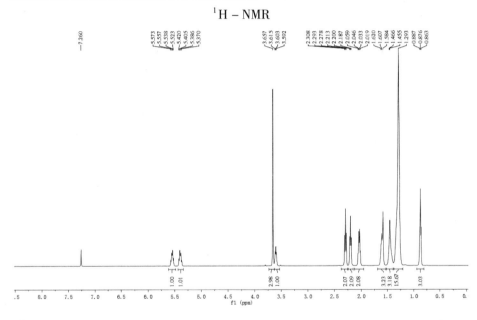

$^1H - NMR$（$CDCl_3$，500MHz）δ：5.55（1H，m，H-10），5.40（1H，m，H-9），3.66（3H，s），3.60（1H，t，$J = 6.0Hz$），2.29（2H，t，$J = 7.5Hz$），2.20（2H，t，$J = 7.5Hz$），2.04（2H，t，$J = 6.5Hz$），1.29~1.62（20H，-（CH_2）$_{10}$-），0.88（3H，m）。

$^{13}C - NMR$

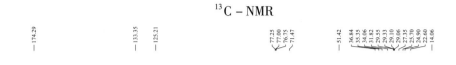

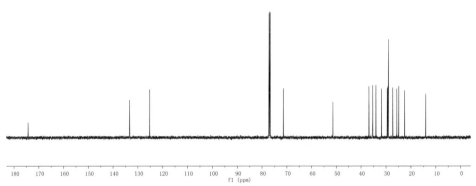

$^{13}C - NMR$（$CDCl_3$，125MHz）δ：174.3（C-1），34.1（C-2），125.2（C-9），133.4（C-10），36.8（C-11），71.5（C-12），35.4（C-13），22.6（C-17），14.1（C-18），51.4（-OCH_3）。

参 考 文 献

[1] 林瑞超，马双成. 中药化学对照品应用手册［M］. 北京：化学工业出版社，2013.

蝙蝠葛碱

Dauricine

【结构式】

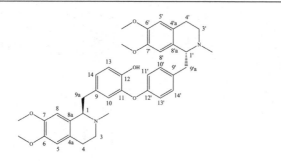

【分子式及分子量】 $C_{38}H_{44}N_2O_6$；624.77

^1H-NMR

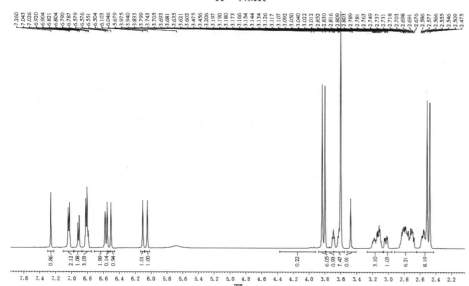

^1H-NMR （CDCl$_3$，500MHz）δ：2.48（3H，s，N-CH$_3$），2.51（3H，s，N-CH$_3$），3.60（6H，s，7，7'-OCH$_3$），3.80，3.83（each 3H，s，6，6'-OCH$_3$），6.05，6.10（each 1H，s，H-8，8'），6.50~7.04（9H，m）。

$^{13}C-NMR$

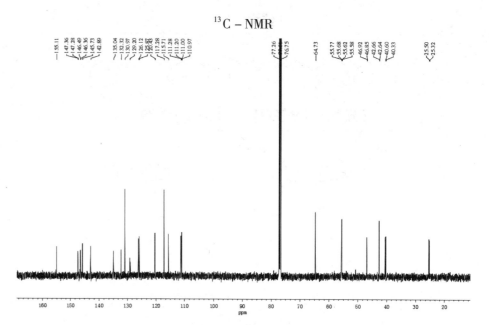

$^{13}C-NMR$ （CDCl$_3$，125MHz）δ：64.7（C-1），46.9（C-3），25.5（C-4），126.1（C-4a），111.0（C-5），147.3（C-6），146.5（C-7），111.2（C-8），129.2（C-8a），135.0（C-9），40.6（C-9a），117.3（C-10），142.9（C-11），145.7（C-12），120.4（C-13），131.0（C-14），64.7（C-1'），46.8（C-3'），25.3（C-4'），125.9（C-4'a），110.9（C-5'），147.4（C-6'），146.4（C-7'），111.3（C-8'），129.2（C-8'a），132.3（C-9'），40.3（C-9'a），131.0（C-10'），115.7（C-11'），155.1（C-12'），117.3（C-13'），131.0（C-14'），55.8（6-OCH$_3$），55.7（6'-OCH$_3$），55.6（7，7'-OCH$_3$），42.7（-NCH$_3$），42.6（-N'CH$_3$）。

参 考 文 献

［1］潘锡平．蝙蝠葛中的新生物碱——N-去甲基蝙蝠葛碱［J］．药学学报，1992（10）：788-792.

［2］于德泉，杨俊山．分析化学手册（第7分册）：核磁共振波谱分析［M］．2版．北京：化学工业出版社，1999：698-699.

［3］李旭．蝙蝠葛的化学成分及其药理活性研究［D］山西医科大学，2021.

表儿茶素
Epicatechin

【结构式】

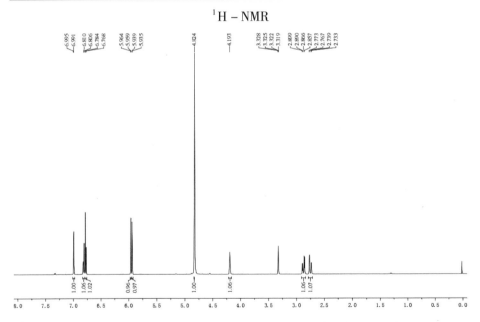

【分子式及分子量】C₁₅H₁₄O₆；290. 27

^{1}H – NMR

^{1}H – NMR （CD₃OD, 600MHz）δ：4. 82 （1H, *brs*, H – 2）, 4. 19 （1H, *m*, H – 3）, 2. 89 （1H, *dd*, *J* = 5. 4, 19. 8 Hz, H – 4）, 2. 77 （1H, *dd*, *J* = 3. 6, 20. 4 Hz, H – 4）, 5. 96 （1H, *d*, *J* = 3 Hz, H – 6）, 5. 94 （1H, *d*, *J* = 2. 4 Hz, H – 8）, 6. 99 （1H, *d*, *J* = 2. 4 Hz, H – 2′）, 6. 78 （1H, *d*, *J* = 9. 6 Hz, H – 5′）, 6. 83 （1H, *dd*, *J* = 2. 4, 9. 6 Hz, H – 6′）。

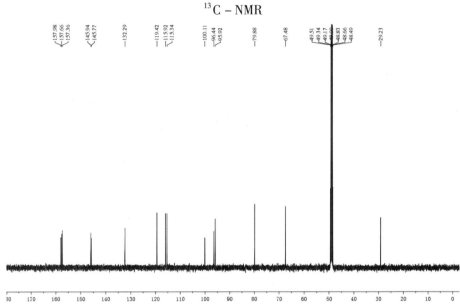

^{13}C – NMR

^{13}C – NMR （CD₃OD, 150MHz）δ：79. 9 （C – 2）, 67. 5 （C – 3）, 29. 3 （C – 4）, 157. 7 （C – 5）, 96. 4 （C – 6）, 157. 4 （C – 7）, 95. 9 （C – 8）, 158. 0 （C – 9）, 100. 1 （C – 10）, 132. 1 （C – 1′）, 115. 3 （C – 2′）, 145. 8 （C – 3′）, 145. 9 （C – 4′）, 115. 9 （C – 5′）, 119. 4 （C – 6′）。

参 考 文 献

[1] 李汝鑫，程锦堂，焦梦娇，等 . 钩藤叶化学成分研究 ［J］ . 中草药，2017，48 （8）：1499 – 1505.

表木栓醇
Epifriedelanol

【结构式】

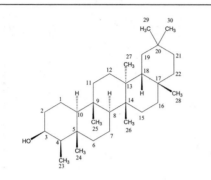

【分子式及分子量】$C_{30}H_{52}O$；428.73

$^1H - NMR$

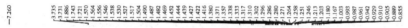

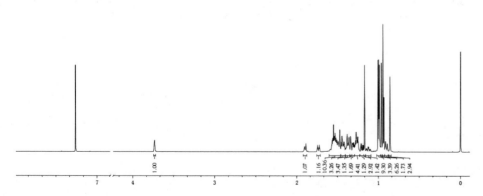

$^1H - NMR$（$CDCl_3$，600MHz）δ：0.86（3H，s，H-24），0.94（3H，d，$J = 7.8Hz$，H-23），0.94（3H，s，H-25），0.96（3H，s，H-30），0.99（3H，s，H-29），0.99（3H，s，H-26），1.00（3H，s，H-27），1.17（3H，s，H-28），3.73（1H，m，H-3）[1]。

$^{13}C - NMR$

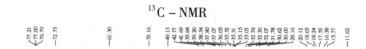

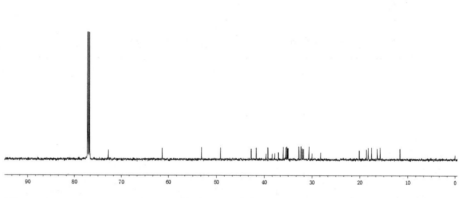

$^{13}C - NMR$（$CDCl_3$，150MHz）δ：16.4（C-1），35.2（C-2），72.7（C-3），49.1（C-4），37.8（C-5），41.7（C-6），17.5（C-7），53.2（C-8），37.1（C-9），61.3（C-10），35.3（C-11），30.6（C-12），38.3（C-13），39.6（C-14），32.3（C-15），36.1（C-16），30.0（C-17），42.8（C-18），35.5（C-19），28.2（C-20），32.8（C-21），39.3（C-22），11.6（C-23），15.8（C-24），18.2（C-25），18.7（C-26），20.1（C-27），32.1（C-28），35.0（C-29），31.8（C-30）[1]。

参 考 文 献

[1] 赵明，黄淑蕾，徐阳宏，等. 东北岩高兰中三萜类化学成分研究 [J]. 中草药，2018，49（1）：69－74.

滨蒿内酯
Scoparone

【结构式】

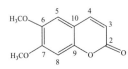

【分子式及分子量】$C_{11}H_{10}O_4$；206.19

^1H – NMR

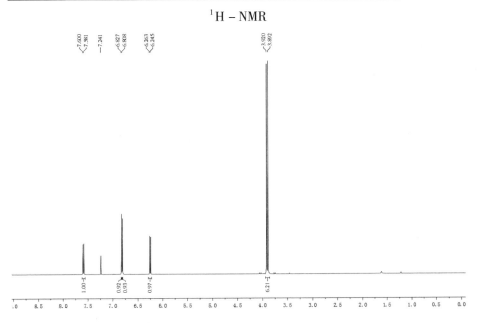

^1H – NMR（CDCl$_3$，600MHz）δ：7.60（1H，d，J = 11.4 Hz，H – 3），6.27（1H，d，J = 10.8 Hz，H – 4），6.83（1H，s，H – 5），6.81（1H，s，H – 8），3.90（3H，s，– OCH$_3$），3.92（3H，s，– OCH$_3$）。

^{13}C – NMR

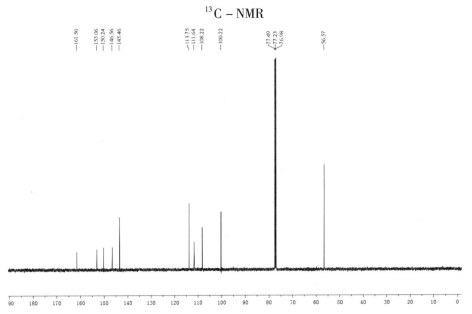

^{13}C – NMR（CDCl$_3$，150MHz）δ：161.6（C – 2），113.8（C – 3），143.5（C – 4），108.2（C – 5），146.6（C – 6），150.2（C – 7），100.2（C – 8），153.1（C – 9），111.6（C – 10），56.6（– OCH$_3$），56.6（– OCH$_3$）。

参 考 文 献

[1] 卢川，吴迪，高慧媛，等. 板栗种皮化学成分的分离与鉴定 [J]. 沈阳药科大学学报，2010，27（6）：440 – 442.

薄荷脑
Menthol

【结构式】

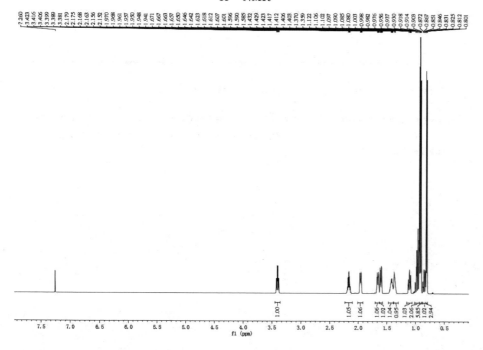

【分子式及分子量】 C₁₀H₂₀O；156.26

$^1H - NMR$

$^{13}C - NMR$

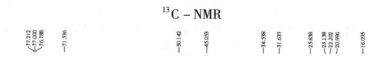

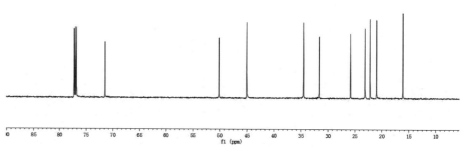

$^{13}C - NMR$（CDCl₃，125MHz）δ：31.6（C-1），45.1（C-2），71.5（C-3），50.1（C-4），23.1（C-5），34.5（C-6），22.2（C-7），25.8（C-8），21.0（C-9），16.1（C-10）[1]。

$^1H - NMR$（CDCl₃，500MHz）δ：3.40（1H，m，H-3），0.92（3H，d，J=6.0 Hz，H-7），0.91（3H，d，J=5.5 Hz，H-9），0.81（3H，d，J=5.5 Hz，H-10）[1]。

参 考 文 献

[1] 林瑞超，马双成. 中药化学对照品应用手册［M］. 北京：化学工业出版社，2013.

补骨脂素
Psoralen

【结构式】

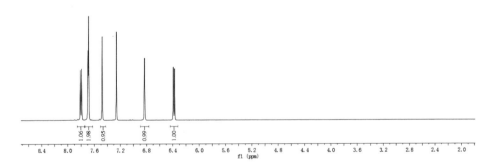

【分子式及分子量】C₁₁H₆O₃；186.16

^{1}H – NMR

^{13}C – NMR

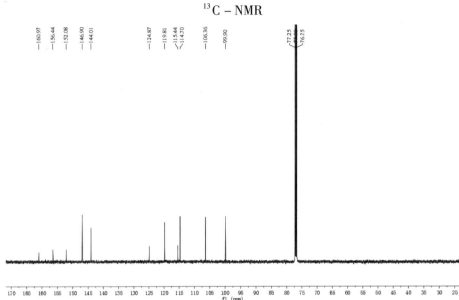

^{13}C – NMR（CDCl₃，125MHz）δ：161.0（C-2），114.7（C-3），144.0（C-4），119.8（C-5），124.9（C-6），156.4（C-7），99.9（C-8），152.1（C-9），115.4（C-10），106.4（C-11），146.9（C-12）[1]。

^{1}H – NMR（CDCl₃，500MHz）δ：6.38（1H，d，J=9.5 Hz，H-3），7.80（1H，d，J=10.0 Hz，H-4），7.69（1H，s，H-5），7.48（1H，s，H-8），6.83（1H，brs，H-11），7.70（1H，d，J=2.0 Hz，H-12）[1]。

参 考 文 献

[1] 林瑞超，马双成．中药化学对照品应用手册［M］．北京：化学工业出版社，2013.

苍术素
Atractylodin

【结构式】

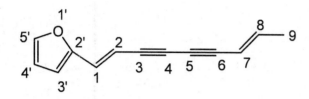

【分子式及分子量】 $C_{13}H_{10}O$；182.22

^1H-NMR

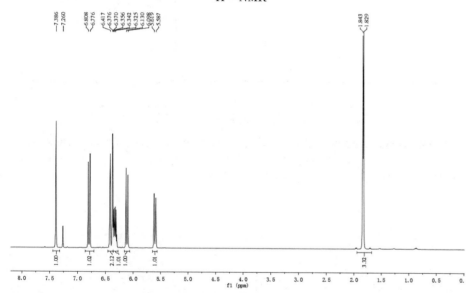

^1H-NMR（$CDCl_3$，600MHz） δ：7.39（1H，brs，H-5'），6.39（2H，m，H-3'，H-4'），6.79（1H，d，$J=19.2Hz$，H-1），6.11（1H，d，$J=19.2Hz$，H-2），5.60（1H，brd，$J=19.2Hz$，H-7），6.36（1H，dq，$J=19.2$，8.4Hz，H-8），1.84（3H，d，$J=8.4Hz$，H-9）。

$^{13}C-NMR$

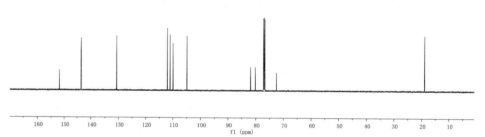

$^{13}C-NMR$（$CDCl_3$，150MHz） δ：130.7（C-1），104.8（C-2），80.2（C-3），77.3（C-4），72.5（C-5），81.9（C-6），110.0（C-7），112.1（C-8），18.9（C-9），151.9（C-2'），112.1（C-3'），111.0（C-4'），143.5（C-5'）。

参考文献

[1] 林瑞超，马双成. 中药化学对照品应用手册［M］. 北京：化学工业出版社，2013.

柴胡皂苷 a
Saikosaponin a

【结构式】

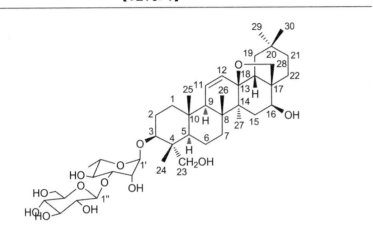

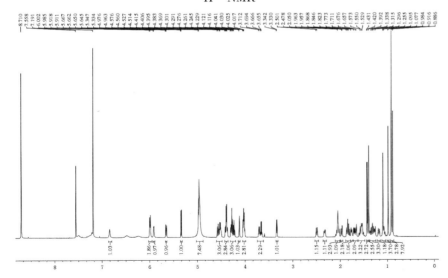

【分子式及分子量】 $C_{42}H_{68}O_{13}$；780.98

^1H-NMR

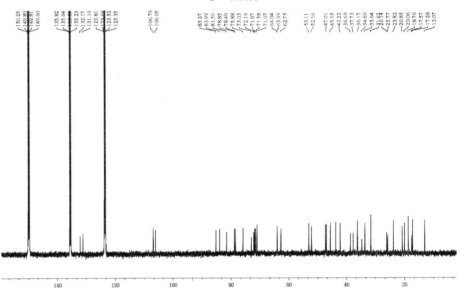

$^{13}C-NMR$

$^{13}C-NMR$ （C_5D_5N, 150 MHz）δ：38.7（C-1），26.1（C-2），81.6（C-3），43.7（C-4），47.2（C-5），17.6（C-6），31.6（C-7），42.2（C-8），53.1（C-9），36.2（C-10），132.2（C-11），131.2（C-12），84.0（C-13），45.6（C-14），36.2（C-15），64.0（C-16），47.0（C-17），52.2（C-18），37.7（C-19），31.6（C-20），34.7（C-21），25.8（C-22），64.0（C-23），13.1（C-24），18.8（C-25），20.1（C-26），20.8（C-27），73.0（C-28），33.6（C-29），23.8（C-30），106.0（C-1'），71.6（C-2'），85.3（C-3'），72.2（C-4'），71.0（C-5'），17.3（C-6'），106.8（C-1''），75.9（C-2''），78.8（C-3''），71.9（C-4''），78.5（C-5''），62.8（C-6''）

^1H-NMR （C_5D_5N, 600 MHz）δ：0.89，0.92，0.92，0.98，1.10，1.39（each 3H, s, 6×CH_3），4.99（1H, d, J=10 Hz, H-1'），5.34（1H, d, J=7.8 Hz, H-1''），1.42（3H, d, J=6.6 Hz, H-6'），5.66（1H, dd, J=10.2, 3.0 Hz, H-11），5.99（1H, d, J=10.2 Hz, H-12）

参考文献

［1］林瑞超，马双成．中药化学对照品应用手册［M］．北京：化学工业出版社，2013.

柴胡皂苷 d
Saikosaponin d

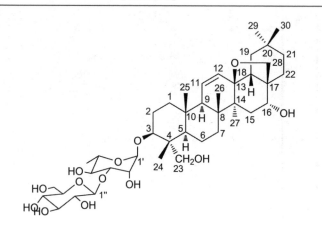

【分子式及分子量】 $C_{42}H_{68}O_{13}$；780.98

¹H – NMR

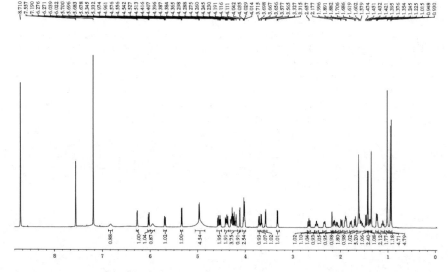

¹H – NMR（C_5D_5N, 600 MHz）δ：0.93, 0.95, 1.02, 1.02, 1.35, 1.62（each 3H, s, 6×CH₃），4.97（1H, d, J=7.8 Hz, H–1′），5.34（1H, d, J=7.8 Hz, H–1″），1.43（3H, d, J=6.6 Hz, H–6′），5.69（1H, dd, J=10.2, 3.0 Hz, H–11），6.03（1H, d, J=10.2 Hz, H–12）

¹³C – NMR

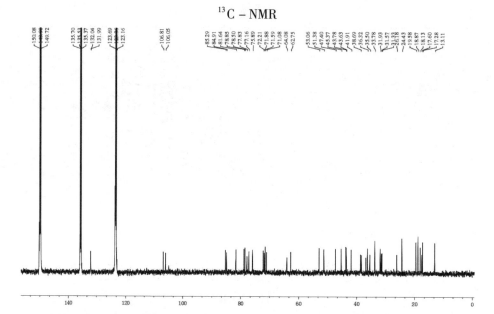

¹³C – NMR（C_5D_5N, 150MHz）δ：38.7（C–1），26.2（C–2），81.6（C–3），43.6（C–4），47.4（C–5），17.6（C–6），31.9（C–7），41.9（C–8），53.1（C–9），36.8（C–10），132.0（C–11），131.0（C–12），84.9（C–13），43.8（C–14），35.5（C–15），77.8（C–16），45.4（C–17），51.4（C–18），38.4（C–19），31.6（C–20），36.7（C–21），31.3（C–22），64.1（C–23），13.1（C–24），18.9（C–25），19.6（C–26），18.1（C–27），77.2（C–28），33.8（C–29），24.4（C–30），106.1（C–1′），71.6（C–2′），85.3（C–3′），72.2（C–4′），71.1（C–5′），17.3（C–6′），106.8（C–1″），75.9（C–2″），78.9（C–3″），71.9（C–4″），78.5（C–5″），62.8（C–6″）

参 考 文 献

[1] 林瑞超, 马双成. 中药化学对照品应用手册 [M]. 北京：化学工业出版社，2013.

长梗冬青苷

Pedunculoside

【结构式】

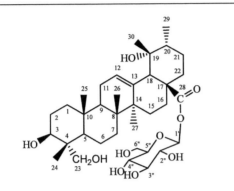

【分子式及分子量】 C₃₆H₅₈O₁₀；650.84

¹H – NMR

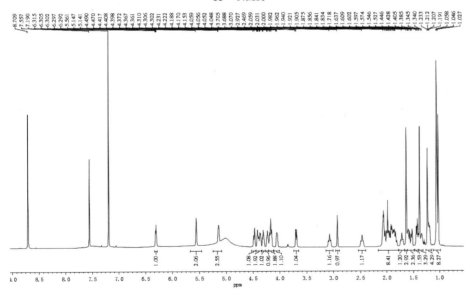

¹H – NMR（C₅D₅N，600MHz）δ：1.03，1.05，1.06，1.23，1.38，1.64（each 3H，s，–CH₃），2.93（1H，s，H –18）。

¹³C – NMR

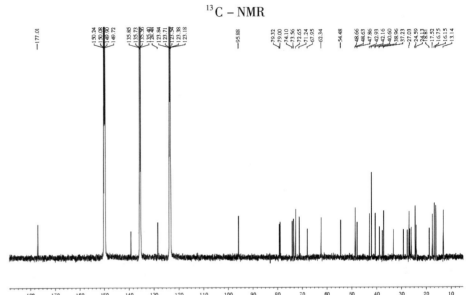

¹³C – NMR（C₅D₅N，150MHz）δ：39.0（C –1），27.8（C –2），74.1（C –3），42.9（C –4），48.7（C –5），18.8（C –6），33.3（C –7），40.6（C –8），47.9（C –9），37.2（C –10），24.1（C –11），128.5（C –12），139.3（C –13），42.2（C –14），29.3（C –15），26.1（C –16），48.7（C –17），54.5（C –18），72.6（C –19），42.2（C –20），26.7（C –21），37.8（C –22），68.0（C –23），13.1（C –24），17.5（C –25），16.8（C –26），24.6（C –27），177.0（C –28），27.0（C –29），16.2（C –30），95.9（C –1′），73.6（C –2′），79.3（C –3′），71.2（C –4′），79.0（C –5′），62.3（C –6′）。

参 考 文 献

［1］ Nakatani M，Hatanaka S，Komura H，et al. The Structure of Rotungenoside, a New Bitter Triterpene Glucoside from*Ilex Rotunda*［J］. Bulletin of the Chemical Society of Japan，1989，62（2）：469 –473.

［2］ 王英，陈四宝，倪洁，等. 亮叶杨桐的化学成分研究［J］. 中国药科大学，2003，34（5）：407 –409.

常春藤皂苷元
Hederagenin

【结构式】

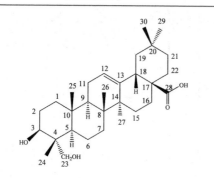

【分子式及分子量】$C_{30}H_{48}O_4$；472.70

¹H – NMR

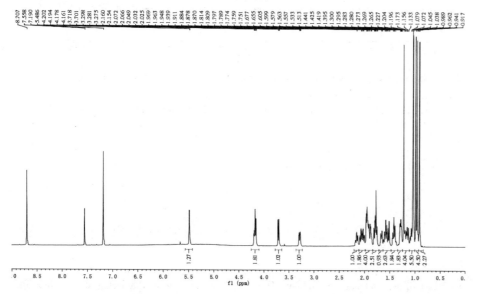

¹H – NMR （C_5D_5N, 600 MHz）δ: 5.49 （1H, s, H–12）, 4.18 （1H, m, H–3）, 4.17 （1H, d, J=10.2 Hz, H–23a）, 3.71 （1H, d, J=10.2 Hz, H–23b）, 1.23 （3H, s, 27–CH₃）, 1.05 （3H, s, 26–CH₃）, 1.04 （3H, s, 25–CH₃）, 0.99 （3H, s, 30–CH₃）, 0.96 （3H, s, 29–CH₃）, 0.92 （3H, s, 24–CH₃）。

¹³C – NMR

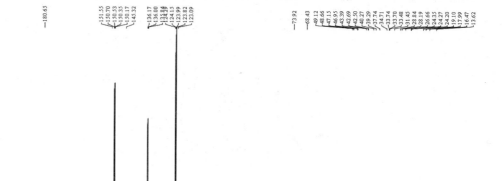

¹³C – NMR （C_5D_5N, 150 MHz）δ: 39.3 （C–1）, 26.7 （C–2）, 73.9 （C–3）, 42.5 （C–4）, 49.1 （C–5）, 19.1 （C–6）, 33.5 （C–7）, 40.3 （C–8）, 48.7 （C–9）, 37.7 （C–10）, 24.4 （C–11）, 123.1 （C–12）, 145.3 （C–13）, 43.4 （C–14）, 28.8 （C–15）, 24.3 （C–16）, 47.2 （C–17）, 42.7 （C–18）, 46.9 （C–19）, 31.4 （C–20）, 34.7 （C–21）, 33.7 （C–22）, 68.4 （C–23）, 13.6 （C–24）, 16.5 （C–25）, 18.0 （C–26）, 28.2 （C–27）, 180.7 （C–28）, 33.7 （C–29）, 24.2 （C–30）。

参考文献

[1] 林瑞超，马双成. 中药化学对照品应用手册 [M]. 北京：化学工业出版社，2013.

朝藿定 C
Epimedin C

【结构式】

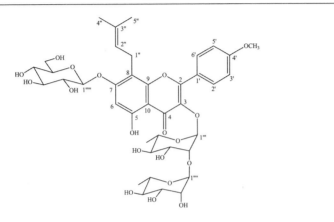

【分子式及分子量】 C_{39}H_{50}O_{19}； 822.80

^1H-NMR

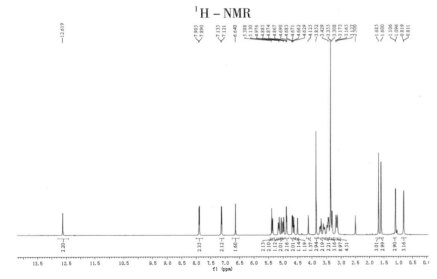

^1H-NMR （DMSO$-d_6$, 600 MHz）δ： 6.64 (1H, s, H-6)，7.90 (2H, d, J=9.0 Hz, H-2′, 6′)，3.85 (3H, s, -OCH_3)，7.13 (2H, d, J=8.4 Hz, H-3′, 5′)，5.16 (1H, d, J=6.6 Hz, H-2″)，1.60 (3H, s, H-4″)，1.68 (3H, s, H-5″)，5.39 (1H, br s, H-1‴)，0.82 (3H, d, J=4.8 Hz, H-6‴)，4.89 (1H, br s, H-1⁗)，1.10 (3H, d, J=6.0 Hz, H-6⁗)，5.01 (1H, d, J=6.0 Hz, H-1⁗′)。

$^{13}C-NMR$

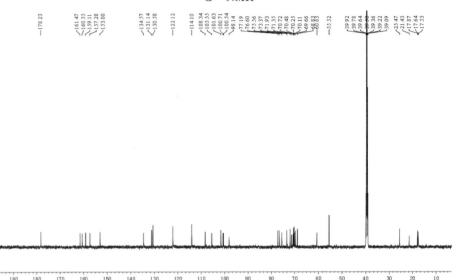

$^{13}C-NMR$ （DMSO$-d_6$, 150 MHz）δ： 157.3 (C-2)，134.6 (C-3)，178.2 (C-4)，159.1 (C-5)，98.1 (C-6)，160.6 (C-7)，108.3 (C-8)，153.0 (C-9)，105.6 (C-10)，122.1 (C-1′)，130.6 (C-2′)，114.1 (C-3′)，161.5 (C-4′)，114.1 (C-5′)，130.6 (C-6′)，21.4 (C-1″)，122.1 (C-2″)，131.1 (C-3″)，25.5 (C-4″)，17.9 (C-5″)，55.5 (-OCH_3)，100.7 (C-1‴)，75.6 (C-2‴)，70.3 (C-3‴)，71.9 (C-4‴)，70.5 (C-5‴)，17.6 (C-6‴)，101.6 (C-1⁗)，70.7 (C-2⁗)，70.1 (C-3⁗)，71.4 (C-4⁗)，69.7 (C-5⁗)，17.5 (C-6⁗)，100.5 (C-1⁗′)，73.4 (C-2⁗′)，76.6 (C-3⁗′)，68.8 (C-4⁗′)，77.2 (C-5⁗′)，60.6 (C-6⁗′)。

参 考 文 献

[1] 林瑞超，马双成. 中药化学对照品应用手册 [M]. 北京：化学工业出版社，2013.

梣酮
Fraxinellone

【结构式】

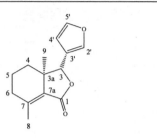

【分子式及分子量】 $C_{14}H_{16}O_3$；232.28

^1H-NMR

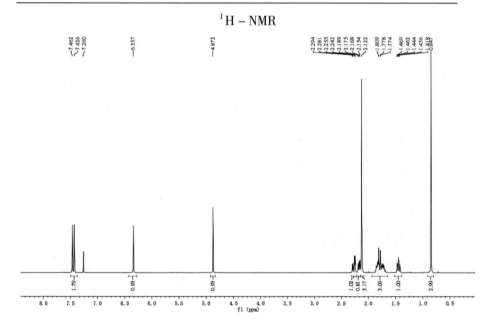

^1H-NMR（CDCl$_3$，500MHz）δ：0.85（3H，s，H-9），2.12（3H，s，H-8），4.87（1H，s，H-3），6.34（1H，brs H-4'），7.43（1H，brs，H-2'），7.46（1H，brs，H-5'）。

$^{13}C-NMR$

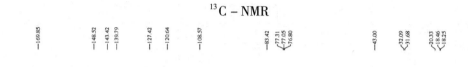

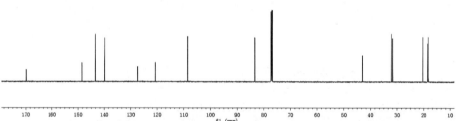

$^{13}C-NMR$（CDCl$_3$，125MHz）δ：169.8（C-1），83.4（C-3），43.0（C-3a），20.3（C-4），31.7（C-5），32.1（C-6），148.5（C-7），127.4（C-7a），139.8（C-2'），120.6（C-3'），108.6（C-4'），143.4（C-5'），18.5（C-9），18.2（C-8）。

参 考 文 献

[1] 林瑞超，马双成. 中药化学对照品应用手册 [M]. 北京：化学工业出版社，2013.

橙黄决明素
Aurantio – obtusin

【结构式】

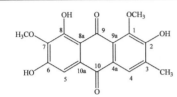

【分子式及分子量】 $C_{17}H_{14}O_7$；330.29

^1H – NMR

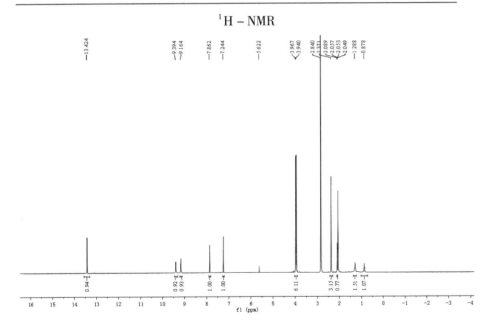

^{13}C – NMR

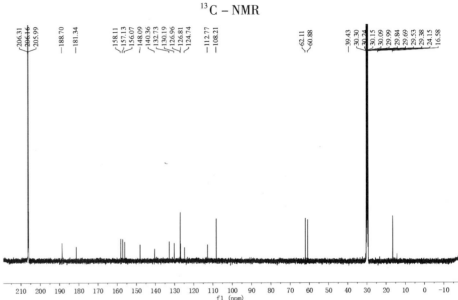

^{13}C – NMR （CD_3COCD_3，125MHz）δ：148.1 （C – 1），156.1 （C – 2），132.7 （C – 3），127.0 （C – 4），107.2 （C – 5），158.1 （C – 6），140.4 （C – 7），157.1 （C – 8），188.7 （C – 9），181.3 （C – 10），130.2 （C – 4a），112.8 （C – 8a），124.7 （C – 9a），126.8 （C – 10a），62.1 （ – OCH_3），60.9 （ – OCH_3），16.6 （ – CH_3）。

^1H – NMR （CD_3COCD_3，500MHz）δ：2.37 （3H，s，3 – CH_3），3.94 （3H，s，7 – OCH_3），3.97 （3H，s，1 – OCH_3），7.24 （1H，s，H – 5），7.86 （1H，s，H – 4）。

参 考 文 献

[1] 林瑞超，马双成 . 中药化学对照品应用手册 ［M］. 北京：化学工业出版社，2013.

橙皮苷
Hesperidin

【结构式】

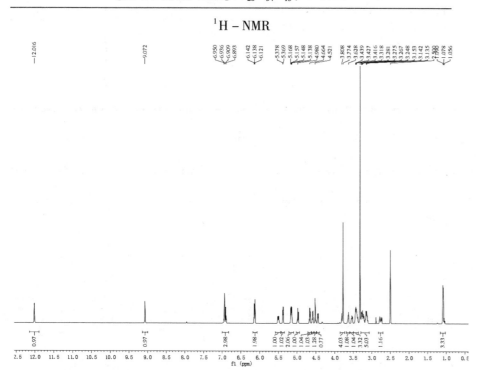

【分子式及分子量】 C$_{28}$H$_{34}$O$_{15}$; 610.56

^{1}H – NMR

^{1}H – NMR (DMSO – d_6, 500MHz) δ: 5.50 (1H, dd, J = 12.0, 3.0Hz, H – 2), 6.12 (1H, s, H – 6), 6.14 (1H, d, J = 2.0Hz, H – 8), 6.89 ~ 6.95 (3H, m, H – 2′, 5′, 6′), 5.37 (1H, d, J = 4.5Hz, H – 1‴), 4.97 (1H, d, J = 7.5Hz, H – 1″), 3.77 (3H, s, 4′ – OCH$_3$), 12.02 (1H, s, 5 – OH), 9.07 (1H, s, 3′ – OH)。

^{13}C – NMR

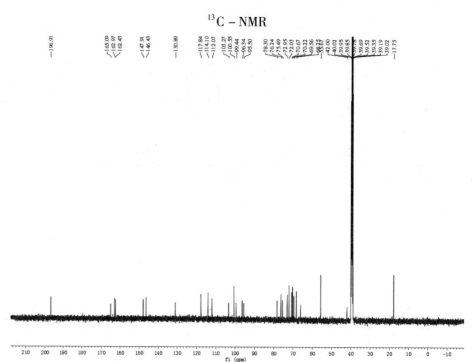

^{13}C – NMR (DMSO – d_6, 125MHz) δ: 78.3 (C – 2), 42.0 (C – 3), 196.9 (C – 4), 162.4 (C – 5), 96.3 (C – 6), 165.1 (C – 7), 95.5 (C – 8), 163.0 (C – 9), 103.3 (C – 10), 130.9 (C – 1′), 114.1 (C – 2′), 146.4 (C – 3′), 147.9 (C – 4′), 112.1 (C – 5′), 117.8 (C – 6′), 99.4 (C – 1″), 76.2 (C – 2″), 75.5 (C – 3″), 70.2 (C – 4″), 72.9 (C – 5″), 66.0 (C – 6″), 100.6 (C – 1‴), 70.6 (C – 2‴), 69.6 (C – 3‴), 72.0 (C – 4‴), 68.3 (C – 5‴), 17.8 (C – 6‴), 55.7 (– OCH$_3$)。

参 考 文 献

[1] 林瑞超, 马双成. 中药化学对照品应用手册 [M]. 北京: 化学工业出版社, 2013.

匙羹藤皂苷 C

Sylvestroside C

【结构式】

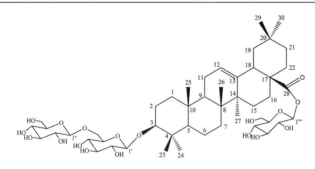

【分子式及分子量】$C_{48}H_{78}O_{18}$；943.12

^1H – NMR

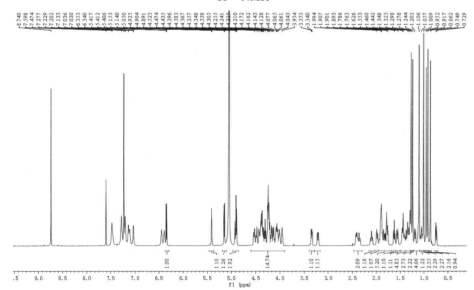

^1H – NMR（C_5D_5N, 600 MHz）δ：3. 35（1H, dd, J = 12. 0, 4. 2 Hz, H–3），5. 41（1H, t, J = 3. 6 Hz, H–12），3. 22（1H, dd, J = 13. 2, 4. 2 Hz, H–18），1. 28, 1. 24, 1. 11, 1. 01, 0. 95, 0. 92, 0. 86（3H for each, s, 7 × –CH₃），4. 90（1H, d, J = 7. 8 Hz, H–1'），5. 15（1H, d, J = 7. 8 Hz, H–1''），6. 35（1H, d, J = 7. 8 Hz, H–1'''）。

^{13}C – NMR

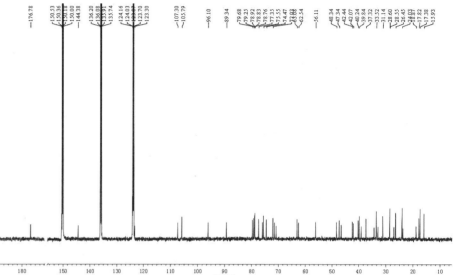

^{13}C – NMR（C_5D_5N, 150 MHz）δ：39. 1（C–1），27. 0（C–2），89. 3（C–3），39. 8（C–4），56. 1（C–5），18. 9（C–6），33. 4（C–7），40. 2（C–8），48. 3（C–9），37. 3（C–10），24. 0（C–11），123. 3（C–12），144. 4（C–13），42. 4（C–14），28. 6（C–15），23. 8（C–16），47. 3（C–17），42. 1（C–18），46. 6（C–19），31. 1（C–20），34. 3（C–21），32. 9（C–22），28. 6（C–23），17. 4（C–24），15. 9（C–25），17. 8（C–26），26. 4（C–27），176. 8（C–28），33. 5（C–29），33. 5（C–30），107. 3（C–1'），75. 6（C–2'），78. 8（C–3'），72. 0（C–4'），77. 4（C–5'），70. 8（C–6'），105. 8（C–1''），75. 9（C–2''），78. 9（C–3''），72. 1（C–4''），78. 8（C–5''），63. 1（C–6''），96. 1（C–1'''），74. 5（C–2'''），79. 2（C–3'''），71. 4（C–4'''），79. 7（C–5'''），62. 5（C–6'''）。

参 考 文 献

[1] 林瑞超，马双成. 中药化学对照品应用手册［M］. 北京：化学工业出版社，2013.

虫草素
Cordycepin

【结构式】

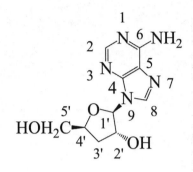

【分子式及分子量】 $C_{10}H_{13}N_5O_3$；251.24

^1H-NMR

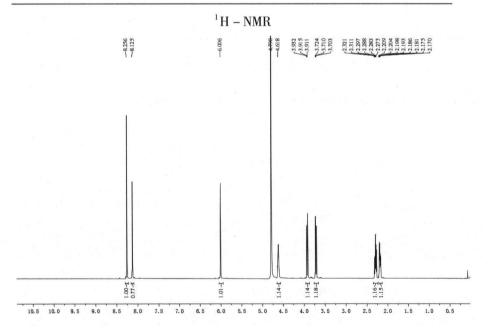

^1H-NMR（D_2O，600MHz）δ：8.13（1H，s，H-2），8.26（1H，s，H-8），6.01（1H，d，J=2.4 Hz，H-1′），2.32（1H，m，H-3′），2.21（1H，m，H-3′），4.62（1H，m，H-4′），3.94（1H，dd，J=3，13.2 Hz，H-5′），3.73（1H，dd，J=4.2，12.6 Hz，H-5′）。

$^{13}C-NMR$

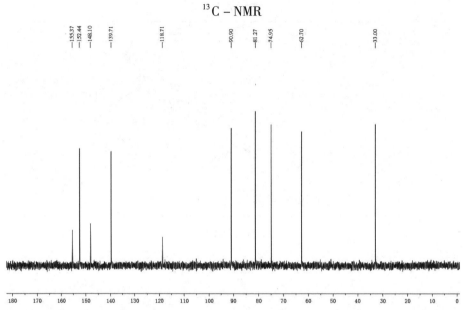

$^{13}C-NMR$（D_2O，150MHz）δ：152.4（C-2），155.4（C-4），118.7（C-5），148.1（C-6），139.7（C-8），90.9（C-1′），74.9（C-2′），33.0（C-3′），81.3（C-4′），62.7（C-5′）。

参考文献

[1] 燕心慧，齐秋月，汪世华，等. 蛹虫草子实体活性成分的分离鉴定 [J]. 菌物学报，2016，35（5）：605-610.

重楼皂苷 I

Chonglou saponin I

【结构式】

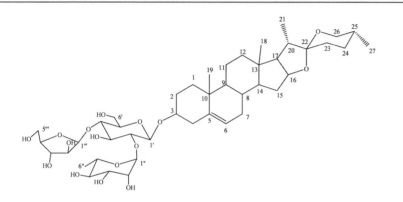

【分子式及分子量】C$_{44}$H$_{70}$O$_{16}$；855.02

^{1}H – NMR

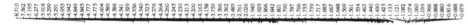

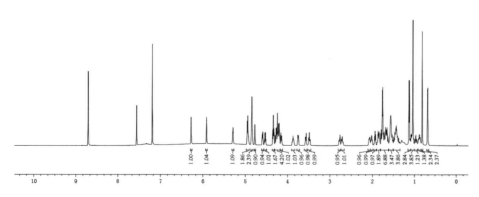

^{1}H – NMR（C$_5$D$_5$N，600MHz）δ：0.68（3H，*d*，*J* = 5.4Hz，H – 27），1.13（3H，*d*，*J* = 7.2Hz，H – 21），1.76（3H，*d*，*J* = 6.6Hz，CH$_3$ – Rha），0.82（3H，*s*，H – 18），1.04（3H，*s*，H – 19），4.95（1H，*d*，*J* = 7.8Hz，Glc – H – 1），5.92（1H，*s*，Ara – H – 1），6.28（1H，*s*，Rha – H – 1），5.30（1H，*d*，*J* = 4.8Hz，H – 6）[1]。

^{13}C – NMR

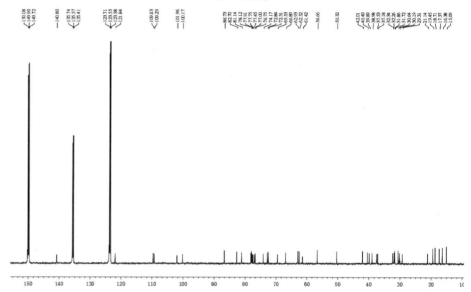

^{13}C – NMR（C$_5$D$_5$N，150MHz）δ：37.2（C – 1），30.2（C – 2），77.9（C – 3），39.0（C – 4），140.8（C – 5），121.8（C – 6），31.9（C – 7），31.7（C – 8），50.3（C – 9），37.5（C – 10），21.1（C – 11），39.9（C – 12），40.5（C – 13），56.7（C – 14），32.3（C – 15），81.1（C – 16），62.9（C – 17），16.4（C – 18），19.4（C – 19），42.0（C – 20），15.1（C – 21），109.6（C – 22），32.3（C – 23），29.3（C – 24），30.6（C – 25），66.9（C – 26），17.4（C – 27），100.2（C – 1'），77.7（C – 2'），77.0（C – 3'），78.1（C – 4'），76.8（C – 5'），62.5（C – 6'），102.0（C – 1"），72.5（C – 2"），72.8（C – 3"），74.2（C – 4"），69.5（C – 5"），18.7（C – 6"），109.3（C – 1'''），82.7（C – 2'''），77.4（C – 3'''），86.7（C – 4'''），61.4（C – 5'''）[1]。

参 考 文 献

［1］景松松，王颖，李雪娇，等．黑籽重楼化学成分及抗肿瘤活性研究［J］．中草药，2017，48（6）：1093 – 1098.

重楼皂苷 II
Chonglou saponin II

【结构式】

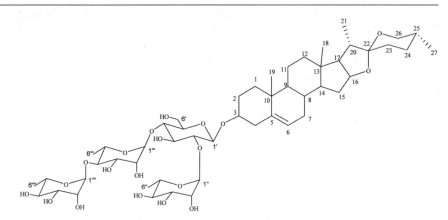

【分子式及分子量】 $C_{51}H_{82}O_{20}$; 1015.18

¹H – NMR

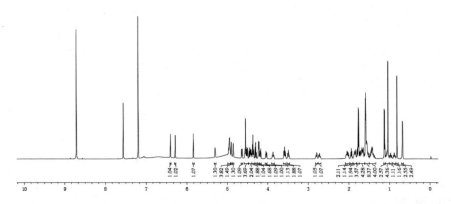

¹H – NMR (C₅D₅N, 600MHz) δ: 0.68 (3H, d, J = 6.0Hz, H – 27), 1.12 (3H, d, J = 6.6Hz, H – 21), 0.82 (3H, s, H – 18), 1.04 (3H, s, H – 19), 5.30 (1H, d, J = 4.8Hz, H – 6), 1.77 (3H, d, J = 6.0Hz, CH₃ – Rha), 1.58 (3H, d, J = 6.0Hz, CH₃ – Rha), 1.59 (3H, d, J = 6.0Hz, CH₃ – Rha)[1]。

¹³C – NMR

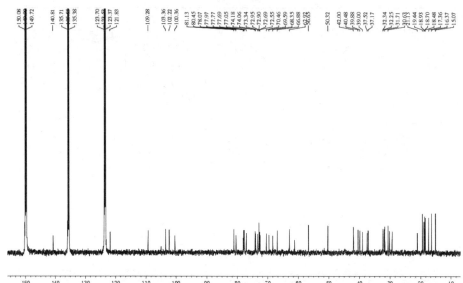

¹³C – NMR (C₅D₅N, 150MHz) δ: 37.2 (C – 1), 30.2 (C – 2), 78.1 (C – 3), 39.0 (C – 4), 140.8 (C – 5), 121.8 (C – 6), 32.3 (C – 7), 31.7 (C – 8), 50.3 (C – 9), 37.5 (C – 10), 21.1 (C – 11), 39.9 (C – 12), 40.5 (C – 13), 56.7 (C – 14), 32.3 (C – 15), 81.1 (C – 16), 62.9 (C – 17), 16.4 (C – 18), 19.4 (C – 19), 42.0 (C – 20), 15.1 (C – 21), 109.3 (C – 22), 31.9 (C – 23), 29.3 (C – 24), 30.6 (C – 25), 66.9 (C – 26), 17.4 (C – 27), 100.4 (C – 1'), 77.8 (C – 2'), 77.7 (C – 3'), 78.0 (C – 4'), 77.1 (C – 5'), 61.2 (C – 6'), 102.2 (C – 1''), 72.7 (C – 2''), 72.7 (C – 3''), 73.3 (C – 4''), 70.5 (C – 5''), 18.9 (C – 6''), 102.2 (C – 1'''), 72.7 (C – 2'''), 74.2 (C – 3'''), 73.0 (C – 4'''), 69.6 (C – 5'''), 18.7 (C – 6'''), 103.4 (C – 1''''), 72.6 (C – 2''''), 74.1 (C – 3''''), 72.9 (C – 4''''), 68.4 (C – 5''''), 18.5 (C – 6'''')[1]。

参考文献

[1] 景松松, 王颖, 李雪娇, 等. 黑籽重楼化学成分及抗肿瘤活性研究 [J]. 中草药, 2017, 48 (6): 1093 – 1098.

重楼皂苷Ⅵ
Chonglou saponin Ⅵ

【结构式】

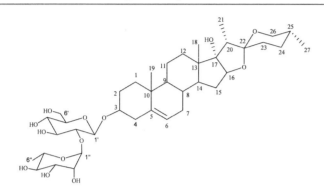

【分子式及分子量】 $C_{39}H_{62}O_{13}$；738.90

¹H – NMR

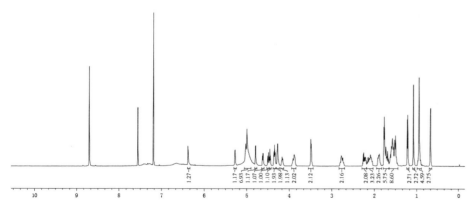

¹H – NMR （C_5D_5N，600MHz）δ：0.67 （3H，d，J = 5.4Hz，H – 27），1.22 （3H，d，J = 6.6Hz，H – 21），1.08 （3H，s，H – 19），0.95 （3H，s，H – 18）[1]。

¹³C – NMR

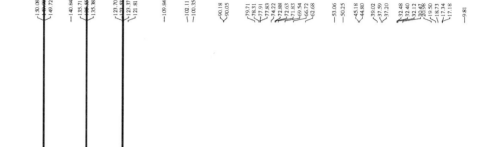

¹³C – NMR （C_5D_5N，150MHz）δ：37.6 （C – 1），30.5 （C – 2），78.3 （C – 3），39.0 （C – 4），140.8 （C – 5），121.8 （C – 6），32.5 （C – 7），32.1 （C – 8），50.3 （C – 9），37.2 （C – 10），21.0 （C – 11），32.1 （C – 12），45.2 （C – 13），53.1 （C – 14），32.4 （C – 15），90.1 （C – 16），90.2 （C – 17），17.3 （C – 18），19.5 （C – 19），44.8 （C – 20），9.8 （C – 21），109.8 （C – 22），31.9 （C – 23），28.8 （C – 24），30.2 （C – 25），66.7 （C – 26），17.2 （C – 27），100.4 （C – 1'），79.7 （C – 2'），77.9 （C – 3'），72.9 （C – 4'），77.8 （C – 5'），62.7 （C – 6'），102.1 （C – 1''），71.8 （C – 2''），72.6 （C – 3''），74.2 （C – 4''），69.5 （C – 5''），18.7 （C – 6''）[1]。

参 考 文 献

[1] 景松松，王颖，李雪娇，等. 黑籽重楼化学成分及抗肿瘤活性研究 [J]. 中草药，2017，48 （6）：1093 – 1098.

重楼皂苷Ⅶ
Chonglou saponin Ⅶ

【结构式】

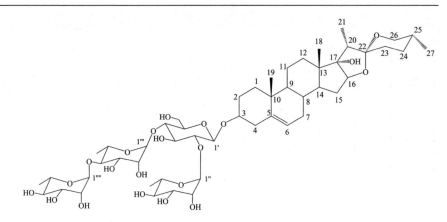

【分子式及分子量】C$_{51}$H$_{82}$O$_{21}$；1031.18

^{1}H – NMR

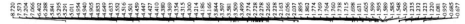

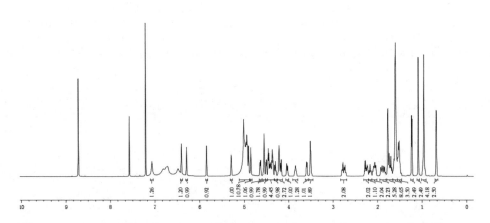

^{1}H – NMR（C$_5$D$_5$N，600MHz）δ：0.68（3H，d，J=4.8Hz，H-27），1.23（3H，dd，J=7.2，1.8Hz，H-21），0.96（3H，s，H-18），1.08（3H，s，H-19），4.91（1H，brs，H-1'），5.29（1H，s，H-6），5.84，6.29，6.40，（1H，brs，H-1''，H-1'''，H-1''''）[1]。

^{13}C – NMR

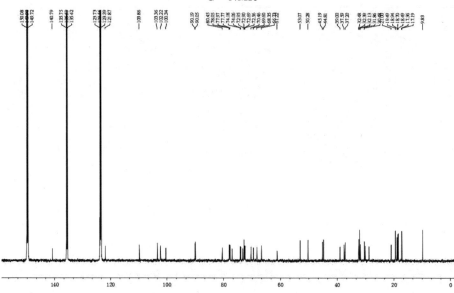

^{13}C – NMR（C$_5$D$_5$N，150MHz）δ：37.6（C-1），30.5（C-2），77.7（C-3），39.0（C-4），140.8（C-5），121.9（C-6），32.5（C-7），31.9（C-8），50.3（C-9），37.2（C-10），21.0（C-11），37.6（C-12），45.2（C-13），53.1（C-14），32.1（C-15），90.2（C-16），90.1（C-17），17.2（C-18），19.5（C-19），44.8（C-20），9.8（C-21），109.9（C-22），32.4（C-23），28.8（C-24），30.2（C-25），66.7（C-26），17.4（C-27），100.3（C-1'），78.1（C-2'），77.8（C-3'），78.0（C-4'），77.0（C-5'），61.2（C-6'），102.2，72.6，72.7，74.2，69.6，18.7（Rha），103.4，72.9，72.9，80.4，70.5，18.5（Rha），102.2，72.6，72.7，74.1，68.4，18.9（Rha）[1]。

参 考 文 献

［1］景松松，王颖，李雪娇，等．黑籽重楼化学成分及抗肿瘤活性研究［J］．中草药，2017，48（6）：1093－1098.

川楝素
Toosendanin

【结构式】

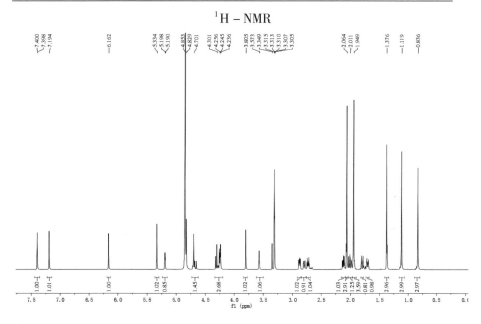

【分子式及分子量】 C_{30}H_{38}O_{11}；574.62

^{1}H – NMR

^{1}H – NMR （CD_{3}OD，600MHz）δ：0.84 （3H，s，–CH_{3}），1.12 （3H，s，–CH_{3}），1.38 （3H，s，–CH_{3}），1.95 （3H，s，CH_{3}CO –），2.06 （3H，s，CH_{3}CO –），3.80 （1H，s，H – 15），5.19 （1H，d，J = 4.8Hz，H – 12），5.33 （1H，s，H – 28），6.16 （1H，brs，H – 22），7.19 （1H，s，H – 21），7.40 （1H，brs，H – 23）。

^{13}C – NMR

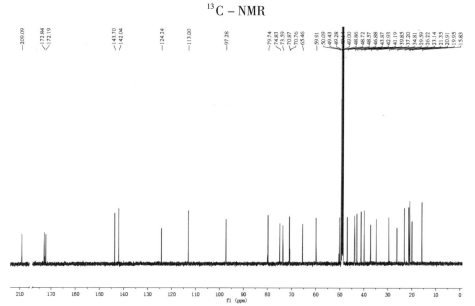

^{13}C – NMR （CD_{3}OD，150MHz）δ：70.9 （C – 1），37.2 （C – 2），74.8 （C – 3），41.2 （C – 4），29.6 （C – 5），26.2 （C – 6），70.8 （C – 7），42.9 （C – 8），50.1 （C – 9），43.9 （C – 10），209.1 （C – 11），79.7 （C – 12），46.9 （C – 13），73.6 （C – 14），59.9 （C – 15），34.8 （C – 16），39.8 （C – 17），65.5 （C – 19），124.2 （C – 20），143.7 （C – 21），113.0 （C – 22），142.0 （C – 23），97.3 （C – 28），172.2 （– COCH_{3}），172.8 （– COCH_{3}），23.1 （– COCH_{3}），21.4 （– COCH_{3}），20.9 （– CH_{3}），20.0 （– CH_{3}），15.8 （– CH_{3}）。

参 考 文 献

[1] 钟炽昌，谢晶曦，陈淑凤，等. 川楝素的化学结构 [J]. 化学学报，1975，33 （1）：35 – 45.

川续断皂苷Ⅵ
Asperosaponin Ⅵ

【结构式】

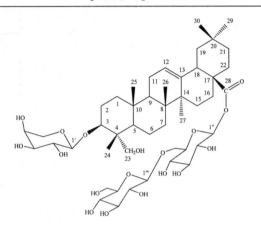

【分子式及分子量】 C_{47}H_{76}O_{18}；929.1

^{1}H – NMR

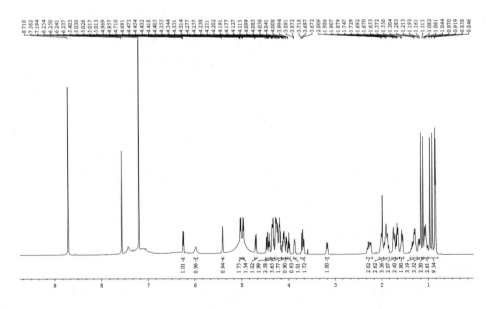

^{1}H – NMR (C_5D_5N, 600MHz) δ: 0.85 (3H, s, 29 – CH_3), 0.86 (3H, s, 30 – CH_3), 0.92 (3H, s, 25 – CH_3), 0.97 (3H, s, 26 – CH_3), 1.12 (3H, s, 24 – CH_3), 1.16 (3H, s, 27 – CH_3), 3.17 (1H, d, J = 10.5Hz, H – 18), 4.96 (1H, d, J = 6.0Hz, H – 1'), 5.01 (1H, dd, J = 6.5, 2.0Hz, H – 1'), 5.40 (1H, brs, J = 7.26Hz, H – 12), 6.24 (1H, d, J = 8.1Hz, H – 1'')。

^{13}C – NMR

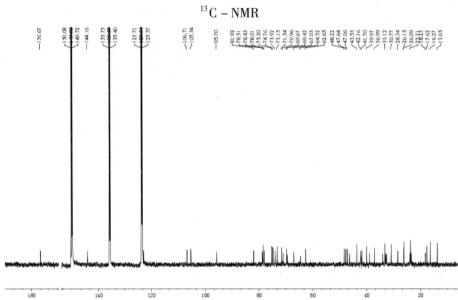

^{13}C – NMR (C_5D_5N, 150MHz) δ: 38.9 (C – 1), 26.1 (C – 2), 81.9 (C – 3), 43.5 (C – 4), 48.2 (C – 5), 18.2 (C – 6), 32.6 (C – 7), 40.0 (C – 8), 47.6 (C – 9), 37.0 (C – 10), 23.9 (C – 11), 122.9 (C – 12), 144.2 (C – 13), 42.2 (C – 14), 28.3 (C – 15), 23.4 (C – 16), 47.1 (C – 17), 41.7 (C – 18), 46.2 (C – 19), 30.8 (C – 20), 34.0 (C – 21), 32.8 (C – 22), 64.5 (C – 23), 13.6 (C – 24), 16.3 (C – 25), 17.6 (C – 26), 26.1 (C – 27), 176.6 (C – 28), 33.1 (C – 29), 23.7 (C – 30), 106.7 (C – 1'), 73.2 (C – 2'), 74.8 (C – 3'), 69.7 (C – 4'), 67.0 (C – 5'), 95.7 (C – 1'), 73.9 (C – 2'), 78.8 (C – 3'), 71.0 (C – 4'), 78.0 (C – 5'), 69.4 (C – 6'), 105.4 (C – 1''), 75.2 (C – 2''), 78.5 (C – 3''), 71.5 (C – 4''), 78.4 (C – 5''), 62.7 (C – 6'')。

参 考 文 献

[1] 林瑞超，马双成. 中药化学对照品应用手册 [M]. 北京：化学工业出版社，2013.

川续断皂苷乙
Dipsacoside B

【结构式】

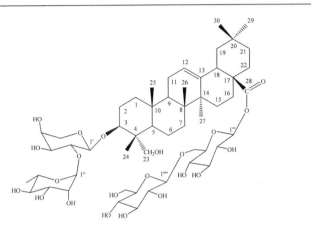

【分子式及分子量】 C₅₃H₈₆O₂₂；1074.56

¹H - NMR

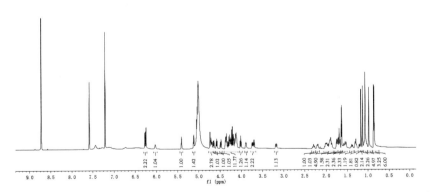

¹H - NMR （C₅D₅N，600MHz）δ：5.12（1H，d，J = 6.0 Hz，H-1′），6.25（1H，s，H-1″），6.27（1H，d，J = 7.2Hz，H-1‴），5.04（1H，d，J = 7.8Hz，H-1⁗），3.18（1H，dd，J = 3.6，13.8 Hz，H-18），1.65（3H，d，J = 6.0 Hz，6″-CH₃），1.19（3H，s，-CH₃），1.17（3H，s，-CH₃），1.07（3H，s，-CH₃），0.98（3H，s，-CH₃），0.87（3H，s，-CH₃），0.86（3H，s，-CH₃）。

¹³C - NMR

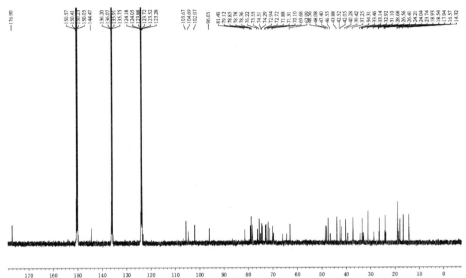

¹³C - NMR （C₅D₅N，150MHz）δ：39.4（C-1），26.4（C-2），81.4（C-3），43.9（C-4），48.6（C-5），18.5（C-6），33.1（C-7），40.3（C-8），48.1（C-9），37.2（C-10），23.7（C-11），123.3（C-12），144.5（C-13），42.5（C-14），28.7（C-15），24.0（C-16），47.4（C-17），42.0（C-18），46.6（C-19），31.1（C-20），34.3（C-21），32.9（C-22），64.3（C-23），14.3（C-24），16.6（C-25），17.9（C-26），26.6（C-27），176.9（C-28），33.5（C-29），24.2（C-30），104.7（C-1′），76.2（C-2′），75.0（C-3′），70.1（C-4′），66.0（C-5′），102.1（C-1″），72.7（C-2″），72.9（C-3″），74.4（C-4″），69.7（C-5″），18.9（C-6″），96.0（C-1‴），75.6（C-2‴），78.8（C-3‴），71.3（C-4‴），78.4（C-5‴），69.8（C-6‴），105.7（C-1⁗），74.3（C-2⁗），79.1（C-3⁗），71.9（C-4⁗），78.8（C-5⁗），63.0（C-6⁗）。

参考文献

[1] 林瑞超，马双成. 中药化学对照品应用手册［M］. 北京：化学工业出版社，2013.

穿心莲内酯
Andrographolide

【结构式】

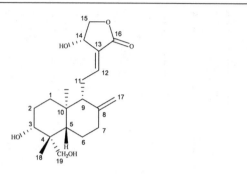

【分子式及分子量】 $C_{20}H_{30}O_5$ ； 350. 45

^1H – NMR

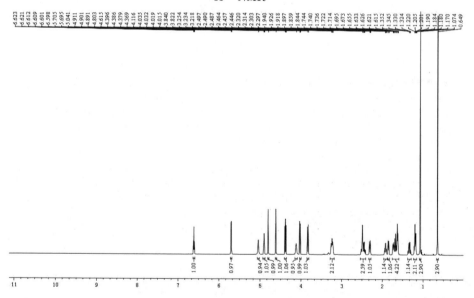

^1H – NMR （DMSO – d_6, 600MHz） δ： 0. 65 （3H, s, H – 20）, 1. 07 （3H, s, H – 18）, 3. 28 – 3. 18 （2H, m, H – 3, H – 11α）, 3. 83 （1H, d, J = 10. 9Hz, H – 11β）, 4. 03 （1H, dd, J = 9. 9, 2. 0 Hz, H – 15α）, 4. 38 （1H, dd, J = 6. 1, 9. 9 Hz, H – 15β）, 4. 62, 4. 80 （1H each, s, H17, 17′）, 4. 90 （1H, t, J = 5. 8Hz, H – 14）, 6. 61 （1H, td, J = 1. 5, 6. 7 Hz, H – 12）。

^{13}C – NMR

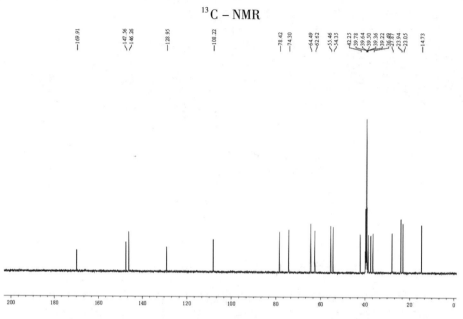

^{13}C – NMR （DMSO – d_6, 150MHz） δ： 37. 5 （C – 1）, 23. 0 （C – 2）, 74. 3 （C – 3）, 42. 2 （C – 4）, 54. 4 （C – 5）, 27. 9 （C – 6）, 36. 5 （C – 7）, 147. 6 （C – 8）, 62. 6 （C – 9）, 38. 6 （C – 10）, 39. 9 （C – 11）, 146. 3 （C – 12）, 129. 0 （C – 13）, 64. 5 （C – 14）, 78. 4 （C – 15）, 169. 9 （C – 16）, 108. 2 （C – 17）, 23. 9 （C – 18）, 55. 5 （C – 19）, 14. 7 （C – 20）。

参 考 文 献

[1] 林瑞超，马双成. 中药化学对照品应用手册 [M] . 北京：化学工业出版社，2013.

次乌头碱
Hypaconitine

【结构式】

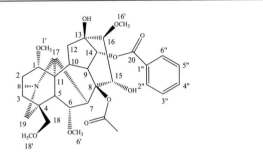

【分子式及分子量】C$_{33}$H$_{45}$NO$_{10}$；615.71

^{1}H – NMR

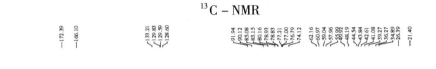

^{1}H – NMR（CDCl$_3$，600 MHz）δ：1.37（3H，s，– OCOCH$_3$），2.33（3H，s，N – CH$_3$），3.15（3H，s，18′ – CH$_3$），3.28（3H，s，1′ – CH$_3$），3.27（3H，s，6′ – CH$_3$），3.73（3H，s，16′ – CH$_3$），4.88（1H，d，J = 5.1Hz，H – 14β），7.44～8.03（5H，m，Ar – H）[1]。

^{13}C – NMR

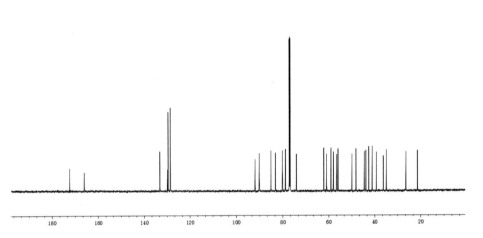

^{13}C – NMR（CDCl$_3$，150 MHz）δ：85.1（C – 1），26.4（C – 2），34.9（C – 3），39.3（C – 4），48.2（C – 5），83.2（C – 6），44.5（C – 7），91.9（C – 8），43.8（C – 9），41.1（C – 10），49.9（C – 11），36.3（C – 12），74.1（C – 13），78.9（C – 14），78.8（C – 15），90.1（C – 16），62.2（C – 17），80.2（C – 18），56.0（C – 19），166.1（C – 20），42.6（N – CH$_3$），56.6（C – 1′），58.0（C – 6′），61.0（C – 16′），59.0（C – 18′），172.4（O = C – CH$_3$），21.4（O = C – CH$_3$），129.8（C – 1″），129.6（C – 2″，6″），128.6（C – 3″，5″），133.2（C – 4″）。

参 考 文 献

[1] 魏鼎华，王菲，宋蓓．铁棒锤中二萜生物碱成分及其生物活性［J］．中国实验方剂学杂志，2015，21（19）：48 – 52.

次野鸢尾黄素
Irisflorentin

【结构式】

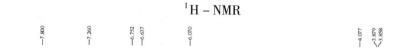

【分子式及分子量】 C$_{20}$H$_{18}$O$_8$; 386.35

^{1}H – NMR

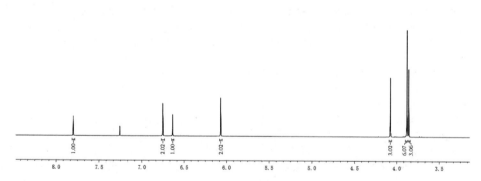

^{1}H – NMR (CDCl$_3$, 500MHz) δ: 6.07 (2H, s, – OC$\underline{H_2}$O –), 6.64 (1H, s, H – 8), 4.08 (3H, s, 5 – OCH$_3$), 7.80 (1H, s, H – 2), 6.75 (2H, br s, H – 2', 6'), 3.88 (6H, s, 3'、5' – OCH$_3$), 3.86 (3H, s, 4' – OCH$_3$)[1]。

^{13}C – NMR

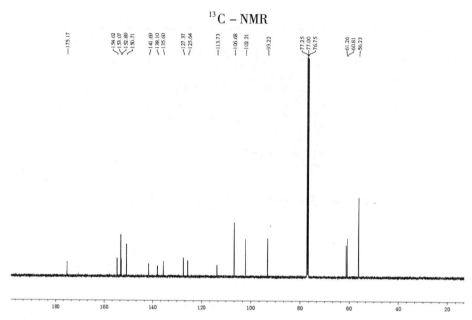

^{13}C – NMR (CDCl$_3$, 125MHz) δ: 175.2 (C – 4), 154.6 (C – 6), 153.1 (C – 5', 3'), 152.9 (C – 7), 150.7 (C – 2), 141.7 (C – 5), 138.1 (C – 4'), 135.6 (C – 6), 127.4 (C – 1'), 125.6 (C – 3), 113.7 (C – 10), 106.7 (C – 2', 6'), 102.2 (– OCH$_2$O –), 93.2 (C – 8), 61.3 (5 – OCH$_3$), 60.8 (4' – OCH$_3$), 56.2 (3', 5' – OCH$_3$)[1]。

参 考 文 献

[1] 林瑞超，马双成. 中药化学对照品应用手册 [M]. 北京：化学工业出版社，2013.

刺五加苷 E
Eleutheroside E

【结构式】

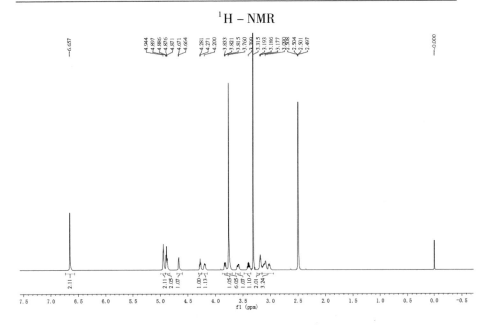

【分子式及分子量】 C_{34}H_{46}O_{18}；742.72

^{1}H – NMR

^{1}H – NMR（DMSO – d_6，500MHz）δ：6.66（4H，s，H – 2，6，2′，6′），4.67（2H，d，J = 3.5Hz，H – 7，7′），3.01（2H，m，H – 8，8′），4.20（2H，m，H – 9，9′），3.83（2H，m，H – 9，9′），3.76（12 H，s，4 × – OCH$_3$），4.89（2H，d，J = 6.6 Hz，H – 1″，1‴）。

^{13}C – NMR

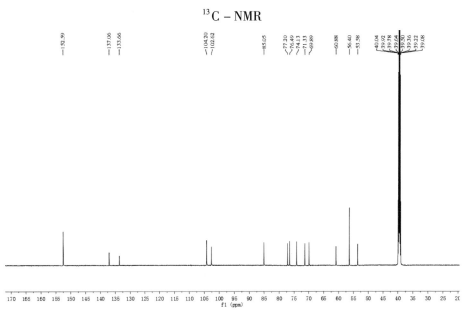

^{13}C – NMR（DMSO – d_6，125MHz）δ：133.7（C – 1，1′），104.2（C – 2，2′），152.6（C – 3，3′），137.1（C – 4，4′），152.6（C – 5，5′），104.2（C – 6，6′），85.0（C – 7，7′），53.6（C – 8，8′），71.3（C – 9，9′），56.4（4 × – OCH$_3$），102.6（C – 1″，1‴），74.1（C – 2″，2‴），76.5（C – 3″，3‴），69.9（C – 4″，4‴），77.2（C – 5″，5‴），60.9（C – 6″，6‴）。

参 考 文 献

［1］林瑞超，马双成．中药化学对照品应用手册［M］．北京：化学工业出版社，2013.

大车前苷

Plantamajoside

【结构式】

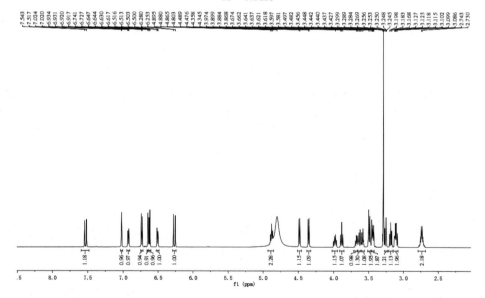

【分子式及分子量】 $C_{29}H_{36}O_{16}$； 640.59

^1H – NMR

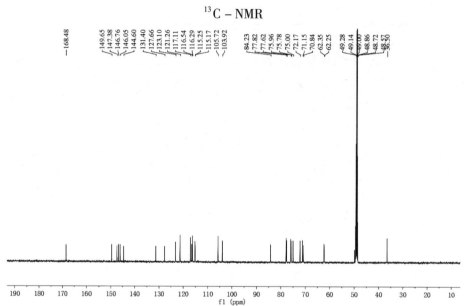

^{13}C – NMR

^{13}C – NMR （CD$_3$OD, 150MHz） δ: 131.4 （C-1）, 116.3 （C-2）, 146.1 （C-3）, 144.6 （C-4）, 117.1 （C-5）, 121.3 （C-6）, 36.5 （C-7）, 72.2 （C-8）, 127.7 （C-1'）, 115.2 （C-2'）, 146.8 （C-3'）, 149.6 （C-4'）, 116.5 （C-5'）, 123.1 （C-6'）, 147.4 （C-7'）, 115.3 （C-8'）, 168.5 （C-9'）, 103.9 （C-1''）, 75.0 （C-2''）, 84.2 （C-3''）, 70.8 （C-4''）, 75.8 （C-5''）, 62.3 （C-6''）, 105.7 （C-1'''）, 76.0 （C-2'''）, 77.6 （C-3'''）, 71.2 （C-4'''）, 77.8 （C-5'''）, 62.4 （C-6'''）。

^1H – NMR （CD$_3$OD, 600MHz） δ: 2.74 （2H, m, H-7）, 4.35 （1H, d, J = 7.8Hz, H-1'''）, 4.48 （1H, d, J = 7.8Hz, H-1''）, 6.27 （1H, d, J = 16.2Hz, H-8'）, 6.51 （1H, dd, J = 7.8, 2.4Hz, H-6）, 6.62 （1H, d, J = 7.8Hz, H-5）, 6.65 （1H, d, J = 1.8Hz, H-2）, 6.73 （1H, d, J = 8.4Hz, H-5'）, 6.93 （1H, dd, J = 8.4, 1.8Hz, H-6'）, 7.02 （1H, d, J = 2.4 Hz, H-2'）, 7.53 （1H, d, J = 15.6Hz, H-7'）。

参 考 文 献

[1] 林瑞超, 马双成. 中药化学对照品应用手册 [M]. 北京: 化学工业出版社, 2013.

大豆苷
Daidzin

【结构式】

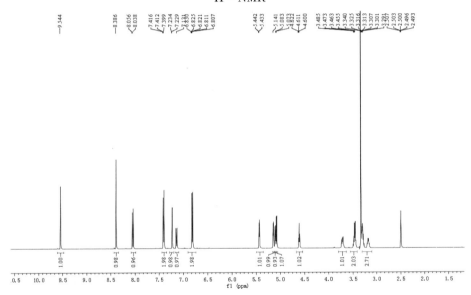

【分子式及分子量】 $C_{21}H_{20}O_9$ ；416.38

^1H – NMR

^{13}C – NMR

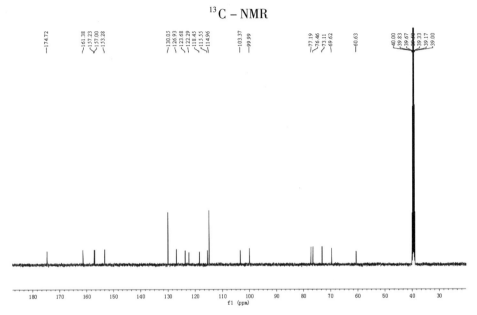

^{13}C – NMR（DMSO – d_6，125 MHz）δ：153.3（C – 2），123.7（C – 3），174.7（C – 4），126.9（C – 5），115.6（C – 6），161.4（C – 7），103.4（C – 8），157.0（C – 9），118.5（C – 10），122.3（C – 1′），130.1（C – 2′），115.0（C – 3′），157.2（C – 4′），115.0（C – 5′），130.1（C – 6′），100.0（C – 1″），77.2（C – 2″），76.5（C – 3″），73.1（C – 4″），69.6（C – 5″），60.6（C – 6″）。

^1H – NMR（DMSO – d_6，500 MHz）δ：8.39（1H，s，H – 2），8.05（1H，d，J = 9.0Hz，H – 5），7.14（1H，dd，J = 9.0，2.0 Hz，H – 6），7.23（1H，d，J = 2.5Hz，H – 8），7.41（2H，dd，J = 6.5，2.0 Hz，H – 2′，6′），6.82（2H，dd，J = 9.5，2.0 Hz，H – 3′，5′），9.54（1H，s，4′ – OH），5.10（1H，d，J = 7.5 Hz，H – 1″），3.72（1H，dd，J = 10.0，5.0 Hz，H – 6″）。

参考文献

[1] 林瑞超，马双成．中药化学对照品应用手册［M］．北京：化学工业出版社，2013.

大豆苷元
Daidzein

【结构式】

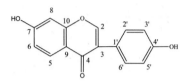

【分子式及分子量】 $C_{15}H_{10}O_4$; 254.23

¹H – NMR

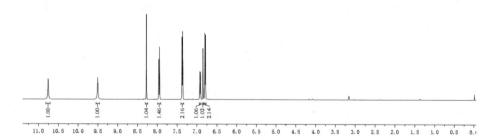

¹H – NMR (DMSO – d_6, 600MHz) δ: 8.27 (1H, s, H – 2), 7.96 (1H, d, J = 10.8 Hz, H – 5), 6.93 (1H, d, J = 10.2, 1.8 Hz, H – 6), 6.85 (1H, d, J = 2.4 Hz, H – 8), 7.38 (2H, d, J = 10.2 Hz, H – 2′, 6′), 6.80 (2H, d, J = 10.2 Hz, H – 3′, 5′), 10.76 (1H, s, 7 – OH), 9.51 (1H, s, 4′ – OH)。

¹³C – NMR

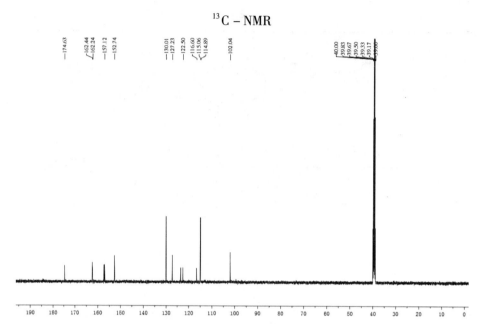

¹³C – NMR (DMSO – d_6, 150MHz) δ: 152.7 (C – 2), 122.5 (C – 3), 174.6 (C – 4), 127.2 (C – 5), 115.1 (C – 6), 162.4 (C – 7), 102.0 (C – 8), 157.1 (C – 9), 116.6 (C – 10), 123.4 (C – 1′), 130.0 (C – 2′), 114.9 (C – 3′), 157.1 (C – 4′), 114.9 (C – 5′), 130.0 (C – 6′)。

参 考 文 献

[1] Wang Y, Tang Y, Liu C, et al. Determination and isolation of potential α – glucosidase and xanthine oxidase inhibitors from *Trifolium pratense* L. by ultrafiltration liquid chromatography and high – speed countercurrent chromatography [J]. Medicinal Chemistry Research, 2016, 25 (5): 1020 – 1029.

大黄酚
Chrysophanol

【结构式】

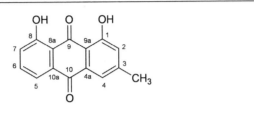

【分子式及分子量】 $C_{15}H_{10}O_4$；254.23

$^1H - NMR$

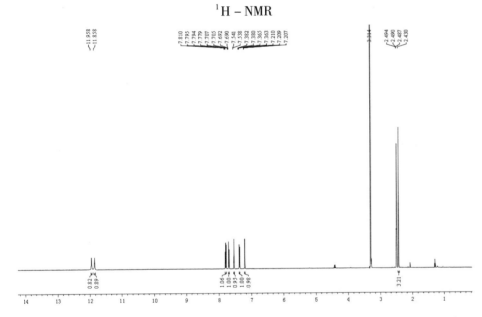

$^1H - NMR$ （DMSO $- d_6$，500MHz） δ：2.43 （3H，s，$-CH_3$），7.22 – 7.20 （1H，m，H–2），7.37 （1H，dd，$J = 1.1$，8.4Hz，H–5），7.54 （1H，d，$J = 1.5$ Hz，H–4），7.69 （1H，dd，$J = 1.1$，7.5Hz，H–7），7.79 （1H，dd，$J = 7.6$，8.3Hz，H–6），11.86 （1H，s，$-OH$），11.96 （1H，s，$-OH$）。

$^{13}C - NMR$

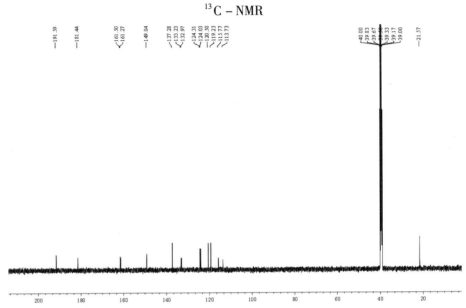

$^{13}C - NMR$ （DMSO $- d_6$，125MHz） δ：161.3 （C–1），113.7 （C–2），149.0 （C–3），119.2 （C–4），120.5 （C–5），137.3 （C–6），124.0 （C–7），161.5 （C–8），191.6 （C–9），181.4 （C–10），132.9 （C–4a），115.8 （C–8a），124.3 （C–9a），133.2 （C–10a），21.6 （3 $-CH_3$）。

参 考 文 献

[1] 林瑞超，马双成. 中药化学对照品应用手册 ［M］. 北京：化学工业出版社，2013.

大黄素

Emodin

【结构式】

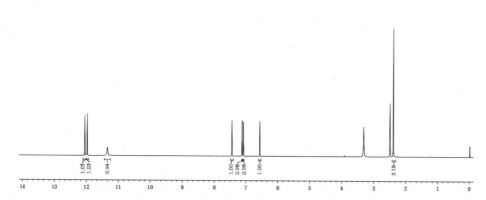

【分子式及分子量】 C₁₅H₁₀O₅；270.23

^{1}H – NMR

^{13}C – NMR

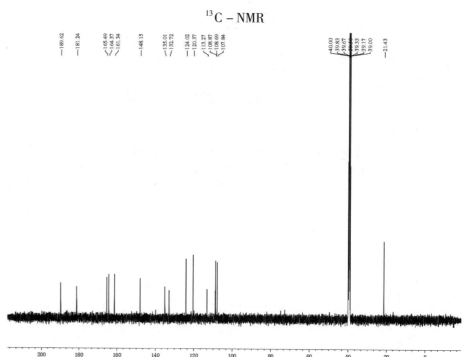

^{13}C – NMR（DMSO – d_6，125 MHz）δ：161.3（C – 1），107.8（C – 2），165.5（C – 3），108.7（C – 4），120.4（C – 5），148.2（C – 6），124.0（C – 7），164.4（C – 8），189.6（C – 9），181.2（C – 10），132.7（C – 4a），113.3（C – 8a），108.9（C – 9a），135.0（C – 10a），21.4（ – CH₃）

^{1}H – NMR（DMSO – d_6，500 MHz）δ：6.56（1H，d，J = 2.0 Hz，H – 2），7.08（1H，d，J = 2.0 Hz，H – 4），7.44（1H，s，H – 5），7.12（1H，s，H – 7），2.38（3H，s， – CH₃），12.05（1H，s，1 – OH），11.34（1H，s，3 – OH），11.97（1H，s，8 – OH）

参 考 文 献

［1］林瑞超，马双成. 中药化学对照品应用手册［M］. 北京：化学工业出版社，2013.

大黄素甲醚
Physcion

【结构式】

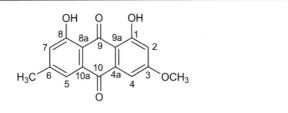

【分子式及分子量】 $C_{16}H_{12}O_5$；284.26

^1H-NMR

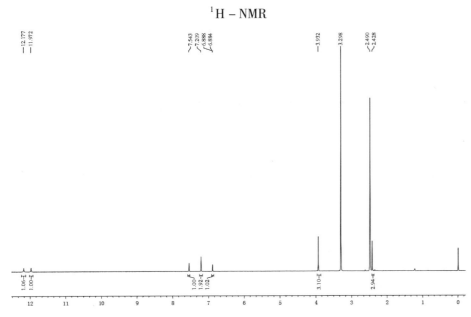

^1H-NMR（DMSO$-d_6$，500 MHz）δ：6.88（1H，d，$J=2.0$ Hz，H-2），7.21（1H，brs，H-4），7.54（1H，s，H-5），7.21（1H，s，H-7），2.43（3H，s，$-CH_3$），3.93（3H，s，$-OCH_3$），12.18（1H，s，1$-OH$），11.97（1H，s，8$-OH$）

$^{13}C-NMR$

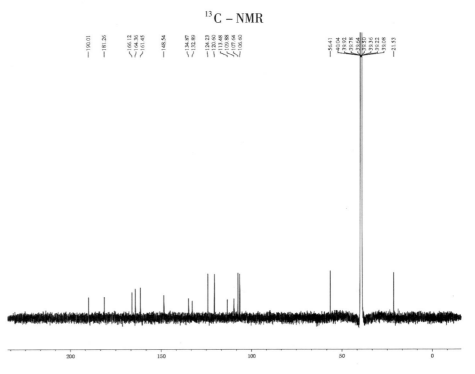

$^{13}C-NMR$（DMSO$-d_6$，125 MHz）δ：161.4（C-1），106.6（C-2），166.1（C-3），107.6（C-4），120.6（C-5），148.5（C-6），124.2（C-7），164.4（C-8），190.0（C-9），181.3（C-10），132.9（C$-4a$），113.5（C$-8a$），109.9（C$-9a$），134.9（C$-10a$），21.5（$-CH_3$），56.4（$-OCH_3$）

参 考 文 献

[1] 林瑞超，马双成. 中药化学对照品应用手册［M］. 北京：化学工业出版社，2013.

大黄酸
Rhein

【结构式】

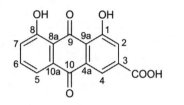

【分子式及分子量】$C_{15}H_8O_6$；284.22

^1H-NMR

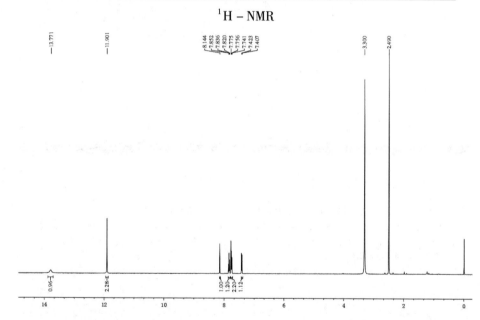

^1H-NMR （DMSO$-d_6$，500 MHz）δ：8.14（1H，s，H-2），7.78（1H，s，H-4），7.41（1H，d，$J=8.0$ Hz，H-5），7.84（1H，t，$J=8.0$ Hz，H-6），7.75（1H，d，$J=8.0$ Hz，H-7），13.77（1H，s，-COOH），11.90（2H，s，1，8-OH）

$^{13}C-NMR$

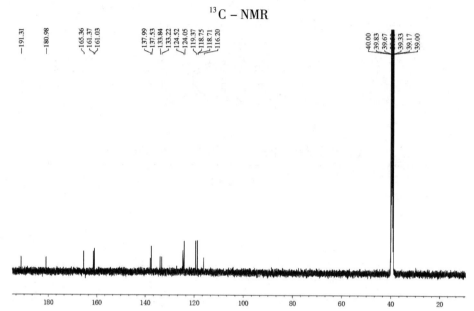

$^{13}C-NMR$ （DMSO$-d_6$，125 MHz）δ：161.4（C-1），124.0（C-2），138.0（C-3），118.7（C-4），119.4（C-5），137.5（C-6），124.5（C-7），161.0（C-8），191.3（C-9），181.0（C-10），133.8（C-4a），116.2（C-8a），118.8（C-9a），133.2（C-10a），165.4（-COOH）

参 考 文 献

[1] 徐庆，覃永俊，苏小建，等. 掌叶大黄化学成分研究［J］. 中草药，2009，40（4）：533-536

大戟二烯醇
Euphadienol

【结构式】

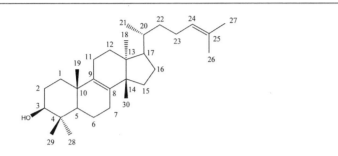

【分子式及分子量】 $C_{30}H_{50}O$；426.72

^1H-NMR

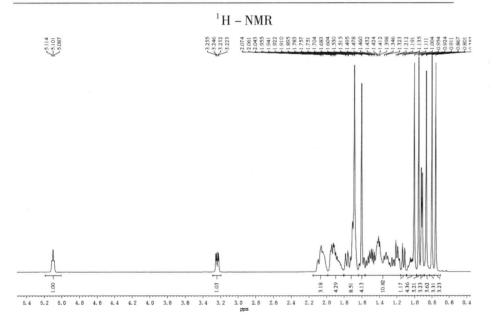

^1H-NMR（$CDCl_3$，500MHz）δ：0.76（3H，s，19-CH_3），0.80（3H，s，-CH_3），0.87（3H，s，-CH_3），0.92（3H，d，$J=6.5Hz$，21-CH_3），0.95（3H，s，-CH_3），1.00（3H，s，-CH_3），1.60（3H，s，26-CH_3），1.68（3H，s，27-CH_3），3.24（1H，dd，$J=11.5$，4.5Hz，H-3），5.10（1H，brt，$J=6.5Hz$，H-24）。

$^{13}C-NMR$

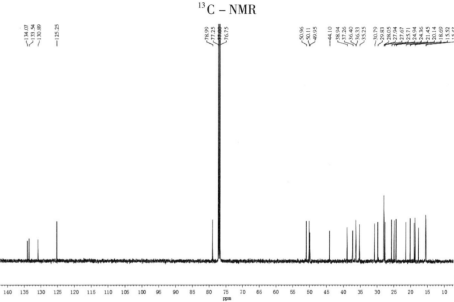

$^{13}C-NMR$（$CDCl_3$，125MHz）δ：35.2（C-1），28.0（C-2），79.0（C-3），38.9（C-4），51.0（C-5），18.9（C-6），27.7（C-7），134.1（C-8），133.5（C-9），37.2（C-10），21.4（C-11），30.8（C-12），44.1（C-13），50.1（C-14），29.8（C-15），27.9（C-16），50.0（C-17），15.5（C-18），20.1（C-19），35.2（C-20），18.7（C-21），36.4（C-22），25.0（C-23），125.2（C-24），130.9（C-25），17.6（C-26），25.7（C-27），28.0（C-28），15.4（C-29），24.4（C-30）。

参 考 文 献

[1] 杨彩霞，贾忠建. 半卧狗娃花中的三萜及甾体化合物 [J]. 西北师范大学学报：自然科学版，2006，42（4）：57-60.

大叶茜草素
Mollugin

【结构式】

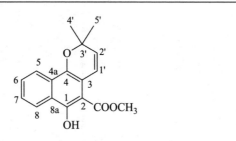

【分子式及分子量】C₁₇H₁₆O₄；284.31

^1H-NMR

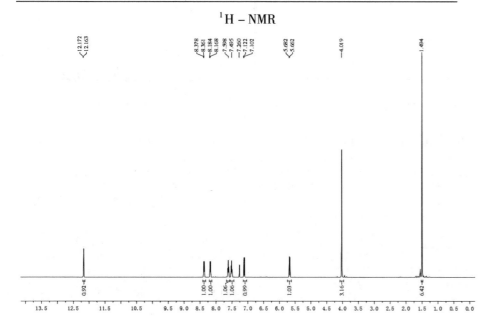

^1H-NMR（CDCl₃，600MHz）δ：8.38（1H，d，J=10.2 Hz，H-5），7.49（1H，m，H-6），7.59（1H，m，H-7），8.18（1H，d，J=9.6 Hz，H-8），7.12（1H，d，J=12.0 Hz，H-1'），5.68（1H，d，J=12.0 Hz，H-2'），1.49（5H，s，H-4'，H-5'），4.02（3H，s，-OCH₃），12.17（1H，s，1-OH）。

$^{13}C-NMR$

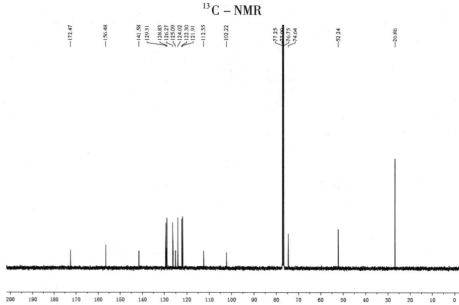

$^{13}C-NMR$（CDCl₃，150MHz）δ：156.5（C-1），102.2（C-2），112.6（C-3），141.6（C-4），124.0（C-5），129.3（C-6），126.3（C-7），121.9（C-8），129.0（C-4a），125.1（C-8a），122.3（C-1'），128.8（C-2'），74.6（C-3'），26.9（C-4'），26.9（C-5'），52.2（-OCH₃），172.5（-C=O）

参考文献

[1] Liu R, Lu Y, Wu T, et al. Simultaneous Isolation and Purification of Mollugin and Two Anthraquinones from *Rubia cordifolia* by HSCCC [J]. Chromatographia, 2008, 68：95-99.

丹酚酸 B
Salvianolic acid B

【结构式】

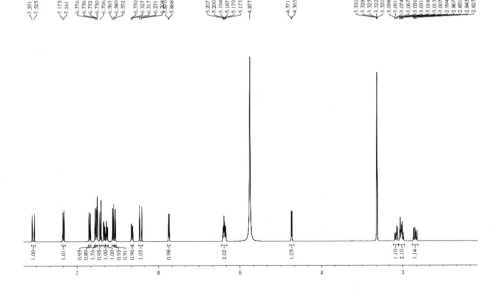

【分子式及分子量】 $C_{36}H_{30}O_{16}$ ； 718.61

$^1H - NMR$

$^1H - NMR$ （CD_3OD, 600MHz） δ： 6.85 （1H, d, $J=8.4Hz$, H-5）, 7.17 （1H, d, $J=8.4Hz$, H-6）, 7.54 （1H, d, $J=15.6Hz$, H-7）, 6.22 （1H, d, $J=16.2Hz$, H-8）, 6.53 （1H, d, $J=1.8Hz$, H-2′）, 6.56 （1H, d, $J=8.4Hz$, H-5′）, 6.32 （1H, dd, $J=7.8, 1.8Hz$, H-6′）, 6.78 （1H, d, $J=2.4Hz$, H-2″）, 6.71 （1H, d, $J=7.8Hz$, H-5″）, 6.76 （1H, d, $J=6.6Hz$, H-6″）, 5.87 （1H, d, $J=4.8Hz$, H-7″）, 4.37 （1H, d, $J=4.8Hz$, H-8″）, 6.75 （1H, d, $J=2.4Hz$, H-2‴）, 6.67 （1H, dd, $J=8.4, 1.8Hz$, H-5‴）, 6.63 （1H, dd, $J=8.4, 1.8Hz$, H-6‴）[1]。

$^{13}C - NMR$

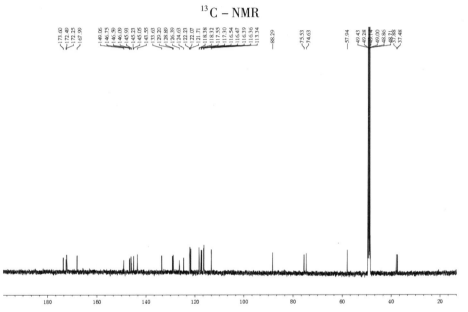

$^{13}C - NMR$ （CD_3OD, 150MHz） δ： 124.6 （C-1）, 126.4 （C-2）, 146.8 （C-3）, 149.1 （C-4）, 118.4 （C-5）, 121.7 （C-6）, 143.6 （C-7）, 117.5 （C-8）, 168.0 （C-9）, 128.9 （C-1′）, 116.39 （C-2′）, 146.6 （C-3′）, 146.1 （C-4′）, 116.47 （C-5′）, 122.1 （C-6′）, 37.9 （C-7′）, 74.6 （C-8′）, 173.6 （C-9′）, 133.6 （C-1″）, 113.3 （C-2″）, 145.9 （C-3″）, 145.2 （C-4″）, 116.36 （C-5″）, 117.3 （C-6″）, 88.3 （C-7″）, 57.9 （C-8″）, 172.5 （C-9″）, 129.2 （C-1‴）, 116.54 （C-2‴）, 145.08 （C-3‴）, 145.05 （C-4‴）, 118.3 （C-5‴）, 122.2 （C-6‴）, 37.5 （C-7‴）, 75.5 （C-8‴）, 172.2 （C-9‴）[1]。

参 考 文 献

[1] Sun Y, Zhu H, Wang J, et al. Isolation and purification of salvianolic acid A and salvianolic acid B from *Salvia miltiorrhiza* by high - speed counter - current chromatography and comparison of their antioxidant activity ［J］. Journal of Chromatography B, 2009, 877 （8-9）: 733 -737.

丹皮酚
Paeonol

【结构式】

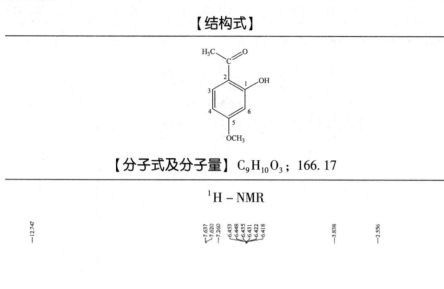

【分子式及分子量】 $C_9H_{10}O_3$ ； 166. 17

^1H-NMR

$^{13}C-NMR$

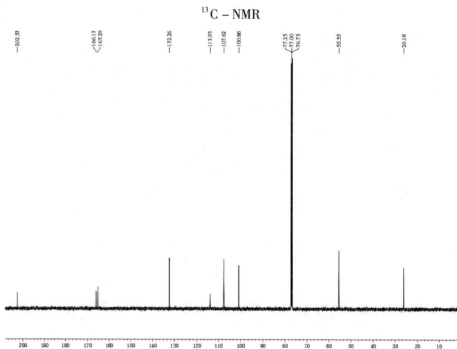

$^{13}C-NMR$ （$CDCl_3$，125 MHz） δ： 165. 3 （C-1），13. 9 （C-2），132. 3 （C-3），107. 6 （C-4），166. 1 （C-5），100. 9 （C-6），55. 6 （-OCH_3），202. 5 （-$COCH_3$），26. 2 （-$COCH_3$）[1]。

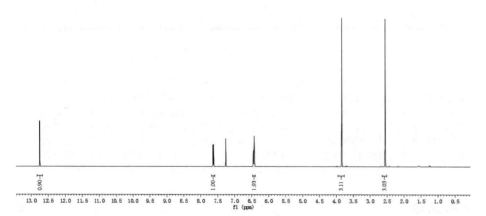

^1H-NMR （$CDCl_3$，500 MHz） δ： 7. 63 （1H，d，J=8. 5 Hz，H-3），6. 44 （1H，dd，J=9. 0，2. 0 Hz，H-4），6. 42 （1H，d，J=2. 0 Hz，H-6），3. 84 （3H，s，-OCH_3），2. 56 （3H，s，-$COCH_3$），12. 75 （1H，s，-OH）[1]。

参 考 文 献

[1] 林瑞超，马双成. 中药化学对照品应用手册 ［M］. 北京：化学工业出版社，2013.

丹参素钠

Sodium Danshensu

【结构式】

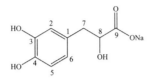

【分子式及分子量】C₉H₉O₅Na；220.15

^{1}H - NMR

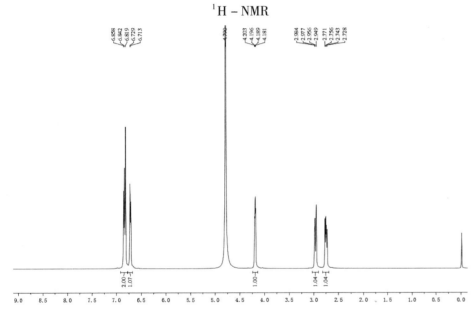

^{13}C - NMR

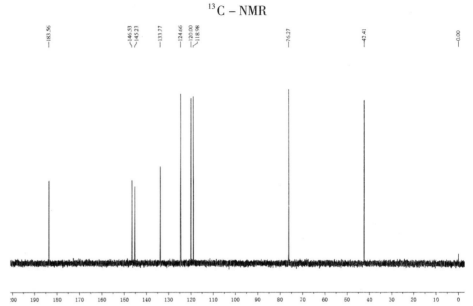

^{13}C - NMR（D$_2$O，150MHz）δ：133.8（C-1），124.7（C-2），146.5（C-3），145.2（C-4），119.0（C-5），120.0（C-5），42.4（C-7），76.3（C-8），183.6（C-9）。

^{1}H - NMR（D$_2$O，600MHz）δ：6.82（1H，$br\ s$，H-2），6.73（1H，d，J=9.6 Hz，H-5），6.86（1H，d，J=9.6 Hz，H-6），2.77（1H，dd，J=9.0，16.8 Hz，H-7），2.98（1H，dd，J=16.8，4.2 Hz，H-7），4.20（1H，dd，J=4.2，8.4 Hz，H-8）。

参 考 文 献

[1] 魏峰，王双明，黄芝娟，等．丹参素钠碳氢信号的归属［J］．中草药，2001，32（12）：1072-1073.

丹参酮 I
Tanshinone I

【结构式】

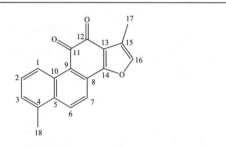

【分子式及分子量】 $C_{18}H_{12}O_3$；276.28

$^1H - NMR$

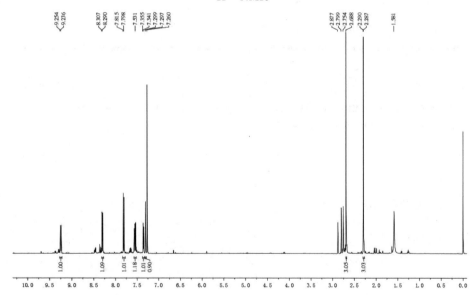

$^1H - NMR$ (CDCl$_3$；600MHz) δ：9.25 (1H, d, $J = 10.8$ Hz, H-1)，7.56 (1H, dd, $J = 7.8$, 10.2 Hz, H-2)，7.36 (1H, d, $J = 8.4$ Hz, H-3)，8.31 (1H, d, $J = 10.2$ Hz, H-6)，7.82 (1H, d, $J = 10.2$ Hz, H-7)，7.30 (1H, d, $J = 1.2$ Hz, H-16)，2.29 (3H, d, $J = 1.8$ Hz, H-17)，2.69 (3H, s, H-18)。

$^{13}C - NMR$

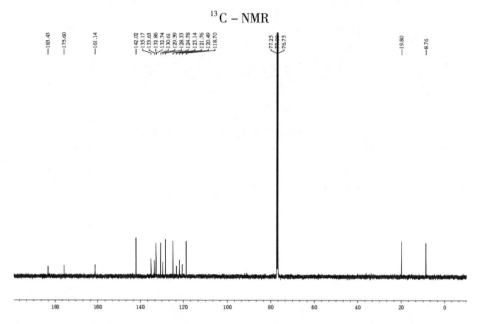

$^{13}C - NMR$ (CDCl$_3$，150MHz) δ：124.8 (C-1)，130.6 (C-2)，128.3 (C-3)，135.2 (C-4)，133.6 (C-5)，132.9 (C-6)，118.7 (C-7)，129.6 (C-8)，123.1 (C-9)，132.7 (C-10)，183.4 (C-11)，175.6 (C-12)，121.8 (C-13)，161.1 (C-14)，120.5 (C-15)，142.0 (C-16)，8.8 (C-17)，19.8 (C-18)。

参 考 文 献

[1] 朱路平，向诚，庄文婷，等. 甘西鼠尾草化学成分研究 [J]. 天然产物研究与开发，
2013，25：785 - 788.

丹参酮Ⅱ_A

Tanshinone Ⅱ_A

【结构式】

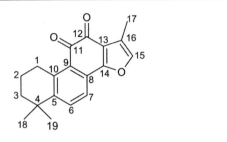

【分子式及分子量】 $C_{19}H_{18}O_3$; 294.34

^1H – NMR

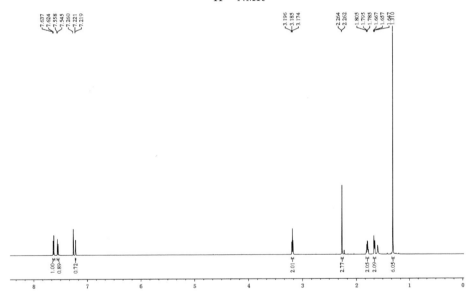

^1H – NMR （CDCl_3, 600 MHz） δ: 5.12 （1H, *m*, H – 11）, 4.40 （1H, *dd*, J = 12.6, 5.4 Hz, He – 17）, 4.20 （1H, *t*, J = 12.6 Hz, Ha – 17）, 3.12 （2H, *m*, H_2 – 10）, 3.07 （2H, *m*, H_2 – 2）, 3.02 （1H, *t*, J = 3.6 Hz, H – 6）, 2.81 ~ 2.64 （2H, *m*, Ha – 3, 9）, 2.44 （1H, *brd*, J = 17.4 Hz, He – 14）, 2.23 （1H, *m*, Ha – 14）, 2.18 （2H, *m*, He – 12）, 2.03 （1H, *brd*, J = 13.2 Hz, He – 8）, 1.90 ~ 1.50 （9H, *m*, He – 13, Ha – 8, 13, He – 4, 9, 3, H – 7, 5, Ha – 4）, 1.24 （1H, *m*, Ha – 12）。

^13C – NMR

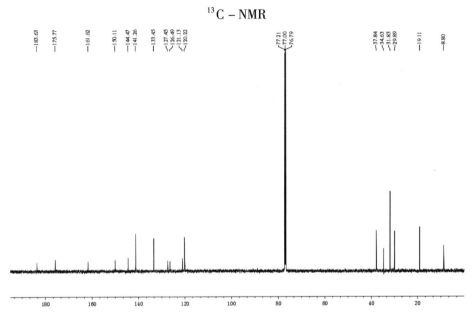

^13C – NMR （CDCl_3, 150 MHz） δ: 29.1 （C – 1）, 19.1 （C – 2）, 37.8 （C – 3）, 34.6 （C – 4）, 150.1 （C – 5）, 133.5 （C – 6）, 120.2 （C – 7）, 127.4 （C – 8）, 126.5 （C – 9）, 144.5 （C – 10）, 183.6 （C – 11）, 175.8 （C – 12）, 121.1 （C – 13）, 161.6 （C – 14）, 141.3 （C – 15）, 120.2 （C – 16）, 8.8 （C – 17）, 31.8, 31.8 （C – 18）。

参考文献

[1] Lee S Y, Choi D Y, Woo E R. Inhibition of osteoclast differentiation by tanshinones from the root of Salvia miltiorrhiza bunge. [J] . Archives of Pharmacal Research, 2005, 28 (8): 909.

丹参酮ⅡA磺酸钠

Sulfotanshinone sodium

【结构式】

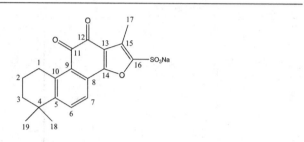

【分子式及分子量】 $C_{19}H_{17}NaO_6S$；396.39

^1H-NMR

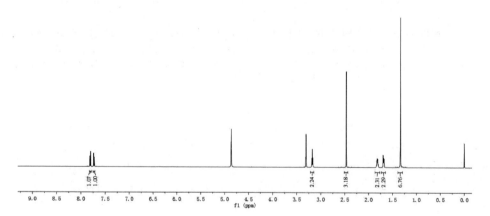

^1H-NMR （CD$_3$OD，600MHz） δ：7.81 （1H，d，$J=8.4$Hz，H-6），7.73 （1H，d，$J=8.4$Hz，H-7），3.18 （2H，t，$J=6.0$Hz，H-1），2.47 （3H，s，H-17），1.82，1.69 （4H，m，H-2，3），1.33 （6H，s，H-18，H-19）。

$^{13}C-NMR$

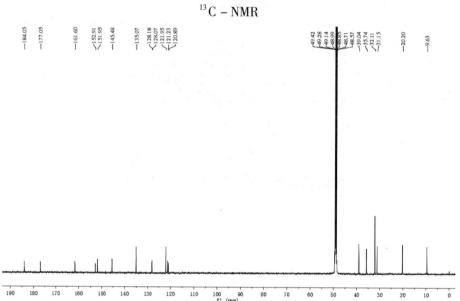

$^{13}C-NMR$ （CD$_3$OD，150MHz） δ：39.0 （C-1），32.1 （C-2，C-3），35.7 （C-4），121.2 （C-5），120.9 （C-6），135.1 （C-7），145.5 （C-8），152.0 （C-9），128.1 （C-10），184.1 （C-11），177.1 （C-12），152.9 （C-13），128.2 （C-14），122.0 （C-15），161.6 （C-16），9.6 （C-17），20.2 （C-18），31.2 （C-19）。

参 考 文 献

[1] 林瑞超，马双成. 中药化学对照品应用手册 [M]. 北京：化学工业出版社，2013.

胆固醇
Cholesterol

【结构式】

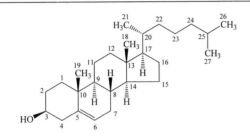

【分子式及分子量】$C_{27}H_{46}O$；386.65

^1H-NMR

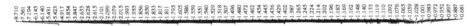

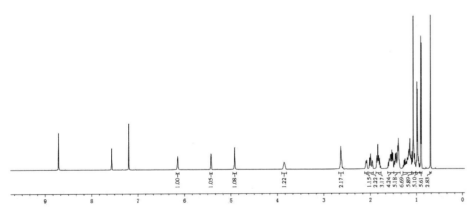

^1H-NMR（C_5D_5N，600 MHz）δ：5.43（1H，d，$J=4.8$ Hz，H-6），3.85（1H，m，H-3），1.07（3H，s，H-19），0.98（3H，d，$J=6.6$ Hz，H-21），0.89（6H，d，$J=6.0$ Hz，H-26，H-27），0.68（3H，s，H-18）[1]。

$^{13}C-NMR$

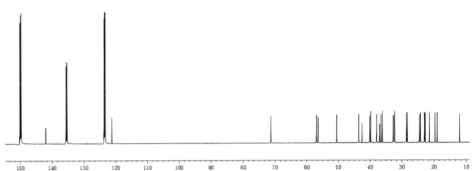

$^{13}C-NMR$（C_5D_5N，150 MHz）δ：37.9（C-1），32.2（C-2），71.3（C-3），42.6（C-4），142.0（C-5），121.3（C-6），32.7（C-7），32.3（C-8），50.6（C-9），37.0（C-10），21.4（C-11），39.8（C-12），43.6（C-13），57.0（C-14），24.6（C-15），28.6（C-16），56.5（C-17），12.1（C-18），19.7（C-19），36.1（C-20），19.0（C-21），36.6（C-22），24.2（C-23），40.1（C-24），28.3（C-25），23.0（C-26），22.7（C-27）[1]。

参 考 文 献

[1] 罗强，陈全成，吴瑶，等 . 熊胆的化学成分研究 [J] . 中国中药杂志，2010，35（18）：2416-2419.

当药苷

Sweroside

【结构式】

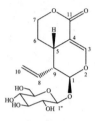

【分子式及分子量】 $C_{16}H_{22}O_9$；358.34

$^1H - NMR$

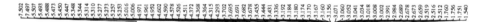

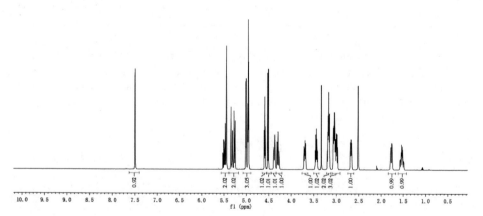

$^{13}C - NMR$

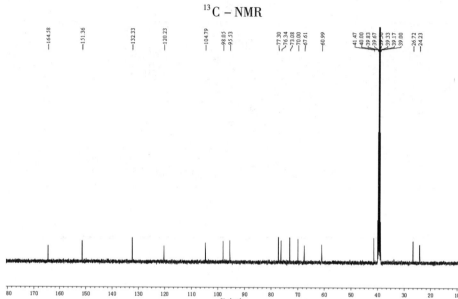

$^{13}C - NMR$（$DMSO - d_6$，150 MHz）δ：95.5（C-1），151.4（C-3），104.8（C-4），26.7（C-5），24.2（C-6），67.6（C-7），132.3（C-8），43.8（C-9），120.2（C-10），164.6（C-11），98.0（C-1'），73.1（C-2'），76.3（C-3'），70.0（C-4'），77.3（C-5'），61.0（C-6'）[1]。

$^1H - NMR$（$DMSO - d_6$，600 MHz）δ：7.50（1H，d，$J = 3.0$ Hz，H-3），5.50（1H，m，H-8），5.33（1H，dd，$J = 20.4$，2.4 Hz，H-10β），5.26（1H，dd，$J = 12.0$，2.4 Hz，H-10α），4.52（1H，d，$J = 9.0$，H-1'）[1]。

参考文献

[1] 陈军，马双成. 忍冬藤中马钱素和当药苷提取分离及结构鉴定 [J]. 中国现代应用药学杂志. 2006，23（3）：199-200.

党参炔苷
Lobetyolin

【结构式】

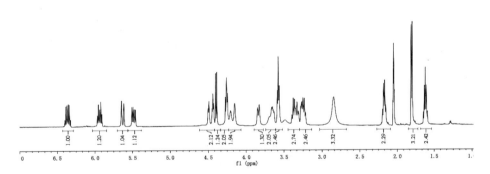

【分子式及分子量】 $C_{20}H_{28}O_8$ ；396.43

$^1H - NMR$

$^{13}C - NMR$

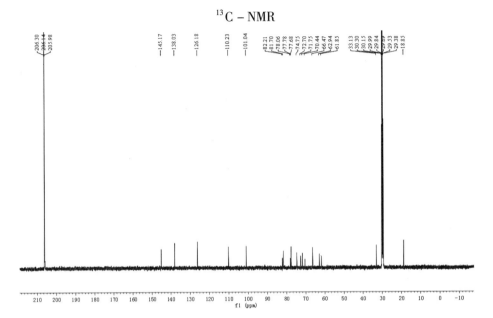

$^{13}C - NMR$ （CD_3COCD_3，150 MHz）δ：18.8（C-1），145.2（C-2），110.2（C-3），82.2（C-4），77.8（C-5），72.7（C-6），70.4（C-7），66.5（C-8），81.7（C-9），126.2（C-10），138.0（C-11），29.6（C-12），33.1（C-13），61.8（C-14），101.0（C-1'），74.7（C-2'），78.1（C-3'），71.8（C-4'），77.7（C-5'），62.9（C-6'）。

$^1H - NMR$ （CD_3COCD_3，600 MHz）δ：1.81（3H，dd，J=8.4，1.8 Hz，H-1），6.36（1H，dq，J=15.6，7.8Hz，H-2），5.63（1H，br d，J=17.4 Hz，H-3），5.48（1H，dd，J=18.8，9.6 Hz，H-10），5.94（1H，dt，J=15.6，8.4Hz，H-11），2.17（2H，br dd，J=17.4，8.4Hz，H-12），1.62（2H，m，H-13），3.57（2H，t，J=7.8 Hz，H-14），4.39（1H，d，J=9.6Hz，H-1'）。

参 考 文 献

[1] 林瑞超，马双成．中药化学对照品应用手册［M］．北京：化学工业出版社，2013.

地肤子皂苷 Ⅰc
Kochioside Ⅰc

【结构式】

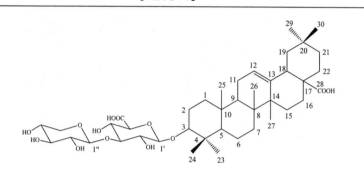

【分子式及分子量】 $C_{41}H_{64}O_{13}$；764.94

¹H – NMR

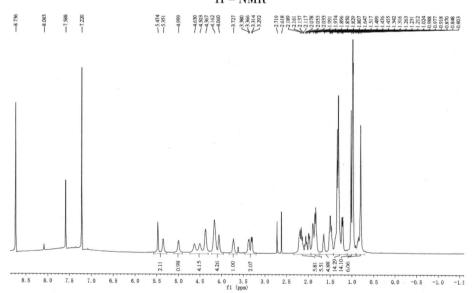

¹H – NMR（C_5D_5N，600MHz）δ：0.80（3H，s，H – 23），0.98（3H，s，H – 24），0.99（6H，s，H – 29，30），1.02（3H，s，H – 25），1.32（3H，s，H – 26），1.34（3H，s，H – 27），3.30（1H，d，J = 13.2Hz，H – 3），5.00（1H，s，H – 1'），5.35（1H，s，H – 1''），5.47（1H，s，H – 12）[1]。

¹³C – NMR

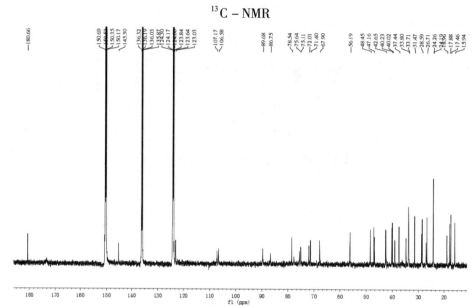

¹³C – NMR（C_5D_5N，150MHz）δ：15.9（C – 25），17.5（C – 24），17.9（C – 26），19.0（C – 6），24.2（C – 11），24.3（C – 16），24.3（C – 30），27.0（C – 27），26.7（C – 2），28.6（C – 15），28.8（C – 23），31.5（C – 20），33.7（C – 22），33.8（C – 7），33.7（C – 29），34.7（C – 21），37.4（C – 10），39.1（C – 1），40.0（C – 4），40.2（C – 8），42.5（C – 18），42.7（C – 14），47.0（C – 19），47.2（C – 17），56.2（C – 5），48.5（C – 9），89.7（C – 3），123.0（C – 12），145.3（C – 13），180.7（C – 28），107.2（C – 1'），75.1（C – 2'），86.8（C – 3'），72.0（C – 4'），78.5（C – 5'），171.1（C – 6'），106.6（C – 1''），75.6（C – 2''），77.8（C – 3''），71.3（C – 4''），67.9（C – 5''）。

参 考 文 献

［1］徐云辉，黄浩，郭兆霞，等，地肤子抗真菌化学成分研究［J］．中成药，2012，34（9）：1726 – 1729.

靛玉红
Indirubin

【结构式】

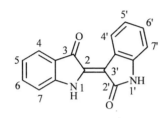

【分子式及分子量】$C_{16}H_{10}N_2O_2$；262.26

^1H-NMR

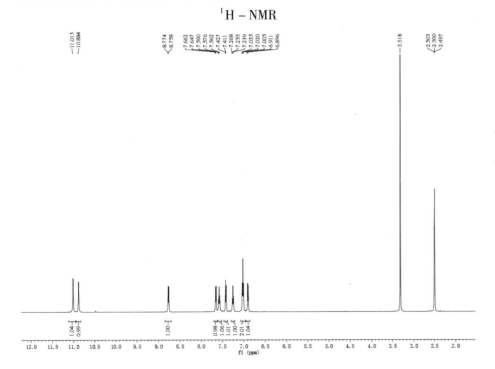

^1H-NMR（DMSO-d_6，500MHz）δ：11.01，10.88（1H each，s，2×-NH），8.77（1H，d，J=7.5Hz，H-4'），7.66（1H，d，J=7.5Hz，H-4），7.59（1H，t，J=8.0，7.5Hz，H-6'），7.41（1H，d，J=8.0Hz，H-7'），7.24（1H，t，J=7.8，7.5Hz，H-6），7.01（2H，t，J=7.5Hz，H-5，5'），6.90（1H，d，J=7.8Hz，H-7）[1]。

$^{13}C-NMR$

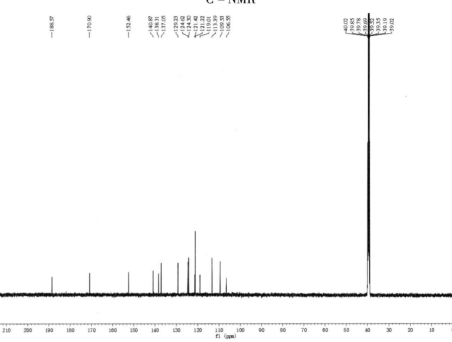

$^{13}C-NMR$（DMSO-d_6，125 MHz）δ：188.6（C-3），170.9（C-2'），152.5（C-7a），40.9（C-7'a），138.3（C-2），137.1（C-6），129.2（C-4'），124.6（C-4），124.3（C-6'），121.4（C-3'a），121.2（C-5，5'），119.0（C-3a），113.4（C-7），109.5（C-7'），106.6（C-3'）[1]。

参 考 文 献
[1] 林瑞超，马双成. 中药化学对照品应用手册［M］. 北京：化学工业出版社，2013.

丁香酚
Eugenol

【结构式】

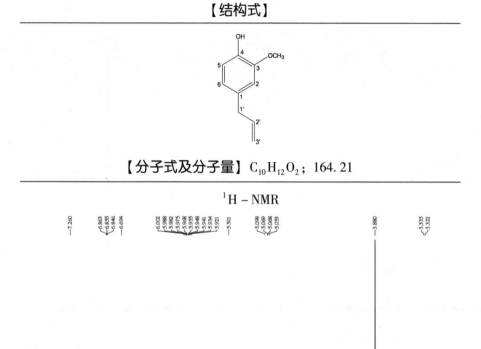

【分子式及分子量】C₁₀H₁₂O₂；164.21

^{1}H – NMR

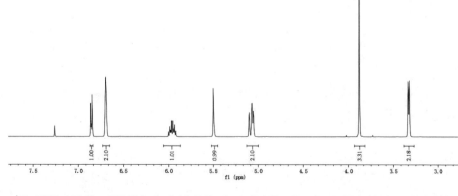

^{1}H – NMR（CDCl₃，500MHz）δ：6.85（1H，*d*，*J*=8.5 Hz，H–5），6.69（2H，*brs*，H–2，6），3.33（2H，*br. d*，*J*=6.5 Hz，H–1′），5.97（1H，*m*，H–2′），5.05～5.10（2H，*m*，H–3′），3.88（3H，*s*，–OCH₃）[1]。

^{13}C – NMR

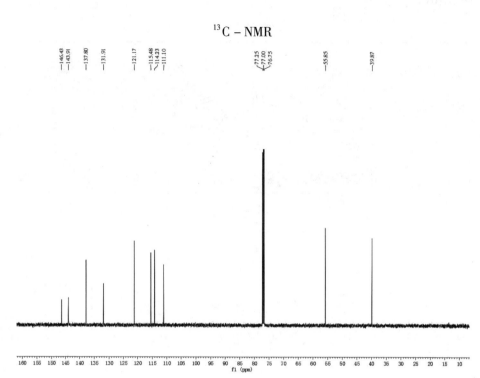

^{13}C – NMR（CDCl₃，125 MHz）δ：137.8（C–1），115.5（C–2），146.4（C–3），143.9（C–4），111.1（C–5），121.2（C–6），39.9（C–1′），131.9（C–2′），114.2（C–3′），55.9（–OCH₃）[1]。

参 考 文 献

[1] 林瑞超，马双成. 中药化学对照品应用手册 [M]. 北京：化学工业出版社，2013.

东莨菪内酯
Scopoletin

【结构式】

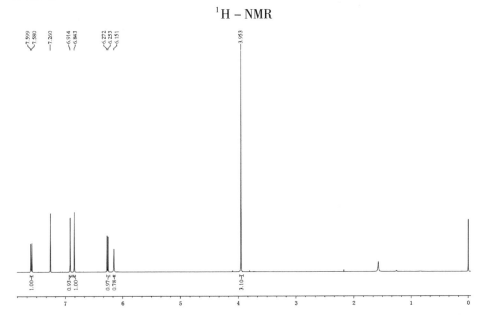

【分子式及分子量】C₁₀H₈O₄；192.17

^{1}H – NMR

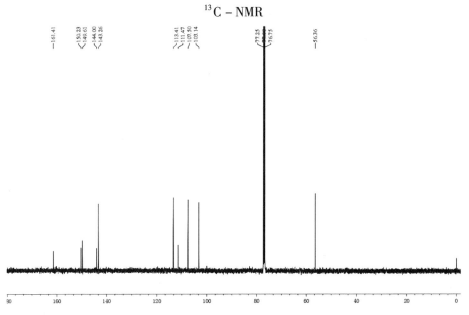

^{13}C – NMR

^{13}C – NMR（CDCl₃，125 MHz）δ：161.3（C–2），113.4（C–3），143.3（C–4），107.5（C–5），149.6（C–6），150.2（C–7），103.1（C–8），144.0（C–9），111.5（C–10），56.4（–OCH₃）。

^{1}H – NMR（CDCl₃，500 MHz）δ：6.26（1H，d，J = 9.5 Hz，H–3），7.59（1H，d，J = 9.5 Hz，H–4），6.91（1H，s，H–5），6.84（1H，s，H–6），3.95（3H，s，–CH₃），6.15（1H，s，–OH）。

参 考 文 献

[1] 林瑞超，马双成. 中药化学对照品应用手册［M］. 北京：化学工业出版社，2013.

冬凌草甲素
Oridonin

【结构式】

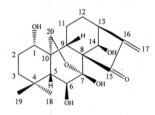

【分子式及分子量】 $C_{20}H_{28}O_6$；364.43

$^1H - NMR$

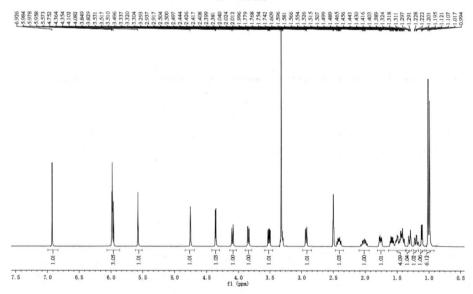

$^1H - NMR$ （DMSO $- d_6$，500MHz） δ：0.99，1.02 （each 3H，s，H-18，19），1.76 （1H，dd，J =13.0，6.0Hz，H-9β），5.96 （1H，s，H-17），5.57 （1H，s，H-17），3.83 （1H，d，$J=$ 10.0 Hz，H-20），4.09 （1H，d，$J=10.0$ Hz，H-20）[1]。

$^{13}C - NMR$

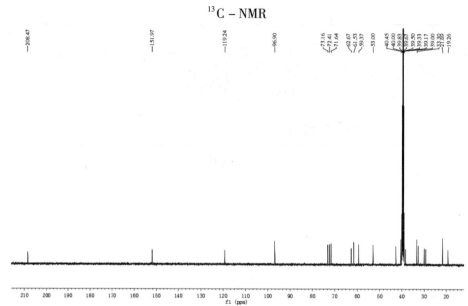

$^{13}C - NMR$ （DMSO $- d_6$，125MHz） δ：73.2 （C-1），29.3 （C-2），38.3 （C-3），33.2 （C- 4），59.4 （C-5），72.4 （C-6），96.9 （C-7），61.5 （C-8），53.0 （C-9），40.5 （C-10），19.3 （C-11），30.0 （C-12），42.7 （C-13），71.6 （C-14），208.5 （C-15），152.0 （C- 16），119.2 （C-17），32.7 （C-18），21.7 （C-19），62.7 （C-20）。

参 考 文 献

[1] 张玲霞，刘雅琳，吴鸿，等. 鄂西香茶菜化学成分研究 [J]. 中国中药杂志，2019，44 （2）：319-323.

杜鹃素
Farrerol

【结构式】

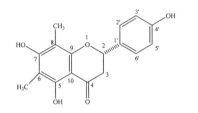

【分子式及分子量】C$_{17}$H$_{16}$O$_5$；300.31

^{1}H - NMR

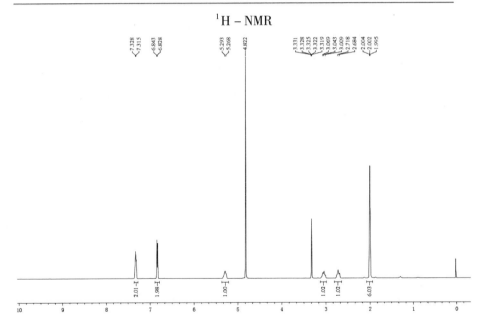

^{1}H - NMR（CD$_3$OD，500MHz）δ：2.00（6H，m，6，8 - CH$_3$），2.70（1H，m，H - 3a），3.04（1H，m，H - 3e），5.28（1H，m，H - 2），6.84（2H，d，J = 7.5Hz H - 3'，H - 5'），7.32（2H，d，J = 7.5Hz，H - 2'，H - 6'）。

^{13}C - NMR

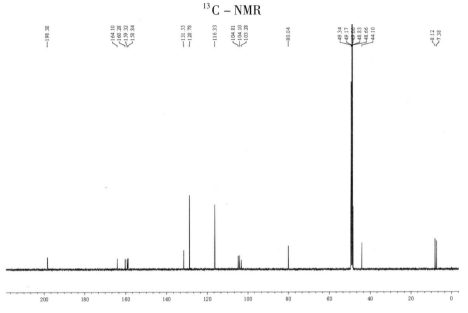

^{13}C - NMR（CD$_3$OD，125MHz）δ：80.0（C - 2），44.1（C - 3），198.4（C - 4），159.3（C - 5），104.1（C - 6），164.1（C - 7），103.3（C - 8），160.3（C - 9），104.8（C - 10），131.6（C - 1'），128.8（C - 2'），116.3（C - 3'），158.8（C - 4'），116.3（C - 5'），128.8（C - 6'），8.1（6 - CH$_3$），7.4（8 - CH$_3$）。

参 考 文 献

[1] 林瑞超，马双成. 中药化学对照品应用手册［M］. 北京：化学工业出版社，2013.

短葶山麦冬皂苷 C

Liriope muscari baily saponin C

【结构式】

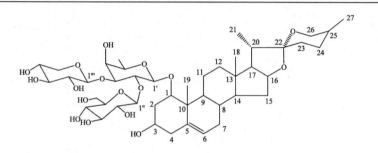

【分子式及分子量】 $C_{44}H_{70}O_{17}$；871.02

¹H – NMR

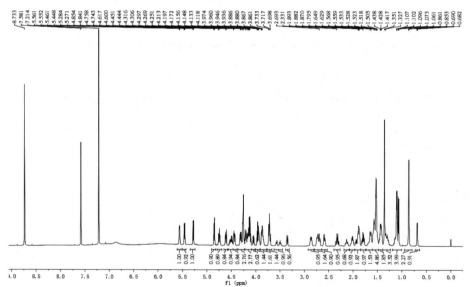

¹H – NMR （C_5D_5N，600MHz）δ：0.85 （3H，*s*， – CH_3），1.35 （3H，*s*， – CH_3），4.85 （1H，*d*，*J* = 7.8Hz，H – 1″），5.28 （1H，*d*，*J* = 7.8Hz，H – 1‴），5.56 （1H，*d*，*J* = 5.4Hz，H – 1′），5.45 （1H，*brd*，*J* = 7.8Hz，H – 6）。

¹³C – NMR

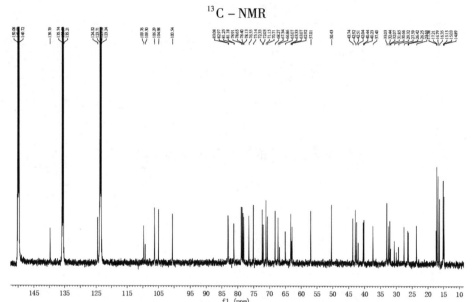

¹³C – NMR （C_5D_5N，150MHz）δ：83.0 （C – 1），37.4 （C – 2），68.3 （C – 3），43.7 （C – 4），139.8 （C – 5），124.5 （C – 6），32.4 （C – 7），33.0 （C – 8），50.4 （C – 9），42.9 （C – 10），23.7 （C – 11），40.4 （C – 12），40.2 （C – 13），57.0 （C – 14），33.0 （C – 15），81.3 （C – 16），62.9 （C – 17），16.8 （C – 18），14.9 （C – 19），42.5 （C – 20），15.2 （C – 21），109.3/109.8 （C – 22），32.1/26.4 （C – 23），29.3/26.2 （C – 24），31.9/27.6 （C – 25），66.9/65.1 （C – 26），17.4/16.3 （C – 27），100.5 （C – 1′），78.1 （C – 2′），83.1 （C – 3′），72.3 （C – 4′），71.1 （C – 5′），17.2 （C – 6′），106.3 （C – 1″），76.5 （C – 2″），78.9 （C – 3″），72.0 （C – 4″），78.4 （C – 5″），63.3 （C – 6″），105.0 （C – 1‴），75.1 （C – 2‴），78.9 （C – 3‴），70.7 （C – 4‴），67.3 （C – 5‴）。

参考文献

[1] 林瑞超，马双成. 中药化学对照品应用手册 [M]. 北京：化学工业出版社，2013.

对二甲胺基苯甲醛

p-dimethyl aminobenzaldehyde

【结构式】

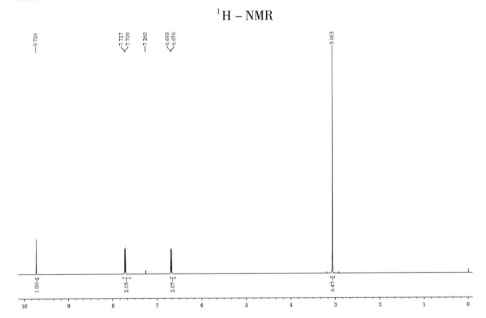

【分子式及分子量】C$_9$H$_{11}$NO；149.19

^{1}H - NMR

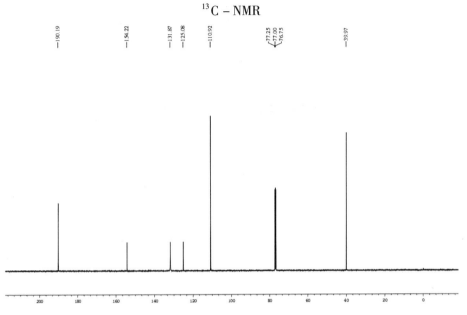

^{13}C - NMR

^{13}C - NMR（CDCl$_3$，125 MHz）δ：125.1（C-1），131.9（C-2，6），110.9（C-3，5），154.2（C-4），190.2（-CHO），40.0（-NCH$_3$）。

^{1}H - NMR（CDCl$_3$，500 MHz）δ：7.72（2H，*d*，*J* = 8.5 Hz，H-2，6），6.68（2H，*d*，*J* = 8.5 Hz，H-3，5），9.72（1H，*s*，-CHO），3.06（6H，*s*，-NCH$_3$）。

参 考 文 献

[1] 林瑞超，马双成. 中药化学对照品应用手册 [M]. 北京：化学工业出版社，2013.

对甲氧基桂皮酸乙酯

Ethylp – methoxy – *trans* – cinnamate

【结构式】

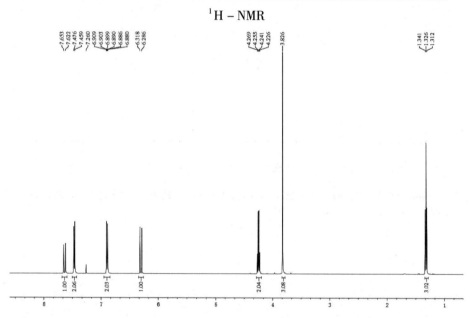

【分子式及分子量】 $C_{12}H_{14}O_3$ ；206. 24

$^1H – NMR$

^1H – NMR （CDCl$_3$，500MHz）δ：1. 33 （3H，*t*，*J* = 7. 1Hz，H – 11），4. 25 （2H，*q*，*J* = 7. 1Hz，H – 10），3. 83 （3H，*s*，1 – OCH$_3$），6. 30 （1H，*d*，*J* = 15. 9Hz，H – 7），7. 64 （1H，*d*，*J* = 16. 0 Hz，H – 8），6. 89 （2H，*d*，*J* = 8. 5Hz，H – 2，6），7. 47 （2H，*d*，*J* = 8. 7Hz，H – 3，5）。

$^{13}C – NMR$

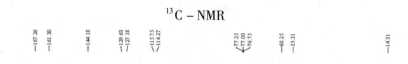

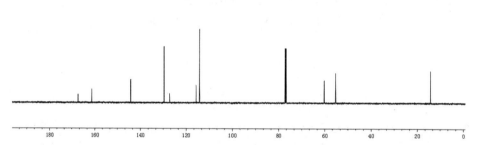

^{13}C – NMR （CDCl$_3$，125MHz）δ：55. 3 （1 – OCH$_3$），14. 3 （C – 11），60. 2 （C – 10），114. 2 （C – 2，6），129. 6 （C – 3，5），127. 2 （C – 4），161. 3 （C – 1），144. 2 （C – 7），115. 8 （C – 8），167. 3 （C – 9）。

参 考 文 献

［1］林瑞超，马双成. 中药化学对照品应用手册 ［M］. 北京：化学工业出版社，2013.

对羟基苯甲酸丁酯
p – hydroxyl butyl benzoate

【结构式】

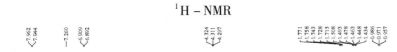

【分子式及分子量】C₁₁H₁₄O₃；194. 23

¹H – NMR

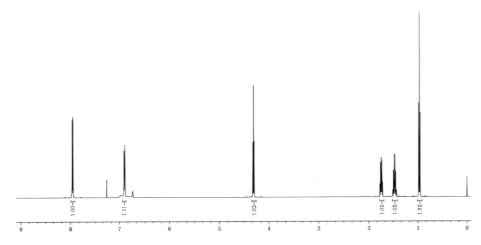

¹H – NMR（CDCl₃，500 MHz）δ：7. 95（2H，*brd*，*J* = 8. 5 Hz，H – 2，6），6. 90（2H，*brd*，*J* = 8. 5 Hz，H – 3，5），4. 31（2H，*t*，*J* = 7. 0 Hz，H – 1′），1. 74（2H，*m*，H – 2′），1. 47（2H，*m*，H – 3′），0. 97（3H，*t*，*J* = 7. 0 Hz，H – 4′）。

¹³C – NMR

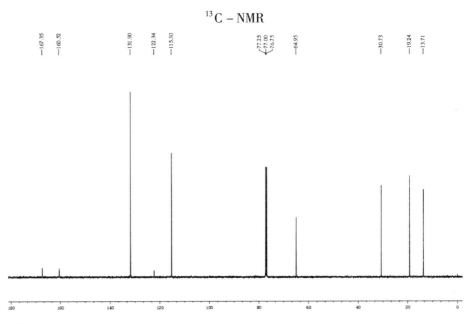

¹³C – NMR（CDCl₃，125 MHz）δ：160. 5（C – 1），115. 3（C – 2，6），131. 9（C – 3，5），122. 3（C – 4），167. 4（C – 7），65. 0（C – 1′），30. 7（C – 2′），19. 2（C – 3′），13. 7（C – 4′）。

参 考 文 献

[1] 林瑞超，马双成. 中药化学对照品应用手册 [M]. 北京：化学工业出版社，2013.

对羟基苯乙酮

p – Hydroxyacetophenone

【结构式】

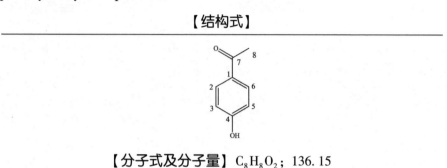

【分子式及分子量】 $C_8H_8O_2$；136.15

^1H – NMR

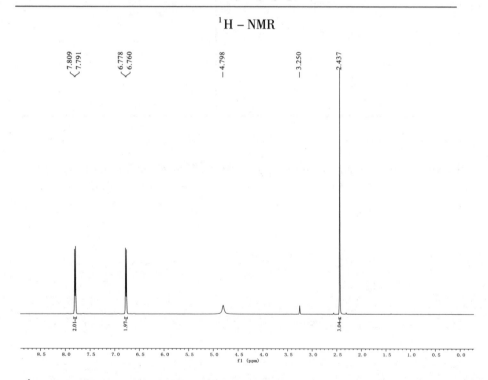

^1H – NMR （CD_3OD, 500MHz） δ：2.44 （3H, *s*, H-8）, 7.80 （2H, *d*, *J*=9.0Hz, H-2, 6）, 6.77 （2H, *d*, *J*=9.0Hz, H-3, 5）。

^{13}C – NMR

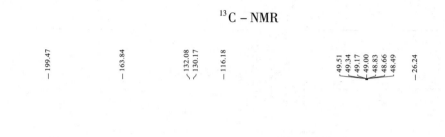

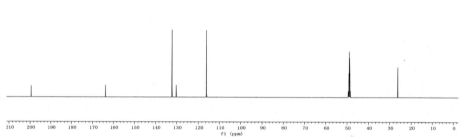

^{13}C – NMR （CD_3OD, 125MHz） δ：130.2 （C-1）, 132.1 （C-2）, 116.2 （C-3）, 163.8 （C-4）, 116.2 （C-5）, 132.1 （C-6）, 199.5 （C-7）, 26.2 （C-8）。

参 考 文 献

[1] 林瑞超，马双成. 中药化学对照品应用手册 [M]. 北京：化学工业出版社，2013.

莪术二酮
Curdione

【结构式】

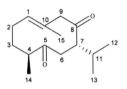

【分子式及分子量】C₁₅H₂₄O₂；236.35

$$C_{15}H_{24}O_2 ; 236.35$$

¹H - NMR

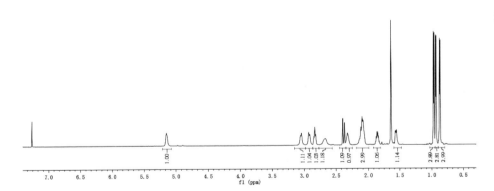

¹H – NMR（CDCl₃，600MHz）δ：0. 87（3H，*d*，*J* = 6. 6 Hz，12 – CH₃），0. 93（3H，*d*，*J* = 6. 6 Hz，13 – CH₃），0. 97（3H，*d*，*J* = 6. 6 Hz，14 – CH₃），1. 56（1H，*m*，3β – H），1. 64（3H，*s*，15 – CH₃），1. 86（1H，*m*，H – 11），2. 08 ~ 2. 14（3H，*br*，3α – H，2α – H，2β – H），2. 32（1H，*m*，4α – H），2. 38（1H，*dd*，*J* = 16. 8，1. 8Hz，6β – H），2. 67（1H，*m*，6α – H），2. 84（1H，*t*，*J* = 8. 4Hz，Hz，7β – H），2. 92（1H，*d*，*J* = 10. 2Hz，9α – H），3. 05（1H，*d*，*J* = 10. 2Hz，9β – H），5. 15（1H，*s*，H – 1）。

¹³C - NMR

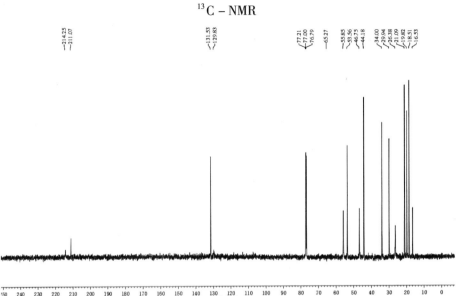

¹³C – NMR（CDCl₃，150MHz）δ：131. 5（C – 1），26. 4（C – 2），34. 0（C – 3），46. 7（C – 4），214. 2（C – 5），44. 2（C – 6），53. 6（C – 7），211. 1（C – 8），55. 8（C – 9），129. 8（C – 10），29. 9（C – 11），19. 8（C – 12），21. 1（C – 13），16. 5（C – 14），18. 5（C – 15）。

参 考 文 献

［1］林瑞超，马双成. 中药化学对照品应用手册［M］. 北京：化学工业出版社，2013.

鹅去氧胆酸
Chenodeoxycholic acid

【结构式】

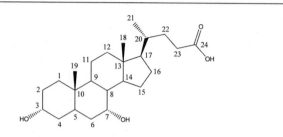

【分子式及分子量】C$_{24}$H$_{40}$O$_4$；392.57

^{1}H – NMR

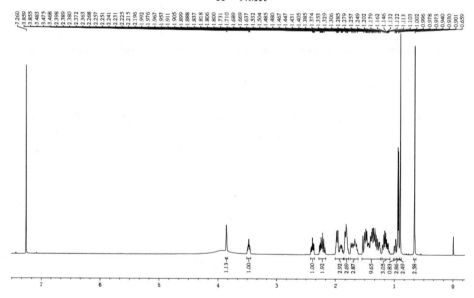

^{1}H – NMR（CDCl$_3$，600 MHz）δ：0.66（3H，s，H – 18），0.90（3H，s，H – 19），0.94（3H，d，J = 6.0 Hz，H – 21），3.48（1H，m，H – 3），3.86（1H，m，H – 7）。

^{13}C – NMR

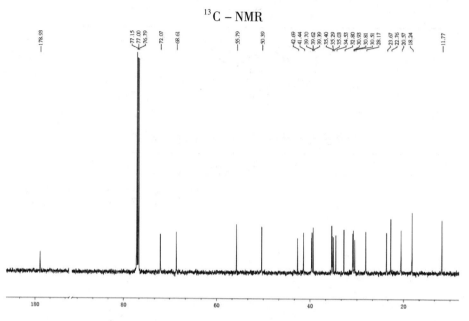

^{13}C – NMR（CDCl$_3$，150 MHz）δ：35.3（C – 1），30.5（C – 2），72.1（C – 3），39.6（C – 4），41.4（C – 5），35.0（C – 6），68.6（C – 7），39.4（C – 8），32.8（C – 9），34.5（C – 10），20.6（C – 11），39.7（C – 12），42.7（C – 13），50.4（C – 14），23.7（C – 15），28.2（C – 16），55.8（C – 17），11.8（C – 18），22.8（C – 19），35.4（C – 20），18.2（C – 21），30.8（C – 22），30.9（C – 23），178.9（C – 24）。

参 考 文 献

[1] 林瑞超，马双成. 中药化学对照品应用手册 [M]. 北京：化学工业出版社，2013.

儿茶素
Catechin

【结构式】

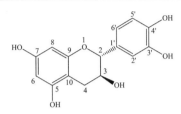

【分子式及分子量】 $C_{15}H_{14}O_6$；290.27

$^1H - NMR$

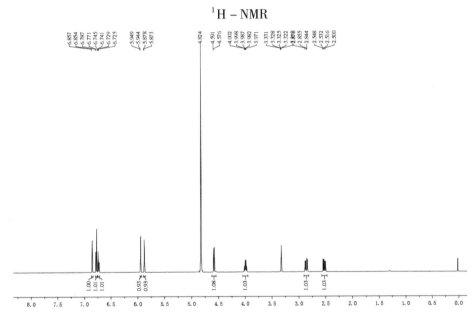

$^1H - NMR$（CD_3OD，600MHz）δ：4.59（1H，d，$J = 9$ Hz，H - 2），4.01（1H，m，H - 3），2.88（1H，dd，$J = 6.6$，19.2 Hz，H - 4），2.55（1H，dd，$J = 9.6$，19.2 Hz，H - 4），5.95（1H，d，$J = 3$ Hz，H - 6），5.88（1H，d，$J = 3$ Hz，H - 8），6.86（1H，d，$J = 1.8$ Hz，H - 2'），6.79（1H，d，$J = 9.6$ Hz，H - 5'），6.74（1H，dd，$J = 2.4$，9.6 Hz，H - 6'）。

$^{13}C - NMR$

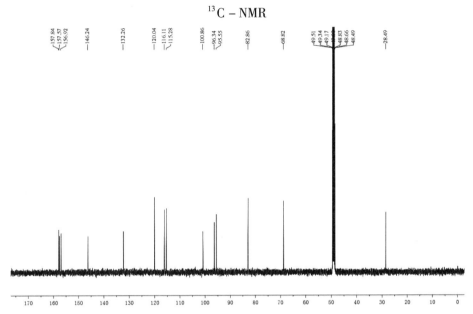

$^{13}C - NMR$（CD_3OD，150MHz）δ：82.9（C - 2），68.8（C - 3），28.5（C - 4），157.8（C - 5），96.3（C - 6），157.6（C - 7），95.9（C - 8），156.9（C - 9），100.9（C - 10），132.3（C - 1'），116.1（C - 2'），146.3（C - 3'），146.2（C - 4'），115.3（C - 5'），120.0（C - 6'）。

参 考 文 献

[1] 蒋锡兰，王伦，李甫，等. 荷叶的抗氧化活性成分 [J]. 应用与环境生物学报，2017，23（1）：89 - 94.

二苯基庚烷 A

Diphenylheptane A

【结构式】

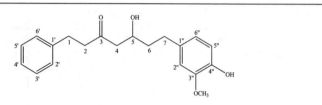

【分子式及分子量】 C₂₀H₂₄O₄； 328.40

¹H – NMR

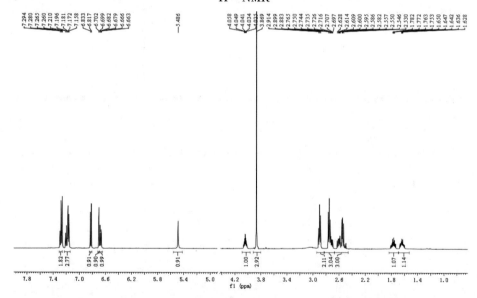

¹H – NMR （CDCl₃, 500 MHz） δ： 2.49～2.90 （8H, *m*, H-1, 2, 4, 7）, 4.04 （1H, *m*, H-5）, 1.78 （1H, *m*, H-6）, 1.64 （1H, *m*, H-6）, 7.16～7.29 （5H, H-2'～6'）, 6.67 （1H, *dd*, *J* = 8.0, 1.5 Hz, H-2''）, 6.70 （1H, *d*, *J* = 1.5 Hz, H-5''）, 6.83 （1H, *d*, *J* = 8.0 Hz, H-6''）, 3.87 （3H, *s*, 3''-OCH₃）。

¹³C – NMR

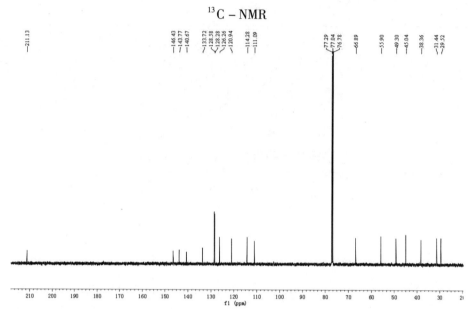

¹³C – NMR （CDCl₃, 125 MHz） δ： 29.5 （C-1）, 45.0 （C-2）, 211.1 （C-3）, 49.3 （C-4）, 66.9 （C-5）, 38.4 （C-6）, 31.4 （C-7）, 140.7 （C-1'）, 128.3 （C-2'）, 128.6 （C-3'）, 126.3 （C-41'）, 128.5 （C-5'）, 128.2 （C-6'）, 133.7 （C-1''）, 111.1 （C-2''）, 146.4 （C-3''）, 143.8 （C-4''）, 114.3 （C-5''）, 120.9 （C-6''）, 55.9 （3''-OCH₃）。

参 考 文 献

[1] 林瑞超，马双成. 中药化学对照品应用手册 [M]. 北京：化学工业出版社，2013.

二甲基甲酰胺
Dimethyl formamide

【结构式】

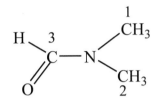

【分子式及分子量】C₃H₇NO；73.09

¹H – NMR

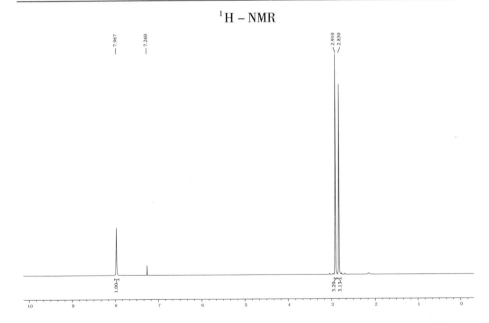

¹³C – NMR

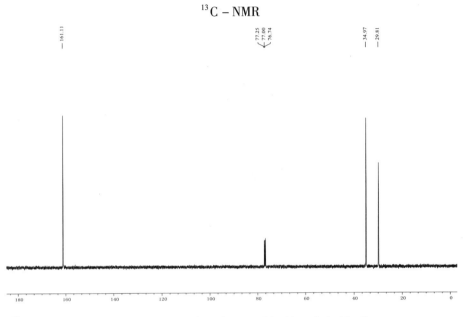

¹³C – NMR （CDCl₃，125MHz）δ：29.8（C-1），35.0（C-2），161.1（C-3）。

¹H – NMR （CDCl₃，500MHz）δ：7.97（1H，s，H-3），2.91（3H，s，H-2），2.83（3H，s，H-1）。

参 考 文 献

［1］林瑞超，马双成 . 中药化学对照品应用手册［M］. 北京：化学工业出版社，2013.

二氢丹参酮 I
Dihydrotanshinone I

【结构式】

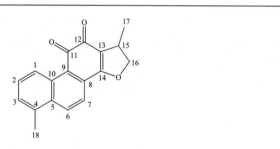

【分子式及分子量】$C_{18}H_{14}O_3$；278.30

^1H-NMR

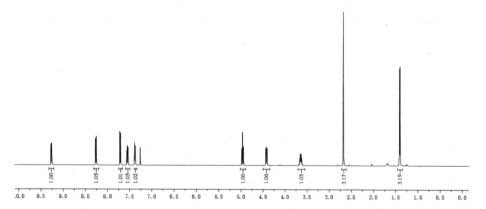

^1H-NMR（CDCl$_3$，600MHz）δ：9.28（1H，d，$J=10.8$ Hz，H-1），7.57（1H，dd，$J=8.4$，10.8 Hz，H-2），7.37（1H，d，$J=8.4$ Hz，H-3），8.27（1H，d，$J=10.2$ Hz，H-6），7.72（1H，d，$J=10.2$ Hz，H-7），3.68（1H，m，H-15），4.98（1H，t，$J=11.4$ Hz，H-16），4.44（1H，dd，$J=7.8$，11.4 Hz，H-16），1.41（3H，d，$J=8.4$ Hz，H-17），2.68（3H，s，H-18）。

$^{13}C-NMR$

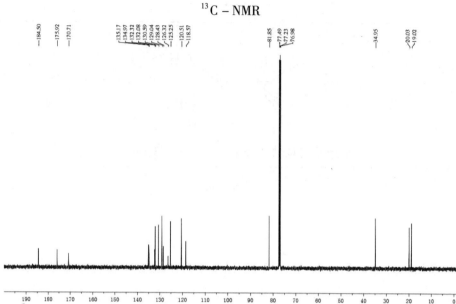

$^{13}C-NMR$（CDCl$_3$，150MHz）δ：120.5（C-1），130.6（C-2），129.0（C-3），135.2（C-4），132.3（C-5），132.1（C-6），120.5（C-7），128.4（C-8），126.3（C-9），135.0（C-10），184.5（C-11），175.9（C-12），118.6（C-13），170.7（C-14），34.9（C-15），81.8（C-16），19.0（C-17），20.0（C-18）。

参 考 文 献

[1] 朱路平，向诚，庄文婷，等．甘西鼠尾草化学成分研究 ［J］．天然产物研究与开发，2013，25：785-788.

二氢辣椒素
Dihydrocapsaicin

【结构式】

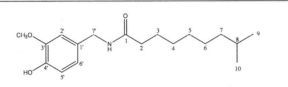

【分子式及分子量】 $C_{18}H_{29}NO_3$；307.43

^1H – NMR

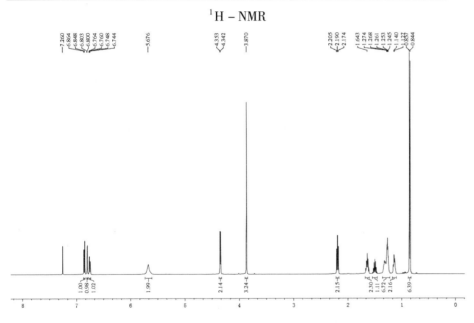

^1H – NMR（$CDCl_3$，500MHz）δ：0.85（6H，d，J = 6.5Hz，H – 9，H – 10），2.19（2H，t，J = 7.5Hz，H – 2），1.11 ~ 1.67（11H，m，H – 3 ~ 8），5.68（4′ – OH，– NH –），4.35（2H，d，J = 5.5Hz，H – 7′），3.87（3H，s，3′ – OCH_3），6.75（1H，dd，J = 8.0，2.0Hz，H – 6′），6.80（1H，d，J = 2.0Hz，H – 2′），6.86（1H，d，J = 8.0Hz，H – 5′）。

^{13}C – NMR

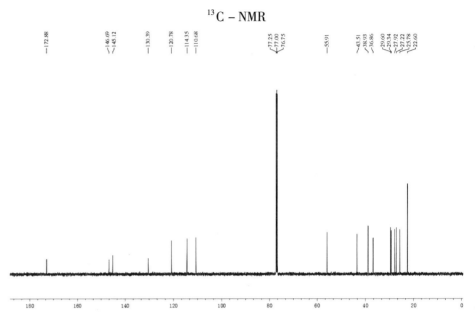

^{13}C – NMR（$CDCl_3$，125MHz）δ：172.9（C – 1），38.9 ~ 25.8（C – 2 ~ 8），22.6（C – 9，10），130.4（C – 1′），114.4（C – 2′），146.7（C – 3′），145.1（C – 4′），110.7（C – 5′），120.8（C – 6′），55.9（3′ – OCH_3），43.5（C – 7′）。

参 考 文 献

[1] 林瑞超，马双成. 中药化学对照品应用手册［M］. 北京：化学工业出版社，2013.

二氢欧山芹醇当归酸酯
Columbianadin

【结构式】

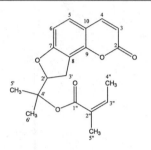

【分子式及分子量】C₁₉H₂₀O₅；328.36

¹H - NMR

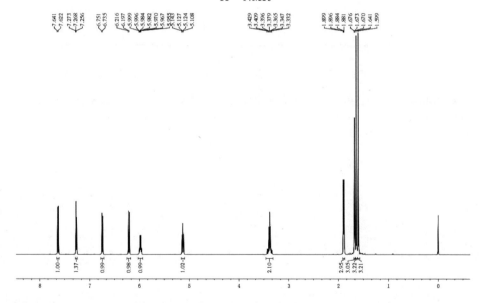

¹H - NMR（CDCl₃，500MHz）δ：1.67（3H，*t*，*J* = 1.5Hz，H - 5″），1.89（3H，*dd*，*J* = 7.5，1.5Hz，H - 4″）；5.98（1H，*qd*，*J* = 7.5，1.5Hz，H - 3″），1.64（3H，*s*，H - 6′），1.60（3H，*s*，H - 5′），3.38（2H，*m*，H - 3′），5.13（1H，*td*，*J* = 8.0，1.5Hz，H - 2′），6.74（1H，*d*，*J* = 8.0Hz，H - 6），7.26（1H，*d*，*J* = 8.5Hz，H - 5），7.63（1H，*d*，*J* = 9.5Hz，H - 4），6.21（1H，*d*，*J* = 9.5Hz，H - 3）[1]。

¹³C - NMR

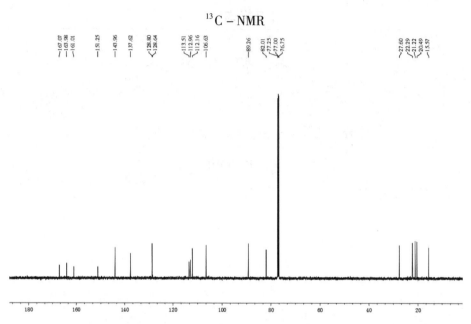

¹³C - NMR（CDCl₃，125MHz）δ：164.0（C - 2），112.2（C - 3），144.0（C - 4），128.7（C - 5），106.7（C - 6），161.0（C - 7），113.5（C - 8），113.0（C - 9），151.3（C - 10），89.3（C - 2′），27.6（C - 3′），82.0（C - 4′），21.2（C - 5′），22.3（C - 6′），167.1（C - 1″），128.8（C - 2″），137.6（C - 3″），15.6（C - 4″），20.5（C - 5″）[1]。

参 考 文 献

[1] 蔡金娜. 蛇床子中的一新角型呋喃香豆素 [J]. 药学学报，1996，31（4）：267 - 270.

二十八烷醇
Octacosanol

【结构式】

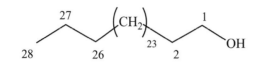

【分子式及分子量】$C_{28}H_{58}O$；410.77

^1H-NMR

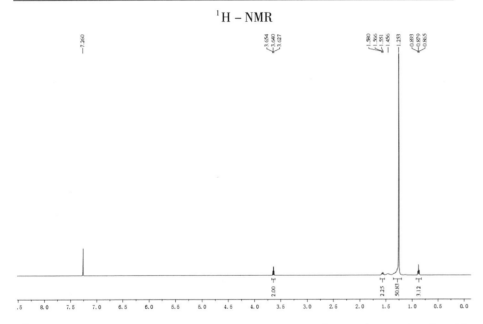

^1H-NMR（$CDCl_3$，600MHz）δ：3.65（2H，t，J = 8.4 Hz，H-1），1.58（2H，m，H-2），1.25（50H，$br.\ s$，H-3～H-27），0.89（3H，t，J = 8.4 Hz，H-28）。

$^{13}C-NMR$

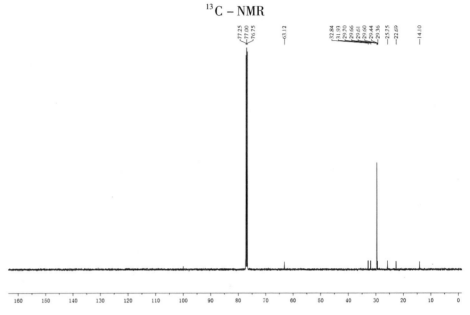

$^{13}C-NMR$（$CDCl_3$，150MHz）δ：63.1（C-1），32.8（C-2），25.7（C-3），29.4，29.4，29.6，29.6，29.7，29.7（C-4～C-25），31.9（C-26），22.7（C-27），14.1（C-28）。

参 考 文 献

[1] Abulizi P, Cong Y, Yakupu M, et al. Chemical Constituents of *Euphorbia sororia*［J］. Chemistry of Natural Compounds. 2014，50（5）：908-909.

番泻苷 A

Sennoside A

【结构式】

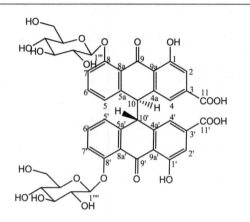

【分子式及分子量】C$_{42}$H$_{38}$O$_{20}$；862.74

^{1}H – NMR

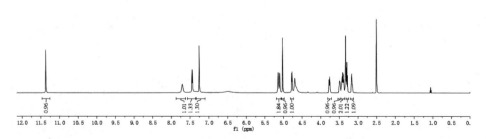

^{1}H – NMR（DMSO – d_6，600MHz）δ：7.46（2H，d，J = 7.8 Hz，Ar – H），7.25（2H，s，Ar – H），7.71（2H，s，Ar – H），5.02（2H，s，H – 10，10′），4.77（2H，d，J = 7.2 Hz，H – 1‴，1⁗），3.77，3.48（4H，H – 6‴，6⁗），11.37（2H，s，3，3′ – COOH）。

^{13}C – NMR

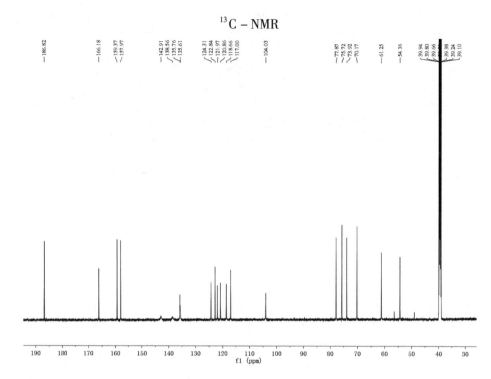

^{13}C – NMR（DMSO – d_6，150 MHz）δ：159.4（C – 1，1′），117.0（C – 2，2′），135.8，135.6（C – 3，3′），120.9（C – 4，4′），138.6（C – 4a，4a′），142.9（C – 5a，5a′），124.3（C – 5，5′），118.7（C – 7，7′），158.0（C – 8，8′），122.8（C – 8a，8a′），186.8（C – 9，9′），121.9（C – 9a，9a′），54.4（C – 10，10′），166.2（C – 11，11′），104.0（C – 1‴，1⁗），75.7（C – 2‴，2⁗），77.9（C – 3‴，3⁗），70.2（C – 4‴，4⁗），73.9（C – 5‴，5⁗），61.2（C – 6‴，6⁗）。

参 考 文 献

［1］林瑞超，马双成 . 中药化学对照品应用手册 ［M］. 北京：化学工业出版社，2013.

番泻苷 B

Sennoside B

【结构式】

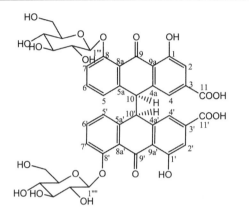

【分子式及分子量】 C$_{42}$H$_{38}$O$_{20}$；862.74

^{1}H – NMR

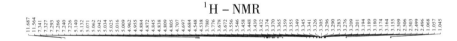

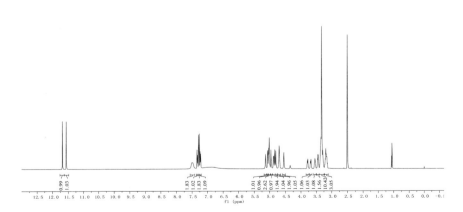

^{1}H – NMR（DMSO – d_6，600 MHz）δ：7.23，7.33（各 1H，d，J = 8.4Hz，Ar – H），7.29，7.27（各 1H，s，Ar – H），7.49（2H，m，Ar – H），5.01，4.96（各 1H，d，J = 4.2 Hz，H – 10，10′），4.88，4.69（各 1H，d，J = 7.2/7.8 Hz，H – 1‴，1⁗），3.79，3.68，3.54，3.45（4H，H – 6‴，6⁗），11.69，11.56（各 1H，s，3，3′ – COOH）。

^{13}C – NMR

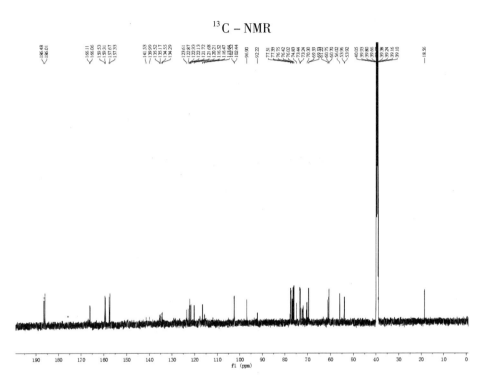

^{13}C – NMR（DMSO – d_6，150 MHz）δ：159.5，159.3（C – 1，1′），116.5，116.5（C – 2，2′），134.6，134.3（C – 3，3′），120.2（C – 4，4′），135.5，135.2（C – 4a，4a′），141.5 ＊，140.0 ＊（C – 5a，5a′），123.6，122.9（C – 5，5′），117.7，115.6（C – 7，7′），157.7，157.3（C – 8，8′），122.3，122.1（C – 8a，8a′），186.5，186.0（C – 9，9′），121.7，121.7（C – 9a，9a′），54.0，53.9（C – 10，10′），166.1，166.1（C – 11，11′），102.5，102.4（C – 1‴，1⁗），77.5，77.3（C – 3‴，3⁗），76.4，76.0（C – 5‴，5⁗），73.4，73.2（C – 2‴，2⁗），69.6，69.5（C – 4‴，4⁗），60.8，60.7（C – 6‴，6⁗）。

注：＊信号弱。

参 考 文 献

[1] 林瑞超，马双成. 中药化学对照品应用手册 [M]. 北京：化学工业出版社，2013.

反丁烯二酸
Fumaric acid

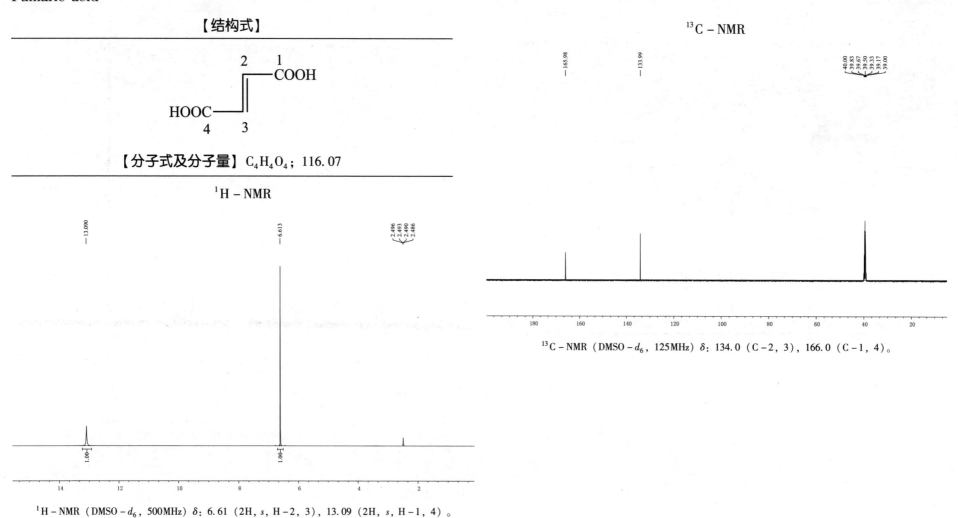

【结构式】

【分子式及分子量】 $C_4H_4O_4$ ； 116.07

^{1}H – NMR

^{13}C – NMR

^{1}H – NMR （DMSO – d_6 , 500MHz） δ： 6.61 （2H, s, H – 2, 3）, 13.09 （2H, s, H – 1, 4） 。

^{13}C – NMR （DMSO – d_6 , 125MHz） δ： 134.0 （C – 2, 3）, 166.0 （C – 1, 4） 。

参 考 文 献

［1］林瑞超，马双成. 中药化学对照品应用手册［M］. 北京：化学工业出版社，2013.

反式茴香脑

trans – Anethol

【结构式】

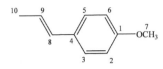

【分子式及分子量】 $C_{10}H_{12}O$；148.20

^1H – NMR

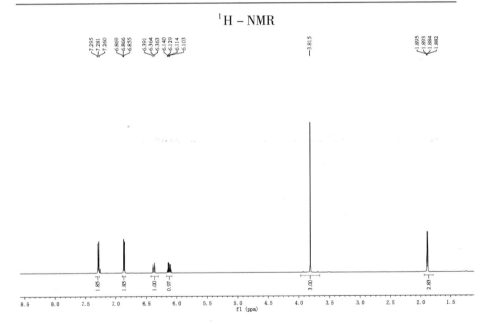

^1H – NMR （CDCl$_3$，600MHz） δ：7.29 （2H，*d*，*J* = 8.4Hz，H - 2，6），6.86 （1H，*d*，*J* = 8.4Hz，H - 3，5），6.36 （1H，*dd*，*J* = 16.2，1.2Hz，H - 8），6.12 （1H，*tq*，*J* = 15.6，6.6Hz，H - 9），3.82 （3H，*s*，7 - CH$_3$），1.89 （3H，*dd*，*J* = 6.6，1.2Hz， - CH$_3$）。

^{13}C – NMR

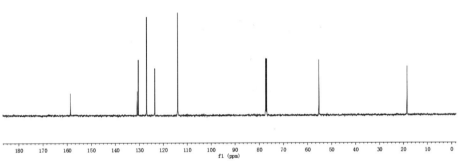

^{13}C – NMR （CDCl$_3$，150MHz） δ：158.7 （C - 1），127.0 （C - 2，6），114.0 （C - 3，5），130.5 （C - 4），55.3 （C - 7），130.9 （C - 8），123.6 （C - 9），18.5 （C - 10）。

参 考 文 献

[1] 林瑞超，马双成. 中药化学对照品应用手册 [M]. 北京：化学工业出版社，2013.

芳樟醇
Linalool

【结构式】

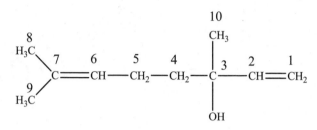

【分子式及分子量】 $C_{10}H_{18}O$; 154.25

$^1H - NMR$

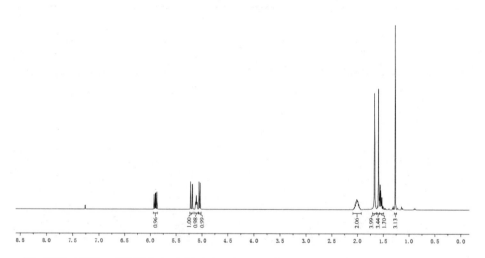

$^1H - NMR$ (CDCl$_3$, 600MHz) δ: 5.22 (1H, d, J = 20.4 Hz, H-1), 5.06 (1H, d, J = 12.6 Hz, H-1), 5.93 (1H, dd, J = 11.4 Hz, H-2), 1.55 (2H, m, H-4), 2.07 (2H, m, H-5), 5.12 (1H, td, J = 9, 1.2 Hz, H-6), 1.59 (3H, s, H-8), 1.67 (3H, s, H-9), 1.26 (3H, s, H-10)。

$^{13}C - NMR$

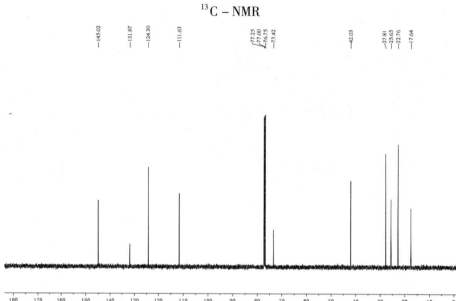

$^{13}C - NMR$ (CDCl$_3$, 150MHz) δ: 111.6 (C-1), 145.0 (C-2), 73.4 (C-3), 42.0 (C-4), 22.8 (C-5), 124.3 (C-6), 131.9 (C-7), 25.7 (C-8), 17.6 (C-9), 27.8 (C-10)。

参 考 文 献

[1] Liu X C, Li Y P, Li H Q, et al. Identification of Repellent and Insecticidal Constituents of the Essential Oil of *Artemisia rupestris* L. Aerial Parts against *Liposcelis bostrychophila* Badonnel. [J]. Molecules, 2013, 18 (9): 10733-10746.

防己诺林碱
Fangchinoline

【结构式】

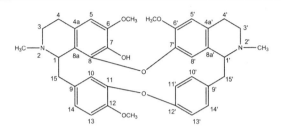

【分子式及分子量】 $C_{37}H_{40}N_2O_6$; 608.72

^1H-NMR

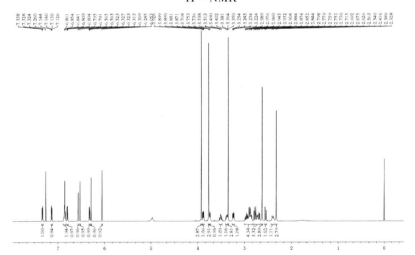

$^{13}C-NMR$

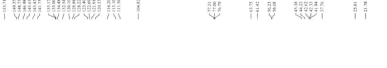

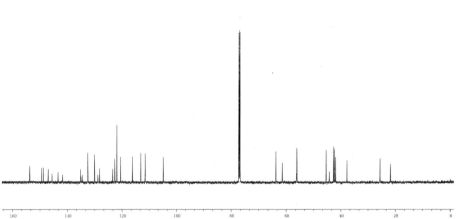

$^{13}C-NMR$ （$CDCl_3$, 150MHz）δ：61.4 （C-1）, 44.2 （C-3）, 21.8 （C-4）, 123.4 （C-4a）, 104.8 （C-5）, 145.6 （C-6）, 134.5 （C-7）, 141.8 （C-8）, 123.4 （C-8a）, 135.2 （C-9）, 116.2 （C-10）, 149.4 （C-11）, 147.0 （C-12）, 111.5 （C-13）, 122.7 （C-14）, 41.9 （C-15）, 63.8 （C-1'）, 45.4 （C-3'）, 25.6 （C-4'）, 128.9 （C-4'a）, 113.1 （C-5'）, 148.7 （C-6'）, 143.4 （C-7'）, 120.5 （C-8'）, 128.2 （C-8'a）, 135.0 （C-9'）, 132.5 （C-10'）, 121.9 （C-11'）, 153.7 （C-12'）, 121.9 （C-13'）, 130.1 （C-14'）, 37.8 （C-15'）, 56.1 （6-OCH_3）, 56.1 （12-OCH_3）, 56.2 （6'-OCH_3）, 42.6 （2-NCH_3）, 56.2 （2'-NCH_3）。

^1H-NMR （$CDCl_3$, 600 MHz）δ：3.75 （1H, *m*, H-1）, 2.90 （1H, *overlapped*, H-3a）, 3.51 （1H, *m*, H-3b）, 2.41 （1H, *m*, H-4a）, 2.90 （1H, *overlapped*, H-4b）, 6.28 （1H, *s*, H-5）, 6.56 （1H, *d*, *J* =1.2 Hz, H-10）, 6.84 （1H, *d*, *J* =8.4 Hz, H-13）, 6.87 （1H, *brd*, *J* =8.4 Hz, H-14）, 2.74 （1H, *overlapped*, H-15a）, 2.55 （1H, *d*, *J* =13.8 Hz, H-15b）, 3.88 （1H, *q*, *J* =5.4 Hz, H-1'）, 2.90 （1H, *overlapped*, H-3'a）, 3.38 （1H, *m*, H-3'b）, 2.74 （1H, *overlapped*, H-4'a）, 2.90 （1H, *overlapped*, H-4'b）, 6.52 （1H, *s*, H-5'）, 6.05 （1H, *s*, H-8'）, 6.31 （1H, *dd*, *J* =8.4, 2.4 Hz, H-10'）, 6.80 （1H, *dd*, *J* =8.4, 2.4 Hz, H-11'）, 7.14 （1H, *dd*, *J* =8.4, 2.4 Hz, H-13'）, 7.33 （1H, *dd*, *J* =8.4, 2.4 Hz, H-14'）, 2.74 （1H, *overlapped*, H-15'a）, 3.23 （1H, *dd*, *J* =12.0, 5.4 Hz, H-15'b）, 3.77 （3H, *s*, 6-OCH_3）, 3.93 （3H, *s*, 12-OCH_3）, 3.35 （3H, *s*, 6'-OCH_3）, 2.33 （3H, *s*, 2-CH_3）, 2.63 （3H, *s*, 2'-CH_3）。

参考文献

[1] 杨劲松, 张强, 周游, 等. 双苄基异喹啉类生物碱汉防己乙素的二维核磁共振谱 [J]. 华西药学杂志, 2001, 16 (3): 161-164.

粉防己碱

Tetrandrine

【结构式】

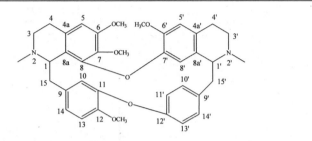

【分子式及分子量】 C₃₈H₄₂N₂O₆；622.75

¹H - NMR

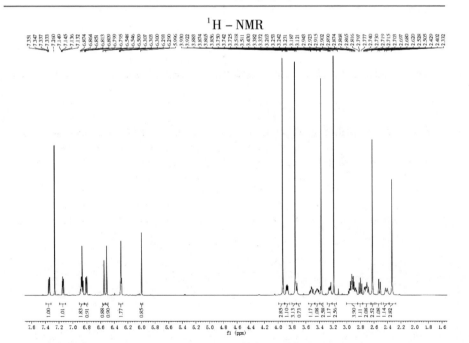

¹H - NMR (CDCl₃, 600MHz) δ：6.30 (1H, s, H - 5)，6.55 (1H, d, J = 1.2 Hz, H - 10)，6.86，6.88 (各1H, d, J = 7.8 Hz, H - 13, 14)，6.51 (1H, s, H - 5')，6.00 (1H, s, H - 8')，7.34 (1H, dd, J = 8.4, 2.4 Hz, H - 10')，7.14 (1H, dd, J = 7.8, 2.4 Hz, H - 11')，6.80 (1H, dd, J = 8.4, 2.4 Hz, H - 13')，6.30 (1H, dd, J = 7.8, 2.4 Hz, H - 14')，3.75 (3H, s, 6 - OCH₃)，3.19 (3H, s, 7 - OCH₃)，3.93 (3H, s, 12 - OCH₃)，3.37 (3H, s, 6' - OCH₃)，2.33 (3H, s, 2 - N CH₃)，2.62 (3H, s, 2' - N CH₃)[1]。

¹³C - NMR

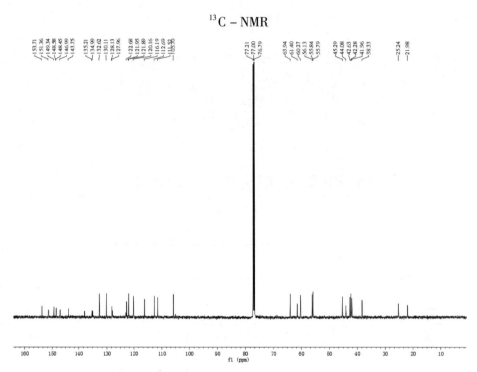

¹³C - NMR (CDCl₃, 150 MHz) δ：61.4 (C - 1)，44.1 (C - 3)，22.0 (C - 4)，128.0 (C - 4a)，105.7 (C - 5)，151.4 (C - 6)，148.5 (C - 8)，123.0 (C - 8a)，135.0 (C - 9)，116.2 (C - 10)，143.7 (C - 11)，147.0 (C - 12)，111.5 (C - 13)，122.7 (C - 14)，38.3 (C - 15)，63.9 (C - 1')，45.3 (C - 3')，25.2 (C - 4')，128.1 (C - 4a')，112.7 (C - 5')，148.6 (C - 6')，149.3 (C - 7')，120.2 (C - 8')，128.0 (C - 8a')，135.2 (C - 9')，130.1 (C - 10')，121.9 (C - 11')，153.7 (C - 12')，122.0 (C - 13')，132.6 (C - 14')，42.0 (C - 15')，42.3，42.6 (2 × - NCH₃)，55.8 (6, 6' - OCH₃)，60.3 (7 - OCH₃)，56.1 (12 - OCH₃)[1]。

参 考 文 献

[1] 林瑞超, 马双成. 中药化学对照品应用手册 [M]. 北京：化学工业出版社，2013.

呋喃二烯
Furanodiene

【结构式】

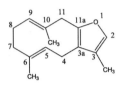

【分子式及分子量】$C_{15}H_{20}O$；216.31

^1H-NMR

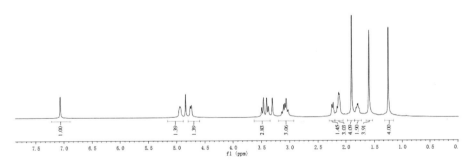

^1H-NMR（CD_3OD，500MHz）δ：1.25（3H，*s*，10-CH_3），1.60（3H，*s*，6-CH_3），1.81（1H，*m*，7-Hb），1.90（3H，*s*，3-CH_3），2.12（2H，*m*，H-8），2.21（1H，*m*，7-Ha），3.11（2H，*m*，H-4），3.45（2H，*m*，H-11），4.75（1H，*br d*，$J=10.0$Hz，H-5），4.94（1H，*t*，$J=6.5$Hz，H-9），7.07（1H，*s*，H-2）。

$^{13}C-NMR$

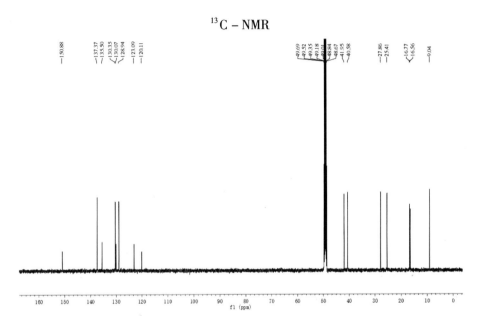

$^{13}C-NMR$（CD_3OD，125MHz）δ：137.4（C-2），123.1（C-3），9.0（3-CH_3），120.1（C-3a），25.4（C-4），128.9（C-5），130.1（C-6），16.8（6-CH_3），40.6（C-7），27.8（C-8），130.4（C-9），135.5（C-10），16.6（10-CH_3），42.0（C-11），150.9（C-11a）。

参 考 文 献

[1] 林瑞超，马双成．中药化学对照品应用手册［M］．北京：化学工业出版社，2013．

甘草次酸
Clycyrrhetinic acid

【结构式】

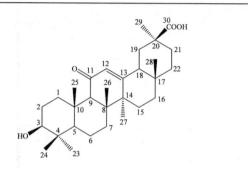

【分子式及分子量】 C_{30}H_{46}O_4；470.68

^{1}H – NMR

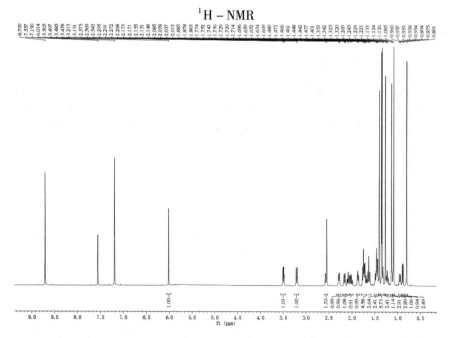

^{13}C – NMR

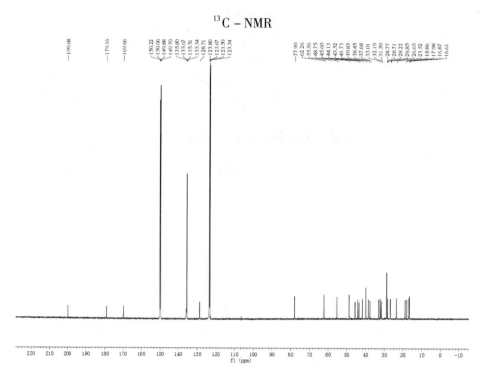

^{13}C – NMR（C_5D_5N，150MHz）δ：37.7（C-1），26.9（C-2），77.9（C-3），39.8（C-4），55.4（C-5），18.9（C-6），32.2（C-7），43.5（C-8），62.3（C-9），37.7（C-10），199.7（C-11），128.7（C-12），169.7（C-13），41.7（C-14），28.2（C-15），23..5（C-16），45.6（C-17），43.5（C-18），39.8（C-19），48.8（C-20），31.6（C-21），32.2（C-22），28.7（C-23），16.9（C-24），16.6（C-25），18.0（C-26），26.9（C-27），26.7（C-28），28.7（C-29），179.2（C-30）[2]。

^{1}H – NMR（C_5D_5N，600MHz）δ：0.80（3H，s，24 – CH_3），1.08（3H，s，23 – CH_3），1.13（3H，s，25 – CH_3），1.27（3H，s，26 – CH_3），1.34（3H，s，28 – CH_3），1.35（3H，s，29 – CH_3），1.40（3H，s，27 – CH_3），6.01（1H，s，H – 12），3.20（1H，dt，J = 13.2，3.6Hz，H – 3），2.54（1H，s，H – 9）[1]。

参 考 文 献

[1] 张恩惠. 四妙勇安汤水煎液化学成分研究［D］. 北京中医药大学，2014.
[2] 林瑞超，马双成. 中药化学对照品应用手册［M］. 北京：化学工业出版社，2013.

甘草苷
Liquiritin

【结构式】

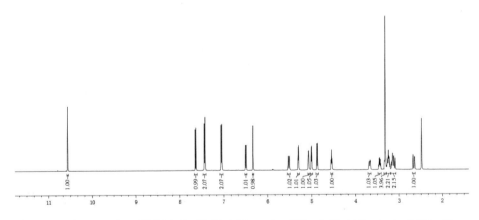

【分子式及分子量】C$_{21}$H$_{22}$O$_9$；418.39

^{1}H – NMR

^{1}H – NMR（DMSO – d_6，500MHz）δ：10.56（1H，s，7 – OH），7.64（1H，d，J = 8.5Hz，H – 5），7.44（2H，d，J = 8.5Hz，H – 2′，6′），7.05（2H，d，J = 8.5Hz，H – 3′，5′），6.50（1H，dd，J = 8.5，2.0Hz，H – 6），6.34（1H，d，J = 2.0Hz，H – 8），5.52（1H，dd，J = 12.5，2.5Hz，H – 2），5.30（1H，d，J = 4.5Hz，H – 1″）。

^{13}C – NMR

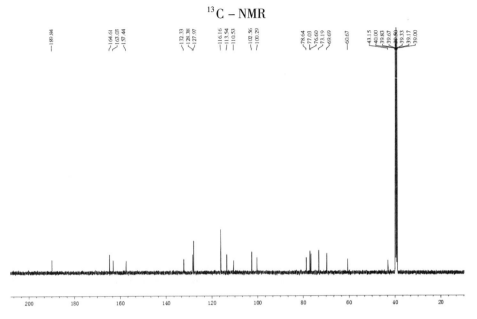

^{13}C – NMR（DMSO – d_6，125MHz）δ：78.6（C – 2），43.2（C – 3），189.8（C – 4），128.4（C – 5），110.5（C – 6），164.6（C – 7），102.6（C – 8），163.0（C – 9），113.5（C – 10），132.3（C – 1′），128.0（C – 2′，6′），116.2（C – 3′，5′），157.4（C – 4′），100.3（C – 1″），73.2（C – 2″），76.6（C – 3″），69.7（C – 4″），77.0（C – 5″），60.7（C – 6″）。

参 考 文 献

[1] 林瑞超，马双成. 中药化学对照品应用手册［M］. 北京：化学工业出版社，2013.

甘草酸
Glycyrrhizic acid

【结构式】

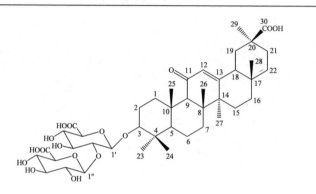

【分子式及分子量】 C_{42}H_{62}O_{16}；822.93

^{1}H - NMR

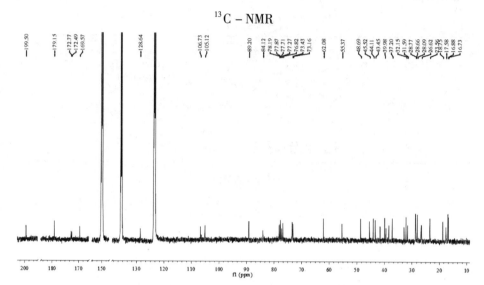

^{13}C - NMR

^{13}C - NMR（C$_5$D$_5$N，150MHz）δ：38.4（C-1），26.6（C-2），84.1（C-3），40.0（C-4），55.4（C-5），18.7（C-6），32.2（C-7），44.1（C-8），62.1（C-9），38.4（C-10），199.5（C-11），128.6（C-12），172.8（C-13），43.5（C-14），28.8（C-15），23.6（C-16），48.7（C-17），45.5（C-18），40.0（C-19），48.7（C-20），31.6（C-21），32.2（C-22），28.8（C-23），17.6（C-24），16.9（C-25），18.8（C-26），28.1（C-27），28.7（C-28），28.8（C-29），179.2（C-30），105.1（C-1′），89.2（C-2′），76.8（C-3′），73.2（C-4′），77.3（C-5′），172.8（C-6′），106.7（C-1″），76.8（C-2″），77.7（C-3″），73.2（C-4″），77.3（C-5″），172.5（C-6″）[1]。

^{1}H - NMR（C$_5$D$_5$N，600MHz）δ：5.48（1H，brs，H-12），0.76（3H，s，24-CH$_3$），1.02（3H，s，23-CH$_3$），1.17（3H，s，25-CH$_3$），1.22（3H，s，26-CH$_3$），1.34（3H，s，28-CH$_3$），1.39（3H，s，29-CH$_3$），1.41（3H，s，27-CH$_3$），3.02（1H，dt，J = 13.2，3.0，H-3）[1]。

参考文献

[1] 林瑞超，马双成. 中药化学对照品应用手册［M］. 北京：化学工业出版社，2013.

甘松新酮

Nardosinone

【结构式】

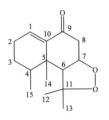

【分子式及分子量】C₁₅H₂₂O₃；250.33

¹H – NMR

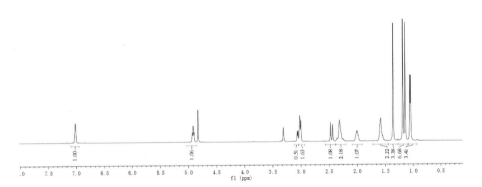

¹H – NMR（CD₃OD，500MHz）δ：1.05（3H，*d*，*J* = 7.0Hz，H – 15），1.14（3H，*s*，H – 14），1.18（3H，*s*，H – 12），1.36（3H，*s*，H – 13），2.40（1H，*br d*，*J* = 18.5Hz，H – 8a），3.04（1H，*dd*，*J* = 7.0，19.0Hz，H – 8b），3.01（1H，*d*，*J* = 9.0 Hz，H – 6），4.92（1H，*t*，*J* = 9.0Hz，H – 7），7.02（1H，*br s*，H – 1）。

¹³C – NMR

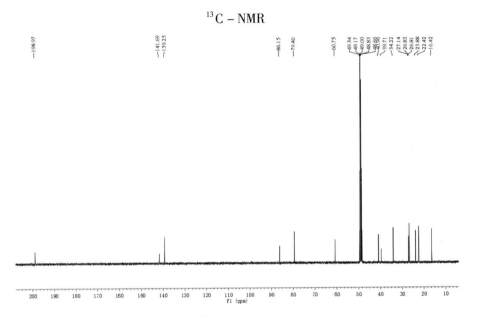

¹³C – NMR（CD₃OD，125MHz）δ：139.2（C – 1），26.8（C – 2），26.8（C – 3），34.2（C – 4），39.7（C – 5），60.7（C – 6），79.4（C – 7），41.0（C – 8），199.0（C – 9），141.7（C – 10），86.2（C – 11），22.4（C – 12），23.9（C – 13），27.1（C – 14），16.4（C – 15）。

参考文献

[1] 林瑞超，马双成. 中药化学对照品应用手册 [M]. 北京：化学工业出版社，2013.

甘油三亚油酸酯
Glyceryltrilinoleate

【结构式】

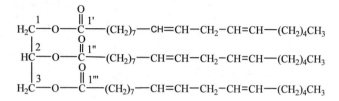

【分子式及分子量】 C_{57}H_{98}O_6； 879.38

^{1}H – NMR

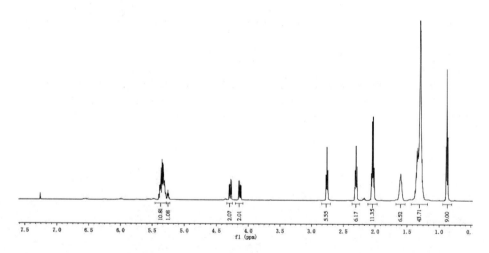

^{1}H – NMR （CDCl$_3$， 500MHz） δ： 5.32 （12H， *m*， 8′， 9′， 8′， 9′， 8″， 9″， 11′， 12′， 11″， 12″， 11‴， 12‴ – CH = CH – ）， 5.25 （1H， *s*， H – 2）， 2.76 （6H， *m*， 10′， 10′， 10″ – H）， 4.13， 4.28 （4H， *dd*， *J* = 12.0， 6.0Hz， H – 1， 3）， 1.29 ~ 2.30 （66H， – CH$_2$ – ）， 0.88 （9H， *t*， *J* = 7.0Hz， 18′， 18′， 18″ – CH$_3$ ）。

^{13}C – NMR

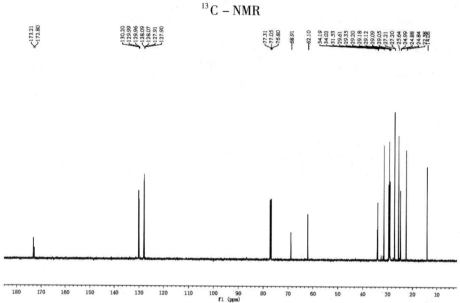

^{13}C – NMR （CDCl$_3$， 125MHz） δ： 173.2 （C – 1′， 3′）， 172.8 （C – 2′）， 127.9 ~ 130.2 （C = C），68.9 （C – 2）， 62.1 （C – 1， 3）， 22.6 ~ 34.2 （ – CH$_2$ – ）， 14.1 （C – 18′， 18′， 18″ ）。

参 考 文 献

[1] 林瑞超，马双成. 中药化学对照品应用手册 [M] . 北京：化学工业出版社，2013.

甘油三油酸酯

Glyceryltrioleate

【结构式】

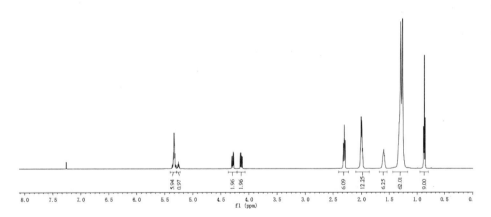

【分子式及分子量】 $C_{57}H_{104}O_6$ ； 885.43

$^1H - NMR$

$^1H - NMR$ （ $CDCl_3$, 500MHz） δ ： 5.31 （6H, *m*, 9′, 10′, 9′, 10′, 9″, 10″ $-CH=CH-$ ）, 5.24 （1H, *s*, H-2）, 4.13, 4.28 （4H, *dd*, $J=12.0$, 6.0Hz, H-1, 3）, 1.26~2.32 （84H, $-CH_2-$ ）, 0.87 （9H, *t*, $J=7.0$ Hz, 18′, 18′, 18″ $-CH_3$ ）。

$^{13}C - NMR$

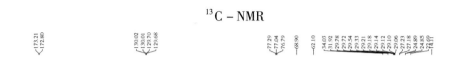

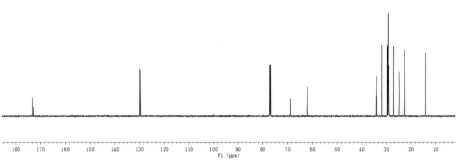

$^{13}C - NMR$ （ $CDCl_3$, 125MHz） δ ： 173.0 （C-1′, 3′）, 172.8 （C-2′）, 129.7~130.0 （C=C）, 68.9 （C-2）, 62.1 （C-1, 3）, 22.7~34.2 （ $-CH_2-$ ）, 14.1 （C-18′, 18′, 18″）。

参 考 文 献

[1] 林瑞超，马双成．中药化学对照品应用手册［M］．北京：化学工业出版社，2013.

杠柳毒苷
Periplocoside

【结构式】

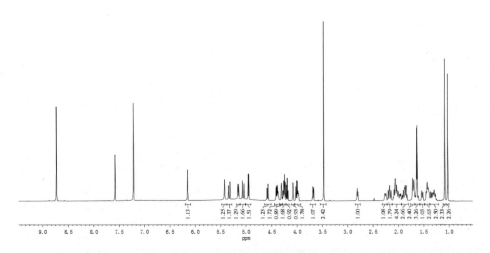

【分子式及分子量】 C$_{36}$H$_{56}$O$_{13}$；696.82

^{1}H – NMR

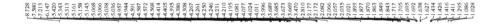

^{1}H – NMR （C$_5$D$_5$N, 500MHz）δ：6. 15 （1H, s, H – 22）, 5. 33 （1H, d, J = 15. 0Hz, H – 21a）, 5. 15 （1H, dd, J = 8. 0, 1. 5Hz, H – 1″）, 5. 05 （1H, dd, J = 15. 0, 1. 0Hz, H – 21b）, 4. 95 （1H, d, J = 6. 5Hz, H – 1′）, 4. 40 （1H, m, H – 3α）, 3. 47 （3H, s, 3′ – OCH$_3$）, 2. 81 （1H, m, H – 17α）, 1. 63 （3H, d, J = 5. 5Hz, 6′ – CH$_3$）, 1. 09 （3H, s, 19 – CH$_3$）, 1. 03 （3H, s, 18 – CH$_3$）。

^{13}C – NMR

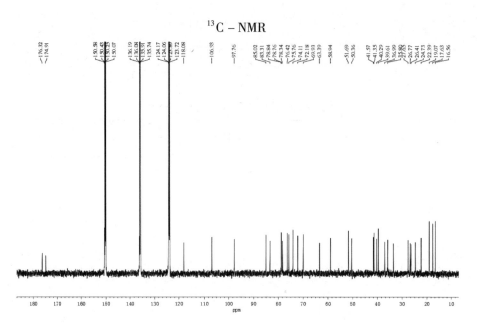

^{13}C – NMR （C$_5$D$_5$N, 125MHz）δ：26. 4 （C – 1）, 26. 8 （C – 2）, 74. 1 （C – 3）, 35. 8 （C – 4）, 75. 8 （C – 5）, 35. 8 （C – 6）, 24. 7 （C – 7）, 41. 4 （C – 8）, 39. 6 （C – 9）, 41. 6 （C – 10）, 22. 4 （C – 11）, 40. 3 （C – 12）, 50. 4 （C – 13）, 85. 0 （C – 14）, 33. 5 （C – 15）, 27. 6 （C – 16）, 51. 7 （C – 17）, 16. 6 （C – 18）, 17. 6 （C – 19）, 176. 3 （C – 20）, 74. 1 （C – 21）, 118. 1 （C – 22）, 176. 3 （C – 23）, 97. 8 （C – 1′）, 37. 0 （C – 2′）, 78. 3 （C – 3′）, 83. 3 （C – 4′）, 69. 9 （C – 5′）, 19. 1 （C – 6′）, 58. 9 （3′ – OCH$_3$）, 106. 9 （C – 1″）, 76. 4 （C – 2″）, 78. 8 （C – 3″）, 72. 2 （C – 4″）, 78. 8 （C – 5″）, 63. 0 （C – 6″）。

参 考 文 献

[1] 胡英杰，木全章. 滇杠柳的化学成分 [J]. 云南植物研究，1989，4：465 – 470.

高良姜素
Galangin

【结构式】

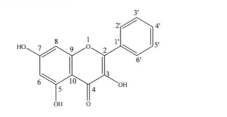

【分子式及分子量】 $C_{15}H_{10}O_5$ ； 270.24

^{1}H - NMR

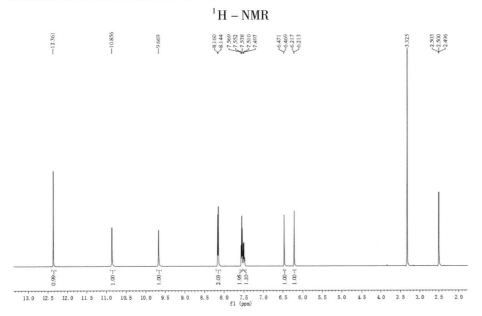

^{13}C - NMR

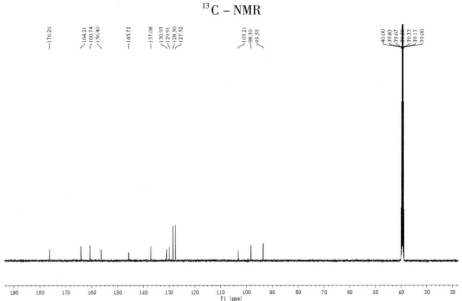

^{13}C - NMR （DMSO - d_6 ， 125MHz） δ： 145.7 （C - 2），137.1 （C - 3），176.3 （C - 4），156.4 （C - 5），98.3 （C - 6），164.2 （C - 7），93.6 （C - 8），160.7 （C - 9），103.2 （C - 10），130.9 （C - 1′），128.5 （C - 2′，6′），127.5 （C - 3′，5′），129.9 （C - 4′）。

^{1}H - NMR （DMSO - d_6 ， 500MHz） δ： 6.22 （1H，d，J = 2.0Hz，H - 6），6.47 （1H，d，= 2.0Hz，H - 8），7.50 ~ 7.57 （3H，m，H - 3′，4′，5′），8.15 （2H，d，J = 8.0Hz，H - 2′，6′），9.67 （1H，s，3 - OH），10.86 （1H，s，7 - OH），12.36 （1H，s，5 - OH）。

参 考 文 献

[1] 林瑞超，马双成. 中药化学对照品应用手册 [M] . 北京：化学工业出版社，2013.

高三尖杉酯碱
Homoharringtonine

【结构式】

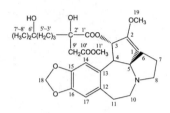

【分子式及分子量】 $C_{29}H_{39}NO_9$; 545.62

^1H-NMR

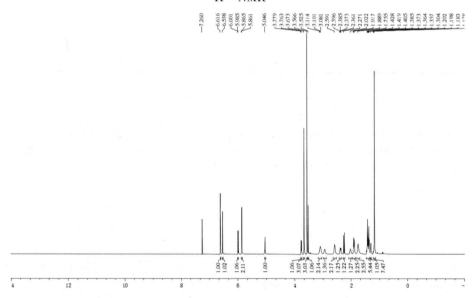

^1H-NMR (CDCl$_3$, 600MHz) δ: 5.05 (1H, s, H-1), 6.00 (1H, d, $J=9.6$Hz, H-3), 3.77 (1H, d, $J=9.6$ Hz, H-3, H-4), 2.02 (1H, m, H-6), 1.92 (H, m, H-6), 1.75 (1H, m, H-7), 3.11 (1H, m, H-8), 2.59 (H, m, H-8), 2.97 (1H, m, H-10), 2.59 (H, m, H-10), 3.11 (1H, m, H-11), 2.38 (H, dd, $J=13.8$ Hz, $J=6.6$, H-11), 6.54 (1H, s, H-14), 6.62 (1H, s, H-17), 5.86 (1H, m, H-18), 5.87 (H, m, H-18), 3.67 (1H, s, H-19), 2.59 (H, m, H-10), 3.57 (1H, s, H-11′), 1.42 (H, m, H-4′), 1.38 (1H, m, H-5′), 1.18 (1H, s, H-7′), 1.18 (1H, s, H-8′)。

$^{13}C-NMR$

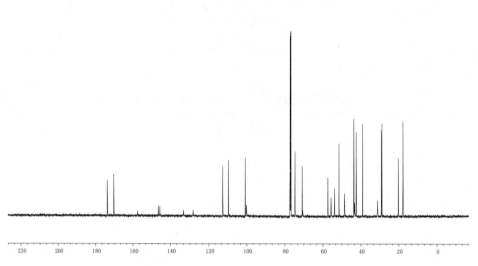

$^{13}C-NMR$ (CDCl$_3$, 150MHz) δ: 100.2 (C-1), 157.6 (C-2), 74.7 (C-3), 57.4 (C-4), 70.8 (C-5), 43.7 (C-6), 20.2 (C-7), 53.9 (C-8), 48.6 (C-10), 31.3 (C-11), 128.3 (C-12), 133.2 (C-13), 112.6 (C-14), 146.7 (C-15), 145.8 (C-16), 109.7 (C-17), 100.9 (C-18), 55.8 (C-19), 173.9 (C-1′), 74.6 (C-2′), 43.3 (C-3′), 39.1 (C-4′), 17.9 (C-5′), 70.5 (C-6′), 29.3 (C-7′), 29.0 (C-′), 42.5 (C-9′), 170.4 (C-10′), 51.5 (C-11′)。

参 考 文 献

[1] 何毅仁. 贡山三尖杉化学成分及生物活性研究 [D]. 第二军医大学, 2012.

藁本内酯
Ligustilide

【结构式】

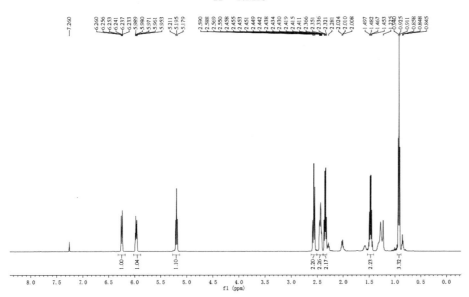

【分子式及分子量】 C₁₂H₁₄O₂；190.24

¹H – NMR

¹H – NMR （CDCl₃，500 MHz）δ：2.56（2H，dd，J=9.5，9.0 Hz，H-4），2.45（2H，m，H-5），5.97（1H，dt，J=11.5，4.5 Hz，H-6），6.24（1H，dt，J=12.5，2.0 Hz，H-7），5.20（1H，t，J=8.0 Hz，H-10），2.34（2H，m，H-11），1.48（2H，m，H-12），0.93（3H，t，J=7.5 Hz，CH₃-13）。

¹³C – NMR

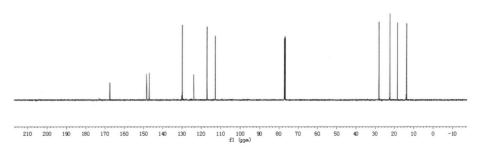

¹³C – NMR （CDCl₃，125 MHz）δ：167.5（C-1），148.5（C-3），18.5（C-4），22.3（C-5），129.8（C-6），117.0（C-7），123.9（C-8），147.0（C-9），112.8（C-10），28.1（C-11），22.4（C-12），13.7（C-13）。

参考文献

[1] 林瑞超，马双成. 中药化学对照品应用手册 [M]. 北京：化学工业出版社，2013.

格列风内酯
Griffonilide

【结构式】

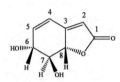

【分子式及分子量】C₈H₈O₄；168.15

$$\text{C}_8\text{H}_8\text{O}_4 ; 168.15$$

¹H - NMR

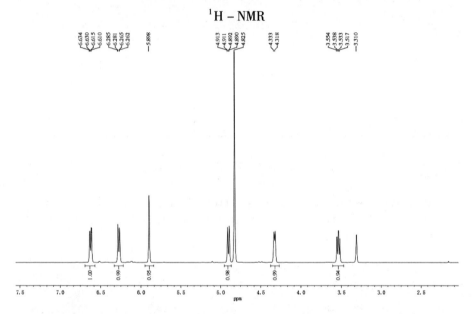

¹H - NMR（CD₃OD, 500MHz）δ: 5.90（1H, *s*, H - 2），6.62（1H, *dd*, *J* = 10.0, 2.5 Hz, H - 4），6.27（1H, *dd*, *J* = 10.0, 2.0 Hz, H - 5），4.32（1H, *br*, *d*, *J* = 8.0 Hz, H - 6），3.54（1H, *dd*, *J* = 10.5, 8.0 Hz, H - 7）。4.90（1H, *d*, *J* = 10.5, 1.0 Hz, H - 8）。

¹³C - NMR

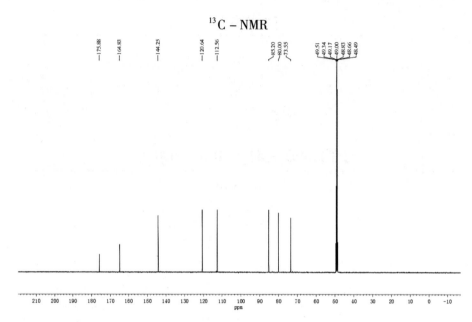

¹³C - NMR（CD₃OD, 125MHz）δ: 175.9（C - 1），112.6（C - 2），164.8（C - 3），120.6（C - 4），144.2（C - 5），73.6（C - 6），80.0（C - 7），85.2（C - 8）。

参考文献

［1］Han QB, Jiang B, Mei SX, et al. Constituents from the roots of *Semiaquilegia adoxoides*［J］. Fitoterapia, 2001, 72（1）: 86 - 88.

葛根素

Puerarin

【结构式】

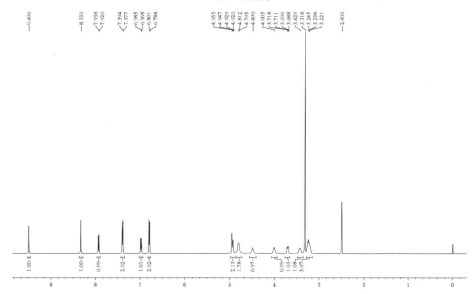

【分子式及分子量】 C$_{21}$H$_{20}$O$_9$；416.38

^{1}H – NMR

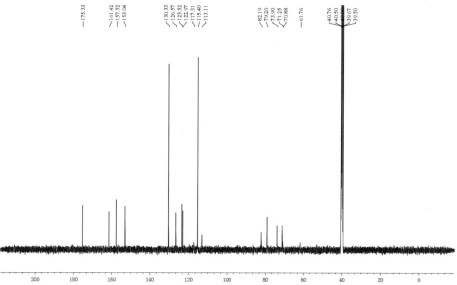

^{13}C – NMR

^{13}C – NMR（DMSO – d_6, 125MHz）δ：153.0（C – 2），123.0（C – 3），175.3（C – 4），126.6（C – 5），115.4（C – 6），161.4（C – 7），113.1（C – 8），157.5（C – 9），117.3（C – 10），123.5（C – 1'），130.3（C – 2', 6'），115.4（C – 3', 5'），157.5（C – 4'），73.9（C – 1''），71.3（C – 2''），79.2（C – 3''），70.9（C – 4''），82.2（C – 5''），61.8（C – 6''）。

^{1}H – NMR（DMSO – d_6, 500MHz）δ：8.33（1H, s, H – 2），7.93（1H, d, J = 8.5 Hz, H – 5），6.98（1H, d, J = 8.5 Hz, H – 6），7.39（2H, d, J = 8.5 Hz, H – 2', 6'），6.79（2H, d, J = 8.5 Hz, H – 3', 5'），4.80（1H, d, J = 8.5 Hz, H – 1''），4.00（1H, brs, H – 2''），3.22 ~ 3.24（3H, m, H – 3'', 4'', 5''），3.71（1H, dd, J = 11.0, 4.0 Hz, H – 6''a），3.43（1H, m, H – 6''b），9.50（1H, s, Ar – OH），4.95（1H, d, J = 4.0 Hz, glu – OH），4.92（1H, d, J = 4.5 Hz, glu – OH），4.79（1H, overlapped, glu – OH），4.49（1H, brs, glu – OH）。

参 考 文 献

[1] Jun M, Fu H, Hong J, et al. Comparison of Antioxidant Activities of Isoflavones from Kudzu Root (*Pueraria lobata* Ohwi)［J］. Journal of Food Science, 2003, 68（6）：2117 – 2122.

古伦宾
Columbin

【结构式】

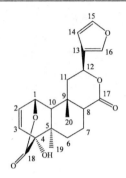

【分子式及分子量】 $C_{20}H_{22}O_6$；358. 39

^1H – NMR

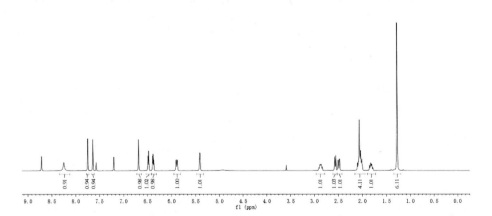

^1H – NMR （C_5D_5N, 600MHz） δ： 1. 27 （3H, s, CH_3 – 19）, 1. 28 （3H, s, CH_3 – 20）, 1. 83 （1H, m, H – 6）, 2. 00 ~ 2. 10 （4H, m, H – 6, 10, 11, 7）, 2. 49 （1H, dd, J = 14. 5, 4. 0Hz, H – 11）, 2. 57 （1H, $br\,d$, J = 11. 0Hz, H – 7）, 2. 88 （1H, m, H – 8）, 5. 41 （1H, $br\,d$, J = 4. 5Hz, H – 1）, 5. 89 （1H, dd, J = 12. 5, 4. 0Hz, H – 12）, 6. 38 （1H, dd, J = 8. 0, 5. 0Hz, H – 3）, 6. 48 （1H, dd, J = 7. 5, 1. 5Hz, H – 2）, 6. 68 （1H, $br\,s$, H – 14）, 7. 64 （1H, $br\,s$, H – 15）, 7. 74 （1H, $br\,s$, H – 16）。

^{13}C – NMR

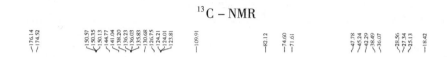

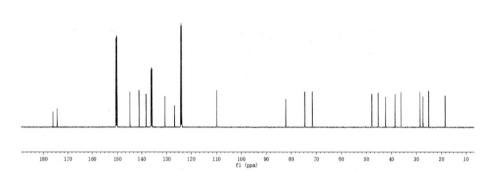

^{13}C – NMR （C_5D_5N, 150MHz） δ： 71. 6 （C – 1）, 130. 7 （C – 2）, 138. 2 （C – 3）, 82. 1 （C – 4）, 38. 5 （C – 5）, 27. 3 （C – 6）, 18. 4 （C – 7）, 47. 9 （C – 8）, 36. 1 （C – 9）, 45. 2 （C – 10）, 42. 3 （C – 11）, 74. 6 （C – 12）, 126. 7 （C – 13）, 109. 9 （C – 14）, 141. 0 （C – 15）, 144. 8 （C – 16）, 176. 1 （C – 17）, 174. 5 （C – 18）, 25. 1 （C – 19）, 28. 6 （C – 20）。

参 考 文 献

［1］林瑞超，马双成. 中药化学对照品应用手册 ［M］. 北京：化学工业出版社，2013.

瓜子金皂苷己

Polygalasaponin F

【结构式】

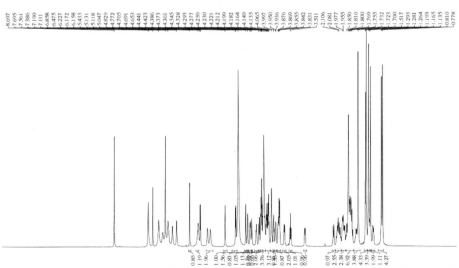

【分子式及分子量】 $C_{53}H_{86}O_{23}$; 1091.24

$^1H - NMR$

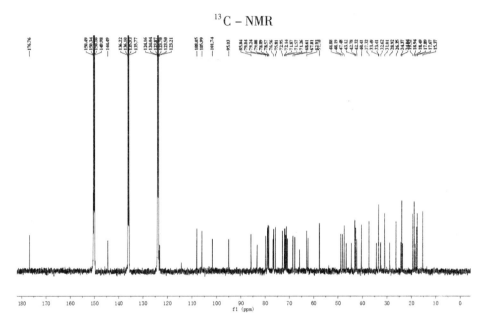

$^1H - NMR$ (C_5D_5N, 600MHz) δ: 0.78 (3H, s, H-30), 0.81 (3H, s, H-29), 1.14 (3H, s, H-26), 1.19 (3H, s, H-27), 1.26 (3H, s, H-24), 1.52 (3H, s, H-25), 1.81 (3H, d, J = 6.0Hz, H-6‴), 5.12 (1H, d, J = 7.8Hz, H-1′), 5.43 (1H, brs, H-12), 6.17 (1H, d, J = 8.4Hz, H-1″), 6.48 (1H, brs, H-1‴), 5.05 (1H, overlapped, H-1⁗)。

$^{13}C - NMR$

$^{13}C - NMR$ (C_5D_5N, 150MHz) δ: 43.1 (C-1), 70.6 (C-2), 83.1 (C-3), 42.8 (C-4), 48.2 (C-5), 18.5 (C-6), 32.6 (C-7), 40.4 (C-8), 48.9 (C-9), 37.3 (C-10), 24.4 (C-11), 122.9 (C-12), 144.5 (C-13), 42.8 (C-14), 28.9 (C-15), 23.4 (C-16), 47.5 (C-17), 42.3 (C-18), 46.4 (C-19), 31.0 (C-20), 34.0 (C-21), 33.5 (C-22), 65.6 (C-23), 15.4 (C-24), 17.7 (C-25), 17.9 (C-26), 26.3 (C-27), 176.8 (C-28), 33.4 (C-29), 24.0 (C-30), 106.0 (C-1′), 75.8 (C-2′), 78.9 (C-3′), 71.9 (C-4′), 78.6 (C-5′), 62.7 (C-6′), 95.0 (C-1″), 76.6 (C-2″), 79.8 (C-3″), 71.6 (C-4″), 79.2 (C-5″), 62.1 (C-6″), 101.7 (C-1‴), 72.1 (C-2‴), 73.0 (C-3‴), 85.8 (C-4‴), 68.3 (C-5‴), 18.9 (C-6‴), 108.0 (C-1⁗), 76.3 (C-2⁗), 78.8 (C-3⁗), 71.0 (C-4⁗), 67.5 (C-5⁗)。

参 考 文 献

[1] 林瑞超，马双成. 中药化学对照品应用手册 [M]. 北京：化学工业出版社，2013.

广藿香酮

Pogostone

【结构式】

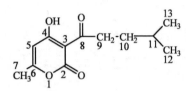

【分子式及分子量】 C_12H_16O_4；224.25

^{1}H – NMR

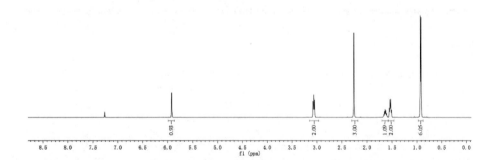

^{1}H – NMR（CDCl$_3$，500MHz）δ：5.92（1H，s，H–5），2.26（3H，s，H–7），3.07（2H，t，J=9.0Hz，H–9），1.53（2H，m，H–10），1.63（1H，m，H–11），0.92（6H，d，J=6.5Hz，H–12，13）。

^{13}C – NMR

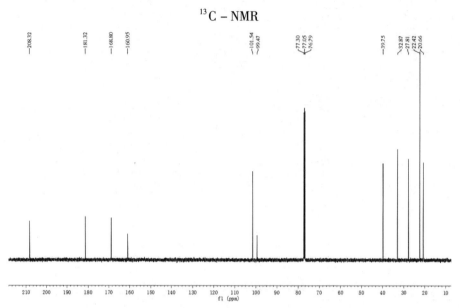

^{13}C – NMR（CDCl$_3$，125MHz）δ：168.8（C–2），99.5（C–3），181.3（C–4），101.5（C–5），160.9（C–6），20.7（C–7），208.3（C–8），39.7（C–9），32.9（C–10），27.8（C–11），22.4（C–12，13）。

参 考 文 献

[1] 林瑞超，马双成. 中药化学对照品应用手册 ［M］. 北京：化学工业出版社，2013.

鬼臼毒素
Podophyllotoxin

【结构式】

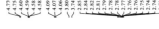

【分子式及分子量】 C$_{22}$H$_{22}$O$_8$ ；414.41

^{1}H – NMR

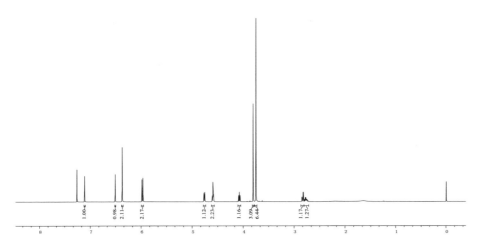

^{13}C – NMR

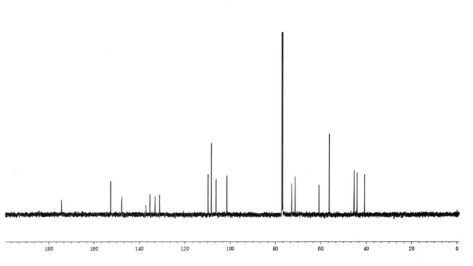

^{13}C – NMR （CDCl$_3$，150MHz）δ：72.8（C－1），40.8（C－2），44.1（C－3），45.3（C－4），109.8（C－5），147.7（C－6），147.8（C－7），106.3（C－8），133.1（C－9），131.1（C－10），71.3（C－11），174.4（C－12），135.4（C－1′），108.3（C－2′，6′），152.6（C－3′，5′），137.2（C－4′），56.3（3′，5′－OCH$_3$），60.8（4′－OCH$_3$），101.5（－O－CH$_2$－O－）。

^{1}H – NMR （CDCl$_3$，600MHz）δ：2.76（1H，*m*，H－2），2.83（1H，*dd*，*J*=14.4，4.8Hz，H－3），3.75（6H，*s*，3′－OCH$_3$，5′－OCH$_3$），3.81（3H，*s*，4′－OCH$_3$），4.08（1H，*t*，*J*=9.6Hz，H－11α），4.59（2H，*m*，H－4，H－11β），4.76（1H，*d*，*J*=9.6Hz，H－1），5.97（2H，*dd*，*J*=12.0Hz，－O－CH$_2$－O－），6.37（2H，*s*，H－2′，6′），6.51（1H，*s*，H－5），7.11（1H，*s*，H－8）。

参 考 文 献

[1] 林瑞超，马双成．中药化学对照品应用手册［M］．北京：化学工业出版社，2013.

桂皮醛
Cinnamaldehyde

【结构式】

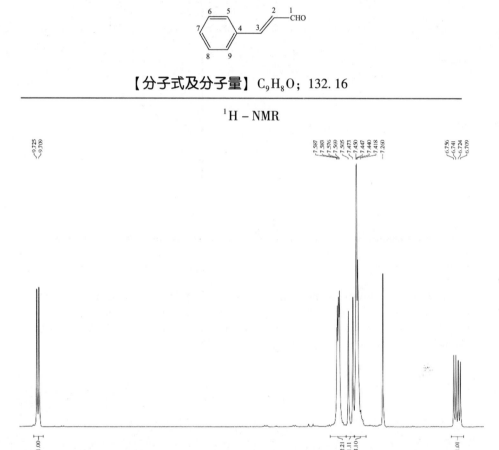

【分子式及分子量】 C₉H₈O；132.16

¹H – NMR

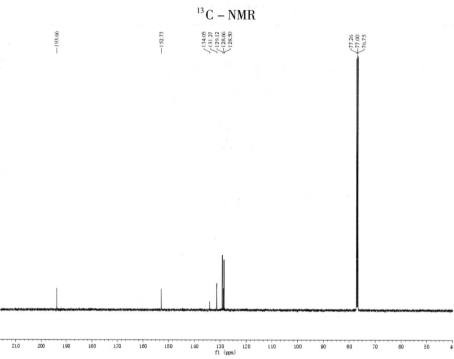

¹³C – NMR

¹³C – NMR（CDCl₃，125MHz）δ：193.7（C-1），128.7（C-2），152.7（C-3），134.0（C-4），129.1（C-5），128.5（C-6），131.3（C-7），128.5（C-8），129.1（C-9）[1]。

¹H – NMR（CDCl₃，500MHz）δ：9.72（1H，d，J=8.0 Hz，H-1），6.73（1H，dd，J=16.0，7.5 Hz，H-2），7.49（1H，d，J=16.0Hz，H-3），7.58（2H，dd，J=6.5，2.0 Hz，H-5，9），7.47（3H，m，H-6，7，8）[1]。

参 考 文 献

[1] 林瑞超，马双成. 中药化学对照品应用手册［M］. 北京：化学工业出版社，2013.

哈巴俄苷

Harpagoside

【结构式】

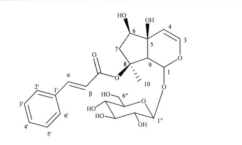

【分子式及分子量】 $C_{24}H_{30}O_{11}$; 494.49

¹H – NMR

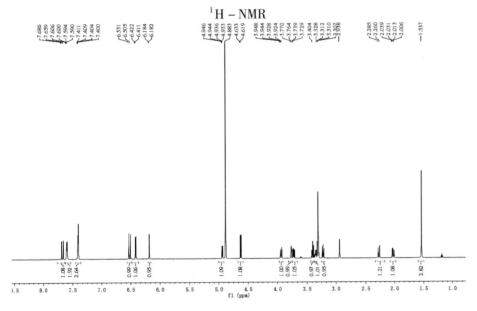

¹³C – NMR

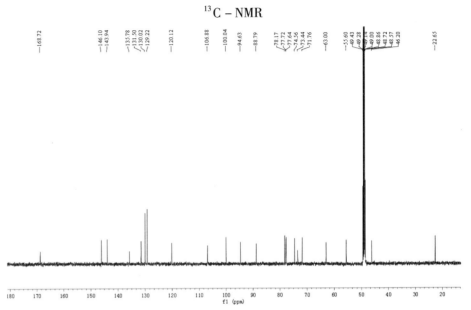

^{13}C – NMR（CD_3OD, 150 MHz）δ：94.6（C-1），143.9（C-3），106.9（C-4），73.4（C-5），77.8（C-6），46.2（C-7），88.8（C-8），55.6（C-9），22.7（C-10），135.8（C-1'），130.0（C-2'），129.6（C-3'），131.5（C-4'），129.6（C-5'），129.2（C-6'），120.1（C-α），146.1（C-β），168.7（C=O），100.0（C-1″），74.6（C-2″），78.2（C-3″），71.8（C-4″），77.6（C-5″），63.0（C-6″）。

^{1}H – NMR（CD_3OD, 600 MHz）δ：6.18（1H, s, H-1），6.42（1H, d, J=6.6Hz, H-3），4.94（1H, dd, J=6.0, 1.8 Hz, H-4），3.77（1H, d, J=3.6Hz, H-6），2.02（1H, dd, J=15.0, 4.2 Hz, H-7a），2.27（1H, d, J=15.0 Hz, H-7b），2.94（1H, s, H-9），1.54（3H, s, H-10），6.52（1H, d, J=15.6 Hz, H-α），7.67（1H, d, J=16.2 Hz, H-β），7.60（1H, dd, J=6.6, 2.4 Hz, H-2', 6'），7.41（1H, m, H-3', 4', 5'），4.63（1H, d, J=8.4 Hz, H-1″），3.72（1H, dd, J=12.0, 6.0Hz, H-6″a），3.94（1H, dd, J=12.0, 2.4Hz, H-6″b）。

参 考 文 献

[1] 林瑞超，马双成．中药化学对照品应用手册 [M]．北京：化学工业出版社，2013.

哈巴苷

Harpagide

【结构式】

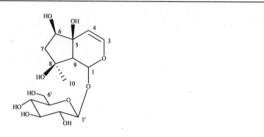

【分子式及分子量】 C$_{15}$H$_{24}$O$_{10}$；364.34

^{1}H – NMR

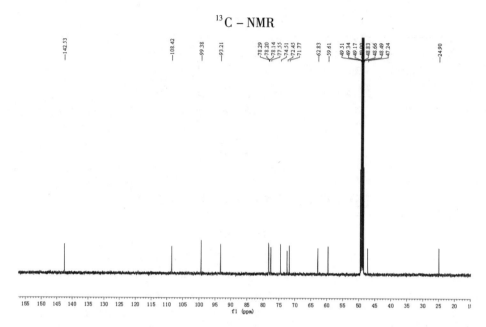

^{13}C – NMR

^{13}C – NMR （CD$_3$OD, 150 MHz） δ：93.2 （C-1），142.5 （C-3），108.4 （C-4），72.5 （C-5），77.5 （C-6），47.2 （C-7），78.3 （C-8），59.6 （C-9），24.9 （C-10），99.4 （C-1'），74.5 （C-2'），78.2 （C-3'），71.8 （C-4'），78.1 （C-5'），62.8 （C-6'）。

^{1}H – NMR （CD$_3$OD, 600 MHz） δ：5.74 （1H, s, H-1），6.31 （1H, d, J = 7.8 Hz, H-3），4.95 （1H, dd, J = 7.8, 1.8 Hz, H-4），3.71 （1H, d, J = 4.8 Hz, H-6），1.80 （1H, dd, J = 16.2, 4.8 Hz, H-7a），1.90 （1H, dd, J = 16.8, 5.4Hz, H-7b），2.55 （1H, s, H-9），1.25 （3H, s, H-10），4.58 （1H, d, J = 9.6 Hz, H-1'），3.67 （1H, dd, J = 12.4, 6.6 Hz, H-6'a），3.90 （1H, dd, J = 14.4, 2.4 Hz, H-6'b）。

参 考 文 献

[1] 林瑞超，马双成. 中药化学对照品应用手册 [M]. 北京：化学工业出版社，2013.

亥茅酚苷
Sec – O – glucosylhamaudol

【结构式】

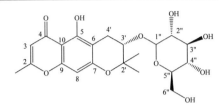

【分子式及分子量】 C₂₁H₂₆O₁₀；438.43

^{1}H – NMR

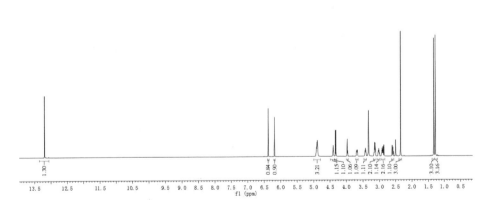

^{13}C – NMR

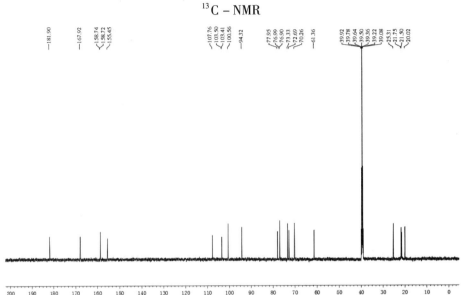

^{13}C – NMR（DMSO – d_6，150MHz）δ：167.9（C – 2），107.8（C – 3），181.9（C – 4），158.7（C – 5），158.7（C – 7），103.5（C – 6），103.4（C – 10），94.3（C – 8），155.4（C – 9），78.0（C – 2'），72.7（C – 3'），21.5（C – 4'），100.6（C – 1'），73.3（C – 2'），76.9（C – 3'），70.3（C – 4'），77.7（C – 5'），61.4（C – 6'），20.0（2 – CH₃），25.3（2' – CH₃），21.8（2' – CH₃）[1-3]。

^{1}H – NMR（DMSO – d_6，600MHz）δ：13.20（1H，s，5 – OH），6.38（1H，s，H – 8），6.18（1H，s，H – 3），4.89（3H，m，2'，3'，4' – OH），4.40（1H，t，J = 5.4 Hz，6' – OH），4.32（1H，d，J = 7.8 Hz，H – 1'），3.97（1H，dd，J = 6.6，5.4 Hz，H – 3'），3.68（1H，m，H – 6'a），3.42（1H，m，H – 6'a），3.14（2H，m，H – 3'，5'），3.02（1H，m，H – 4'），2.88（1H，dd，J = 17.4，5.4 Hz，H – 4'a），2.59（1H，dd，J = 17.4，6.9 Hz，H – 4'b），2.35（3H，s，2 – CH₃），1.33（3H，s，2' – CH3），1.28（3H，s，2' – CH3）[1-3]。

参 考 文 献

[1] 姜艳艳，刘斌，石任兵，等．防风化学成分的分离与结构鉴定［J］．药学学报，2007，42（5）：505 – 510．

[2] 赵博，杨鑫宝，杨秀伟，等．防风化学成分的研究［J］．中国中药杂志，2010，35（12）：1569 – 1572．

[3] 李阳，王旭，李壮壮，等．防风化学成分分离鉴定［J］．中国实验方剂学杂志，2017，23（15）：60 – 64．

汉黄芩素
Wogonin

【结构式】

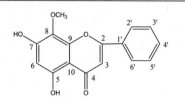

【分子式及分子量】 $C_{16}H_{12}O_5$; 284.26

^1H – NMR

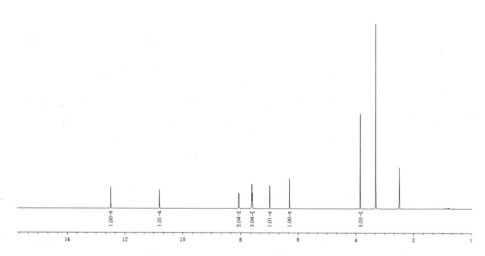

^1H – NMR（DMSO – d_6，500MHz）δ：12.49（1H，s，5 – OH），10.80（1H，s，7 – OH），8.06（2H，dd，J = 1.5，8.0Hz，H – 2′，6′），7.61（3H，m，H – 3′，4′，5′），6.99（1H，s，H – 3），6.31（1H，s，H – 6），3.85（3H，s，8 – OCH$_3$）[1]。

^{13}C – NMR

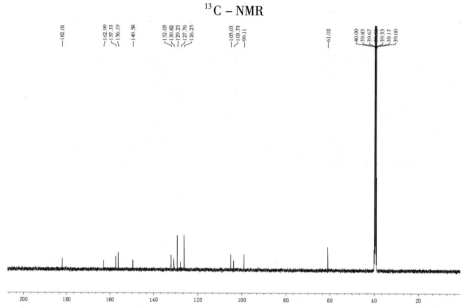

^{13}C – NMR（DMSO – d_6，125MHz）δ：162.99（C – 2），105.03（C – 3），182.01（C – 4），149.58（C – 5），99.11（C – 6），157.33（C – 7），127.76（C – 8），156.19（C – 9），103.73（C – 10），130.82（C – 1′），126.25（C – 2′），129.23（C – 3′），132.05（C – 4′），129.23（C – 5′），126.25（C – 6′），61.02（8 – OCH$_3$）[1]。

参考文献

[1] 常新全，丁丽霞. 中药活性成分分析手册［M］。北京：学苑出版社，2002：1584。

旱莲苷 A
Eclptasaponin A

【结构式】

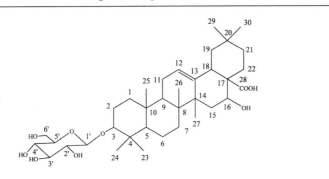

【分子式及分子量】 $C_{36}H_{58}O_9$；634.84

^1H – NMR

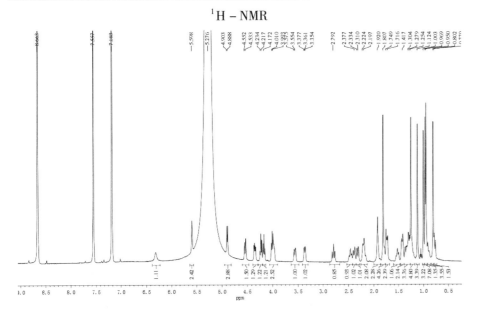

^1H – NMR （C_5D_5N, 600MHz） δ: 0.80 （3H, s, 23 – CH$_3$）, 0.95 （3H, s, 24 – CH$_3$）, 0.97 （3H, s, 25 – CH$_3$）, 1.00 （3H, s, 26 – CH$_3$）, 1.12 （3H, s, 27 – CH$_3$）, 1.25 （3H, s, 29 – CH$_3$）, 3.37 （1H, dd, J = 11.5, 3.5 Hz, H – 3）, 4.01 （1H, m, H – 2′）, 4.90 （1H, d, J = 9.0 Hz, H – 1′）, 5.60 （1H, brs, H – 12）。

^{13}C – NMR

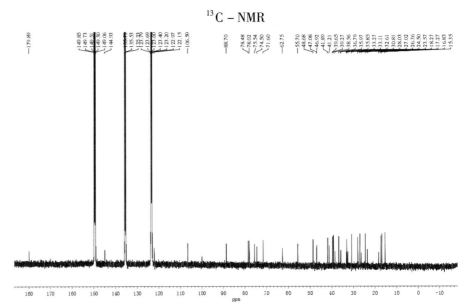

^{13}C – NMR （C_5D_5N, 150MHz） δ: 38.6 （C – 1）, 26.4 （C – 2）, 88.7 （C – 3）, 39.3 （C – 4）, 55.7 （C – 5）, 18.3 （C – 6）, 32.6 （C – 7）, 39.6 （C – 8）, 47.1 （C – 9）, 36.8 （C – 10）, 23.6 （C – 11）, 122.2 （C – 12）, 144.9 （C – 13）, 41.2 （C – 14）, 36.0 （C – 15）, 74.5 （C – 16）, 48.7 （C – 17）, 41.9 （C – 18）, 47.1 （C – 19）, 30.8 （C – 20）, 36.0 （C – 21）, 33.3 （C – 22）, 28.0 （C – 23）, 16.8 （C – 24）, 15.4 （C – 25）, 17.3 （C – 26）, 27.0 （C – 27）, 179.9 （C – 28）, 33.1 （C – 29）, 24.5 （C – 30）, 106.6 （C – 1′）, 75.5 （C – 2′）, 78.5 （C – 3′）, 71.6 （C – 4′）, 78.0 （C – 5′）, 62.8 （C – 6′）。

参 考 文 献

[1] Yahara S, Ding N, Nohara T. Oleanane Glycosides from *Eclipta alba* [J]. Chemical & Pharmaceutical Bulletin, 1994, 42 （6）: 1336 – 1338.

和厚朴酚
Honokiol

【结构式】

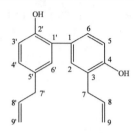

【分子式及分子量】$C_{18}H_{18}O_2$；266.33

^1H-NMR

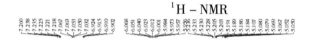

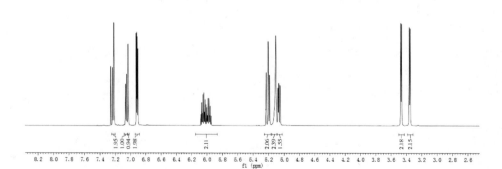

^1H-NMR（$CDCl_3$，500MHz）δ：7.22（1H，d，$J=1.5$ Hz，H-2），6.92（1H，d，$J=7.0$ Hz，H-5），7.23（1H，dd，$J=6.5$，2.0 Hz，H-6），3.47（2H，d，$J=5.5$ Hz，H-7），6.01（2H，m，H-8，8′），5.21（2H，m，H-9），6.91（1H，d，$J=7.0$ Hz，H-3′），7.06（1H，dd，$J=6.5$，2.0 Hz，H-4′），7.03（1H，brs，H-6′），3.36（2H，d，$J=6.0$ Hz，H-7′），5.08（2H，m，H-9′）[1]。

$^{13}C-NMR$

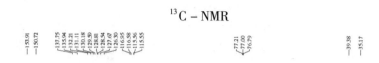

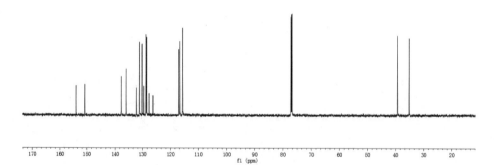

$^{13}C-NMR$（$CDCl_3$，125MHz）δ：126.3（C-1），130.2（C-2），129.6（C-3），153.9（C-4），116.6（C-5），128.5（C-6），35.2（C-7），136.0（C-8），115.6（C-9），127.7（C-1′），150.7（C-2′），116.9（C-3′），128.8（C-4′），132.2（C-5′），131.1（C-6′），39.4（C-7′），137.8（C-8′），115.5（C-9′）[1]。

参 考 文 献

[1] 林瑞超，马双成. 中药化学对照品应用手册［M］. 北京：化学工业出版社，2013.

荷叶碱
Nuciferine

【结构式】

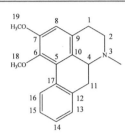

【分子式及分子量】$C_{19}H_{21}NO_2$；295.38

^1H-NMR

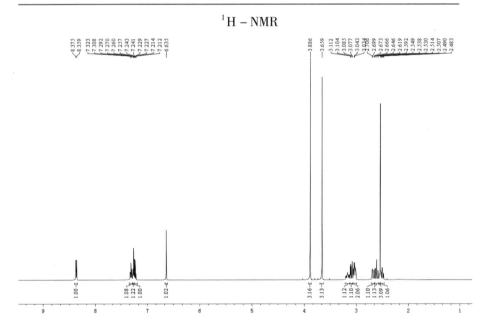

^1H-NMR（$CDCl_3$，500MHz）δ：2.55（3H，s，$-N-CH_3$），3.66、3.88（3H each，s，2 × $-OCH_3$），8.36（1H，d，$J=8.0Hz$，H-16），6.63（1H，s，H-8），7.20～7.32（3H，m，H-13，14，15）[1]。

$^{13}C-NMR$

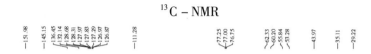

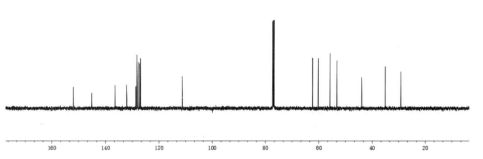

$^{13}C-NMR$（$CDCl_3$，125MHz）δ：29.2（C-1），53.3（C-2），44.0（$-N-CH_3$），62.3（C-4），126.9（C-5），145.2（C-6），152.0（C-7），111.3（C-8），128.0（C-9），128.7（C-10），35.1（C-11），136.5（C-12），128.3（C-13），127.3（C-14），127.0（C-15），127.8（C-16），132.1（C-17），60.2（C-18），55.8（C-19）[1]。

参 考 文 献

[1] 林瑞超，马双成. 中药化学对照品应用手册［M］. 北京：化学工业出版社，2013.

红景天苷
Salidroside

【结构式】

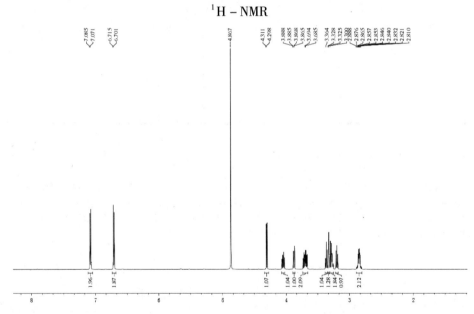

【分子式及分子量】 $C_{14}H_{20}O_7$；300. 30

$^1H - NMR$

$^1H - NMR$ （CD_3OD，600MHz） δ：2. 85 （2H，m，H-7），3. 69 （2H，m，H-8），4. 30 （1H，d，J=7. 8Hz，H-1′），6. 71 （2H，d，J=8. 4Hz，H-2，6），7. 08 （2H，d，J=8. 4Hz，H-3，5）[1]。

$^{13}C - NMR$

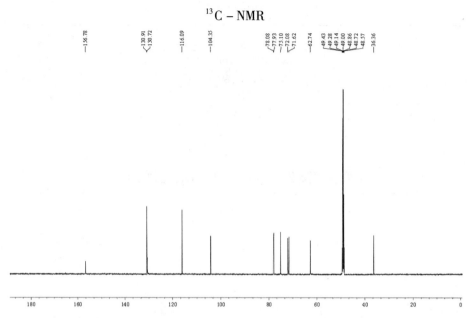

$^{13}C - NMR$ （CD_3OD，150MHz） δ：156. 8 （C-1），116. 1 （C-2，6），130. 7 （C-3，5），130. 9 （C-4），36. 3 （C-7），72. 1 （C-8），104. 4 （C-1′），75. 1 （C-2′），77. 9 （C-3′），71. 6 （C-4′），78. 1 （C-5′），62. 7 （C-6′）。

参 考 文 献

[1] 图苏古丽·托合提，万传星. 红景天根茎化学成分的分离与结构鉴定 [J]. 塔里木大学学报，2018，30 （3）：33-38.

荭草苷
Orientin

【结构式】

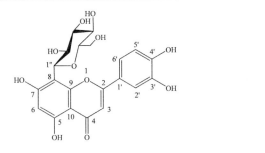

【分子式及分子量】 $C_{21}H_{20}O_{11}$; 448.38

^1H-NMR

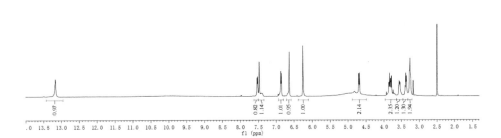

^1H-NMR (DMSO $-d_6$, 500 MHz) δ: 6.64 (1H, s, H-3), 6.26 (1H, s, H-6), 7.48 (1H, brs, H-2'), 6.86 (1H, d, $J = 8.0$ Hz, H-5'), 7.53 (1H, d, $J = 8.0$ Hz, H-6'), 4.69 (1H, d, $J = 10.0$ Hz, H-1''), 13.17 (1H, s, 5-OH)。

$^{13}C-NMR$

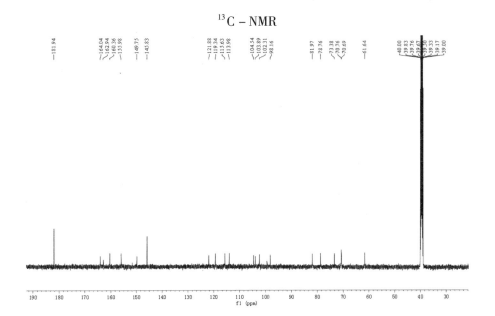

$^{13}C-NMR$

$^{13}C-NMR$ (DMSO $-d_6$, 125MHz) δ: 164.0 (C-2), 102.3 (C-3), 181.9 (C-4), 160.4 (C-5), 98.2 (C-6), 162.9 (C-7), 104.5 (C-8), 156.0 (C-9), 103.9 (C-10), 121.9 (C-1'), 114.0 (C-2'), 145.8 (C-3'), 149.8 (C-4'), 115.6 (C-5'), 119.3 (C-6'), 73.4 (C-1''), 70.8 (C-2''), 78.8 (C-3''), 70.7 (C-4''), 82.0 (C-5''), 61.6 (C-6'')。

参 考 文 献

[1] 林瑞超，马双成. 中药化学对照品应用手册 [M]. 北京：化学工业出版社，2013.

厚朴酚
Magnolol

【结构式】

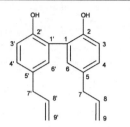

【分子式及分子量】 $C_{18}H_{18}O_2$; 266. 34

$^1H - NMR$

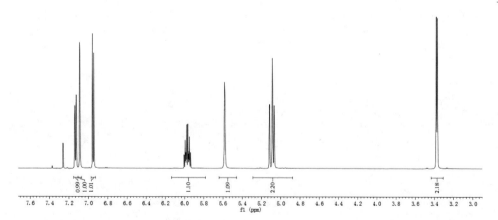

$^1H - NMR$ （$CDCl_3$, 500MHz） δ: 6. 95 （2H, *d*, *J* = 6.5Hz, H - 3, 3'）, 7. 13 （2H, *dd*, *J* = 6.5, 2.0 Hz, H - 4, 4'）, 7. 09 （2H, *d*, *J* = 1.5Hz, H - 6, 6'）, 3. 37 （4H, *d*, *J* = 5.5 Hz, H - 7, 7'）, 5. 06 - 5. 12 （4H, *m*, H - 9, 9'）, 5. 97 （2H, *m*, H - 8, 8'）[1]。

$^{13}C - NMR$

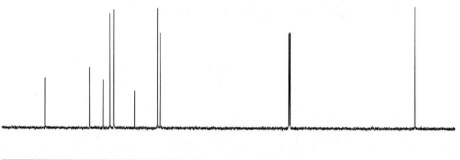

$^{13}C - NMR$ （$CDCl_3$, 125MHz） δ: 123. 7 （C - 1, 1'）, 151. 0 （C - 2, 2'）, 116. 6 （C - 3, 3'）, 130. 0 （C - 4, 4'）, 133. 2 （C - 5, 5'）, 131. 2 （C - 6, 6'）, 39. 3 （C - 7, 7'）, 137. 5 （C - 8, 8'）, 115. 8 （C - 9, 9'）[1]。

参考文献

[1] 林瑞超，马双成. 中药化学对照品应用手册 [M]. 北京：化学工业出版社，2013.

胡薄荷酮
Pulegone

【结构式】

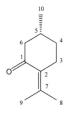

【分子式及分子量】C_{10}H_{16}O；152.23

^{13}C – NMR

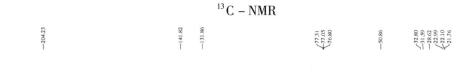

^{1}H – NMR

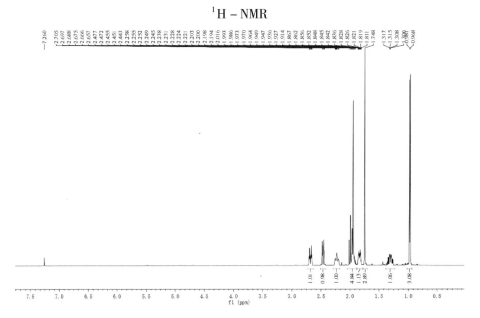

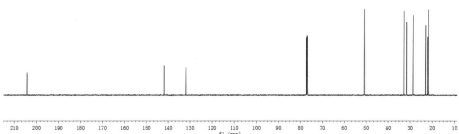

^{13}C – NMR（CDCl$_3$，125MHz）δ：204.2（C-1），131.9（C-2），28.6（C-3），32.8（C-4），31.6（C-5），50.9（C-6），141.8（C-7），23.0（C-8），22.1（C-9），21.8（C-10）。

^{1}H – NMR（CDCl$_3$，500MHz）δ：0.97（3H，d，J=6.5Hz，10-CH$_3$），1.75，1.95（6H，s，8，9-CH$_3$）。

参 考 文 献

[1] 林瑞超，马双成. 中药化学对照品应用手册［M］. 北京：化学工业出版社，2013.

胡黄连苷 I
Picroside I

【结构式】

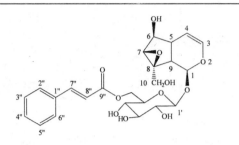

【分子式及分子量】C_{24}H_{28}O_{11}；492.47

^{1}H – NMR

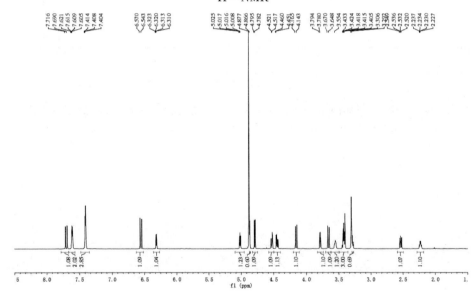

^{13}C – NMR

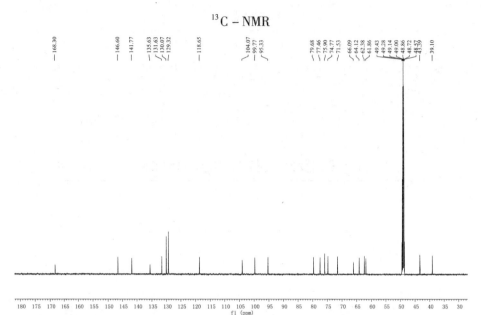

^{13}C – NMR （CD$_3$OD，150 MHz）δ：95.3（C–1），141.8（C–3），104.1（C–4），39.1（C–5），79.7（C–6），62.4（C–7），66.1（C–8），43.4（C–9），61.9（C–10），99.8（C–1'），74.8（C–2'），77.5（C–3'），71.5（C–4'），75.9（C–5'），64.1（C–6'），135.6（C–1''），130.1（C–2''），129.3（C–3''），131.6（C–4''），129.3（C–5''），130.1（C–6''），146.6（C–7''），118.6（C–8''），168.3（C–9''）。

^{1}H – NMR （CD$_3$OD，600 MHz）δ：4.87（1H，d，J=6.6 Hz，H–1），6.32（1H，dd，J=6.0，1.8 Hz，H–3），502（1H，dd，J=5.4，4.8 Hz，H–4），2.23（1H，m，H–5），3.79（1H，br d，J=8.4 Hz，H–7），2.53（1H，dd，J=10.2，7.2 Hz，H–9），3.66（1H，d，J=13.2 Hz，H–10），4.15（1H，d，J=13.2 Hz，H–10），4.79（1H，d，J=7.8 Hz，H–1'），4.45（1H，dd，J=12.0，5.4 Hz，H–6'），4.53（1H，dd，J=12.0，1.8 Hz，H–6'），7.61（2H，dd，J=6.6，2.4 Hz，H–2''，6''），7.41（3H，m，H–3''，4''，5''），7.70（1H，d，J=15.6 Hz，H–7''），6.56（1H，d，J=16.2 Hz，H–8''）。

参 考 文 献

[1] 林瑞超，马双成. 中药化学对照品应用手册 [M]. 北京：化学工业出版社，2013.

胡黄连苷 II
Picroside II

【结构式】

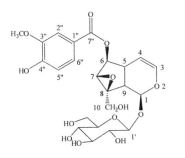

【分子式及分子量】 $C_{23}H_{28}O_{13}$; 512.46

^1H-NMR

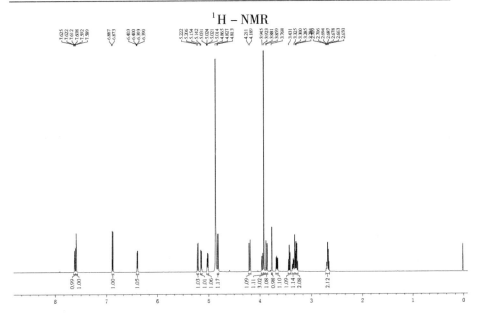

^1H-NMR (CD$_3$OD, 600MHz) δ: 5.21 (1H, *d*, *J* = 9.6Hz, H-1), 6.40 (1H, *d*, *J* = 6.0Hz, H-3), 5.02 (1H, *dd*, *J* = 6.0, 4.2Hz, H-4), 2.65 - 2.71 (2H, *m*, H-5, H-9), 5.15 (1H, *d*, *J* = 7.2Hz, H-6), 3.77 (1H, *s*, H-7), 3.87 (1H, *d*, *J* = 13.2Hz, H-10), 4.20 (1H, *d*, *J* = 13.2Hz, H-10), 4.82 (1H, *d*, *J* = 8.4Hz, H-1'), 3.67 (1H, *dd*, *J* = 12.0, 6.6Hz, H-6'), 3.95 (1H, *dd*, *J* = 12.0, 1.8Hz, H-6'), 7.59 (1H, *d*, *J* = 1.8Hz, H-2''), 6.88 (1H, *d*, *J* = 8.4Hz, H-5''), 7.62 (1H, *dd*, *J* = 8.4, 1.8Hz, H-6''), 3.92 (3H, *s*, 3''-OCH$_3$)[1]。

$^{13}C-NMR$

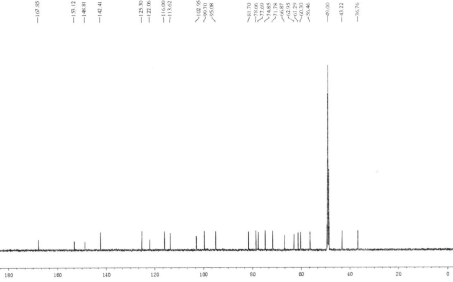

$^{13}C-NMR$ (CD$_3$OD, 150MHz) δ: 95.1 (C-1), 142.4 (C-3), 103.0 (C-4), 36.8 (C-5), 81.7 (C-6), 60.3 (C-7), 66.9 (C-8), 43.2 (C-9), 61.3 (C-10), 99.7 (C-1'), 74.9 (C-2'), 78.7 (C-3'), 71.8 (C-4'), 77.7 (C-5'), 63.0 (C-6'), 122.1 (C-1''), 113.6 (C-2''), 153.1 (C-3''), 148.8 (C-4''), 116.0 (C-5''), 125.3 (C-6''), 167.9 (C-7''), 56.5 (-OCH$_3$)[1]。

参 考 文 献

[1] 张刘强, 韩曼飞, 易婧羽, 等. 西藏胡黄连根茎的化学成分研究 [J]. 中华中医药杂志, 2017, 32 (5): 2070 - 2074.

胡椒碱
Piperine

【结构式】

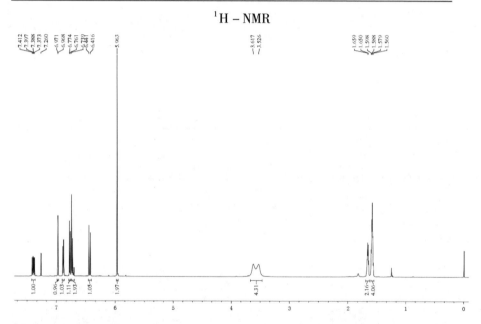

【分子式及分子量】 $C_{17}H_{19}NO_3$; 285.34

^1H-NMR

$^{13}C-NMR$

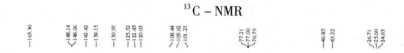

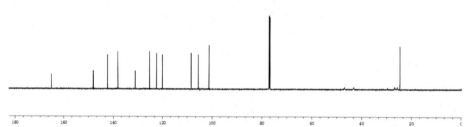

$^{13}C-NMR$ （CDCl$_3$, 150 MHz） δ: 131.0 （C-1）, 105.6 （C-2）, 148.1 （C-3）, 148.1 （C-4）, 108.4 （C-5）, 122.4 （C-6）, 138.2 （C-7）, 125.3 （C-8）, 142.4 （C-9）, 120.0 （C-10）, 165.4 （C-11）, 43.2 （C-13）, 25.6 （C-14）, 24.6 （C-15）, 26.7 （C-16）, 46.9 （C-17）, 101.2 （C-18）。

^1H-NMR （CDCl$_3$, 600 MHz） δ: 6.97 （1H, d, $J=1.8$ Hz, H-2）, 6.77 （1H, d, $J=7.8$ Hz, H-5）, 6.88 （1H, dd, $J=7.8$, 1.8 Hz, H-6）, 6.70 ~ 6.74 （2H, m, H-7, 8）, 7.39 （1H, dd, $J=14.4$, 9.0 Hz, H-9）, 6.43 （1H, d, $J=14.4$ Hz, H-10）, 3.57 （4H, m, H-13, 17）, 1.59 （4H, m, H-14, 16）, 1.65 （2H, m, H-15）, 5.96 （2H, s, H-18）。

参 考 文 献

［1］ Wu S H, Sun C R, et al. Preparativeisolation and purification of amides from the fruits of *Piper longum* L. by uprightcounter – current chromatography and reversed – phase liquid chromatography ［J］. Journal of Chromatography A, 2004, 1040 （2）: 193 – 204.

葡芦巴碱
Trigonelline

【结构式】

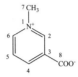

【分子式及分子量】$C_7H_7NO_2$；137.14

¹H-NMR

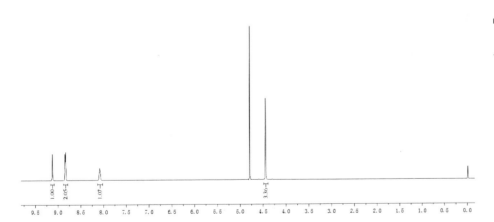

¹H-NMR（D_2O，600MHz）δ：9.13（1H，s，H-2），8.85（3H，m，H-4，H-6），8.09（1H，t，J=7.2 Hz，H-5），4.45（3H，s，H-7）。

¹³C-NMR

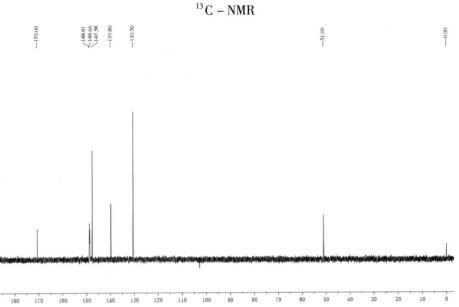

¹³C-NMR（D_2O，150MHz）δ：147.6（C-2），139.8（C-3），148.8（C-4），130.5（C-5），148.7（C-6），51.1（C-7），170.6（C-8）。

参考文献

[1] 何成军，彭成，戴鸥，等. 益母草注射液化学成分研究 [J]. 中草药，2014，45（21）：3048-3052.

湖贝甲素

Hupehenine

【结构式】

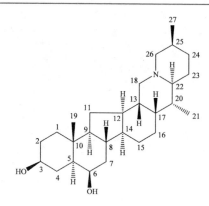

【分子式及分子量】 $C_{27}H_{45}NO_2$；415.65

$^1H - NMR$

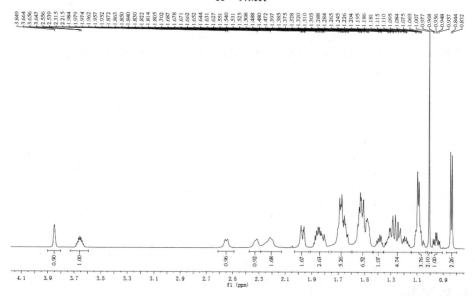

$^1H - NMR$（$CDCl_3$，600MHz）δ：0.83（3H，d，$J = 7.2$，21 – CH_3），1.01（3H，s，19 – CH_3），1.08（3H，d，$J = 6.6$，27 – CH_3），3.66（2H，m，H – 3，6）。

$^{13}C - NMR$

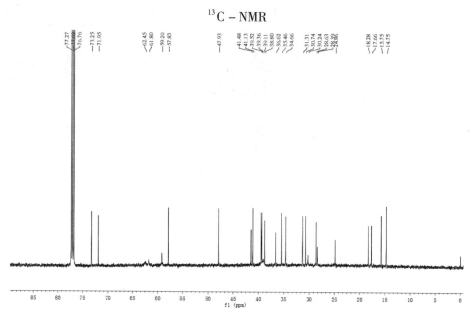

$^{13}C - NMR$（$CDCl_3$，150MHz）δ：39.5（C – 1），31.3（C – 2），72.0（C – 3），34.7（C – 4），47.9（C – 5），73.3（C – 6），39.5（C – 7），36.6（C – 8），57.8（C – 9），35.5（C – 10），30.7（C – 11），39.4（C – 12），39.1（C – 13），41.1（C – 14），28.6（C – 15），17.7（C – 16），41.5（C – 17），59.2（C – 18），15.8（C – 19），38.8（C – 20），14.8（C – 21），62.4（C – 22），24.9（C – 23），30.2（C – 24），28.4（C – 25），61.8（C – 26），18.3（C – 27）。

参 考 文 献

［1］林瑞超，马双成．中药化学对照品应用手册［M］．北京：化学工业出版社，2013.

槲皮苷
Quercitrin

【结构式】

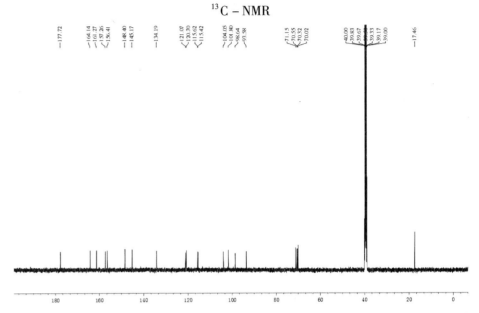

【分子式及分子量】 $C_{21}H_{20}O_{11}$；448.38

^1H-NMR

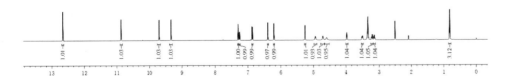

^1H-NMR（DMSO$-d_6$，500MHz）δ：6.21（1H，d，$J=2.0$Hz，H-8），6.39（1H，d，$J=2.0$Hz，H-6），6.86（1H，d，$J=8.0$Hz，H$-5'$），7.25（1H，dd，$J=8.0$，2.0Hz，H$-6'$），7.30（1H，d，$J=2.5$Hz，H$-2'$），5.26（1H，d，$J=1.5$Hz，H$-1''$），0.80（3H，d，$J=6.0$Hz，5''$-$CH$_3$）[1]。

$^{13}C-NMR$

$^{13}C-NMR$（DMSO$-d_6$，125MHz）δ：156.4（C-2），134.2（C-3），177.7（C-4），161.3（C-5），93.6（C-6），164.1（C-7），98.6（C-8），157.3（C-9），104.1（C-10），121.1（C$-1'$），115.4（C$-2'$），145.2（C$-3'$），148.4（C$-4'$），115.6（C$-5'$），120.7（C$-6'$），101.8（C$-1''$），70.3（C$-2''$），70.6（C$-3''$），71.1（C$-4''$），70.0（C$-5''$），17.5（C$-6''$）[1]。

参考文献

[1] 江纪武，肖庆祥．植物药有效成分手册［M］．北京：人民卫生出版社，1986.

槲皮素 −3 −O−β−D−葡萄糖 −7 −O−β−D−龙胆双糖苷
Quercetin −3 −O−β−D−glucose −7 −O−β−D−gentiobioside

【结构式】

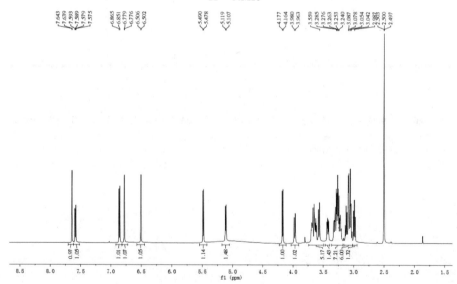

【分子式及分子量】 $C_{33}H_{40}O_{22}$; 788.66

^{1}H − NMR

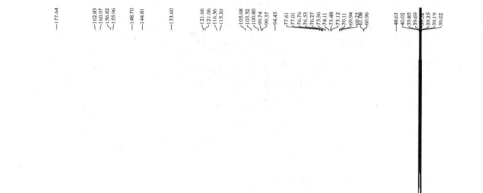

^{1}H − NMR (DMSO − d_6, 600MHz) δ: 2.97 − 3.98 (m, sugar − H), 4.17 (1H, d, J = 7.8Hz, H − 1''''), 5.11 (1H, d, J = 7.2Hz, H − 1'''), 5.48 (1H, d, J = 7.2Hz, H − 1''), 6.50 (1H, d, J = 2.4 Hz, H − 6), 6.78 (1H, d, J = 1.8 Hz, H − 8), 6.86 (1H, d, J = 8.4 Hz, H − 5'), 7.58 (1H, dd, J = 8.4, 2.4 Hz, H − 6'), 7.64 (1H, d, J = 2.4 Hz, H − 2')。

^{13}C − NMR

^{13}C − NMR (DMSO − d_6, 150MHz) δ: 156.8 (C − 2), 133.6 (C − 3), 177.6 (C − 4), 161.0 (C − 5), 99.4 (C − 6), 162.8 (C − 7), 94.4 (C − 8), 156.0 (C − 9), 105.7 (C − 10), 121.0 (C − 1'), 116.6 (C − 2'), 144.8 (C − 3'), 148.7 (C − 4'), 115.3 (C − 5'), 121.7 (C − 6'), 100.8 (C − 1''), 74.1 (C − 2''), 77.6 (C − 3''), 69.9 (C − 4''), 77.0 (C − 5''), 60.9 (C − 6''), 99.7 (C − 1'''), 73.1 (C − 2'''), 76.3 (C − 3'''), 69.3 (C − 4'''), 75.4 (C − 5'''), 68.4 (C − 6'''), 103.5 (C − 1''''), 73.5 (C − 2''''), 76.5 (C − 3''''), 70.1 (C − 4''''), 76.8 (C − 5''''), 61.1 (C − 6'''')。

参 考 文 献

[1] 王爱芹, 王秀坤, 李军林, 等. 南葶苈子化学成分的分离与结构鉴定 [J]. 药学学报, 2004, 39 (1): 46 −51.

虎杖苷
Polydatin

【结构式】

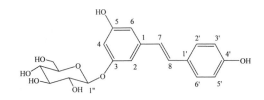

【分子式及分子量】$C_{20}H_{22}O_8$；390.38

^1H-NMR

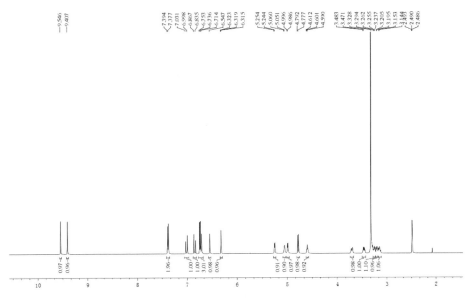

^1H-NMR（DMSO $-d_6$，500MHz）δ：6.73（1H，brs，H-2），6.33（1H，t，J = 2.0 Hz，H-4），6.56（1H，brs，H-6），6.86（1H，d，J = 16.0 Hz，H-7），7.03（1H，d，J = 16.5 Hz，H-8），7.38（2H，brd，J = 8.5 Hz，H-2'，6'），6.76（2H，brd，J = 8.5 Hz，H-3'，5'），4.80（1H，d，J = 7.5 Hz，H-1''），3.10～3.74（H-2''～H-6''）[1]。

$^{13}C-NMR$

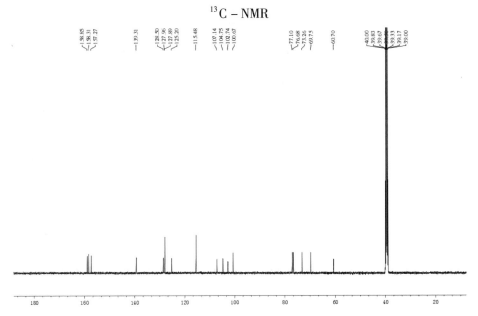

$^{13}C-NMR$（DMSO $-d_6$，125MHz）δ：139.3（C-1），104.8（C-2），158.9（C-3），102.7（C-4），158.3（C-5），107.1（C-6），125.2（C-7），128.0（C-8），128.5（C-1'），127.9（C-2'，6'），157.3（C-4'），115.5（C-3'，5'），100.7（C-1''），77.1（C-2''），73.3（C-3''），69.8（C-4''），76.7（C-5''），60.7（C-6''）[1]。

参 考 文 献

[1] 林瑞超，马双成. 中药化学对照品应用手册 [M]. 北京：化学工业出版社，2013.

琥珀酸
Succinic acid

【结构式】

HOOC—CH₂-CH₂-COOH

    1   2   3   4

【分子式及分子量】 C₄H₆O₄；118.09

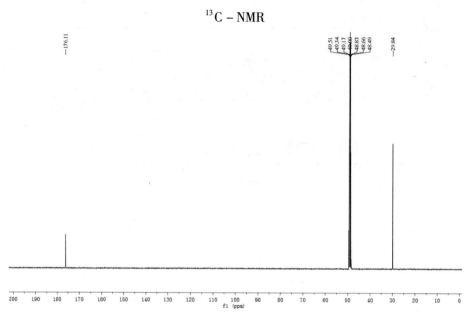

¹³C – NMR

¹H – NMR

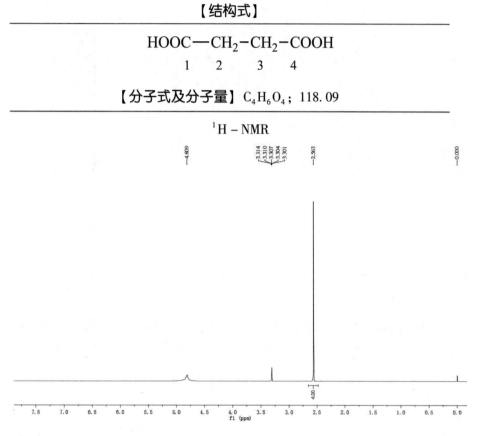

¹H – NMR （CD₃OD，600MHz）δ：2.56 （4H，*brs*，H – 2，3）。

¹³C – NMR （CD₃OD，150MHz）δ：176.1 （C – 1，4），29.8 （C – 2，3）。

参考文献

[1] 房芯羽，周三，刘洋，等.绿藻孔石莼化学成分研究 [J].中草药，2017，48 （22）：4626 – 4631.

花旗松素
Taxifolin

【结构式】

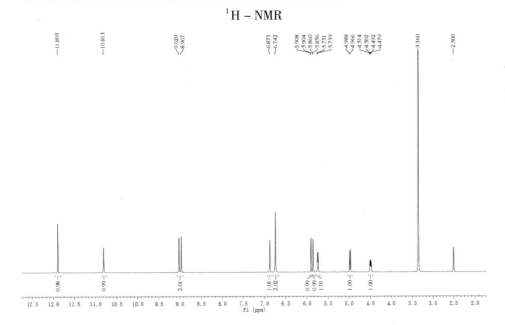

【分子式及分子量】 C₁₅H₁₂O₇; 304.06

^{1}H – NMR

^{13}C – NMR

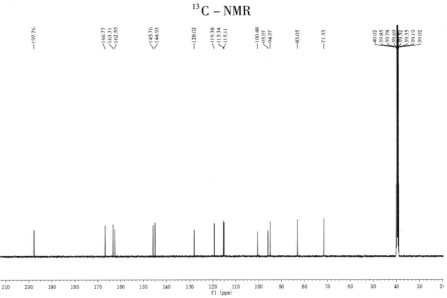

^{13}C – NMR（DMSO – d_6, 125MHz）δ: 83.0（C – 2), 71.6（C – 3), 197.8（C – 4), 166.8（C – 5), 95.0（C – 6), 163.3（C – 7), 96.0（C – 8), 162.5（C – 9), 100.5（C – 10), 128.0（C – 1′), 115.3（C – 2′), 144.9（C – 3′), 145.7（C – 4′), 115.1（C – 5′), 119.4（C – 6′)。

^{1}H – NMR（DMSO – d_6, 500MHz）δ: 4.50（1H, dd, J = 11.0, 6.0Hz, H – 3), 4.98（1H, d, J = 11.0Hz, H – 2), 5.74（1H, d, J = 6.0Hz, 3 – OH), 5.91（1H, d, J = 2.0Hz, H – 6), 5.86（1H, d, J = 2.0Hz, H – 8), 6.87（1H, br s, H – 5′), 6.74（2H, m, H – 2′, 6′)。

参 考 文 献

[1] 林瑞超，马双成．中药化学对照品应用手册 [M]．北京：化学工业出版社，2013.

华蟾酥毒基
Cinobufagin

【结构式】

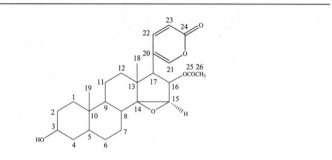

【分子式及分子量】 $C_{26}H_{34}O_6$；442.54

$^1H - NMR$

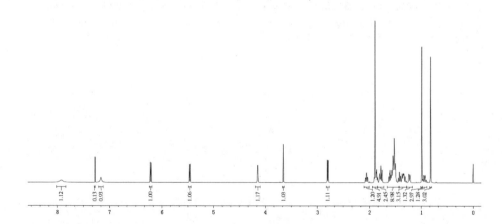

$^1H - NMR$ （CDCl$_3$，600MHz） δ：7.92 （1H，brs，H-22），7.17 （1H，s，H-21），6.22 （1H，d，J=9.6Hz，H-23），5.46 （1H，d，J=9.0Hz，H-16），4.15 （1H，brs，H-3），3.65 （1H，s，H-15），2.79 （1H，d，J=9.6Hz，H-17），2.06 （1H，td，J=12.0，3.6 Hz，H-8），0.92 （1H，m，H-7b），1.91 （3H，s，H-26），0.99 （3H，s，H-19），0.82 （3H，s，H-18）[1]。

$^{13}C - NMR$

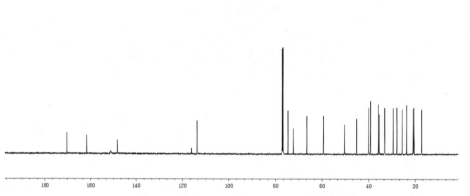

$^{13}C - NMR$ （CDCl$_3$，150MHz） δ：29.4 （C-1），27.8 （C-2），66.6 （C-3），33.0 （C-4），35.8 （C-5），25.6 （C-6），23.7 （C-7），39.2 （C-9），33.2 （C-9），35.5 （C-10），20.9 （C-11），40.0 （C-12），45.2 （C-13），72.5 （C-14），59.4 （C-15），74.7 （C-16），50.3 （C-17），17.2 （C-18），20.5 （C-19），116.2 （C-20），151.2 （C-21），148.3 （C-22），113.8 （C-23），161.7 （C-24），170.1 （C-25），20.6 （C-26）。

参 考 文 献

[1] 曹徐涛，王东，王娜，等．蟾皮中蟾毒配基类成分的分离与鉴定 [J]．沈阳药科大学学报，2009，26 （10）：778-781.

槐定碱
Sophoridine

【结构式】

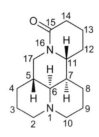

【分子式及分子量】C₁₅H₂₄N₂O；248.36

¹H – NMR

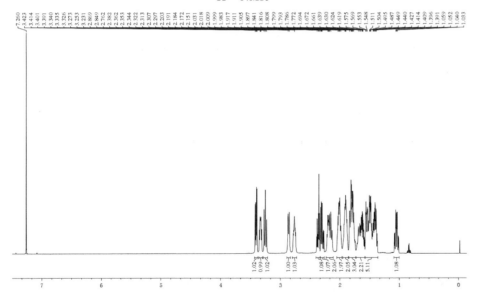

¹H – NMR （CDCl₃，600 MHz）δ：3.43 （1H，dd，J = 13.2，5.4 Hz，He – 17），3.34 （1H，m，H – 11），3.25 （1H，t，J = 13.2 Hz，Ha – 17），2.86 （1H，brd，J = 12.0 Hz，He – 10），2.76 （1H，m，He – 2），2.36 （1H，dt，J = 17.4，5.4 Hz，He – 14），2.29 （1H，m，Ha – 14），2.17 （2H，m，Ha – 10，2），2.10 ~ 1.39 （14H，m，Ha – 3，He – 12，4，Ha – 9，13，8，He – 13，8，9，3，H – 7，5，6，Ha – 4），1.04 （1H，m，Ha – 12）。

¹³C – NMR

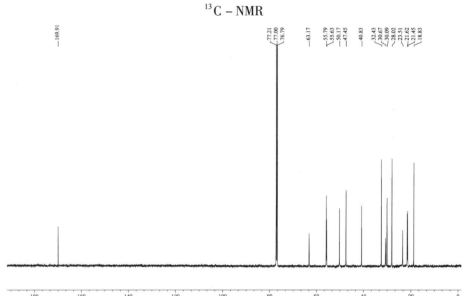

¹³C – NMR （CDCl₃，150 MHz）δ：55.8 （C – 2），23.5 （C – 3），28.0 （C – 4），30.7 （C – 5），63.2 （C – 6），40.8 （C – 7），21.6 （C – 8），21.4 （C – 9），50.2 （C – 10），55.6 （C – 11），30.1 （C – 12），18.8 （C – 13） 32.4 （C – 14），169.9 （C – 15），47.4 （C – 17）。

参 考 文 献

[1] 刘斌，石任兵. 苦参汤中生物碱部位的化学成分 [J]. 中国中药杂志，2006，31 （7）：557 – 560.

[2] Galasso V，Asaro F，Berti F，et al. On the molecular and electronic structure of matrine – type alkaloids [J]. Chemical Physics，2006，330 （3）：457 – 468.

[3] Xiao P，Kubo H，Komiya H，et al. Lupin alkaloids from seeds of Sophora viciifolia [J]. Phytochemistry，1999，50 （1）：189 – 193.

槐角苷
Sophoricoside

【结构式】

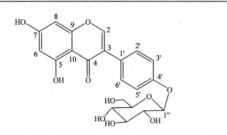

【分子式及分子量】 $C_{21}H_{20}O_{10}$；432.38

^1H – NMR

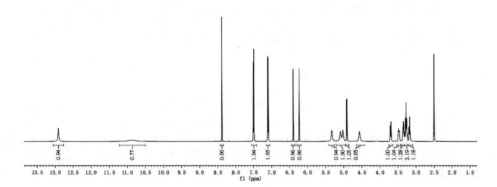

^1H – NMR（CD_3OD，500MHz）δ：12.91（1H，s，5 – OH），8.39（1H，s，H – 2），7.50（2H，t，J = 8.5，2.0Hz，H – 2′，6′），7.09（2H，t，J = 8.5，2.0Hz，H – 3′，5′），6.40（1H，d，J = 2.0Hz，H – 8），6.23（1H，d，J = 2.0Hz，H – 6），4.91（1H，d，J = 7.5Hz，H – 1″）。

^{13}C – NMR

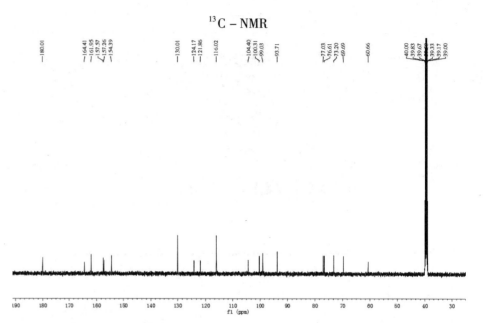

^{13}C – NMR（CD_3OD，125MHz）δ：180.0（C – 4），164.4（C – 7），161.9（C – 5），157.6（C – 4′），157.3（C – 9），154.4（C – 2），130.1（C – 2′，6′），124.2（C – 3），121.9（C – 1′），116.0（C – 3′，5′），104.4（C – 10），100.3（C – 1″），99.0（C – 6），93.7（C – 8），77.0（C – 5″），76.6（C – 3″），73.2（C – 2″），69.7（C – 4″），60.7（C – 6″）。

参 考 文 献

［1］林瑞超，马双成 . 中药化学对照品应用手册［M］. 北京：化学工业出版社，2013.

环维黄杨星 D
Cyclovirobuxine D

【结构式】

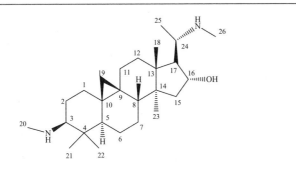

【分子式及分子量】 $C_{26}H_{46}N_2O$；402.66

^1H – NMR

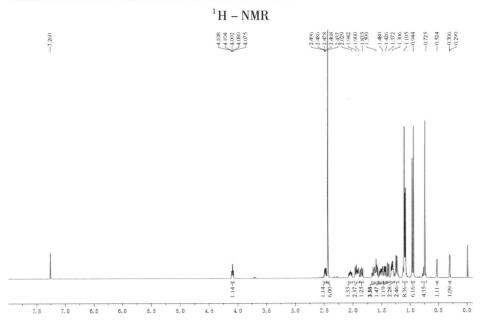

^1H – NMR（CDCl$_3$，600MHz）δ：4.09（1H，m，H – 16），0.97（3H，s，H – 18），2.44（3H，br s，H – 20），0.75（3H，s，H – 21），0.95（3H，s，H – 22），1.11（3H，s，H – 23），1.09（3H，s，H – 25），2.44（3H，br s，H – 26）。

^{13}C – NMR

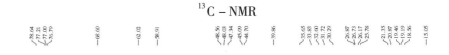

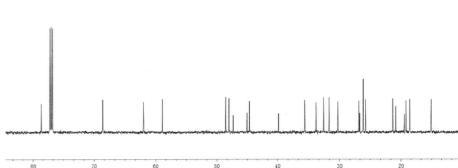

^{13}C – NMR（CDCl$_3$，150MHz）δ：32.6（C – 1），26.9（C – 2），68.6（C – 3），39.9（C – 4），48.6（C – 5），21.4（C – 6），26.2（C – 7），48.0（C – 8），19.5（C – 9），26.7（C – 10），26.2（C – 11），31.7（C – 12），45.1（C – 13），47.3（C – 14），44.7（C – 15），78.6（C – 16），62.0（C – 17），19.2（C – 18），30.3（C – 19），35.7（C – 20），15.1（C – 21），25.8（C – 22），20.9（C – 23），58.9（C – 24），18.6（C – 25），33.8（C – 26）。

参 考 文 献

[1] 刘洁，杭太俊，张正行．黄杨宁原料中生物碱的分离与鉴定［J］．中草药，2006，37（11）：1614 – 1618．

黄柏碱
Phellodendrine

【结构式】

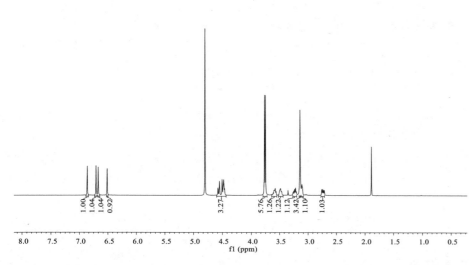

【分子式及分子量】 $C_{20}H_{24}NO_4^+$；342.41

^{1}H – NMR

^{1}H – NMR（D_2O，600MHz）δ：3.14（3H，s，– NCH$_3$），3.75，3.77（6H，3 – OCH$_3$，10 – OCH$_3$），6.86（1H，s，H – 1），6.71（1H，s，H – 4），6.67（1H，s，H – 12），6.51（1H，s，H – 9），4.46 – 4.57（2H，m，H – 8），3.46 – 3.61（2H，m，H – 6），3.20 – 3.23（2H，m，H – 13），2.71 – 3.11（2H，m，H – 5）。

^{13}C – NMR

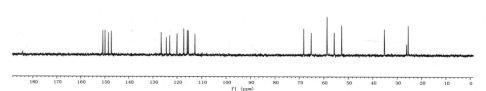

^{13}C – NMR（D_2O，150MHz）δ：25.6（C – 5），35.3（C – 13），52.8（– NCH$_3$），55.8（C – 6），58.7，58.8（3 – OCH$_3$，10 – OCH$_3$），65.2（C – 8），68.3（C – 13a），112.8（C – 1），115.4（C – 9），115.9（C – 4），117.3（C – 12），120.0（C – 1a），123.1（C – 4a），124.5（C – 12a），126.7（C – 8a），147.3（C – 11），148.5（C – 2），150.0（C – 3），150.9（C – 10）。

参考文献

[1] 周明伟，范明松，季宇斌，等. 黄柏中几种生物碱的分离、鉴定及促胰岛素分泌活性筛选［J］. 中国医药指南，2011，9（7）：54 – 55.

[2] 廉莲，咸晓燕，楚冬梅，等. 川黄柏的化学成分研究［J］. 中国实验方剂学杂志，2013，19（19）：149 – 152.

[3] 杨鹏，向锋，聊志星，等. 博落回鲜叶中生物碱类化学成分的分离与结构鉴定［J］. 中国现代中药，2017，19（10）：1371 – 1375.

黄柏酮

Obacunone

【结构式】

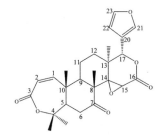

【分子式及分子量】C$_{26}$H$_{30}$O$_7$；454.51

^{1}H – NMR

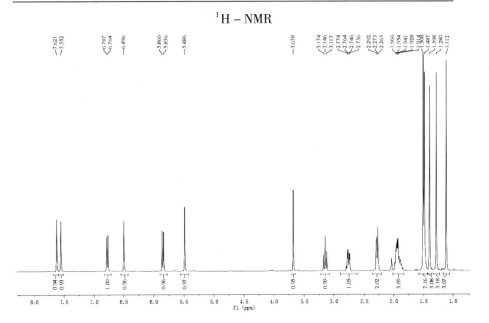

^{1}H – NMR（Acetone – d_6，600MHz）δ：1.11（3H，s，CH$_3$），1.28（3H，s，CH$_3$），1.40（3H，s，CH$_3$），1.49（3H，s，CH$_3$），1.51（3H，s，CH$_3$），1.92（3H，m），2.28（1H，dd，J = 17.4，6.0Hz，H–6），2.76（1H，dd，J = 17.0，6.0Hz，H–6），3.15（1H，t，J = 17.4Hz，H –5），3.68（1H，s，H–15），5.49（1H，s，H–17），5.85（1H，d，J = 14.4Hz，H–1），6.50（1H，brs，H–22），6.78（1H，d，J = 13.8Hz，H–2），7.55（1H，brs，H–23），7.62（1H，brs，H–21）。

^{13}C – NMR

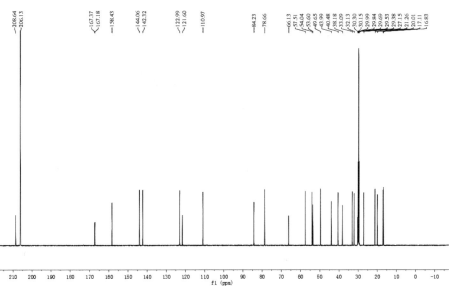

^{13}C – NMR（Acetone – d_6，150MHz）δ：158.4（C–1），123.0（C–2），167.2（C–3），84.2（C–4），57.5（C–5），40.5（C–6），208.6（C–7），53.6（C–8），49.6（C–9），44.0（C–10），17.1（C–11），33.1（C–12），38.2（C–13），66.1（C–14），54.0（C–15），167.4（C–16），78.7（C–17），121.6（C–20），142.3（C–21），111.0（C–22），144.1（C–23），32.1（–CH$_3$），27.2（–CH$_3$），21.3（–CH$_3$），20.0（–CH$_3$），16.8（–CH$_3$）。

参 考 文 献

[1] 林瑞超，马双成．中药化学对照品应用手册［M］．北京：化学工业出版社，2013．

黄芪甲苷
Astragaloside Ⅳ

【结构式】

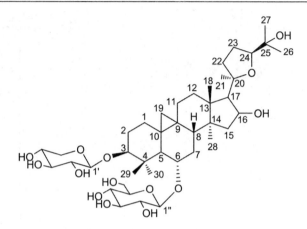

【分子式及分子量】$C_{41}H_{68}O_{14}$；784.97

¹H – NMR

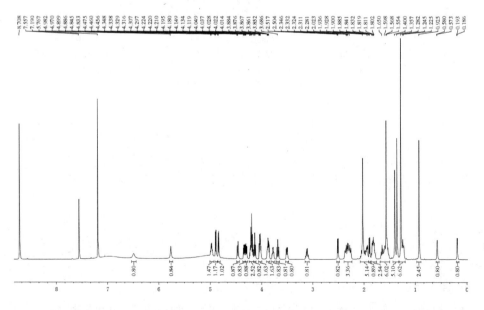

¹H – NMR（C_5D_5N, 600 MHz）δ：3.51（1H, dd, J = 12.0, 4.8 Hz, H – 3）, 3.78（1H, m, H – 6）, 4.98（1H, dd, J = 15.0, 7.8 Hz, H – 16）, 2.51（1H, d, J = 7.8 Hz, H – 17）, 0.19（1H, d, J = 4.2 Hz, H – 19a）, 0.58（1H, d, J = 4.2 Hz, H – 19b）, 3.12（1H, q, J = 10.8 Hz, H – 22α）, 3.89（1H, m, H – 24）, 0.92, 1.28, 1.28, 1.36, 1.40, 1.57, 2.02（3H each, s, 7 × – CH₃）, 4.84（1H, d, J = 7.2 Hz, H – 1'）, 4.89（1H, d, J = 7.8 Hz, H – 1''）。

¹³C – NMR

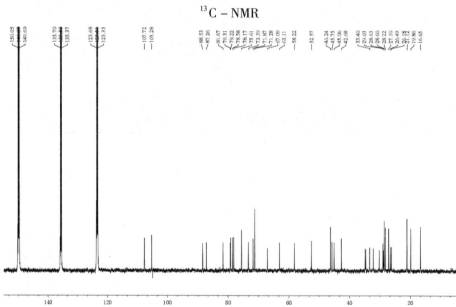

¹³C – NMR（C_5D_5N, 150 MHz）δ：32.2（C – 1）, 30.2（C – 2）, 88.5（C – 3）, 42.7（C – 4）, 52.6（C – 5）, 79.3（C – 6）, 34.7（C – 7）, 45.8（C – 8）, 21.1（C – 9）, 28.9（C – 10）, 26.2（C – 11）, 33.4（C – 12）, 45.1（C – 13）, 46.2（C – 14）, 46.2（C – 15）, 73.4（C – 16）, 58.2（C – 17）, 19.9（C – 18）, 29.0（C – 19）, 87.3（C – 20）, 28.2（C – 21）, 34.9（C – 22）, 26.5（C – 23）, 81.7（C – 24）, 71.3（C – 25）, 27.1（C – 26）, 28.6（C – 27）, 21.1（C – 28）, 28.6（C – 29）, 16.7（C – 30）, 107.7（C – 1'）, 75.6（C – 2'）, 78.6（C – 3'）, 71.3（C – 4'）, 67.1（C – 5'）, 105.3（C – 1''）, 75.6（C – 2''）, 79.2（C – 3''）, 71.9（C – 4''）, 78.2（C – 5''）, 63.1（C – 6''）。

参 考 文 献

［1］Iskenderov D A, Keneshov B M, Isaev M I. Triterpene glycosides from Astragalus and their genins. LXXVI. Glycosides from A. sieversianus［J］. Chemistry of Natural Compounds, 44, 319 – 323 (2008).

黄杞苷
Engeletin

【结构式】

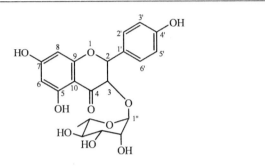

【分子式及分子量】 $C_{21}H_{22}O_{10}$；434.39

^1H – NMR

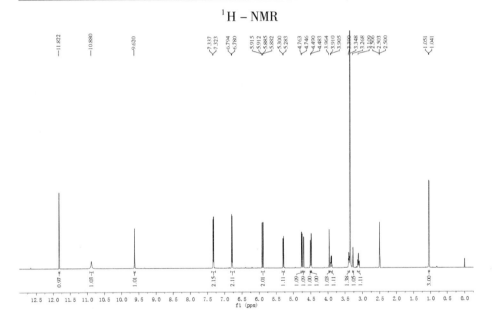

^1H – NMR （DMSO – d_6，600MHz） δ：5.88 （1H，d，J = 1.8Hz，H – 6），5.91 （1H，d，J = 1.8Hz，H – 8），7.33 （2H，d，J = 8.4 Hz，H – 2′，6′），6.79 （2H，d，J = 8.4 Hz，H – 3′，5′），5.29 （1H，d，J = 10.2 Hz，H – 2），4.75 （1H，d，J = 10.2 Hz，H – 3），4.49 （1H，d，J = 4.2 Hz，H – 1″），1.04 （3H，d，J = 6.0 Hz，H – 6″）。

^{13}C – NMR

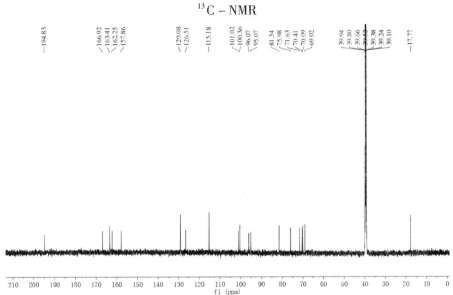

^{13}C – NMR （DMSO – d_6，150MHz） δ：194.8 （C – 4），166.9 （C – 7），163.4 （C – 5），162.2 （C – 9），157.9 （C – 4′），129.1 （C – 2′，6′），126.5 （C – 1′），115.2 （C – 3′，5′），101.0 （C – 1″），100.4 （C – 10），96.1 （C – 6），95.1 （C – 8），81.5 （C – 2），76.0 （C – 3），71.6 （C – 4″），70.4 （C – 3″），70.1 （C – 2″），69.0 （C – 5″），17.8 （C – 6″）。

参 考 文 献

[1] 林瑞超，马双成. 中药化学对照品应用手册 [M]. 北京：化学工业出版社，2013.

黄芩苷
Baicalin

【结构式】

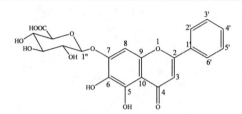

【分子式及分子量】 $C_{21}H_{18}O_{11}$ ；446.36

$^{1}H - NMR$

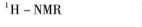

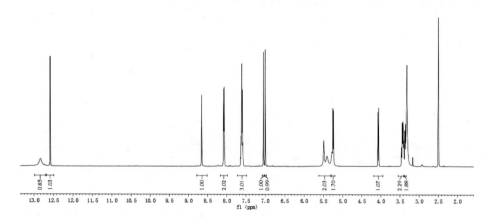

$^{1}H - NMR$ （DMSO $- d_6$, 600 MHz） δ : 7.04 (1H, s, H-3), 7.00 (1H, s, H-8), 8.08 (2H, d, $J = 8.4$ Hz, H-2′, 6′), 7.60 (3H, m, H-3′, 4′, 5′), 3.36 ~ 3.46 (3H, m, H-2″, 3″, 4″), 12.58 (1H, s, 5-OH), 8.65 (1H, s, 6-OH), 5.27 ~ 5.49 (3H, 2″, 3″, 4″-OH)[1]。

$^{13}C - NMR$

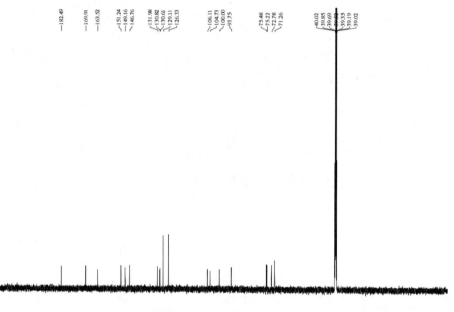

$^{13}C - NMR$ （DMSO $- d_6$, 150 MHz） δ : 163.5 (C-2), 106.1 (C-3), 182.5 (C-4), 146.8 (C-5), 130.6 (C-6), 151.2 (C-7), 93.8 (C-8), 149.2 (C-9), 104.7 (C-10), 130.8 (C-1′), 126.3 (C-2′, 6′), 129.1 (C-3′, 5′), 132.0 (C-4′), 100.0 (C-1″), 72.8 (C-2″), 75.2 (C-3″), 71.3 (C-4″), 75.5 (C-5″), 169.9 (C-6″)[1]。

参 考 文 献

[1] 李云霞，索全伶，贺文智，等. 黄芩中黄芩苷的分离与结构表征 [J]. 中成药，2007，29 (11)：1648 -1651.

黄芩素
Baicalein

【结构式】

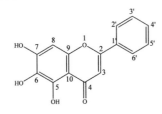

【分子式及分子量】 $C_{15}H_{10}O_5$；270.24

^1H-NMR

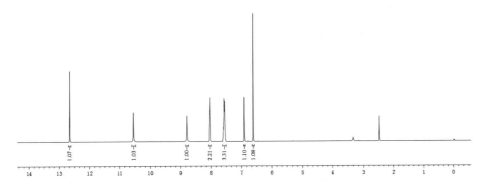

^1H-NMR（DMSO-d_6，500MHz）δ：12.65（1H，s，5-OH），10.55（1H，s，7-OH），8.79（1H，s，6-OH），8.05（2H，m，H-2′，6′），7.62-7.50（3H，m，H-3′，4′，5′），6.91（1H，m，H-3），6.62（1H，s，H-8）[1]。

$^{13}C-NMR$

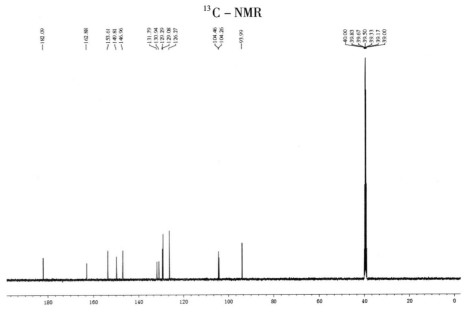

$^{13}C-NMR$（DMSO-d_6，125MHz）δ：162.9（C-2），104.3（C-3），182.1（C-4），147.0（C-5），129.3（C-6），153.6（C-7），94.0（C-8），149.8（C-9），104.5（C-10），130.9（C-1′），126.3（C-2′，6′），129.1（C-3′，5′），131.8（C-4′）[1]。

参 考 文 献

[1] 徐丹洋，陈佩东，张丽，等. 黄芩的化学成分研究 [J]. 中国实验方剂学杂志，2011，17（1）：78-80.

灰毡毛忍冬皂苷乙
Macranthoidin B

【结构式】

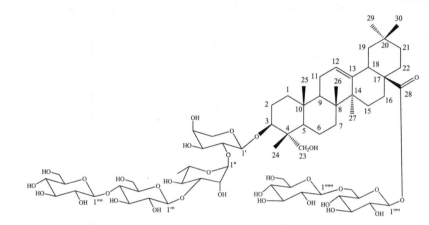

【分子式及分子量】 $C_{65}H_{106}O_{32}$; 1399.52

^1H-NMR

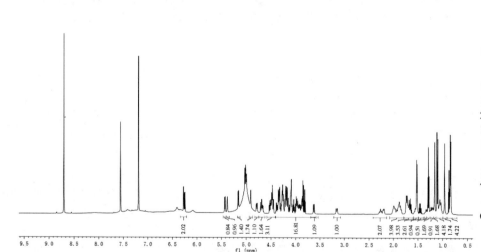

^1H-NMR (C_5D_5N, 600MHz) δ: 5.00 (1H, d, $J=7.2$ Hz, H-1'), 6.27 (1H, s, H-1''), 5.43 (1H, d, $J=7.8$ Hz, H-1'''), 5.16 (1H, d, $J=7.8$ Hz, H-1''''), 6.25 (1H, d, $J=7.8$ Hz, H-1'''''), 5.02 (1H, d, $J=7.8$ Hz, H-1''''''), 4.24 (1H, m, H-3), 5.38 (1H, m, H-12), 3.17 (1H, dd, $J=3.6$, 13.8 Hz, H-18), 1.53 (3H, d, $J=6.0$ Hz, H-6''), 1.16 (3H, s, H-27), 1.12 (3H, s, H-24), 1.10 (3H, s, H-26), 0.96 (3H, s, H-25), 0.85, 0.84 (each 3H, s, H-29, 30)。

$^{13}C-NMR$

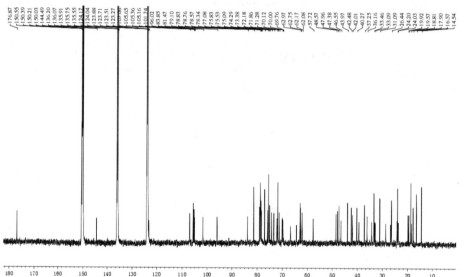

$^{13}C-NMR$ (C_5D_5N, 150MHz) δ: 39.1 (C-1), 26.4 (C-2), 81.2 (C-3), 43.6 (C-4), 48.2 (C-5), 18.2 (C-6), 32.8 (C-7), 40.0 (C-8), 47.6 (C-9), 36.9 (C-10), 23.4 (C-11), 123.0 (C-12), 144.2 (C-13), 42.2 (C-14), 28.4 (C-15), 23.9 (C-16), 47.1 (C-17), 41.7 (C-18), 46.2 (C-19), 30.8 (C-20), 34.0 (C-21), 32.6 (C-22), 64.0 (C-23), 14.2 (C-24), 16.2 (C-25), 17.6 (C-26), 26.1 (C-27), 176.6 (C-28), 33.1 (C-29), 23.7 (C-30), 104.8 (C-1'), 75.5 (C-2'), 74.8 (C-3'), 69.8 (C-4'), 66.4 (C-5'), 101.4 (C-1''), 71.9 (C-2''), 83.5 (C-3''), 73.1 (C-4''), 69.7 (C-5''), 18.5 (C-6''), 106.7 (C-1'''), 75.2 (C-2'''), 76.8 (C-3'''), 81.2 (C-4'''), 76.8 (C-5'''), 61.8 (C-6'''), 105.0 (C-1''''), 74.8 (C-2''''), 78.8 (C-3''''), 71.5 (C-4''''), 78.4 (C-5''''), 62.6 (C-6''''), 95.7 (C-1'''''), 74.0 (C-2'''''), 78.3 (C-3'''''), 71.0 (C-4'''''), 78.0 (C-5'''''), 69.4 (C-6'''''), 105.3 (C-1''''''), 75.2 (C-2''''''), 78.5 (C-3''''''), 71.5 (C-4''''''), 78.4 (C-5''''''), 62.4 (C-6'''''')。

参 考 文 献

[1] 林瑞超, 马双成. 中药化学对照品应用手册 [M]. 北京：化学工业出版社, 2013.

茴香醛
4 – Methoxybenzaldehyde

【结构式】

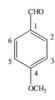

【分子式及分子量】 $C_8H_8O_2$；136.15

^1H – NMR

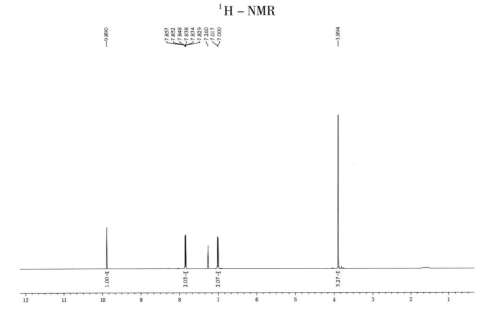

^1H – NMR（CDCl$_3$，500MHz）δ：7.84（2H, d, J = 9.0 Hz, H – 2, 6），7.01（2H, d, J = 8.7 Hz, H – 3, 5），9.89（1H, s, – CHO），3.89（3H, s, – CH$_3$O）。

^{13}C – NMR

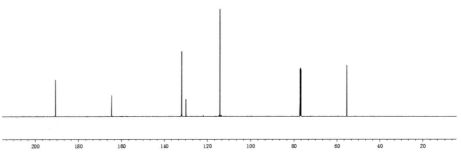

^{13}C – NMR（CDCl$_3$，125MHz）δ：129.9（C – 1），131.9（C – 2），114.2（C – 3），164.6（C – 4），114.2（C – 5），131.9（C – 6），190.7（CHO），55.5（CH$_3$O）。

参 考 文 献

[1] 林瑞超，马双成．中药化学对照品应用手册［M］．北京：化学工业出版社，2013.

积雪草苷
Asiaticoside

【结构式】

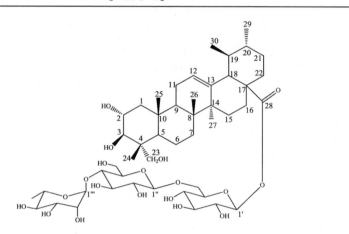

【分子式及分子量】 $C_{48}H_{78}O_{19}$ ；959. 12

^1H-NMR

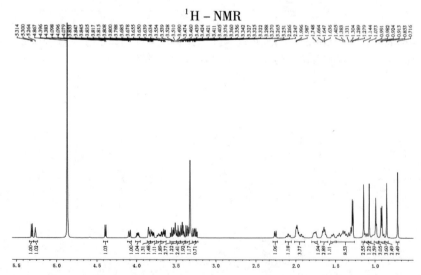

^1H-NMR （CD$_3$OD, 600MHz） δ： 3. 67 （1H, *m*, H-2）, 3. 34 （1H, *m*, H-3）, 5. 26 （1H, *br t*, *J* = 3. 6Hz, H-12）, 2. 27 （1H, *d*, *J* = 11. 4 Hz, H-18）, 0. 72 （3H, *s*, H-24）, 1. 07 （3H, *s*, H-25）, 0. 85 （3H, *s*, H-26）, 1. 14 （3H, *s*, H-27）, 0. 91 （3H, *d*, *J* = 6. 6 Hz, H-29）, 0. 99 （3H, *br s*, H-30）, 5. 31 （1H, *d*, *J* = 8. 4 Hz, H-1′）, 4. 39 （1H, *d*, *J* = 7. 8 Hz, H-1″）, 4. 09 （1H, *dd*, *J* = 11. 4, 1. 2Hz, H-6′a）, 1. 29 （3H, *d*, *J* = 6. 0 Hz, H-6‴）。

$^{13}C-NMR$

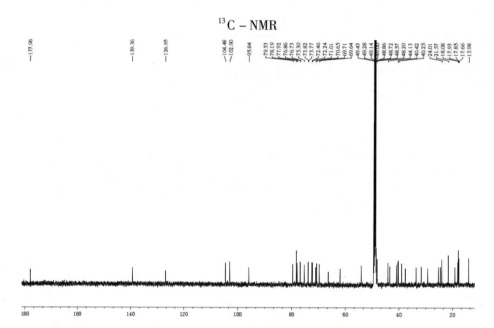

$^{13}C-NMR$ （CD$_3$OD, 150MHz） δ： 48. 2 （C-1）, 69. 7 （C-2）, 78. 2 （C-3）, 44. 1 （C-4）, 48. 5 （C-5）, 19. 1 （C-6）, 33. 6 （C-7）, 41. 0 （C-8）, 49. 3 （C-9）, 39. 0 （C-10）, 24. 5 （C-11）, 126. 9 （C-12）, 139. 4 （C-13）, 43. 4 （C-14）, 29. 3 （C-15）, 25. 3 （C-16）, 49. 5 （C-17）, 54. 1 （C-18）, 40. 3 （C-19）, 40. 4 （C-20）, 31. 7 （C-21）, 37. 6 （C-22）, 66. 3 （C-23）, 14. 0 （C-24）, 17. 9 （C-25）, 18. 1 （C-26）, 24. 0 （C-27）, 178. 0 （C-28）, 17. 7 （C-29）, 21. 6 （C-30）, 95. 8 （C-1′）, 73. 8 （C-2′）, 78. 2 （C-3′）, 71. 0 （C-4′）, 77. 9 （C-5′）, 69. 6 （C-6′）, 104. 5 （C-1″）, 75. 3 （C-2″）, 76. 7 （C-3″）, 79. 5 （C-4″）, 76. 9 （C-5″）, 61. 9 （C-6″）, 102. 9 （C-1‴）, 72. 5 （C-2‴）, 72. 2 （C-3‴）, 73. 8 （C-4‴）, 70. 6 （C-5‴）, 17. 8 （C-6‴）。

参 考 文 献

［1］ Sung T V , Lavaud C , Porzel A , et al. Triterpenoids and their glycosides from the bark of *Schefflera octophylla* ［J］. Phytochemistry, 1992, 31 （1）: 227.

甲基橙皮苷
Methyl Hesperidin

【结构式】

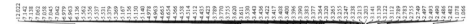

【分子式及分子量】$C_{29}H_{36}O_{15}$；624.59

^1H – NMR

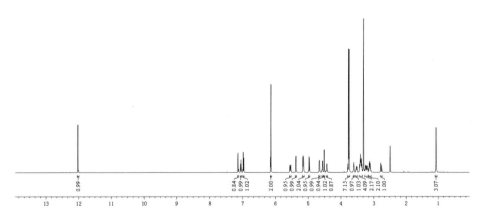

^1H – NMR （DMSO – d_6，500MHz） δ：12.02 （1H，s，5 – OH），7.13 （1H，m，H – 2'），7.05 （1H，dd，J = 8.0，1.5Hz，H – 6'），6.97 （1H，d，J = 8.0Hz，H – 5'），6.14 （2H，m，H – 6，8），5.55 （1H，dd，J = 12.5，3.0Hz，H – 2），4.97 （1H，d，J = 7.5Hz，H – 1''）。3.44，3.76 （6H，s，3'，4' – OCH$_3$），2.77 （1H，dd，J = 17.0，3.0Hz，H – 3）。

^{13}C – NMR

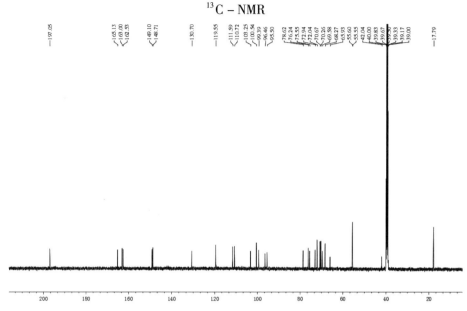

^{13}C – NMR （DMSO – d_6，125MHz） δ：78.6 （C – 2），42.0 （C – 3），197.1 （C – 4），162.5 （C – 5），96.5 （C – 6），165.1 （C – 7），95.5 （C – 8），163.0 （C – 9），103.2 （C – 10），130.7 （C – 1'），111.6 （C – 2'），148.7 （C – 3'），149.1 （C – 4'），110.7 （C – 5'），119.6 （C – 6'），99.4 （C – 1''），76.2 （C – 2''），75.6 （C – 3''），70.3 （C – 4''），72.9 （C – 5''），65.9 （C – 6''），100.5 （C – 1'''），70.7 （C – 2'''），69.6 （C – 3'''），72.0 （C – 4'''），68.3 （C – 5'''），17.8 （C – 6'''），55.6 （OCH$_3$），55.6 （OCH$_3$）。

参 考 文 献

[1] 林瑞超，马双成. 中药化学对照品应用手册 ［M］. 北京：化学工业出版社，2013.

甲基丁香酚
Methyleugenol

【结构式】

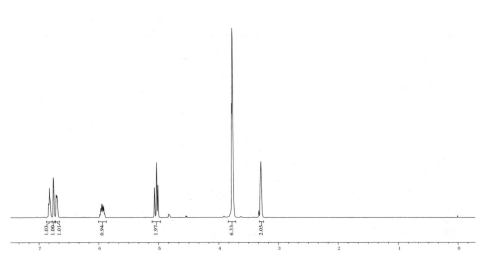

【分子式及分子量】 $C_{11}H_{14}O_2$；178.23

$^1H - NMR$

$^1H - NMR$ （CD$_3$OD, 500MHz） δ：6.82 （1H, m, H-6）, 6.76 （1H, brs, H-3）, 6.70 （1H, m, H-5）, 5.94 （1H, m, H-8）, 5.03 （2H, m, H-9）, 3.78 （6H, br, 2 × -OCH$_3$）, 3.29 （2H, m, H-7）。

$^{13}C - NMR$

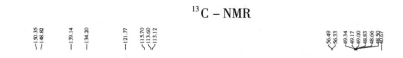

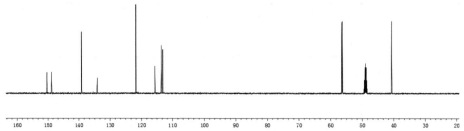

$^{13}C - NMR$ （CD$_3$OD, 125MHz） δ：148.8 （C-1）, 150.4 （C-2）, 113.6 （C-3）, 134.2 （C-4）, 121.8 （C-5）, 113.1 （C-6）, 40.7 （C-7）, 139.1 （C-8）, 115.7 （C-9）, 56.5, 56.3 （2 × -OCH$_3$）。

参 考 文 献

［1］林瑞超，马双成．中药化学对照品应用手册［M］．北京：化学工业出版社，2013.

甲基正壬酮
Methylnonylketone

【结构式】

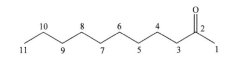

【分子式及分子量】 $C_{11}H_{22}O$；170. 29

$^1H - NMR$

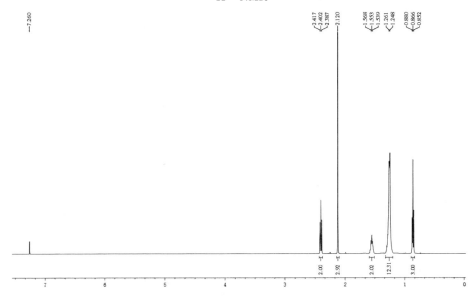

$^1H - NMR$（$CDCl_3$，500MHz）δ：0. 87（3H，t，$J = 7.5Hz$，H - 11），2. 12（3H，s，H - 1），
2. 40（2H，t，$J = 7.5Hz$，H - 3）。

$^{13}C - NMR$

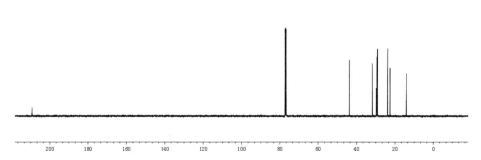

$^{13}C - NMR$（$CDCl_3$，125MHz）δ：23. 9（C - 1），209. 2（C - 2），43. 8（C - 3），29. 8（C - 4），
29. 4，29. 4，29. 2，29. 2（C - 5，6，7，8），31. 8（C - 9），22. 6（C - 10），14. 0（C - 11）。

参 考 文 献

[1] 林瑞超，马双成. 中药化学对照品应用手册［M］. 北京：化学工业出版社，2013.

剑叶龙血素 C
Cochinchinenin C

【结构式】

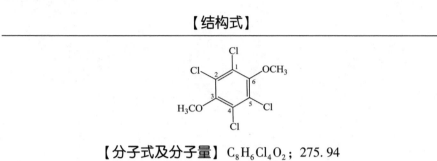

【分子式及分子量】 $C_8H_6Cl_4O_2$；275.94

¹H – NMR

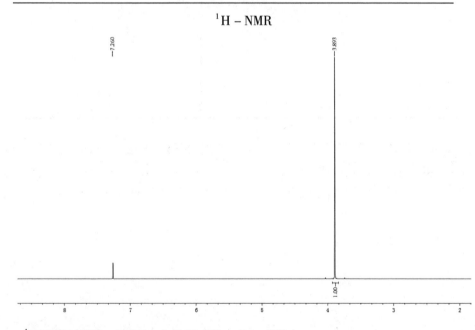

¹H – NMR（CDCl₃，500MHz）δ：3.89（6H，s，2×-OCH₃）。

¹³C – NMR

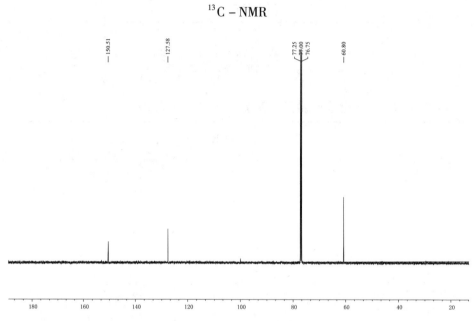

¹³C – NMR（CDCl₃，125MHz）δ：150.5（C-3，6），127.6（C-1，2，4，5），60.8（2×-OCH₃）。

参 考 文 献

[1] 林瑞超，马双成. 中药化学对照品应用手册 [M]. 北京：化学工业出版社，2013.

姜黄素
Curcumin

【结构式】

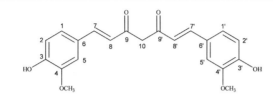

【分子式及分子量】 $C_{21}H_{20}O_6$; 368.38

¹H – NMR

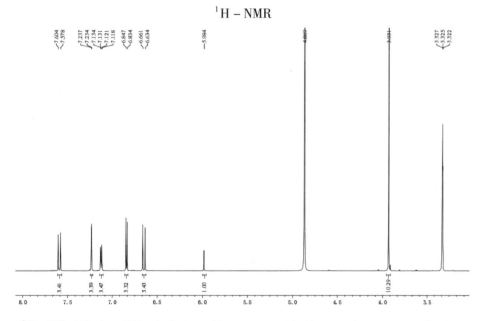

¹H – NMR（CD₃OD，600MHz）δ：3.93（6H，s，2 × – OCH3），5.98（1H，s，H – 10），6.65（2H，d，J = 15.8Hz，H – 8，8′），6.84（2H，d，J = 8.2 Hz，H – 2，2′），7.13（2H，dd，J = 8.2，1.8 Hz，H – 1，1′），7.24（2H，d，J = 1.8 Hz，H – 5，5′），7.59（2H，d，J = 15.8 Hz，H – 7，7′）。

¹³C – NMR

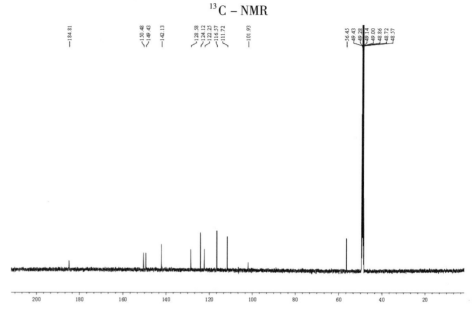

¹³C – NMR（CD₃OD，150MHz）δ：122.2（C – 1，1′），116.6（C – 2，2′），150.5（C – 3，3′），149.4（C – 4，4′），111.7（C – 5，5′），128.6（C – 6，6′），142.1（C – 7，7′），124.1（C – 8，8′），184.8（C – 9，9′），101.9（C – 10），56.4（OCH₃）。

参 考 文 献

［1］林瑞超，马双成．中药化学对照品应用手册［M］．北京：化学工业出版社，2013.

姜酮
Vanillylacetone

【结构式】

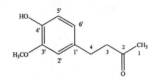

【分子式及分子量】 $C_{11}H_{14}O_3$ ；194.23

$^1H - NMR$

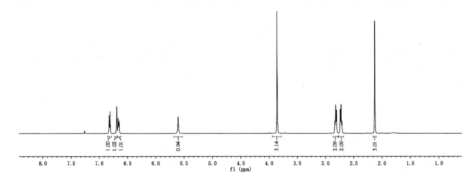

$^1H - NMR$ （CDCl$_3$，500MHz） δ：2.13 （3H，s，H-1），2.72，2.82 （each 2H，m，H-3，4），3.86 （3H，s，-OCH$_3$），6.81 （1H，d，$J=8.0$Hz，H-5'），6.66 （1H，d，$J=8.0$Hz，H-6'），6.69 （1H，s，H-2'）。

$^{13}C - NMR$

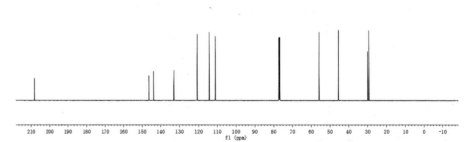

$^{13}C - NMR$ （CDCl$_3$，125MHz） δ：132.8 （C-1'），111.0 （C-2'），146.4 （C-3'），143.8 （C-4'），114.3 （C-5'），120.7 （C-6'），45.5 （C-4），30.0 （C-3），208.2 （C-2），29.4 （C-1），55.8 （3-OCH$_3$）。

参 考 文 献

［1］林瑞超，马双成. 中药化学对照品应用手册 ［M］. 北京：化学工业出版社，2013.

焦性没食子酸

Pyrogallic acid

【结构式】

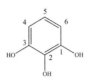

【分子式及分子量】 $C_6H_6O_3$；126.11

${}^1H-NMR$

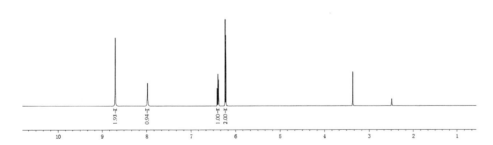

${}^1H-NMR$（DMSO-d_6，500MHz）δ：8.70（2H，s，1，3-OH），7.98（H，s，2-OH），6.40（1H，t，J = 8.0 Hz，H-5），6.23（2H，d，J = 8.0 Hz，H-4，6）[1]。

${}^{13}C-NMR$

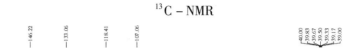

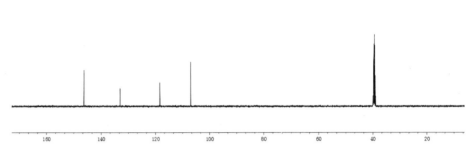

${}^{13}C-NMR$（DMSO-d_6，125MHz）δ：146.2（C-1，3），133.1（C-2），118.4（C-5），107.1（C-4，6）[1]。

参 考 文 献

[1] 蔡元元. 月季花正丁醇部位的化学成分及抗肿瘤活性的研究 [D]. 郑州大学，2014.

芥子碱硫氰酸盐
Sinapine cyanide sulfonate

【结构式】

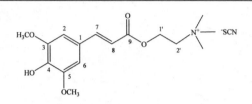

【分子式及分子量】 $C_{16}H_{24}NO_5 \cdot SCN$；368.14

¹H – NMR

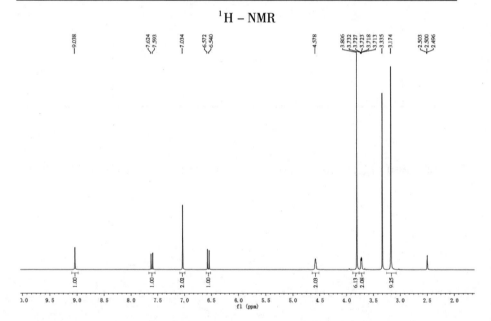

¹H – NMR（DMSO – d_6，500MHz）δ：9.04（1H，s，– OH），7.61（1H，d，J = 16.0Hz，H – 7），7.03（2H，s，H – 2，6），6.56（1H，d，J = 16.0Hz，H – 8），4.58（2H，brs，H – 1′），3.81（6H，s，3，5 – OCH₃），3.72（2H，m，H – 2′），3.17（9H，brs，– N（CH₃）₃）。

¹³C – NMR

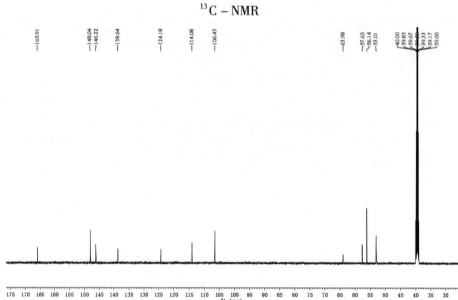

¹³C – NMR（DMSO – d_6，125MHz）δ：53.0（3 × – CH₃），64.0（C – 2′），57.6（C – 1′），165.9（C – 9），114.1（C – 8），146.2（C – 7），138.6（C – 1），106.4（C – 2，6），148.0（C – 3，5），124.2（C – 4），56.1（3，5 – OCH₃）。

参考文献

［1］林瑞超，马双成．中药化学对照品应用手册［M］．北京：化学工业出版社，2013.

桔梗皂苷 D
Platycodin D

【结构式】

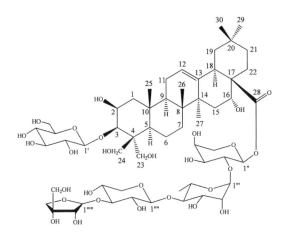

【分子式及分子量】 C₅₇H₉₂O₂₈；1225.32

$$C_{57}H_{92}O_{28}；1225.32$$

¹H－NMR

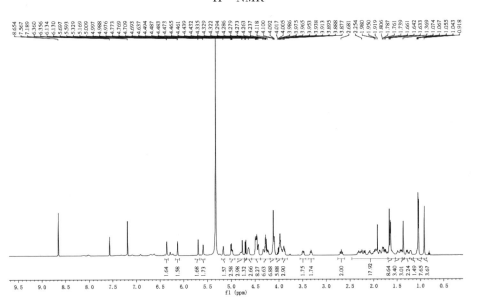

¹－HNMR （C₅D₅N，600MHz） δ：0.92 （H，s，H－29），1.06 （3H，s，H－30），1.04 （3H，s，H－26），1.66 （3H，s，H－27），1.37 （3H，s，H－25），1.64 （3H，d，J＝5.4Hz，H－6‴），4.46 （1H，m，H－3），4.98 （1H，d，J＝7.8Hz，H－1′），5.00 （1H，d，J＝7.2Hz，H－1″），5.59 （1H，brs，H－12），5.70 （1H，br s，H－1″），6.13 （1H，d，J＝2.4Hz，H－1‴），6.36 （1H，d，J＝2.4Hz，H－1″）。

¹³C－NMR

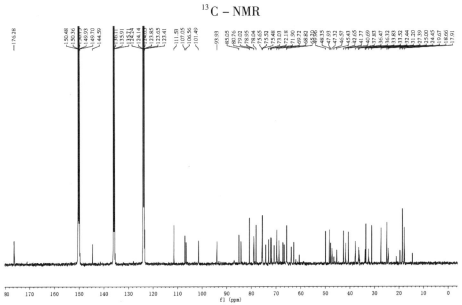

¹³C－NMR （C₅D₅N，150MHz） δ：46.6 （C－1），69.7 （C－2），85.1 （C－3），48.4 （C－4），47.9 （C－5），19.7 （C－6），33.8 （C－7），40.7 （C－8），45.4 （C－9），37.8 （C－10），25.0 （C－11），123.3 （C－12），144.6 （C－13），42.7 （C－14），36.3 （C－15），74.2 （C－16），50.0 （C－17），41.8 （C－18），47.3 （C－19），31.2 （C－20），36.3 （C－21），32.4 （C－22），63.8 （C－23），66.7 （C－24），18.7 （C－25），17.9 （C－26），27.4 （C－27），176.3 （C－28），33.5 （C－29），25.0 （C－30），106.6 （C－1′），75.5 （C－2′），79.0 （C－3′），72.2 （C－4′），78.9 （C－5′），62.8 （C－6′），93.9 （C－1″），75.6 （C－2″），70.8 （C－3″），65.6 （C－4″），63.9 （C－5″），101.5 （C－1‴），71.9 （C－2‴），73.0 （C－3‴），84.2 （C－4‴），68.8 （C－5″），18.7 （C－6‴），107.1 （C－1″），75.5 （C－2″），85.0 （C－3″），69.7 （C－4″），67.2 （C－5″），111.5 （C－1″），78.0 （C－2″），80.8 （C－3″），75.5 （C－4″），65.6 （C－5″）。

参 考 文 献

[1] 林瑞超，马双成. 中药化学对照品应用手册 [M]. 北京：化学工业出版社，2013.

金石蚕苷

Poliumoside

【结构式】

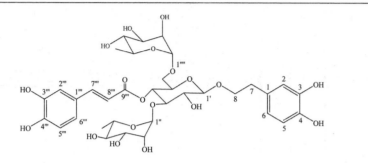

【分子式及分子量】 $C_{35}H_{46}O_{19}$ ；770.73

^1H-NMR

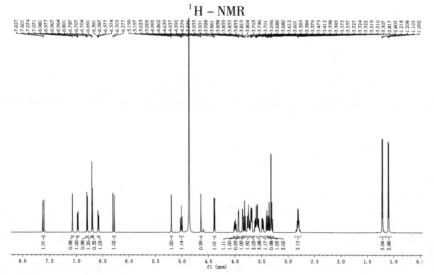

^1H-NMR （CD_3OD, 600MHz） δ：6.69 （1H, d, $J=1.8$ Hz, H-2）, 6.68 （1H, d, $J=7.8$ Hz, H-5）, 6.57 （1H, dd, $J=7.8$, 2.4 Hz, H-6）, 2.86 （2H, m, H-7）, 3.81 （1H, m, H-8）, 3.99 （1H, m, H-8）, 4.37 （1H, d, $J=7.8$ Hz, H-1'） 4.50 （1H, t, $J=9.6$Hz, H-4'）, 3.63 ~ 3.53 （3H, m, H-6', 5''）, 5.19 （1H, d, $J=1.8$ Hz, H-1''）, 3.92 （1H, dd, $J=3.0$, 1.8 Hz, H-2''）, 3.47 （1H, dd, $J=11.4$, 5.4 Hz, H-3''）, 3.29 （1H, t, $J=9.6$Hz, H-4'''）, 1.09 （3H, d, $J=6.0$ Hz, H-6''）, 7.06 （1H, d, $J=1.8$ Hz, H-2'''）, 6.78 （1H, d, $J=8.4$ Hz, H-5'''）, 6.96 （1H, dd, $J=8.4$, 1.8 Hz, H-6'''）, 7.60 （1H, d, $J=15.6$ Hz, H-7'''）, 6.28 （1H, d, $J=15.6$ Hz, H-8'''）, 4.63 （1H, d, $J=1.2$ Hz, H-1''''）, 1.20 （3H, d, $J=6.0$ Hz, H-6''''）。

$^{13}C-NMR$

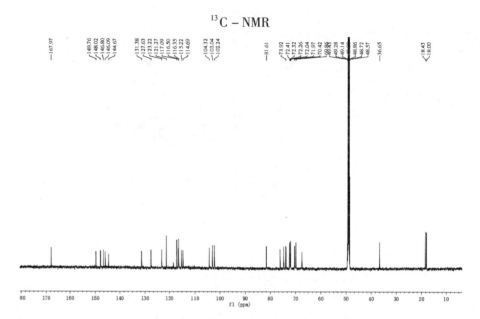

$^{13}C-NMR$ （CD_3OD, 150MHz） δ：131.4 （C-1）, 117.1 （C-2）, 146.1 （C-3）, 144.7 （C-4）, 116.4 （C-5）, 121.3 （C-6）, 72.3 （C-7）, 36.6 （C-8）, 104.2 （C-1'）, 76.1 （C-2'）, 81.6 （C-3'）, 70.4 （C-4'）, 74.7 （C-5'）, 67.5 （C-6'）, 103.0 （C-1''）, 72.4 （C-2''）, 72.0 （C-3''）, 73.9 （C-4''）, 70.4 （C-5''）, 18.4 （C-6''）, 127.6 （C-1'''）, 115.2 （C-2'''）, 146.8 （C-3'''）, 149.8 （C-4'''）, 116.5 （C-5'''）, 123.2 （C-6'''）, 148.0 （C-7'''）, 114.7 （C-8'''）, 168.0 （C-9'''）, 102.2 （C-1''''）, 72.3 （C-2''''）, 72.0 （C-3''''）, 73.8 （C-4''''）, 69.9 （C-5''''）, 18.0 （C-6''''）。

参考文献

[1] 林瑞超，马双成. 中药化学对照品应用手册 ［M］. 北京：化学工业出版社，2013.

金丝桃苷

Hyperoside

【结构式】

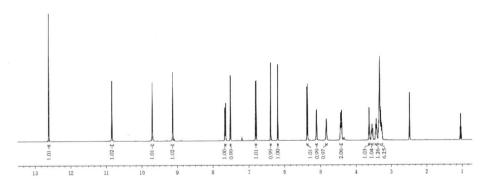

【分子式及分子量】 $C_{21}H_{20}O_{12}$ ； 464.38

1H – NMR

1H – NMR （DMSO – d_6, 500MHz） δ: 6.19 （1H, d, J = 2.0Hz, H – 6）, 6.40 （1H, d, J = 2.0Hz, H – 8）, 7.52 （1H, d, J = 2.0Hz, H – 2'）, 6.81 （1H, d, J = 8.5Hz, H – 5'）, 7.66 （1H, dd, J = 8.5, 2.0Hz, H – 6'）, 9.13, 9.71, 10.84, 12.62 （4 × – OH）[1]。

13C – NMR

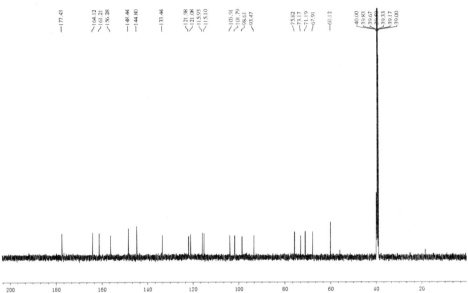

13C – NMR （DMSO – d_6, 125MHz） δ: 148.4 （C – 2）, 133.4 （C – 3）, 177.4 （C – 4）, 156.3 （C – 5）, 98.6 （C – 6）, 164.1 （C – 7）, 93.5 （C – 8）, 161.2 （C – 9）, 103.9 （C – 10）, 122.0 （C – 1'）, 115.1 （C – 2'）, 144.8 （C – 3'）, 156.3 （C – 4'）, 115.9 （C – 5'）, 121.1 （C – 6'）, 101.8 （C – 1''）, 73.2 （C – 2''）, 67.9 （C – 3''）, 71.2 （C – 4''）, 75.8 （C – 5''）, 60.1 （C – 6''）[1]。

参考文献

[1] 林瑞超，马双成．中药化学对照品应用手册 ［M］．北京：化学工业出版社．2013.

京尼平苷酸
Geniposidic acid

【结构式】

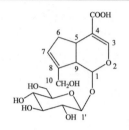

【分子式及分子量】 C$_{16}$H$_{22}$O$_{10}$; 374.34

^{1}H – NMR

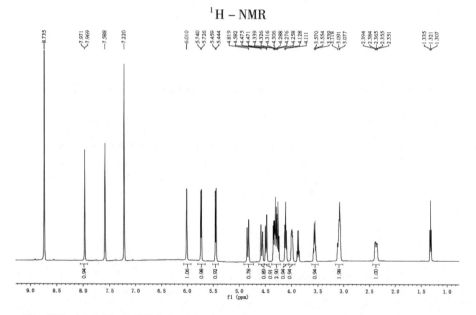

^{13}C – NMR

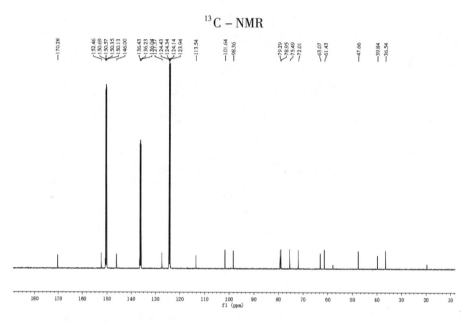

^{13}C – NMR (C$_5$D$_5$N, 125MHz) δ: 98.4 (C – 1), 152.5 (C – 3), 113.5 (C – 4), 36.5 (C – 5), 39.8 (C – 6), 127.3 (C – 7), 146.0 (C – 8), 47.7 (C – 9), 61.4 (C – 10), 170.3 (– COOH), 101.6 (C – 1′), 75.5 (C – 2′), 79.0 (C – 3′), 72.0 (C – 4′), 79.3 (C – 5′), 63.1 (C – 6′)。

1H – NMR (C$_5$D$_5$N, 500MHz) δ: 5.73 (1H, d, J = 7.0 Hz, H – 1), 7.97 (1H, d, J = 1.0Hz, H – 3), 3.55 (1H, m, H – 5), 2.37 (1H, m, H – 6), 3.09 (1H, m, H – 6), 6.01 (1H, brs, H – 7), 4.54 (1H, d, J = 14.5 Hz, H – 10), 4.81 (1H, d, J = 14.5 Hz, H – 10), 5.45 (1H, d, J = 7.5 Hz, H – 1′)。

参 考 文 献

[1] 林瑞超, 马双成. 中药化学对照品应用手册 [M]. 北京: 化学工业出版社, 2013.

九里香酮

5，7，3′，4′- Tetramethoxyflavone

【结构式】

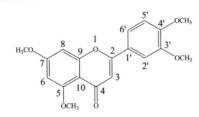

【分子式及分子量】C₁₉H₁₈O₆；342.35

¹H - NMR

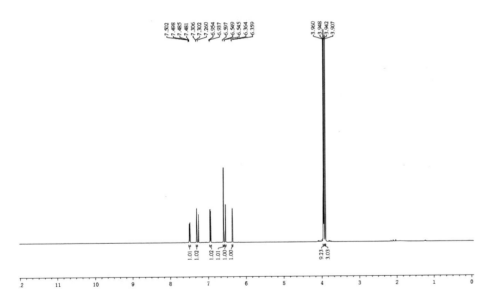

¹H - NMR（CDCl₃，500MHz）δ：7.49（1H，dd，J = 8.5，2.0Hz，H - 6′），7.30（1H，d，J = 2.0Hz，H - 2′），6.94（1H，d，J = 8.5Hz，H - 5′），6.60（1H，s，H - 3），6.54（1H，d，J = 2.0Hz，H - 8），6.36（1H，d，J = 2.5Hz，H - 6）。

¹³C - NMR

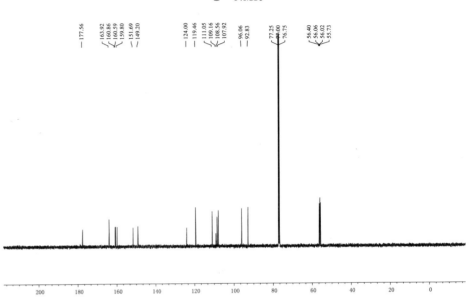

¹³C - NMR（CDCl₃，125MHz）δ：160.9（C - 2），107.9（C - 3），177.6（C - 4），160.6（C - 5），96.1（C - 6），163.9（C - 7），92.8（C - 8），159.8（C - 9），109.2（C - 10），124.0（C - 1′），108.6（C - 2′），149.2（C - 3′），151.7（C - 4′），111.0（C - 5′），119.5（C - 6′），56.1（5 - OCH₃），55.7（7 - OCH₃），56.0（3′ - OCH₃），56.4（4′ - OCH₃）。

参 考 文 献

[1] 李林福，肖海，胡海波，等 . 九里香叶中的化学成分［J］. 中国实验方剂学杂志，2016，22（7），50 ~ 53.

菊苣酸
Cichoric acid

【结构式】

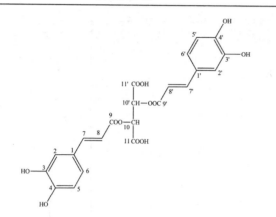

【分子式及分子量】$C_{22}H_{18}O_{12}$；474.37

^{1}H – NMR

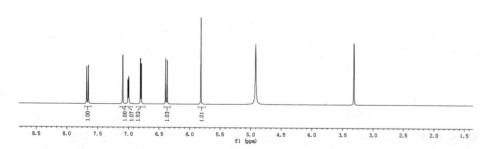

^{1}H – NMR（CD$_3$OD，600 MHz）δ：7.10（2H，d，J＝1.8 Hz，H - 2，2'），6.80（2H，d，J＝8.4 Hz，H - 5，5'），7.00（2H，dd，J＝8.4，1.8 Hz，H - 6，6'），6.38（2H，d，J＝16.2 Hz，H - 7，7'），7.66（2H，d，J＝15.6 Hz，H - 8，8'），5.81（2H，s，H - 10，10'）。

^{13}C – NMR

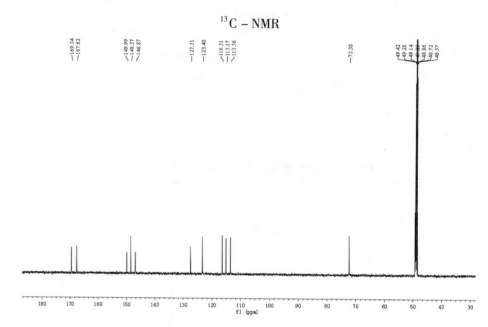

^{13}C – NMR（CD$_3$OD，125 MHz）δ：127.5（C - 1，1'），115.2（C - 2，2'），148.6（C - 3，3'），150.0（C - 4，4'），113.6（C - 5，5'），123.4（C - 6，6'），146.9（C - 7，7'），116.5（C - 8，8'），169.5（C - 9，9'），72.4（C - 10，10'），167.6（C - 11，11'）。

参考文献

[1] 林瑞超，马双成. 中药化学对照品应用手册［M］. 北京：化学工业出版社，2013.

咖啡酸
Caffeic acid

【结构式】

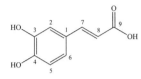

【分子式及分子量】 $C_9H_8O_4$；180.16

^1H – NMR

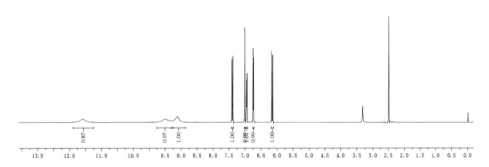

^1H – NMR （DMSO – d_6，600MHz）δ：7.00 （1H，d，J = 1.8Hz，H – 2），6.75 （1H，d，J = 10.2 Hz，H – 5），6.95 （1H，dd，J = 1.2 Hz，J = 9.6 Hz，H – 6），7.41 （1H，d，J = 18.6 Hz，H – 7），6.17 （1H，d，J = 19.2 Hz，H – 8）。

^{13}C – NMR

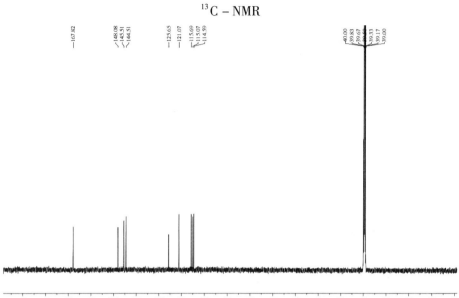

^{13}C – NMR （DMSO – d_6，150MHz） δ：125.7 （C – 1），114.6 （C – 2），145.5 （C – 3），148.1 （C – 4），115.7 （C – 5），121.1 （C – 6），144.5 （C – 7），115.1 （C – 8），167.8 （C – 9）。

参 考 文 献

[1] 戴忠，王钢力，刘燕，等 . 思茅蛇菰的化学成分研究 Ⅱ ［J］. 中国中药杂志，2005，30 （14）：1131 – 1132.

咖啡酸乙酯
Caffeoyl acetate

【结构式】

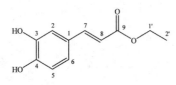

【分子式及分子量】 $C_{11}H_{12}O_4$; 208.21

^1H-NMR

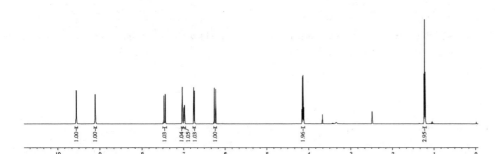

^1H-NMR (DMSO-d_6, 500MHz) δ: 7.03 (1H, d, $J=2.0Hz$, H-2), 6.75 (1H, d, $J=8.0Hz$, H-5), 6.98 (1H, dd, $J=8.0$, 2.0Hz, H-6), 7.46 (1H, d, $J=16.0Hz$, H-7), 6.24 (1H, d, $J=16.0Hz$, H-8), 4.14 (2H, q, $J=7.0Hz$, H-1'), 1.22 (3H, t, $J=7.0Hz$, H-2')

$^{13}C-NMR$

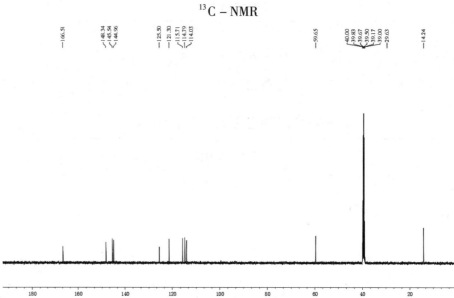

$^{13}C-NMR$ (DMSO-d_6, 125MHz) δ: 125.5 (C-1), 114.8 (C-2), 145.0 (C-3), 148.3 (C-4), 115.7 (C-5), 121.3 (C-6), 145.5 (C-7), 114.0 (C-8), 166.5 (C-9), 59.7 (C-1'), 14.2 (C-2')。

参考文献

[1] 林瑞超, 马双成. 中药化学对照品应用手册 [M]. 北京: 化学工业出版社, 2013.

卡维丁
Cavidine

【结构式】

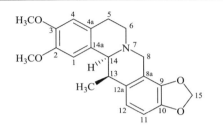

【分子式及分子量】 $C_{21}H_{23}NO_4$ ；353.41

^1H-NMR

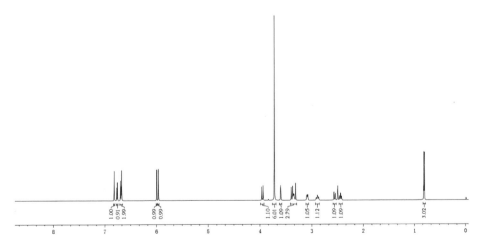

^1H-NMR （DMSO $-d_6$，600MHz） δ：3.72 （6H，s，$2\times-OCH_3$），5.96，5.99 （1Heach，s，H -15），3.60 （1H，brs，H -14），0.81 （3H，d，$J=7.2$Hz，13 $-CH_3$），6.69，6.76 （1Heach，d，$J=7.8$Hz，H -11，H -12），6.67，6.82 （1Heach，s，H -1，H -4）[1]。

$^{13}C-NMR$

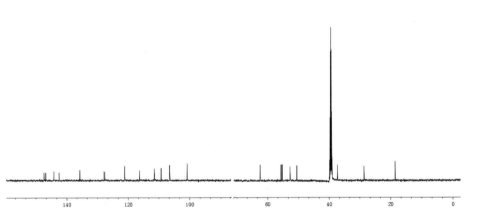

$^{13}C-NMR$ （DMSO $-d_6$，150MHz） δ：109.3 （C -1），146.8 （C -2），147.4 （C -3），109.3 （C -4），121.2 （C $-4a$），28.7 （C -5），50.6 （C -6），52.8 （C -8），111.5 （C $-8a$），144.2 （C -9），142.5 （C -10），106.6 （C -11），116.3 （C -12），135.7 （C $-12a$），37.3 （C -13），62.5 （C -14），127.9 （C $-14a$），100.8 （C -15），55.3 （2 $-OCH_3$），55.7 （3 $-OCH_3$），18.6 （13 $-CH_3$）[1]。

参 考 文 献

[1] 何志超，王冬梅，李国成，等. 岩黄连生物碱类成分及其抗氧化活性研究 ［J］. 中草 药，2014，45 （11）：1526 $-$ 1531.

莰烯
Camphene

【结构式】

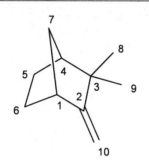

【分子式及分子量】 $C_{10}H_{16}$；136.23

^1H-NMR

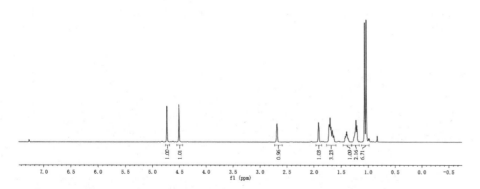

^1H-NMR（CDCl$_3$，500MHz）δ：1.04（3H，$-CH_3$exo），1.07（3H，$-CH_3$endo），1.22（1H，m，H-7anti），1.26（1H，m，H-5endo），1.39（1H，m，H-6exo），1.64（1H，m，H-5exo），1.67（1H，m，H-7syn），1.71（1H，m，H-6endo），1.91（1H，br s，H-3），2.68（1H，br s，H-4），4.51（1H，H-10b），4.73（1H，H-10a）。

$^{13}C-NMR$

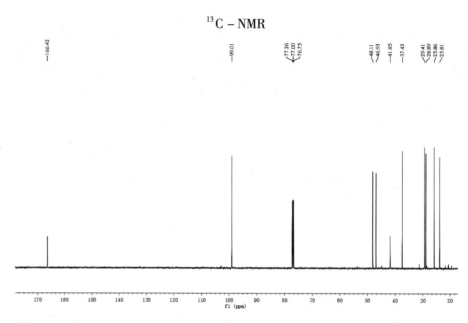

$^{13}C-NMR$（CDCl$_3$，125MHz）δ：48.1（C-1），166.4（C-2），41.8（C-3），46.9（C-4），23.8（C-5），28.9（C-6），37.4（C-7），29.4（C-8），25.9（C-9），99.0（C-10）。

参 考 文 献

［1］林瑞超，马双成. 中药化学对照品应用手册［M］. 北京：化学工业出版社，2013.

糠酸

Furoic acid

【结构式】

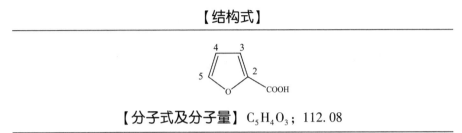

【分子式及分子量】C₅H₄O₃；112.08

¹H – NMR

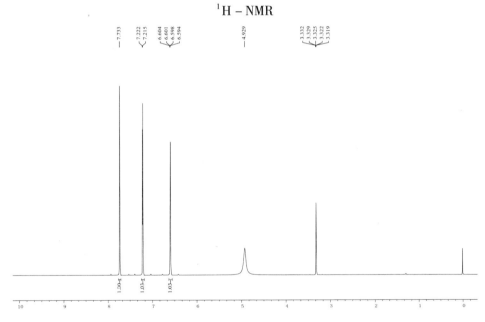

¹H – NMR（CD₃OD，500MHz）δ：7.22（1H，*d*，*J* = 3.5Hz，H – 3），6.60（1H，*dd*，*J* = 3.5，1.5Hz，H – 4），7.73（1H，*s*，H – 5）。

¹³C – NMR

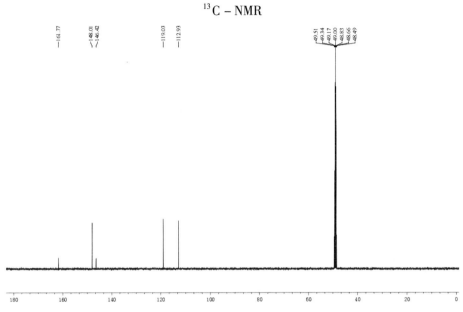

¹³C – NMR（CD₃OD，125MHz）δ：161.8（C = O），148.0（C – 5），146.4（C – 2），119.0（C – 3），112.9（C – 4）。

参 考 文 献

[1] 林瑞超，马双成. 中药化学对照品应用手册［M］. 北京：化学工业出版社，2013.

柯里拉京
Corilagin

【结构式】

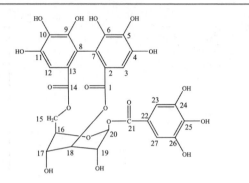

【分子式及分子量】$C_{27}H_{22}O_{18}$；634.45

¹H - NMR

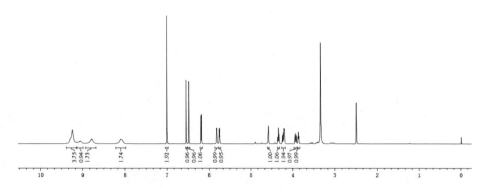

¹H – NMR（DMSO – d_6，500MHz）δ：8.09 – 9.24（9H，m，9 × Ar – OH），7.00（2H，s，H – 23，27），6.55（1H，s，H – 3），6.48（1H，s，H – 12），6.19（1H，d，$J = 7.0$Hz，H – 20），3.85 – 5.82（6H，m，H – 15，H – 16，H – 17，H – 18，H – 19）[1 - 2]。

¹³C - NMR

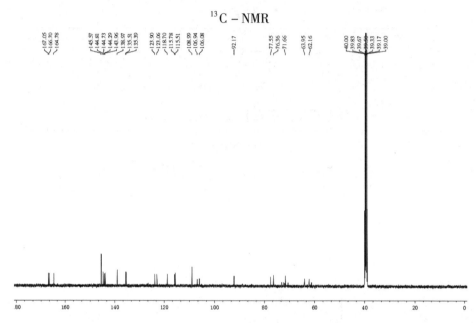

¹³C – NMR（DMSO – d_6，125MHz）δ：166.7（C – 1），123.1（C – 2），106.9（C – 3），144.0（C – 4），135.5（C – 5），144.3（C – 6），115.8（C – 7），115.5（C – 8），144.7（C – 9），135.4（C – 10），144.8（C – 11），106.1（C – 12），123.9（C – 13），167.1（C – 14），64.0（C – 15），76.4（C – 16），62.2（C – 17），77.6（C – 18），71.7（C – 19），92.2（C – 20），164.8（C – 21），118.7（C – 22），109.0（C – 23），145.6（C – 24），139.0（C – 25），145.6（C – 26），109.0（C – 27）[1 - 2]。

参 考 文 献

[1] 朱红霖，韦万兴，周敏，等．珠子草化学成分的研究［J］．天然产物研究与开发，2011，23：401 – 403.

[2] 沙东旭，刘英华，王顺龙，等．叶下珠化学成分的研究［J］．沈阳药科大学学报，2000，17（3）：176 – 178.

苦蒿素
Blinin

【结构式】

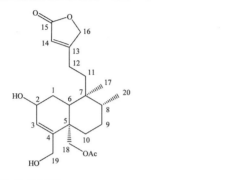

【分子式及分子量】 $C_{22}H_{32}O_6$； 392.49

$^1H - NMR$

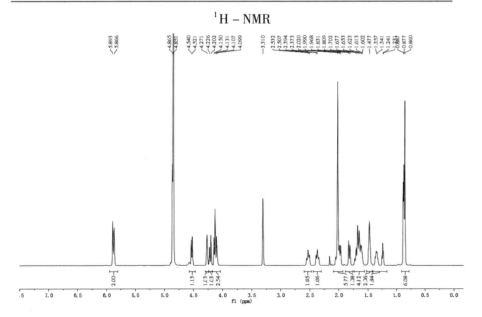

$^1H - NMR$ （CD_3OD_3， 600MHz） δ： 4.27 （1H， *brs*， H - 2）， 5.87 （1H， *brs*， H - 3）， 5.89 （1H， *s*， H - 14）， 4.86 （2H， *brs*， H - 16）， 0.86 （3H， *s*， $CH_3 - 17$）， 4.53 （1H， *d*， *J* = 11.4Hz， H - 19）， 4.14 （1H， *d*， *J* = 11.4 Hz， H - 19）， 0.88 （3H， *d*， *J* = 6.0Hz， H - 20）， 2.02 （$CH_3COO -$ ）。

$^{13}C - NMR$

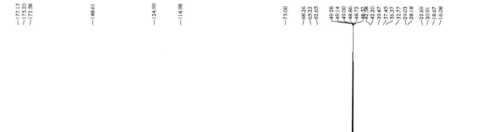

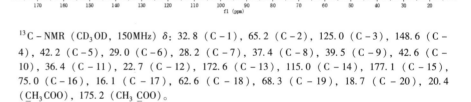

$^{13}C - NMR$ （CD_3OD， 150MHz） δ： 32.8 （C - 1）， 65.2 （C - 2）， 125.0 （C - 3）， 148.6 （C - 4）， 42.2 （C - 5）， 29.0 （C - 6）， 28.2 （C - 7）， 37.4 （C - 8）， 39.5 （C - 9）， 42.6 （C - 10）， 36.4 （C - 11）， 22.7 （C - 12）， 172.6 （C - 13）， 115.0 （C - 14）， 177.1 （C - 15）， 75.0 （C - 16）， 16.1 （C - 17）， 62.6 （C - 18）， 68.3 （C - 19）， 18.7 （C - 20）， 20.4 （$\underline{C}H_3COO$）， 175.2 （$CH_3\underline{C}OO$）。

苦杏仁苷
Amygdalin

【结构式】

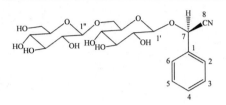

【分子式及分子量】 $C_{20}H_{27}NO_{11}$ ； 457.43

$^1H - NMR$

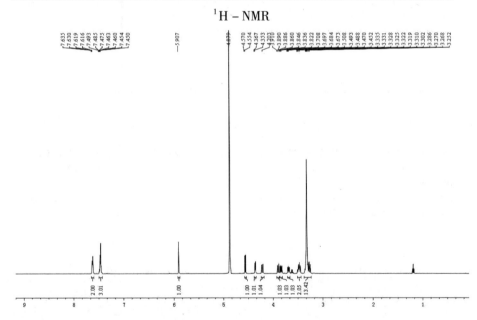

$^1H - NMR$ （CD_3OD, 500MHz） δ： 7.62 （2H, dd, $J = 7.5$, 2.0 Hz, H-2, 6）, 7.47 （3H, m, H-3 ~ 5）, 5.91 （1H, s, H-7）, 4.56 （1H, d, $J = 7.8$ Hz, H-1''）, 4.36 （1H, m, H-1'）, 3.30 ~ 4.22 （12H, H-2' ~ 6', 2'' ~ 6''）。

$^{13}C - NMR$

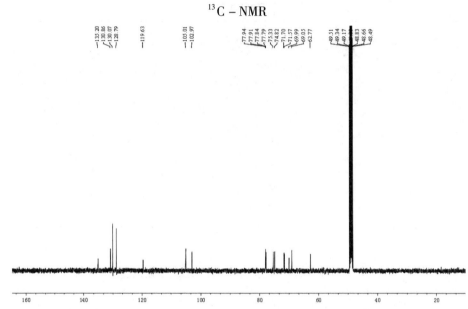

$^{13}C - NMR$ （CD_3OD, 125MHz） δ： 135.2 （C-1）, 128.8 （C-2）, 130.1 （C-3）, 130.9 （C-4）, 130.1 （C-5）, 128.8 （C-6）, 69.0 （C-7）, 119.6 （C-8）, 103.0 （C-1'）, 75.3 （C-2'）, 78.0 （C-3'）, 71.7 （C-4'）, 77.8 （C-5'）, 70.0 （C-6'）, 105.0 （C-1''）, 74.8 （C-2''）, 77.9 （C-3''）, 71.6 （C-4''）, 77.9 （C-5''）, 62.8 （C-6''）。

参 考 文 献

[1] 林瑞超，马双成. 中药化学对照品应用手册 ［M］. 北京：化学工业出版社，2013.

苦参碱

Matrine

【结构式】

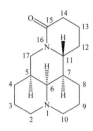

【分子式及分子量】 $C_{15}H_{24}N_2O$；248.36

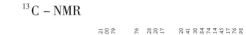

$^{13}C - NMR$

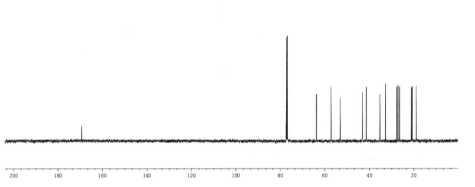

$^{13}C - NMR$（$CDCl_3$，150MHz）δ：57.3（$C-2$），21.2（$C-3$），27.1（$C-4$），35.3（$C-5$），63.8（$C-6$），41.4（$C-7$），26.4（$C-8$），20.8（$C-9$），57.2（$C-10$），53.2（$C-11$），27.7（$C-12$），19.0（$C-13$），32.8（$C-14$），169.4（$C-15$），43.2（$C-17$）。

$^{1}H - NMR$

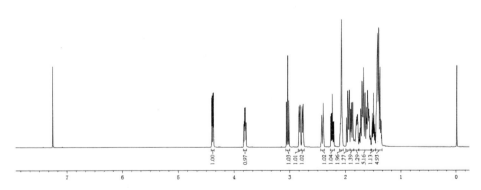

$^{1}H - NMR$（$CDCl_3$，600MHz）δ：2.77（1H，d，$J=11.6$ Hz，H－2e），2.07（2H，m，H－2a，10a），1.90（3H，m，2.6 Hz，H－3a，4e，12e），1.80（1H，qd，$J=9.5$，5.4 Hz，H－9a），2.83（1H，d，$J=11.4$ Hz，H－10e），3.81（1H，dt，$J=9.7$，5.8 Hz，H－11），2.41（1H，dt，$J=16.4$，3.7Hz，H－14e），2.23（1H，m，H－14a），3.04（1H，t，$J=12.7$Hz，H－17a），4.39（1H，dd，$J=12.7$，4.4 Hz，H－17e）。

参 考 文 献

［1］林瑞超，马双成. 中药化学对照品应用手册［M］. 北京：化学工业出版社，2013.

苦玄参苷 IA
Piefeltarraenin IA

【结构式】

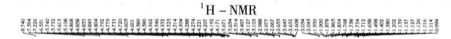

【分子式及分子量】 $C_{41}H_{62}O_{13}$；762.92

^1H-NMR

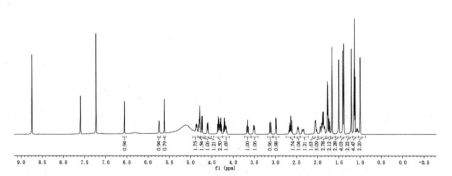

^1H-NMR（C_5D_5N, 600 MHz）δ：3.50（1H, dd, $J=10.2$, 5.4 Hz, H-3），5.74（1H, d, $J=4.8$ Hz, H-6），2.46（1H, d, $J=12.0$ Hz, H-12），3.22（1H, d, $J=14.4$ Hz, H-12），0.99（3H, s, 18-CH_3），1.20（3H, s, 19-CH_3），1.66（3H, s, 21-CH_3），5.61（1H, s, H-23），1.13（3H, d, $J=6.6$ Hz, 26-CH_3），1.12（3H, d, $J=7.2$ Hz, 27-CH_3），1.38（3H, s, 28-CH_3），1.50（3H, s, 29-CH_3），1.40（3H, s, 30-CH_3）。

$^{13}C-NMR$

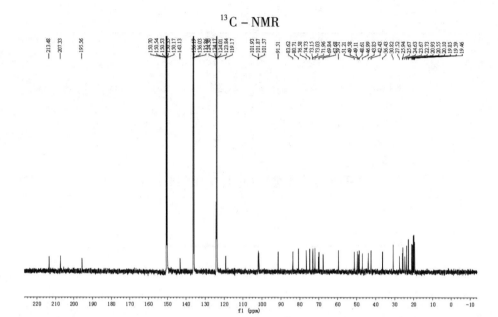

$^{13}C-NMR$（C_5D_5N, 150 MHz）δ：30.8（C-1），25.9（C-2），80.7（C-3），47.0（C-4），143.1（C-5），119.2（C-6），24.6（C-7），36.4（C-8），48.6（C-9），43.9（C-10），213.5（C-11），49.1（C-12），49.6（C-13），51.2（C-14），42.4（C-15），70.2（C-16），59.5（C-17），91.5（C-20），207.3（C-22），101.6（C-23），195.6（C-24），27.5（C-25），25.7，23.7，22.7，20.9，20.6，20.1，19.9，19.6（8×-CH_3），101.9（C-1'），83.6（C-2'），76.6（C-3'），72.0（C-4'），67.7（C-5'），101.9（C-1″），73.1（C-2″），73.0（C-3″），74.7（C-4″），69.8（C-5″），19.5（C-6″）。

参 考 文 献

[1] 林瑞超，马双成. 中药化学对照品应用手册 ［M］. 北京：化学工业出版社，2013.

款冬酮
Tussilagone

【结构式】

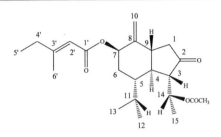

【分子式及分子量】C₂₃H₃₄O₅；390.51

¹³C - NMR

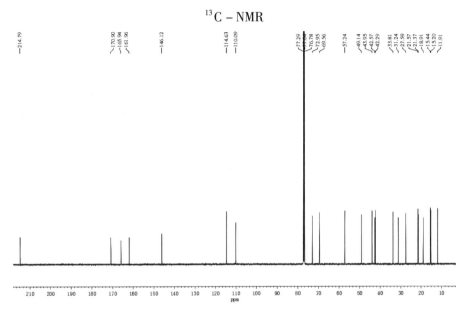

¹³C - NMR（CDCl₃，125MHz）δ：42.6（C-1），214.8（C-2），57.2（C-3），49.1（C-4），44.0（C-5），31.2（C-6），73.0（C-7），146.1（C-8），42.3（C-9），110.1（C-10），27.6（C-11），21.6（C-12），15.4（C-13），69.6（C-14），15.2（C-15），165.9（C-1′），114.6（C-2′），162.0（C-3′），33.8（C-4′），11.9（C-5′），18.9（C-6′），170.9（-OCO-），21.4（OCO-CH₃）。

¹H - NMR

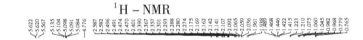

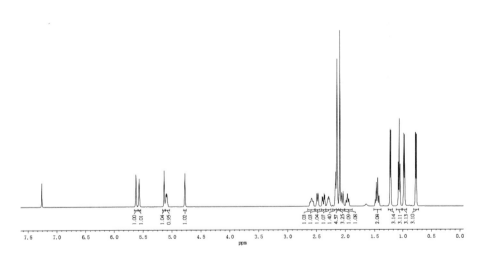

¹H - NMR（CDCl₃，500MHz）δ：2.17（1H，*m*，H-1α），2.38（1H，*dd*，*J* = 17.0，5.5 Hz，H-1β），2.48（1H，*dd*，*J* = 10.5，2.0 Hz，H-3），1.44（1H，*m*，H-4），1.96（1H，*brt*，*J* = 11.0 Hz，H-5），1.44（1H，*m*，H-6α），2.06（1H，*brd*，*J* = 14.0 Hz，H-6β），5.57（1H，*m*，H-7），2.58（1H，*m*，H-9），5.14（1H，*brs*，H-10（Z）），4.78（1H，*brs*，H-10（E）），2.29（1H，*m*，H-11），0.99（3H，*d*，*J* = 6.5 Hz，H-12），0.77（3H，*d*，*J* = 6.5 Hz，H-13），5.10（1H，*dq*，*J* = 10.0，6.5 Hz，H-14），1.22（3H，*d*，*J* = 6.5 Hz，H-15），5.62（1H，*brs*，H-2′），2.17（2H，*m*，H-4′），1.06（3H，*t*，*J* = 7.5 Hz，H-5′），2.14（3H，*brs*，H-6′），2.09（3H，*s*，OCO-CH₃）。

参 考 文 献

[1] 应百平，杨培明，朱任宏. 款冬花化学成份的研究 I. 款冬酮的结构 [J]. 化学学报，1987，45：450-455.

辣椒素

Capsaicin

【结构式】

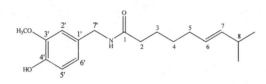

【分子式及分子量】 $C_{18}H_{27}NO_3$ ；305.41

$^1H - NMR$

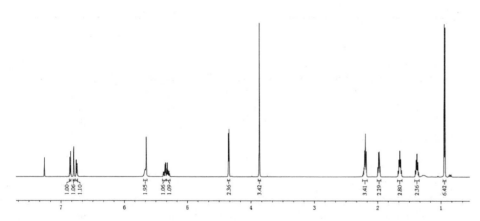

$^1H - NMR$ （$CDCl_3$， 600MHz） δ： 2.20 （3H， m， H - 2， 8）， 1.65 （2H， m， H - 3）， 1.38 （2H， m， H - 4）， 1.98 （2H， m， H - 5）， 5.36 （1H， m， H - 6）， 5.31 （1H， m， H - 7）， 3.87 （3H， s， 3′ - CH_3）， 6.80 （1H， s， H - 2′）， 6.86 （1H， d， J = 8.4， H - 5′）， 6.76 （1H， d， J = 8.4， H - 6′）， 4.34 （1H， d， J = 6.0， H - 7′）[1] 。

$^{13}C - NMR$

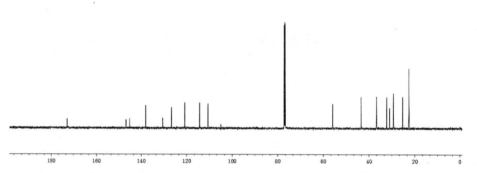

$^{13}C - NMR$ （$CDCl_3$， 150MHz） δ： 172.8 （C - 1）， 36.7 （C - 2）， 32.2 （C - 3）， 29.3 （C - 4）， 25.3 （C - 5）， 126.4 （C - 6）， 138.1 （C - 7）， 31.0 （C - 8）， 22.6 （C - 9， 10）， 130.4 （C - 1′）， 114.3 （C - 2′）， 146.7 （C - 3′）， 145.1 （C - 4′）， 110.6 （C - 5′）， 120.8 （C - 6′）， 43.5 （C - 7′）， 55.9 （ - OCH_3）。

参 考 文 献

[1] 肖文平. 祛痛风湿膏化学成分研究及处方探秘 [D]. 湖北中医学院，2006.

狼毒乙素

2，4 – dihydroxy – 6 – methoxy – 3 – methylacetophenone

【结构式】

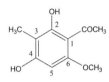

【分子式及分子量】 $C_{10}H_{12}O_4$ ； 196. 20

^1H – NMR

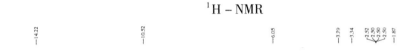

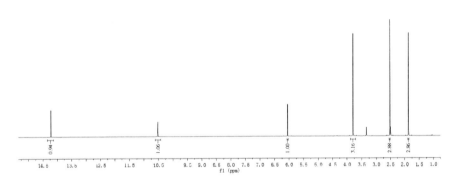

^1H – NMR （DMSO – d_6 ， 600MHz） δ ：14. 22 （1H， s， OH – 2），10. 52 （1H， s， OH – 4），6. 05 （1H， s， H – 5），3. 79 （3H， s， – OCH$_3$），2. 50 （3H， s， – COCH$_3$），1. 87 （3H， s， Ar – CH$_3$）

^{13}C – NMR

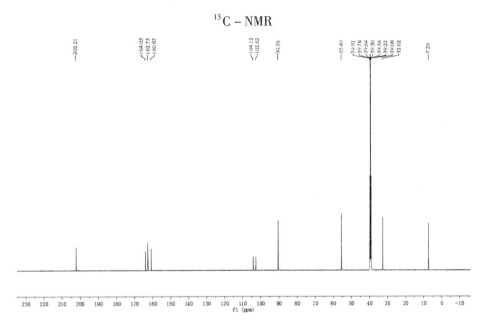

^{13}C – NMR （DMSO – d_6 ， 150MHz） δ ：104. 1 （C – 1），164. 0 （C – 2），102. 6 （C – 3），162. 7 （C – 4），90. 4 （C – 5），160. 8 （C – 6），202. 2 （1 – $\underline{CO}CH_3$），55. 5 （6 – OCH$_3$），32. 6 （ – CO$\underline{CH}_3$），7. 3 （3 – CH$_3$）

参 考 文 献

［1］林瑞超，马双成 . 中药化学对照品应用手册 ［M］. 北京：化学工业出版社，2013.

老龙皮酸

Retigericacid A

【结构式】

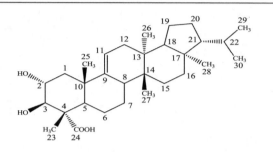

【分子式及分子量】 C₃₀H₄₈O₄；472.70

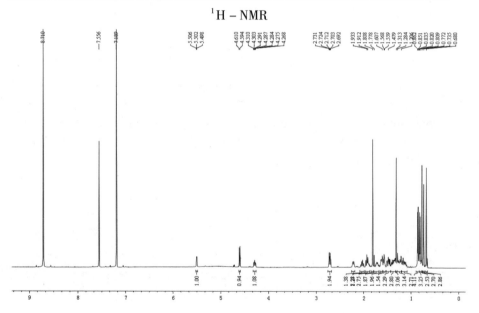

¹H – NMR（C₅D₅N，600MHz）δ：0.68（3H，s，26 – CH₃），0.74（3H，s，28 – CH₃），0.77（3H，s，27 – CH₃），0.82（3H，d，J = 6.6Hz，29 – CH₃），0.86（3H，d，J = 6.6Hz，30 – CH₃），1.81（3H，s，23 – CH₃），1.31（3H，s，25 – CH₃），4.60（1H，d，J = 9.6Hz，H – 3），4.29（1H，ddd，J = 9.6，9.6，4.2Hz，H – 2）[1]。

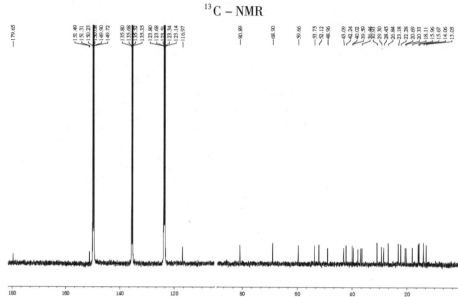

¹³C – NMR（C₅D₅N，150MHz）δ：49.0（C – 1），68.9（C – 2），80.9（C – 3），53.8（C – 4），42.2（C – 5），20.3（C – 6），18.1（C – 7），40.0（C – 8），151.4（C – 9），39.6（C – 10），117.0（C – 11），37.0（C – 12），36.9（C – 13），37.9（C – 14），29.3（C – 15），36.4（C – 16），43.1（C – 17），52.1（C – 18），20.7（C – 19），28.4（C – 20），59.7（C – 21），30.9（C – 22），13.1（C – 23），179.7（C – 24），26.8（C – 25），15.7（C – 26），16.0（C – 27），14.1（C – 28），23.2（C – 29），22.3（C – 30）[2]。

参 考 文 献

[1] 李波，林中文，孙汉董. 针芽肺衣的化学成分 [J]. 云南植物研究，1990，12（4）：447 – 451.

[2] 杜远东. 老龙皮的药效物质及质量标准研究 [D]. 陕西中医学院，2012 年.

酪醇
Tyrosol

【结构式】

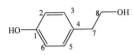

【分子式及分子量】C_8H_{10}O_2；138.16

^{1}H – NMR

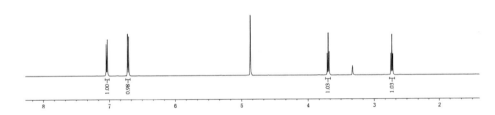

^{1}H – NMR（CD$_3$OD，500MHz）δ：7.04（2H，d，J = 8.5Hz，H – 2，6），6.72（2H，d，J = 8.5Hz，H – 3，5），3.70（2H，t，J = 7.2Hz，H – 8），2.73（2H，t，J = 7.2Hz，H – 7）[1-2]。

^{13}C – NMR

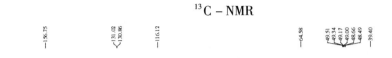

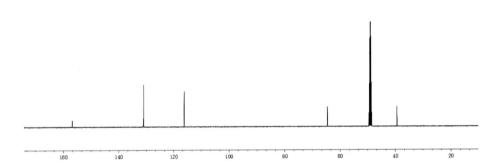

^{13}C – NMR（CD$_3$OD，125MHz）δ：156.8（C – 1），130.9，131.0（C – 3，5），116.1（C – 2，6），64.6（C – 8），39.4（C – 7）。

参 考 文 献

[1] 李义秀 . 益母草化学成分及药理活性研究［D］. 中国医学科学院协和医学院，2011.

[2] 章娟 . 大花红景天质量控制和相关成分药代动力学研究［D］. 沈阳药科大学，2008.

雷公藤甲素
Triptolide

【结构式】

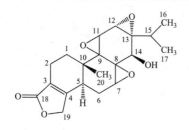

【分子式及分子量】 C_{20}H_{24}O_{6}; 360.40

^{1}H – NMR

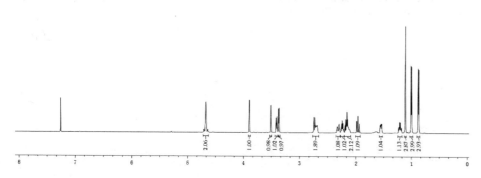

^{1}H – NMR (CDCl$_3$, 600MHz) δ: 0.87 (3H, d, J = 6.6Hz, 16 – CH$_3$), 1.00 (3H, d, J = 7.1Hz, 17 – CH$_3$), 1.11 (3H, s, 20 – CH$_3$), 2.72 (1H, d, J = 10.2Hz, – OH), 3.37 (1H, d, J = 5.4Hz, H – 7), 3.40 (1H, d, J = 10.8Hz, H – 14), 3.51 (1H, d, J = 1.8Hz, H – 12), 3.89 (1H, d, J = 3.6Hz, H – 11), 4.67 (1H, m, H – 19)。

^{13}C – NMR

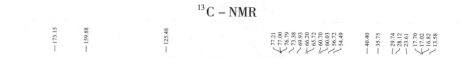

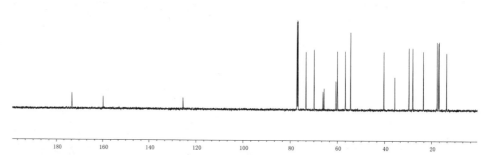

^{13}C – NMR (CDCl$_3$, 150MHz) δ: 29.7 (C – 1), 17.0 (C – 2), 125.5 (C – 3), 159.9 (C – 4), 40.4 (C – 5), 23.6 (C – 6), 60.0 (C – 7), 60.7 (C – 8), 65.7 (C – 9), 35.8 (C – 10), 56.7 (C – 11), 54.5 (C – 12), 66.2 (C – 13), 73.4 (C – 14), 28.1 (C – 15), 16.8 (C – 16), 17.7 (C – 17), 173.2 (C – 18), 69.9 (C – 19), 13.6 (C – 20)。

参 考 文 献

[1] 马鹏程，闫玮，吕杨，等，新雷公藤内酯四醇的研究 [J]．植物学报，1995，37 (10)：822 – 828.

雷公藤内酯甲
Wilforlide A

【结构式】

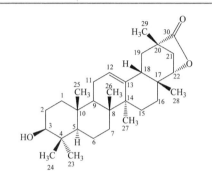

【分子式及分子量】 C₃₀H₄₆O₃ ； 454.68

¹H – NMR

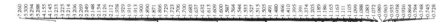

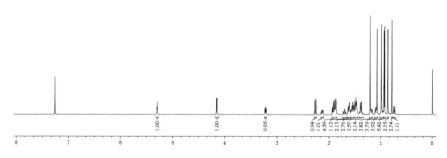

¹H – NMR （CDCl₃, 600MHz） δ: 0.78 （3H, s, H – 24）, 0.86 （3H, s, H – 28）, 0.93 （3H, s, H – 26）, 0.94 （3H, s, H – 25）, 0.99 （3H, s, H – 23）, 1.07 （3H, s, H – 27）, 1.21 （3H, s, H – 29）, 3.22 （1H, dd, J = 11.4, 4.8Hz, H – 3）, 4.15 （1H, d, J = 6.0Hz, H – 22）, 5.29 （1H, t, J = 3.6Hz, H – 12）[1]。

¹³C – NMR

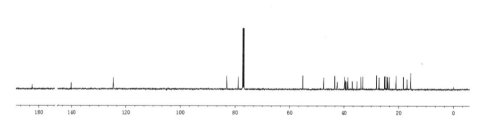

¹³C – NMR （CDCl₃, 150MHz） δ: 38.6 （C – 1）, 27.2 （C – 2）, 78.9 （C – 3）, 38.7 （C – 4）, 55.2 （C – 5）, 18.3 （C – 6）, 33.1 （C – 7）, 42.6 （C – 8）, 47.5 （C – 9）, 37.0 （C – 10）, 23.5 （C – 11）, 124.6 （C – 12）, 140.2 （C – 13）, 39.3 （C – 14）, 25.2 （C – 15）, 24.3 （C – 16）, 35.2 （C – 17）, 43.4 （C – 18）, 39.8 （C – 19）, 39.5 （C – 20）, 33.8 （C – 21）, 83.1 （C – 22）, 28.1 （C – 23）, 15.6 （C – 24）, 15.6 （C – 25）, 17.0 （C – 26）, 24.0 （C – 27）, 25.0 （C – 28）, 21.0 （C – 29）, 182.4 （C – 30）[1]。

参 考 文 献

[1] 胡新玲，王奎武. 南川卫矛的化学成分研究 [J]. 林产化学与工业，2011，31 （4）：83 – 86.

栎瘿酸
Roburic acid

【结构式】

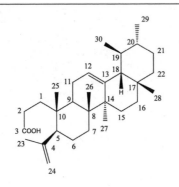

【分子式及分子量】$C_{30}H_{48}O_2$；440.70

$^1H - NMR$

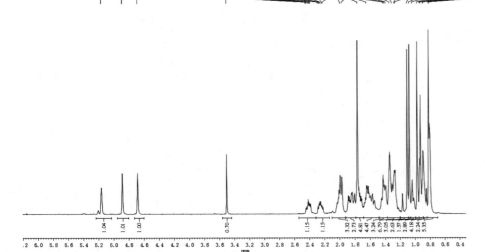

^1H-NMR（$CDCl_3$，500MHz）δ：5.16（1H, s, br, H-12），4.89（1H, s, H-24），4.68（1H, s, H-24），1.76，1.10，1.08，0.97，0.93，0.82，0.81（each 3H, 7×-CH$_3$）。

$^{13}C - NMR$

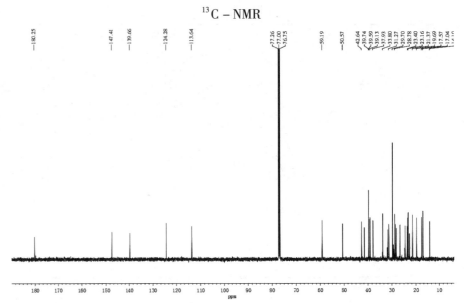

$^{13}C - NMR$（$CDCl_3$，125MHz）δ：24.4（C-1），33.8（C-2），180.2（C-3），139.7（C-4），37.9（C-5），28.8（C-6），31.3（C-7），39.1（C-8），50.6（C-9），29.7（C-10），23.4（C-11），124.3（C-12），147.4（C-13），42.6（C-14），28.8（C-15），26.6（C-16），33.8（C-17），59.2（C-18），39.6（C-19），39.7（C-20），31.3（C-21），41.5（C-22），28.8（C-23），113.6（C-24），23.4（C-25），17.0（C-26），23.2（C-27），19.7（C-28），17.6（C-29），21.4（C-30）。

参考文献

[1] 陈千良, 石张燕, 涂光忠, 等. 陕西产秦艽的化学成分研究 [J]. 中国中药杂志, 2005, 30（19）：1519-1522.

连翘苷
Forsythin

【结构式】

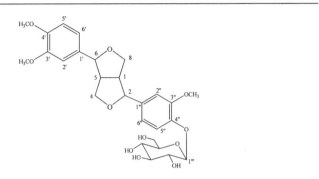

【分子式及分子量】 $C_{27}H_{34}O_{11}$；534.55

^1H-NMR

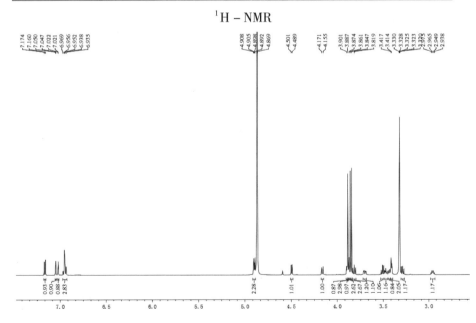

^1H-NMR（CD_3OD，600MHz）δ：3.85，3.86，3.89（3H each，s，3×−OCH_3），4.49（1H，d，J=7.2Hz，H−1‴），7.02（1H，brs，H−2′），7.16（1H，d，J=8.4Hz，H−5′），7.05（1H，d，J=1.8Hz，H−2″），6.93（2H，m，H−5″，6′），6.94（1H，dd，J=8.4，1.8Hz，H−6″）[1]。

$^{13}C-NMR$

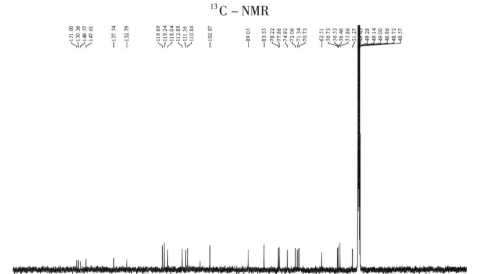

$^{13}C-NMR$（CD_3OD，150MHz）δ：55.9（C−1），89.0（C−2），70.7（C−4），51.3（C−5），83.4（C−6），72.1（C−8），132.8（C−1′），110.9（C−2′），149.6（C−3′），147.6（C−4′），111.6（C−5′），118.0（C−6′），137.5（C−1″），112.9（C−2″），151.0（C−3″），150.4（C−4″），119.9（C−5″），119.2（C−6″），102.9（C−1‴），74.9（C−2‴），77.9（C−3‴），71.3（C−4‴），78.2（C−5‴），62.5（C−6‴），56.5，56.5，56.7（−OCH_3）。

参 考 文 献

[1] 范毅，陈玲，朱杰，等 . 连翘叶化学成分 [J] . 中国实验方剂学杂志，2015，21（24）：22−25.

连翘酯苷 A

Forsythoside A

【结构式】

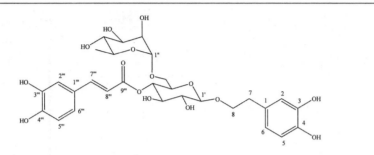

【分子式及分子量】 $C_{29}H_{36}O_{15}$；624.59

^1H-NMR

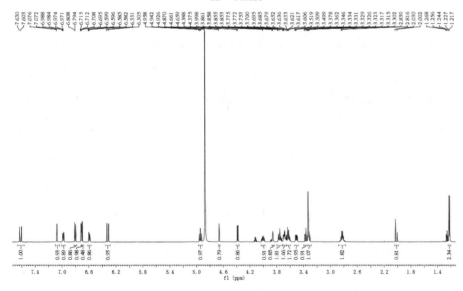

^1H-NMR（CD_3OD，600MHz）δ：6.70（1H，*bts*，H-2），6.70（1H，*d*，*J*=7.8Hz，H-5），6.59（1H，*dd*，*J*=1.8、8.4Hz，H-6），2.82（2H，*m*，H-7），4.38（1H，*d*，*J*=7.8Hz，H-1'），4.94（1H，*t*，*J*=9.6Hz，H-4'），4.66（1H，*d*，*J*=1.2Hz，H-1''），1.22（*d*，*J*=6.0Hz，H-6''），7.07（1H，*brs*，H-2'''），6.80（1H，*d*，*J*=8.4Hz，H-5'''），6.98（1H，*dd*，*J*=8.4、2.4Hz，H-6'''），7.62（1H，*d*，*J*=16.2Hz，H-7'''），6.32（1H，*d*，*J*=15.6Hz，H-8'''）。

$^{13}C-NMR$

$^{13}C-NMR$（CD_3OD，150MHz）δ：131.4（C-1），116.3（C-2），146.1（C-3），144.7（C-4），117.1（C-5），121.3（C-6），36.7（C-7），70.3（C-8），104.5（C-1'），74.8（C-2'），75.2（C-3'），72.1（C-4'），75.8（C-5'），67.7（C-6'），102.3（C-1''），72.3（C-2''），72.4（C-3''），74.0（C-4''），69.8（C-5''），18.0（C-6''），127.7（C-1'''），115.2（C-2'''），147.6（C-3'''），149.7（C-4'''），116.5（C-5'''），123.1（C-6'''），146.8（C-7'''），114.8（C-8'''），168.3（C-9'''）。

参考文献

[1] 林瑞超，马双成. 中药化学对照品应用手册 [M]. 北京：化学工业出版社，2013.

连翘酯苷 B
Forsythoside B

【结构式】

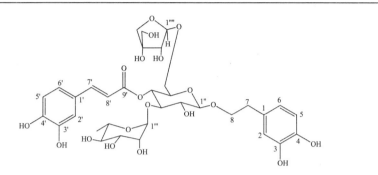

【分子式及分子量】 C₃₄H₄₄O₁₉；756.25

^{1}H – NMR

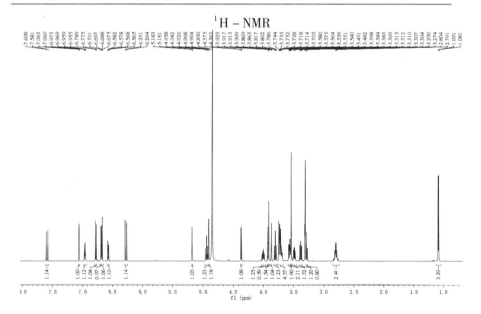

^{1}H – NMR （CD₃OD，600MHz） δ：1.08 （3H，d，J = 6.0Hz，6‴ – CH₃），4.37 （1H，d，J = 7.8Hz，H – 1″），4.91 （1H，d，J = 2.4Hz，1‴），5.18 （1H，d，J = 1.2Hz，H – H – 1″″），6.28 （1H，d，J = 16.2Hz，H – 7′），7.59 （1H，d，J = 16.2Hz，H – 8′），7.06 （1H，d，J = 1.8Hz，H – 2′），6.96 （1H，dd，J = 7.8，1.8Hz，H – 6′），6.78 （1H，d，J = 8.4Hz，H – 5），6.96 （1H，d，J = 2.4Hz，H – 2），6.68 （1H，d，J = 7.8Hz，H – 5′），6.57 （1H，dd，J = 8.4，2.4Hz，H – 6）。

^{13}C – NMR

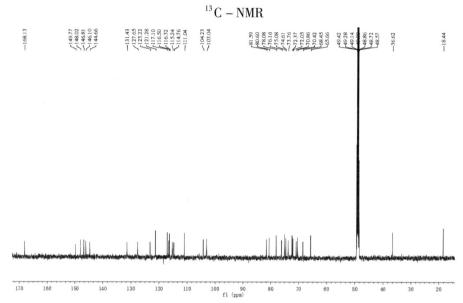

^{13}C – NMR （CD₃OD，150MHz） δ：131.4 （C – 1），116.3 （C – 2），144.6 （C – 3），146.1 （C – 4），117.1 （C – 5），121.3 （C – 6），36.6 （C – 7），72.0 （C – 8），127.7 （C – 1′），115.2 （C – 2′），149.7 （C – 3′），146.8 （C – 4′），116.5 （C – 5′），123.2 （C – 6′），115.3 （C – 7′），148.0 （C – 8′），168.1 （C – 9′），103.9 （C – 1″），73.8 （C – 2″），80.6 （C – 3″），70.9 （C – 4″），74.6 （C – 5″），68.5 （C – 6″），102.9 （C – 1‴），72.3 （C – 2‴），72.4 （C – 3‴），75.5 （C – 4‴），70.4 （C – 5‴），18.4 （C – 6‴），111.0 （C – 1″″），77.7 （C – 2″″），81.6 （C – 3″″），75.1 （C – 4″″），65.7 （C – 5″″）。

参 考 文 献

[1] 林瑞超，马双成. 中药化学对照品应用手册 [M]. 北京：化学工业出版社，2013.

柳穿鱼黄素
Pectolinarigenin

【结构式】

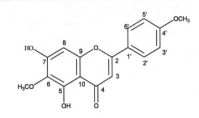

【分子式及分子量】 $C_{17}H_{14}O_6$；314.29

^1H-NMR

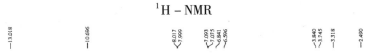

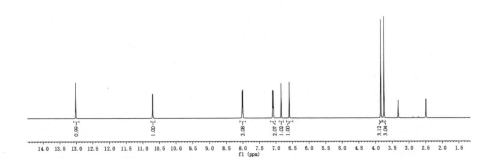

^1H-NMR（DMSO-d_6，500MHz）δ：3.74（3H，s，4'-OCH$_3$），3.84（3H，s，6-OCH$_3$），6.60（1H，s，H-8），6.84（1H，s，H-3），7.08（2H，d，J=9.0Hz，H-3'，H-5'），8.01（2H，d，J=9.0Hz，H-2'，H-6'），10.70（1H，s，7-OH），13.02（1H，s，5-OH）。

$^{13}C-NMR$

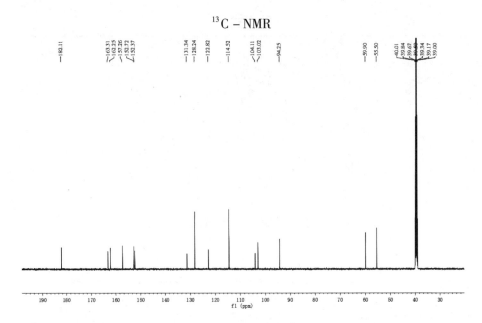

$^{13}C-NMR$（DMSO-d_6，125MHz）δ：163.3（C-2），103.0（C-3），182.1（C-4），152.7（C-5），131.3（C-6），157.3（C-7），94.3（C-8），152.4（C-9），104.1（C-10），122.8（C-1'），128.2（C-2'），114.5（C-3'），162.3（C-4'），114.5（C-5'），128.2（C-6'），59.9（6-OCH$_3$），55.5（4'-OCH$_3$）。

参考文献

[1] 林瑞超，马双成．中药化学对照品应用手册［M］．北京：化学工业出版社，2013．

柳穿鱼叶苷

Pectolinarin

【结构式】

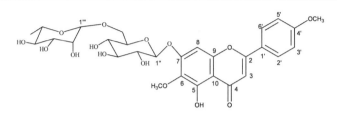

【分子式及分子量】 $C_{29}H_{34}O_{15}$; 622.57

^1H-NMR

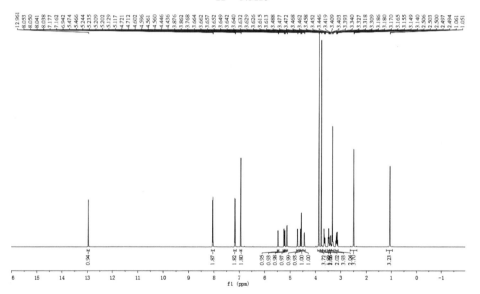

$^{13}C-NMR$

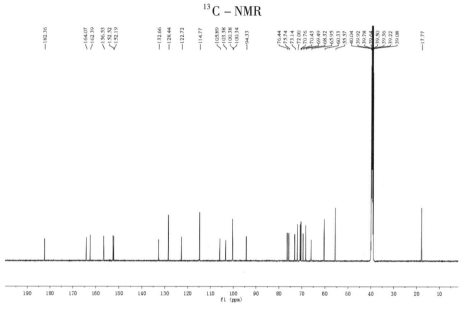

$^{13}C-NMR$ (DMSO-d_6, 150 MHz) δ: 164.1 (C-2), 100.4 (C-3), 182.4 (C-4), 152.2 (C-5), 132.7 (C-6), 156.5 (C-7), 94.3 (C-8), 152.5 (C-9), 105.9 (C-10), 122.7 (C-1'), 128.3 (C-2'), 114.7 (C-3'), 162.4 (C-4'), 114.8 (C-5'), 128.4 (C-6'), 103.4 (C-1″), 73.1 (C-2″), 76.4 (C-3″), 69.5 (C-4″), 75.7 (C-5″), 66.0 (C-6″), 100.3 (C-1‴), 70.4 (C-2‴), 70.8 (C-3‴), 72.0 (C-4‴), 68.3 (C-5‴), 17.8 (C-6‴), 55.6 (4'-OCH$_3$), 60.3 (6-OCH$_3$)。

^1H-NMR (DMSO-d_6, 600 MHz) δ: 6.94 (2H, s, H-3, 8), 12.96 (1H, s, 5-OH), 8.05 (2H, br d, J=9.6 Hz, H-2', 6'), 7.17 (2H, br d, J=9.0 Hz, H-3', 5'), 3.86 (3H, s, 6-OMe), 3.77 (3H, s, 4'-OMe), 5.12 (1H, d, J=7.2 Hz, H-1″), 4.56 (1H, br s, H-1‴), 1.06 (3H, d, J=6.0 Hz, H-6‴)。

参 考 文 献

[1] 林瑞超, 马双成. 中药化学对照品应用手册 [M]. 北京: 化学工业出版社, 2013.

龙胆苦苷
Gentiopicrin

【结构式】

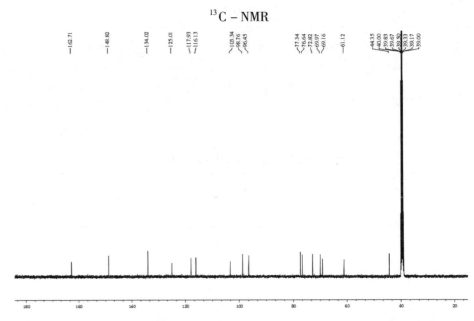

【分子式及分子量】 C₁₆H₂₀O₉；356.32

^{1}H－NMR

^{13}C－NMR

^{13}C－NMR（DMSO－d_6，125 MHz）δ：96.4（C-1），148.8（C-3），103.3（C-4），124.9（C-5），116.1（C-6），69.2（C-7），134.0（C-8），44.4（C-9），117.9（C-10），162.7（C-11），98.8（C-1'），72.8（C-2'），76.6（C-3'），70.1（C-4'），77.3（C-5'），61.1（C-6'）

^{1}H－NMR（DMSO－d_6，500 MHz）δ：5.58（1H，d，J=3.0 Hz，H-1），7.40（1H，s，H-3），5.63（1H，m，H-6），5.00（2H，m，H-7），5.70（1H，m，H-8），3.30（1H，d，J=4.5 Hz，H-9），5.18～5.21（2H，m，H-10），4.47（1H，d，J=8.0 Hz，H-1'），2.93（1H，m，H-2'），3.14（1H，m，H-3'），3.00（1H，m，H-4'），3.14（1H，m，H-5'），3.66（1H，m，H-6'a），3.41（1H，m，H-6'b）。

参考文献

[1] 林瑞超，马双成．中药化学对照品应用手册［M］．北京：化学工业出版社，2013.

龙脑
Borneol

【结构式】

【分子式及分子量】 C₁₅H₁₈O；154.25

¹H - NMR

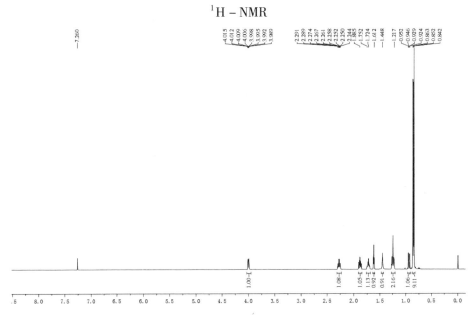

¹H - NMR（CDCl₃，600MHz）δ：4.02（1H，ddd，J = 1.8Hz，J = 3.6Hz，J = 5.4Hz，H - 2），0.84，0.85，0.86（3Heach，s，H - 8，H - 9，H - 10）。

¹³C - NMR

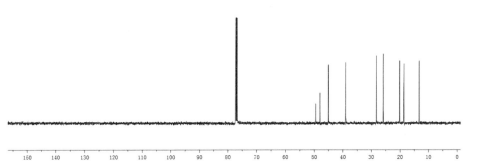

¹³C - NMR（CDCl₃，150MHz）δ：49.5（C - 1），77.4（C - 2），39.0（C - 3），45.1（C - 4），28.3（C - 5），25.9（C - 6），48.0（C - 7），18.7（C - 8），20.2（C - 9），13.3（C - 10）。

参 考 文 献

[1] Yahara S, Nishiyori T, Kohda A, et al. Isolation and Characterization of Phenolic Compounds from Magnoliae Cortex Produced in China［J］. Chemical & Pharmaceutical Bulletin, 2008, 39（8）：2024-2036.

龙血素 A

Loureirin A

【结构式】

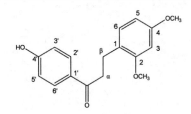

【分子式及分子量】 $C_{17}H_{18}O_4$；286.32

$^1H - NMR$

$^{13}C - NMR$

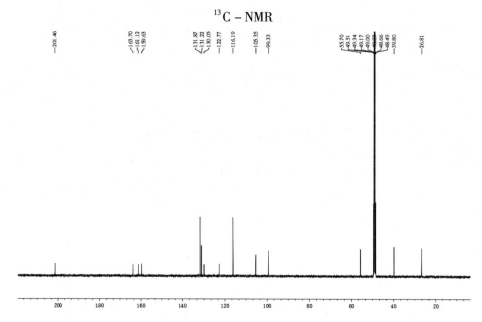

$^{13}C - NMR$（CD_3OD, 125MHz）δ：122.8（C-1），159.6（C-2），99.3（C-3），161.1（C-4），105.4（C-5），131.2（C-6），39.8（C-α），26.8（C-β），130.1（C-1'），131.9（C-2', 6'），163.7（C-4'），116.2（C-3', 5'），201.5（C=O），55.7（2×-OCH$_3$）[1]。

$^1H - NMR$（CD_3OD, 500MHz）δ：7.87（2H, d, J = 8.5Hz, H-2', 6'），7.03（1H, d, J = 8.5Hz, H-6），6.83（2H, d, J = 8.5Hz, H-3', 5'），6.50（1H, d, J = 2.5Hz, H-3），6.42（1H, dd, J = 8.0, 2.5Hz, H-5），3.77, 3.81（3Heach, s, 2×-OCH$_3$），3.13（2H, t, J = 7.5, Hz, H-α），2.89（2H, t, J = 7.5Hz, H-β）[1]。

参考文献

[1] Mekuriyen D, Cordell G A. Retrodihydrochalcones from Dracaena loureiri [J] . Journal of Natural Products, 1988, 51 (6)：1129-1135.

龙血素 B
Loureirin B

【结构式】

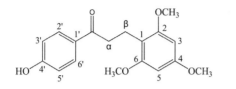

【分子式及分子量】 $C_{18}H_{20}O_5$；316.35

$^1H - NMR$

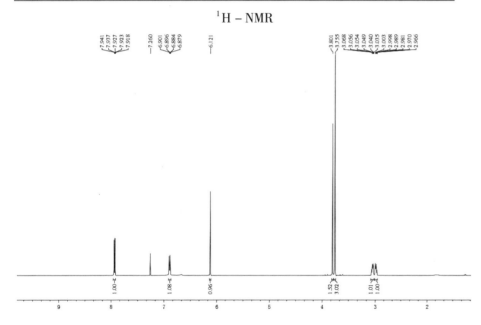

$^1H - NMR$ （CDCl$_3$，500MHz） δ：7.93 （2H，dd，$J = 7.0$，2.0 Hz，H$-2'$，6'），6.89 （2H，dd，$J = 8.5$，2.5Hz，H$-3'$，H$-5'$），6.12 （2H，s，H-3，5），3.80 （3H，s，$-OCH_3$），3.76 （6H，s，2 × $-OCH_3$），3.05 （2H，m，H$-\alpha$），2.98 （2H，m，H$-\beta$）。

$^{13}C - NMR$

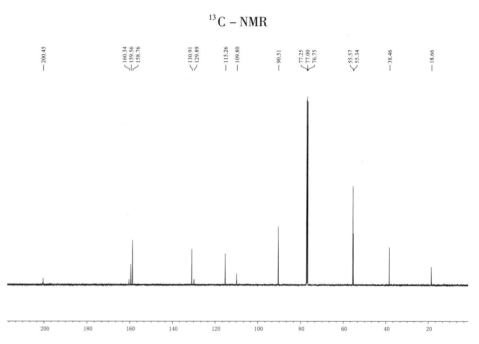

$^{13}C - NMR$ （CDCl$_3$，125MHz） δ：200.4 （C = O），109.8 （C-1），159.6 （C-2，6），90.5 （C-3，5），158.8 （C-4），129.9 （C$-1'$），130.9 （C$-2'$，6'），115.3 （C$-3'$，5'），160.3 （C$-4'$），55.3，55.6 （3 × $-OCH_3$），38.5 （C$-\alpha$），18.7 （C$-\beta$）。

参 考 文 献

[1] Meksuriyen D, Cordell G A. Retrodihydrochalcones from *Dracaena loureiri* ［J］. Journal of Natural Products, 1988, 51 （6）：1129 – 1135.

芦荟大黄素
Aloe – emodin

【结构式】

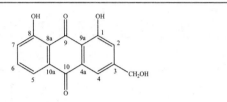

【分子式及分子量】 $C_{15}H_{10}O_5$ ；270.24

$^1H – NMR$

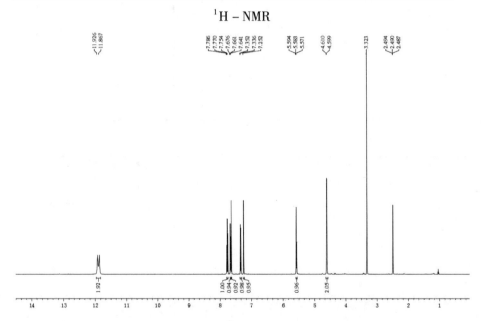

$^1H – NMR$ （DMSO – d_6， 500MHz） δ： 4.60 （2H， d， J = 5.7 Hz， 3 – CH$_2$OH）， 5.58 （1H， t， J = 5.8 Hz， 3 – CH$_2$OH）， 7.25 （1H， s， H – 2）， 7.34 （1H， d， J = 8.3 Hz， H – 7）， 7.64 （1H， s， H – 4）， 7.67 （1H， d， J = 7.4 Hz， H – 5）， 7.77 （1H， t， J = 7.9 Hz， H – 6）， 11.87 （1H， s， Ar – OH）， 11.93 （1H， s， Ar – OH）。

$^{13}C – NMR$

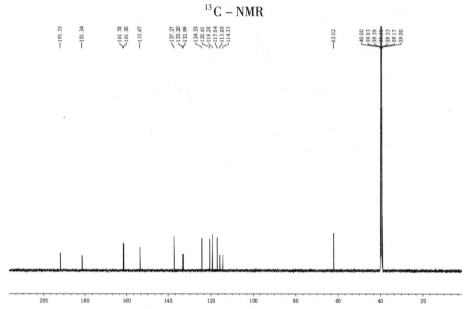

$^{13}C – NMR$ （DMSO – d_6， 125MHz） δ： 161.3 （C – 1）， 117.0 （C – 2）， 153.7 （C – 3）， 124.3 （C – 4）， 120.6 （C – 5）， 137.3 （C – 6）， 119.3 （C – 7）， 161.6 （C – 8）， 191.5 （C – 9）， 181.3 （C – 10）， 133.2 （C – 10a）， 114.4 （C – 8a）， 115.8 （C – 9a）， 133.0 （C – 4a）， 62.0 （ – CH$_2$OH）。

参 考 文 献

［1］林瑞超，马双成. 中药化学对照品应用手册 ［M］. 北京：化学工业出版社，2013.

鲁斯可皂苷元
Ruscogenin

【结构式】

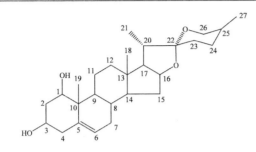

【分子式及分子量】 C₂₇H₄₂O₄；430.62

¹H－NMR

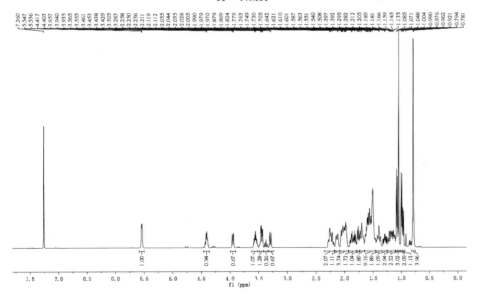

¹H－NMR（C₅D₅N，500MHz）δ：0.79（3H，s，18－CH₃），1.00（3H，d，J＝7.0Hz，27－CH₃），1.08（3H，d，J＝7.0Hz，21－CH₃），1.05（3H，s，19－CH₃），5.54（1H，m，H－6）。

¹³C－NMR

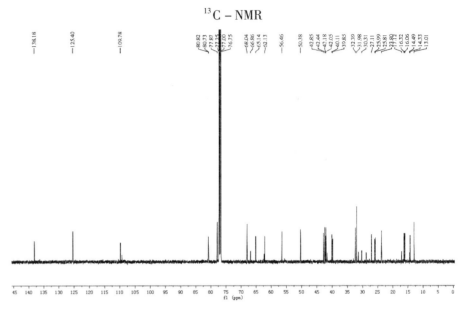

¹³C－NMR（C₅D₅N，125MHz）δ：77.9（C－1），42.8（C－2），68.0（C－3），42.4（C－4），138.2（C－5），125.4（C－6），32.4（C－7），31.4（C－8），50.4（C－9），42.2（C－10），23.8（C－11），40.1（C－12），39.8（C－13），56.5（C－14），32.0（C－15），80.7（C－16），62.1（C－17），16.3（C－18），13.0（C－19），42.0（C－20），14.3（C－21），109.8（C－22），26.0（C－23），25.8（C－24），27.1（C－25），65.1（C－26），16.1（C－27）。

参考文献

[1] 林瑞超，马双成. 中药化学对照品应用手册［M］. 北京：化学工业出版社，2013.

芦荟苷
Aloin

【结构式】

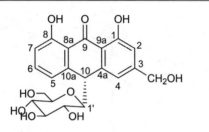

【分子式及分子量】 $C_{21}H_{22}O_9$; 418.39

$^1H - NMR$

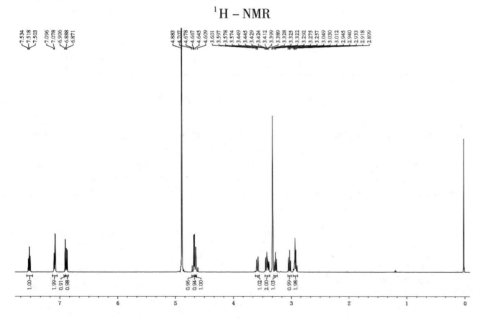

$^{13}C - NMR$

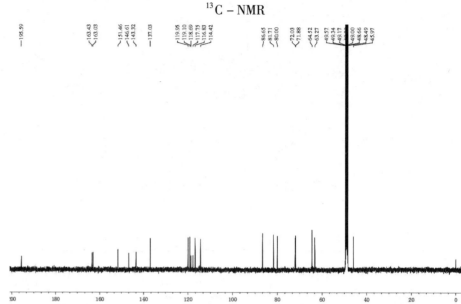

$^{13}C - NMR$ (CD$_3$OD, 125 MHz) δ: 163.4 (C-1), 114.4 (C-2), 151.5 (C-3), 119.1 (C-4), 119.9 (C-5), 130.7 (C-6), 116.8 (C-7), 163.0 (C-8), 195.6 (C-9), 46.0 (C-10), 143.3 (C-4a), 118.7 (C-8a), 117.8 (C-9a), 146.6 (C-10a), 63.3 (3-CH$_2$OH), 86.6 (C-1′), 71.9 (C-2′), 80.0 (C-3′), 72.0 (C-4′), 81.7 (C-5′), 64.3 (C-6′)

$^1H - NMR$ (CD$_3$OD, 500 MHz) δ: 6.91 (1H, *brs*, H-2), 7.08 (1H, *brs*, H-4), 7.09 (1H, *d*, *J* = 8.0 Hz, H-5), 7.52 (1H, *t*, *J* = 8.0 Hz, H-6), 6.89 (1H, *d*, *J* = 8.0 Hz, H-7), 4.64 (1H, *brs*, H-10), 3.43 (1H, *dd*, *J* = 10.0, 2.0 Hz, H-1′), 3.03 (1H, *t*, *J* = 9.0 Hz, H-2′), 3.28 (1H, *t*, *J* = 9.0 Hz, H-3′), 2.89 ~ 2.95 (2H, *m*, H-4′, 5′), 3.59 (1H, *dd*, *J* = 11.5, 2.0 Hz, H-6′a), 3.40 (1H, *dd*, *J* = 11.5, 5.0 Hz, H-6′b), 4.70 (1H, *d*, *J* = 14.5 Hz, 3-CH$_2$OH$_a$), 4.66 (1H, *d*, *J* = 14.5 Hz, 3-CH$_2$OH$_b$)

参 考 文 献

[1] Abd - Alla HI, Shaaban M, Shaaban KA, et al. New bioactive compounds from Aloe hijazensis [J]. Natural Product Research, 2009, 23 (11): 1035 - 49.

路路通酸

Liquidambaric acid

【结构式】

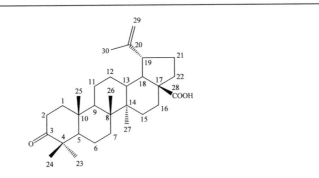

【分子式及分子量】 $C_{30}H_{46}O_3$；454.68

$^1H - NMR$

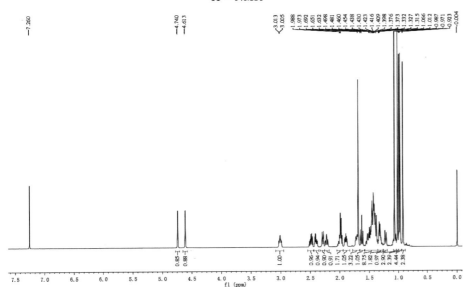

$^1H - NMR$（$CDCl_3$，500 MHz）δ：4.74（1H，*brs*，H - 29），4.61（1H，*brs*，H - 29），1.69（3H，*s*，- CH_3），1.07（3H，*s*，- CH_3），1.01（3H，*s*，- CH_3），0.99（3H，*s*，- CH_3），0.97（3H，*s*，- CH_3），0.92（3H，*s*，- CH_3）。

$^{13}C - NMR$

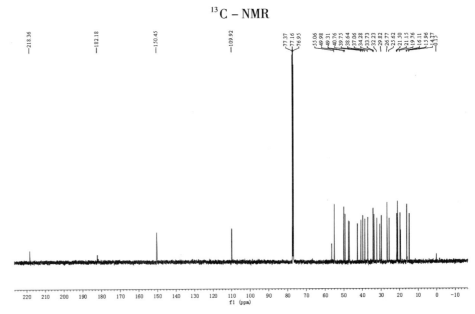

$^{13}C - NMR$（$CDCl_3$，125 MHz）δ：39.7（C - 1），34.3（C - 2），218.4（C - 3），47.5（C - 4），55.1（C - 5），19.8（C - 6），33.7（C - 7），40.8（C - 8），50.0（C - 9），37.1（C - 10），21.5（C - 11），25.6（C - 12），38.6（C - 13），42.6（C - 14），29.8（C - 15），37.2（C - 16），56.5（C - 17），49.3（C - 18），47.0（C - 19），150.4（C - 20），30.7（C - 21），32.2（C - 22），26.8（C - 23），21.1（C - 24），16.0（C - 25），16.1（C - 26），14.8（C - 27），182.2（C - 28），109.9（C - 29），19.5（C - 30）。

参 考 文 献

[1] 林瑞超，马双成．中药化学对照品应用手册［M］．北京：化学工业出版社，2013.

绿原酸
Chlorogenic acid

【结构式】

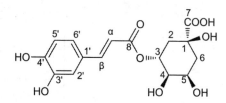

【分子式及分子量】 $C_{16}H_{18}O_9$；354.31

^1H – NMR

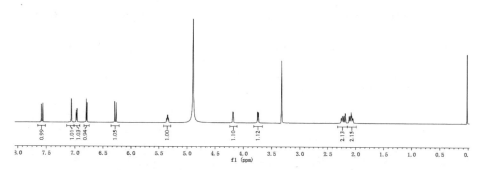

^1H – NMR （CD$_3$OD, 600 MHz） δ：2.18 ~ 2.26 （2H, m, H – 2）, 5.34 （1H, m, H – 3）, 3.74 （1H, dd, J=8.4, 3.0 Hz, H – 4）, 4.18 （1H, m, H – 5）, 6.28 （1H, d, J=16.2 Hz, H – α）, 7.57 （1H, d, J=16.2 Hz, H – β）, 7.06 （1H, d, J=1.8 Hz, H – 2′）, 6.79 （1H, d, J=7.8 Hz, H – 5′）, 6.97 （1H, dd, J=7.8, 1.8 Hz, H – 6′）。

^{13}C – NMR

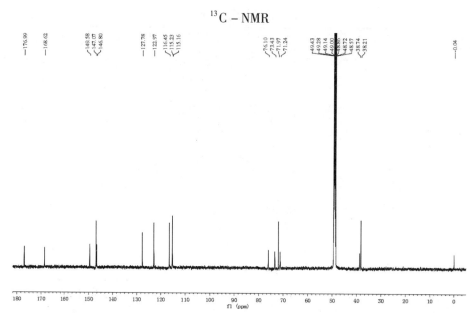

^{13}C – NMR （CD$_3$OD, 150 MHz） δ：76.1 （C – 1）, 38.7 （C – 2）, 71.2 （C – 3）, 73.4 （C – 4）, 72.0 （C – 5）, 38.2 （C – 6）, 177.0 （C – 7）, 168.6 （C – 8）, 115.2 （C – α）, 147.1 （C – β）, 127.8 （C – 1′）, 115.2 （C – 2′）, 146.8 （C – 3′）, 149.6 （C – 4′）, 116.4 （C – 5′）, 123.0 （C – 6′）。

参 考 文 献

[1] Kelley C J, Harruff R C, Carmack M. The polyphenolic acids of *Lithospermum ruderale*. II. Carbon – 13 nuclear magnetic resonance of lithospermic and rosmarinic acids [J]. Journal of Organic Chemistry, 1976, 41 (3): 449 – 455.

氯化两面针碱
Nitidine Chloride

【结构式】

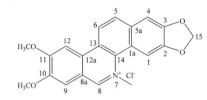

【分子式及分子量】 $C_{21}H_{18}ClNO_4$ ； 383.82

^1H-NMR

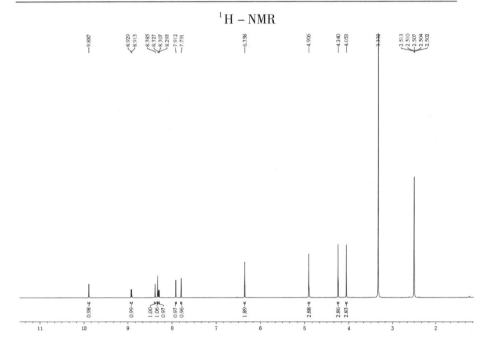

^1H-NMR （DMSO-d_6, 600MHz） δ： 4.05 （3H, s, 10-OCH$_3$）, 4.24 （3H, s, 11-OCH$_3$）, 4.91 （3H, s, 7-NCH$_3$）, 6.36 （2H, s, H-15）, 7.79 （1H, s, H-4）, 7.91 （1H, s, H-9）, 8.38 （1H, s, H-1）, 8.30 （1H, d, J=8.4Hz, H-5）, 8.92 （1H, d, J=9.6 Hz, H-6）, 8.33 （1H, s, H-12）, 9.89 （1H, s, H-8）。

$^{13}C-NMR$

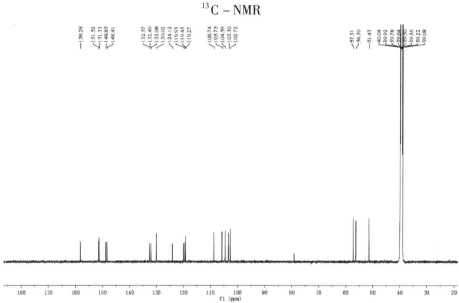

$^{13}C-NMR$ （DMSO-d_6, 150MHz） δ： 104.6 （C-1）, 120.0 （C-1a）, 148.4 （C-2）, 148.8 （C-3）, 105.8 （C-4）, 132.1 （C-5）, 132.5 （C-5a）, 119.4 （C-6）, 151.3 （C-8）, 119.3 （C-8a）, 108.7 （C-9）, 151.5 （C-10）, 158.3 （C-11）, 102.7 （C-12）, 130.0 （C-12a）, 124.1 （C-13）, 132.6 （C-14）, 103.3 （C-15）, 56.3 （10-OCH$_3$）, 57.3 （11-OCH$_3$）, 51.4 （7-CH$_3$）。

参 考 文 献

[1] 林瑞超, 马双成. 中药化学对照品应用手册 [M]. 北京：化学工业出版社, 2013.

罗汉果苷 V
Mogroside V

【结构式】

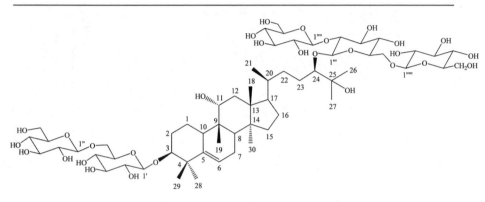

【分子式及分子量】C$_{60}$H$_{102}$O$_{29}$；1287.43

^{1}H – NMR

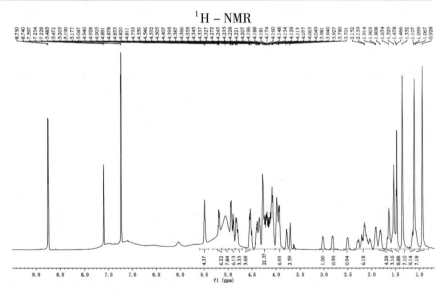

^{1}H – NMR（C$_5$D$_5$N, 600 MHz）δ：3.70（1H, m, H–3），5.48（1H, brd, J=7.8 Hz, H–6），0.93（6H, s, 18, 30–CH$_3$），1.35（3H, s, 19–CH$_3$），1.10（3H, d, J=4.8 Hz, 21–CH$_3$），3.77（1H, d, J=6.6 Hz, H–24），1.47（3H, s, 26–CH$_3$），1.35（3H, s, 27–CH$_3$），1.10（3H, s, 28–CH$_3$），1.53（3H, s, 29–CH$_3$），4.83（1H, d, J=7.8 Hz, H–1'），5.18（1H, d, J=7.5 Hz, H–1''），4.93（1H, d, J=7.2 Hz, H–1'''），5.48（1H, d, J=7.8 Hz, H–1''''），4.88（1H, d, J=7.8 Hz, H–1'''''）。

^{13}C – NMR

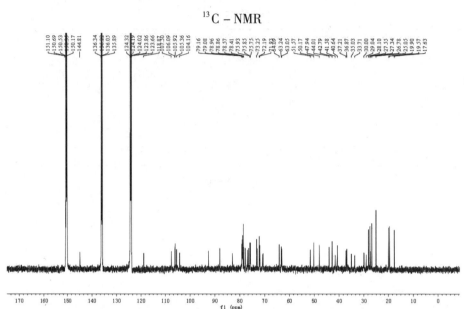

^{13}C – NMR（C$_5$D$_5$N, 150 MHz）δ：27.3（C–1），30.0（C–2），88.0（C–3），42.8（C–4），144.8（C–5），118.9（C–6），25.0（C–7），44.0（C–8），40.6（C–9），37.2（C–10），78.4（C–11），41.6（C–12），47.9（C–13），50.2（C–14），35.0（C–15），29.0（C–16），51.6（C–17），17.6（C–18），26.8（C–19），36.9（C–20），19.6（C–21），33.7（C–22），30.0（C–23），92.6（C–24），73.2（C–25），25.0（C–26），27.6（C–27），28.1（C–28），19.9（C–30），107.5（C–1'），75.9（C–2'），79.2（C–3'），72.2（C–4'），77.8（C–5'），70.8（C–6'），106.1（C–1''），75.8（C–2''），79.1（C–3''），72.0（C–4''），78.8（C–5''），63.2（C–6''），104.2（C–1'''），82.9（C–2'''），76.9（C–3'''），73.0（C–4'''），78.6（C–5'''），70.7（C–6'''），105.9（C–1''''），76.5（C–2''''），79.0（C–3''''），72.2（C–4''''），78.9（C–5''''），64.1（C–6''''），105.4（C–1'''''），75.8（C–2'''''），79.0（C–3'''''），71.9（C–4'''''），78.6（C–5'''''），63.0（C–6'''''）。

参考文献

［1］林瑞超, 马双成. 中药化学对照品应用手册［M］. 北京：化学工业出版社，2013.

络石苷
Tracheloside

【结构式】

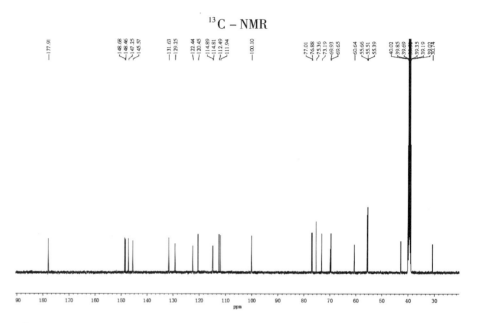

【分子式及分子量】 $C_{27}H_{34}O_{12}$ ； 550.55

^1H-NMR

$^{13}C-NMR$

$^{13}C-NMR$ （DMSO-d_6，125MHz）δ：131.6（C-1），112.5（C-2），148.7（C-3），147.2（C-4），111.9（C-5），120.4（C-6），30.7（C-7），42.8（C-8），69.9（C-9），129.2（C-1'），114.9（C-2'），148.5（C-3'），145.6（C-4'），114.9（C-5'），122.5（C-6'），40.1（C-7'），75.4（C-8'），177.9（C-9'），100.1（C-1''），73.2（C-2''），76.9（C-3''），69.6（C-4''），77.0（C-5''），60.6（C-6''），55.7（-OCH$_3$），55.5（-OCH$_3$），55.4（-OCH$_3$）。

^1H-NMR （DMSO-d_6，500MHz）δ：2.35（1H，m，H-8），2.42（1H，m，H-7），2.66（1H，dd，$J=11.5$，3.5 Hz，H-7），2.85（1H，d，$J=11.0$Hz，H-7'），3.02（1H，d，$J=11.0$Hz，H-7'），3.12-3.43（4H，H-2''，3''，4''，5''），3.64（2H，m，H-6''），3.68（3H，s，-OCH$_3$），3.69（3H，s，-OCH$_3$），3.70（3H，s，-OCH$_3$），3.95（2H，m，H-9），4.82（1H，d，$J=6.0$ Hz，H-1''），4.49-5.17（4H，2''，3''，4''，5''-OH），6.26（1H，brs，8'-OH），6.64（1H，brd，$J=6.5$ Hz，H-6），6.68（1H，brs，H-2），6.69（1H，brd，$J=10.5$ Hz，H-6'），6.78（1H，brd，$J=1.0$ Hz，H-2'），6.82（1H，d，$J=6.0$ Hz，H-5），6.97（1H，d，$J=6.0$ Hz，H-5'）。

参 考 文 献

[1] 陆颖，段书涛，潘家祜，等. 中药大蓟化学成分的研究 [J]. 天然产物研究与开发，2009，21（4）：563-565.

落新妇苷
Astilbin

【结构式】

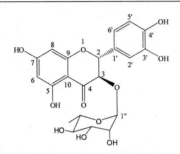

【分子式及分子量】 $C_{21}H_{22}O_{11}$；450.39

^1H-NMR

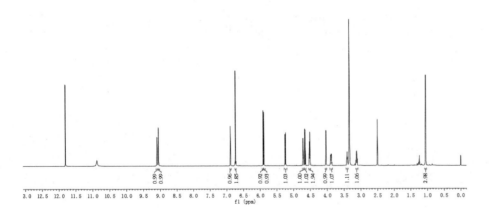

^1H-NMR（DMSO$-d_6$，600MHz）δ：5.24（1H，d，$J=10.2$ Hz，H-2），4.65（1H，d，$J=9.6$ Hz，H-3），5.91（1H，d，$J=1.8$ Hz，H-6），5.89（1H，d，$J=1.8$ Hz，H-8），6.89（1H，s，H-2'），6.73（1H，s，H-5'），6.73（1H，s，H-6'），4.03（1H，s，H-1''），3.36（1H，H-2''）^{a}，3.41（1H，m，H-3''），3.13（1H，td，$J=8.0$，4.8 Hz，H-4''），3.88（1H，m，H-5''），1.05（3H，d，$J=6.0$ Hz，H-6''）。

a：与 DMSO 中的水峰重叠

$^{13}C-NMR$

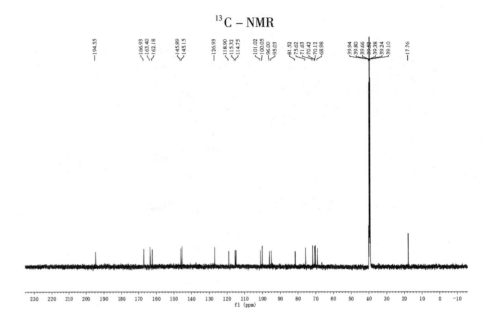

$^{13}C-NMR$（DMSO$-d_6$，150MHz）δ：81.5（C-2），75.6（C-3），194.5（C-4），163.4（C-5），96.0（C-6），166.9（C-7），95.0（C-8），162.2（C-9），101.0（C-10），126.9（C-1'），114.8（C-2'），145.9（C-3'），145.1（C-4'），115.3（C-5'），118.9（C-6'），100.0（C-1''），70.1（C-2''），70.4（C-3''），71.6（C-4''），69.0（C-5''），17.8（C-6''）。

参 考 文 献

[1] 林瑞超，马双成. 中药化学对照品应用手册 [M]. 北京：化学工业出版社，2013.

马兜铃酸 I
Aristolochic acid I

【结构式】

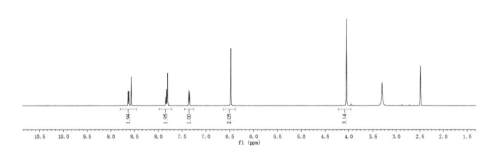

【分子式及分子量】 $C_{17}H_{11}NO_7$；341.29

^1H – NMR

8.630
8.613
8.562
7.844
7.828
7.804
7.358
7.342
6.477
4.047
3.306
2.490

1.94 1.95 1.00 2.05 3.14

^1H – NMR（DMSO – d_6，500MHz） δ：7.35（1H，d，$J = 8.0$ Hz，H – 2），7.83（1H，dd，$J = 10.0$，8.0 Hz，H – 3），8.62（1H，d，$J = 8.5$ Hz，H – 4），7.80（1H，s，H – 7），8.56（1H，s，H – 10），4.05（3H，s，– OCH$_3$），6.48（2H，s，– OCH$_2$O – ）[1]。

^{13}C – NMR

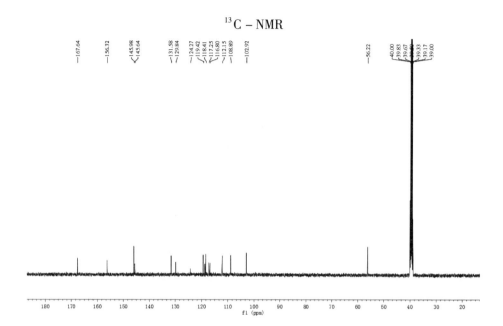

167.64 156.32 145.98 145.64 131.58 129.84 124.27 119.42 118.41 117.25 116.80 112.15 108.89 102.92 56.22 40.00 39.83 39.67 39.33 39.17 39.00

^{13}C – NMR（DMSO – d_6，125MHz） δ：146.0（C – 1），118.4（C – 2），119.4（C – 3），131.6（C – 4），124.3（C – 4a），129.8（C – 5），118.4（C – 5a），145.6（C – 6），108.9（C – 7），156.3（C – 8），129.8（C – 9），117.3（C – 9a），112.1（C – 10），116.8（C – 10a），102.9（– OCH$_2$O – ），167.6（– COOH），56.2（– OCH$_3$）[1]。

参 考 文 献

[1] 林瑞超，马双成. 中药化学对照品应用手册 [M]. 北京：化学工业出版社，2013.

马钱苷
Loganin

【结构式】

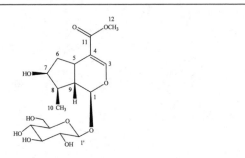

【分子式及分子量】 C₁₇H₂₆O₁₀；390.38

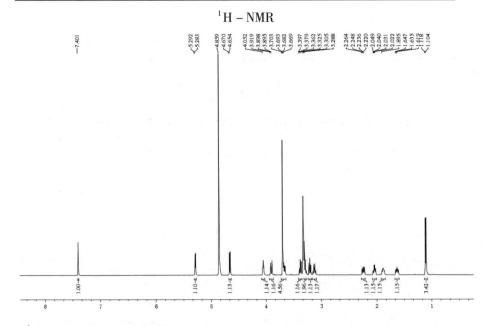

¹H – NMR

¹H – NMR （CD₃OD, 500MHz） δ：5.29 （1H, *d*, *J* = 4.5Hz, H – 1）, 7.40 （1H, *s*, H – 3）, 3.13 （1H, *m*, H – 5）, 1.64 （1H, *m*, H – 6α）, 2.24 （1H, *m*, H – 6β）, 4.05 （1H, *m*, H – 7）, 1.90 （1H, *m*, H – 8）, 2.04 （1H, *m*, H – 9）, 1.11 （3H, *d*, *J* = 7.0Hz, H – 10）, 3.70 （3H, *s*, H – 12）, 4.66 （1H, *d*, *J* = 8.0Hz, H – 1′）.

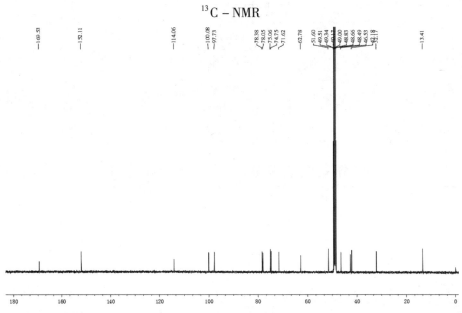

¹³C – NMR

¹³C – NMR （CD₃OD, 125MHz）：δ：97.7 （C – 1）, 152.1 （C – 3）, 114.1 （C – 4）, 32.2 （C – 5）, 42.7 （C – 6）, 75.1 （C – 7）, 42.2 （C – 8）, 46.5 （C – 9）, 13.4 （C – 10）, 169.5 （C – 11）, 51.6 （C – 12）, 100.1 （C – 1′）, 74.8 （C – 2′）, 78.1 （C – 3′）, 71.6 （C – 4′）, 78.4 （C – 5′）, 62.8 （C – 6′）。

参 考 文 献

[1] 林瑞超，马双成. 中药化学对照品应用手册 ［M］. 北京：化学工业出版社，2013.

马钱苷酸
Loganic acid

【结构式】

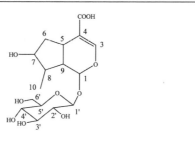

【分子式及分子量】 $C_{16}H_{24}O_{10}$；376.36

^1H-NMR

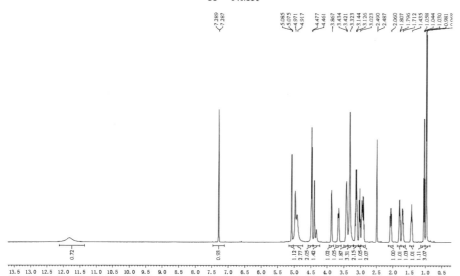

^1H-NMR（DMSO-d_6，500MHz）δ：5.08（1H，d，$J=5.0$Hz，H-1），7.29（1H，s，H-3），2.92（1H，m，H-5），1.80（1H，m，H-6α），1.44（1H，m，H-6β），4.48（1H，brs，H-7），1.71（1H，m，H-8），2.06（1H，m，H-9），0.97（3H，d，$J=6.5$Hz，H-10），4.47（1H，d，$J=8.0$Hz，H-1'）。

$^{13}C-NMR$

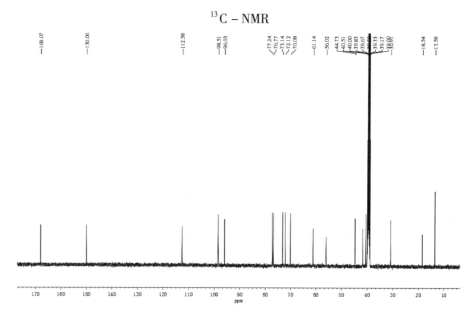

$^{13}C-NMR$（DMSO-d_6，125MHz）δ：96.0（C-1），150.0（C-3），112.6（C-4），30.9（C-5），41.8（C-6），73.1（C-7），40.5（C-8），44.7（C-9），13.6（C-10），168.1（-COOH），98.5（C-1'），73.1（C-2'），77.2（C-3'），70.1（C-4'），76.8（C-5'），61.1（C-6'）。

参 考 文 献

[1] 赵磊，李智敏，白艳婷，等．滇龙胆地上部分的化学成分研究［J］．云南中医学院学报，2009，32（2）：27-31．

马钱子碱
Brucine

【结构式】

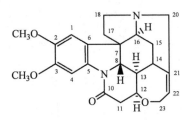

【分子式及分子量】 $C_{23}H_{26}N_2O_4$；394.45

^1H-NMR

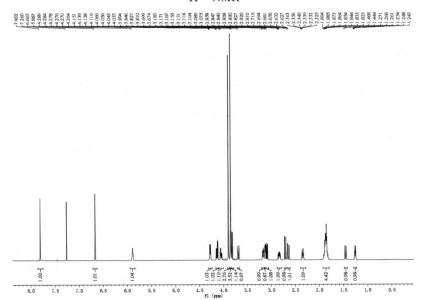

^1H-NMR（CDCl$_3$，600MHz）δ：7.80（1H，*brs*，H-1），6.66（1H，*brs*，H-4），3.82（1H，*d*，J=10.2 Hz，H-8），3.09（1H，*dd*，J=8.4，8.4 Hz，H-11），2.64（1H，*dd*，J=16.8，3.0 Hz，H-11），4.28（1H，*dt*，J=4.8，3.6 Hz，H-12），1.26（1H，*m*，H-13），3.12（1H，*br d*，J=7.8 Hz，H-14），2.34（1H，*dt*，J=14.4，4.2 Hz，H-15），1.46（1H，*d*，J=14.4 Hz，H-15），3.85（1H，*brs*，H-16），1.89（2H，*m*，H-17），3.17（1H，*dd*，J=9.6，7.2，H-18），2.82（1H，*m* Hz，H-18），3.69（1H，*d*，J=15.0 Hz，H-20），2.71（1H，*d*，J=15.0 Hz，H-20），5.89（1H，*brs*，H-22），4.13（1H，*dd*，J=13.8，7.2 Hz，H-23），4.05（1H，*dd*，J=13.8，6.0 Hz，H-23），3.89，3.85（各3H，s，CH$_3$O-2，3）[1]。

$^{13}C-NMR$

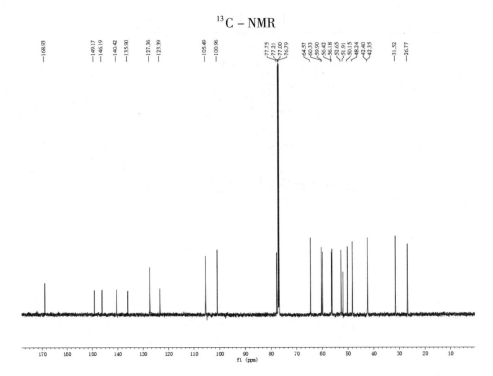

$^{13}C-NMR$（CDCl$_3$，150MHz）δ：105.5（C-1），146.2（C-2），149.2（C-3），101.0（C-4），135.9（C-5），123.4（C-6），51.9（C-7），60.3（C-8），168.9（C-10），42.4（C-11），77.7（C-12），48.2（C-13），31.5（C-14），26.8（C-15），59.9（C-16），42.3（C-17），50.1（C-18），52.6（C-20），140.4（C-21），127.4（C-22），64.6（C-23），56.4，56.2（CH$_3$O-2，3）[1]。

参 考 文 献

[1] 林瑞超，马双成. 中药化学对照品应用手册 [M]. 北京：化学工业出版社，2013.

麦角甾醇
Ergosterol

【结构式】

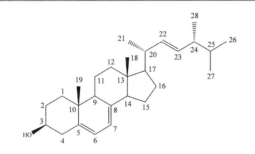

【分子式及分子量】 $C_{28}H_{44}O$ ； 396.65

$^1H - NMR$

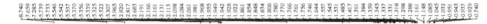

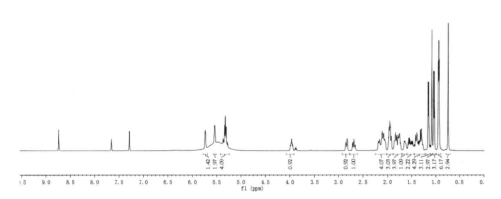

$^1H - NMR$ （C_5D_5N, 600MHz） δ： 0.74 （3H, s, $CH_3 - 18$）, 0.94 （3H, d, $J = 7.0Hz$, $CH_3 - 26$）, 0.94 （3H, d, $J = 7.0Hz$, $CH_3 - 27$）, 1.04 （3H, d, $J = 6.5Hz$, $CH_3 - 28$）, 1.09 （3H, s, $CH_3 - 19$）, 1.03 （3H, d, $J = 6.5Hz$, $CH_3 - 21$）, 3.98 （1H, m, $H - 3$）, 5.30 （2H, m, $H - 22, 23$）, 5.54 （1H, d, $J = 2.5Hz$, $H - 6$）, 5.74 （1H, d, $J = 3.0Hz$, $H - 7$）。

$^{13}C - NMR$

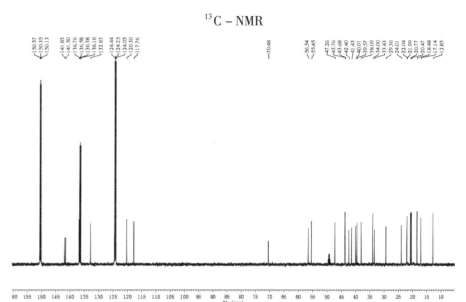

$^{13}C - NMR$ （C_5D_5N, 150MHz） δ： 12.8 （$C - 18$）, 17.1 （$C - 19$）, 18.5 （$C - 28$）, 20.5 （$C - 27$）, 20.8 （$C - 26$）, 22.0 （$C - 11$）, 22.0 （$C - 11$）, 24.0 （$C - 15$）, 29.4 （$C - 16$）, 33.4 （$C - 2$）, 34.0 （$C - 25$）, 38.1 （$C - 10$）, 39.6 （$C - 1$）, 40.1 （$C - 12$）, 41.4 （$C - 20$）, 42.4 （$C - 4$）, 43.7 （$C - 13$）, 43.8 （$C - 24$）, 47.3 （$C - 9$）, 55.5 （$C - 14$）, 56.5 （$C - 17$）, 70.5 （$C - 3$）, 117.8 （$C - 7$）, 120.3 （$C - 6$）, 132.8 （$C - 23$）, 136.2 （$C - 22$）, 141.5 （$C - 5$）, 141.8 （$C - 8$）。

参 考 文 献

[1] 林瑞超，马双成 . 中药化学对照品应用手册 ［M］. 北京：化学工业出版社，2013.

蔓荆子黄素

Vitexicarpin

【结构式】

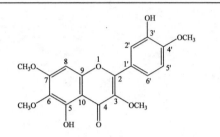

【分子式及分子量】C_{19}H_{18}O_8；374.34

$^1H - NMR$

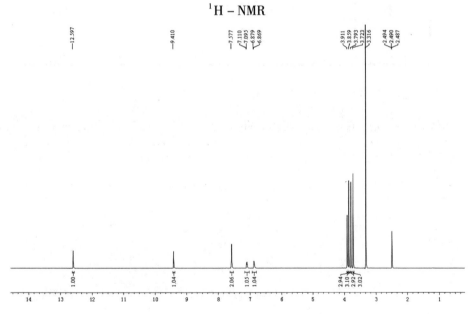

$^1H - NMR$（DMSO $- d_6$，500MHz）δ：7.58（2H，brs，H $- 2'$，8），6.87（1H，d，J $= 5.0$Hz，H $-$ 5'），7.10（1H，brd，J $= 7.5$Hz，H $- 6'$），3.72，3.79，3.86，3.91（3H each，s，$4 \times -$ OCH$_3$）[1]。

$^{13}C - NMR$

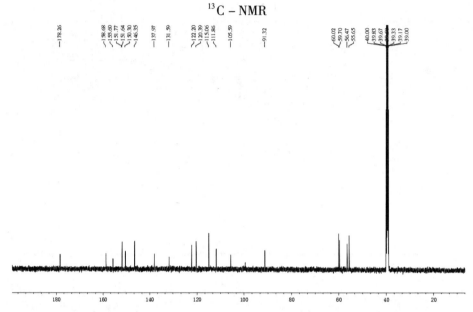

$^{13}C - NMR$（DMSO $- d_6$，125MHz）δ：151.6（C $- 2$），138.0（C $- 3$），178.3（C $- 4$），131.6（C $- 5$），158.7（C $- 6$），151.8（C $- 7$），91.3（C $- 8$），155.6（C $- 9$），105.6（C $- 10$），122.2（C $- 1'$），111.9（C $- 2'$），146.4（C $- 3'$），150.3（C $- 4'$），115.1（C $- 5'$），120.4（C $- 6'$），60.0（3 $-$ OCH$_3$），59.7（6 $-$ OCH$_3$），56.5（7 $-$ OCH$_3$），55.6（$4' -$ OCH$_3$）[1]。

参 考 文 献

[1] 陈鸿雁，程伟贤，冯宇，等. 单叶蔓荆子黄酮类化学成分研究 ［J］. 天然产物研究与
开发，2008，20：582～584.

芒柄花素
Formononetin

【结构式】

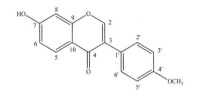

【分子式及分子量】 $C_{16}H_{12}O_4$；268.26

^1H-NMR

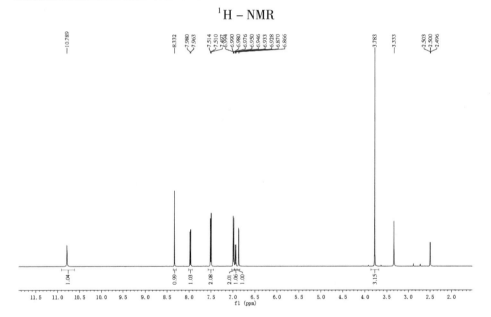

$^{13}C-NMR$

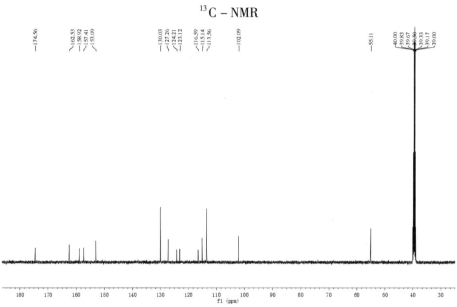

$^{13}C-NMR$（DMSO $-d_6$，125MHz）δ：153.1（C-2），123.1（C-3），174.6（C-4），127.3（C-5），115.1（C-6），162.5（C-7），102.1（C-8），157.4（C-9），116.6（C-10），124.2（C-1′），130.0（C-2′，6′），113.6（C-3′，5′），158.9（C-4′），55.1（4′-OCH$_3$）。

^1H-NMR（DMSO $-d_6$，500MHz）δ：10.79（1H，s，7-OH），8.33（1H，s，H-2），7.97（1H，d，J=8.5Hz，H-5），7.51（2H，brd，J=9.0Hz，H-2′，6′），6.96（2H，brd，J=9.0Hz，H-3′，5′），6.94（1H，dd，J=9.0，2.0Hz，H-6），6.87（1H，d，J=2.0Hz，H-8），3.78（3H，s，4′-OCH$_3$）。

参 考 文 献

[1] 林瑞超，马双成 . 中药化学对照品应用手册 ［M］. 北京：化学工业出版社，2013.

芒果苷

Mangiferin

【结构式】

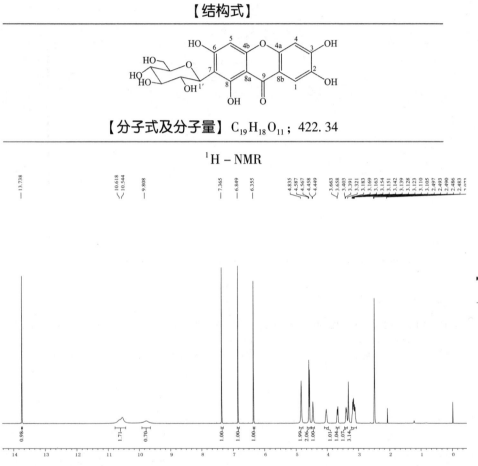

【分子式及分子量】 $C_{19}H_{18}O_{11}$; 422.34

^1H-NMR

$^{13}C-NMR$

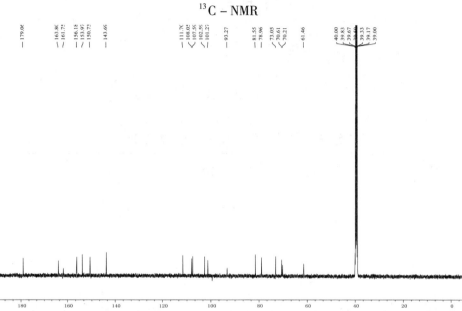

$^{13}C-NMR$ (DMSO $-d_6$, 125MHz) δ: 108.1 (C-1), 143.7 (C-2), 150.7 (C-3), 102.6 (C-4), 93.3 (C-5), 163.8 (C-6), 107.6 (C-7), 161.8 (C-8), 154.0 (C-4a), 179.1 (C-9), 156.2 (C-4b), 101.3 (C-8a), 111.7 (C-8b), 73.1 (C-1'), 70.2 (C-2'), 79.0 (C-3'), 70.6 (C-4'), 81.6 (C-5'), 61.5 (C-6')[1]。

^1H-NMR (DMSO $-d_6$, 500MHz) δ: 13.74 (1H, s, 8-OH), 10.54 (2H, s, 2-OH, 3-OH), 9.81 (1H, s, 6-OH), 7.37 (1H, s, H-1), 6.85 (1H, s, H-4), 6.36 (1H, s, H-5), 3.06-4.84 (m, Glu)[1]。

参考文献

[1] Djemgou P C, Hussien T A, Hegazy M-E F, et al. C-Glucoside xanthone from the stem bark extract of *Bersama engleriana* [J]. Pharmacognosy Research, 2010, 2 (4): 229-232.

牻牛儿酮

Germacrone

【结构式】

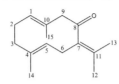

【分子式及分子量】 C₁₅H₂₂O；218.33

^{1}H – NMR

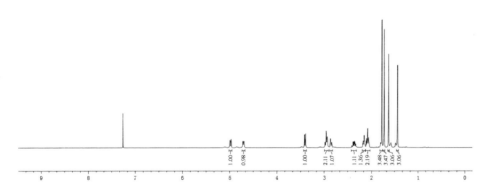

^{1}H – NMR （CDCl$_3$，500MHz） δ：1.77 （3H，s，H – 13），1.72 （3H，s，H – 12），1.63 （3H，s，H – 15），1.44 （3H，s，H – 14），3.41 （1H，d，J = 10.5Hz，H – 9β），4.98 （1H，d，J = 11.5Hz，H – 1），4.71 （1H，dd，J = 11.5，2.5Hz，H – 5），2.94 （2H，m，H – 6α，9α），2.85 （1H，brd，J = 13.5Hz，H – 6β），2.05 – 2.39 （4H，m，H – 2，3）[1]。

^{13}C – NMR

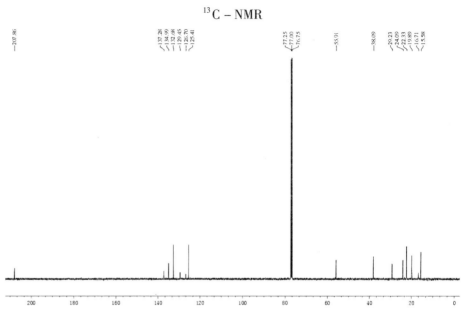

^{13}C – NMR （CDCl$_3$，125MHz） δ：132.7 （C – 1），24.1 （C – 2），38.1 （C – 3），126.7 （C – 4），125.4 （C – 5），29.2 （C – 6），129.5 （C – 7），207.9 （C – 8），55.9 （C – 9），135.0 （C – 10），137.3 （C – 11），19.9 （C – 12），22.3 （C – 12，13），15.6 （C – 14），16.7 （C – 15）[1]。

参考文献

[1] Lee SO，Choi SZ，Choi SU，et al. Cytotoxic terpene hydroperoxides from the aerial parts of *Aster spathulifolius* [J]. Archives of pharmacal research，2006，29 （10），845 – 848.

毛兰素
Erianin

【结构式】

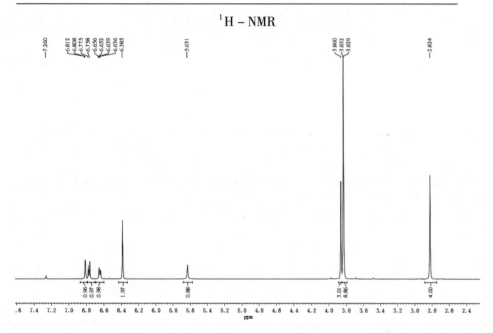

【分子式及分子量】 $C_{18}H_{22}O_5$；318.36

$^1H - NMR$

$^1H - NMR$（$CDCl_3$，500MHz）δ：6.81（1H，d，$J=2.0$ Hz，H-2），6.77（1H，d，$J=8.5$ Hz，H-5），6.64（1H，dd，$J=8.5$，2.0 Hz，H-6），6.38（2H，s，H-2′，6′），3.83（9H，s，3′，4′，5′-OCH$_3$），3.86（3H，s，4-OCH$_3$），2.82（4H，s，H-α，α'）。

$^{13}C - NMR$

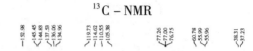

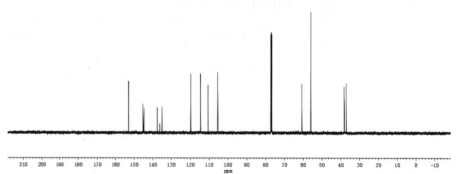

$^{13}C - NMR$（$CDCl_3$，125MHz）δ：37.2（C-α），38.3（C-α'），136.1（C-1），110.6（C-2），145.4（C-3），144.8（C-4），114.6（C-5），119.7（C-6），135.0（C-1′），105.4（C-2′，6′），153.0（C-3′，5′），137.5（C-4′），56.0（-OCH$_3$），56.0（-OCH$_3$），56.0（-OCH$_3$），60.8（-OCH$_3$）。

参 考 文 献

[1] 马国祥，徐国均. 鼓槌石斛化学成分的研究 [J]. 药学学报，1994（10）：763-766.

毛两面针素

Toddalolactone

【结构式】

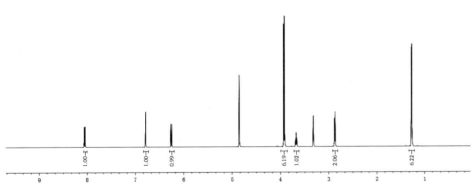

【分子式及分子量】 $C_{16}H_{20}O_6$；308.33

^1H – NMR

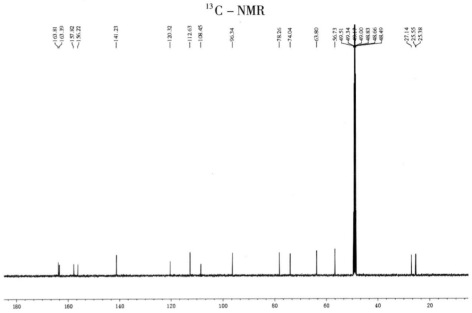

^1H – NMR（CD_3OD，500MHz）δ：6.24（1H，d，J = 10.0Hz，H – 3），8.03（1H，d，J = 10.0，H – 4），6.77（1H，s，H – 8），2.88（2H，d，J = 6.5Hz，H – 1'），3.66（1H，t，J = 6.5Hz，H – 2'），1.26，1.27（3H each，s，2 × – CH_3），3.90，3.92（3H each，s，2 × – OCH_3）[1]。

^{13}C – NMR

^{13}C – NMR（CD_3OD，125MHz）δ：163.8（C – 2），112.6（C – 3），141.2（C – 4），156.2（C – 5），120.3（C – 6），163.4（C – 7），96.3（C – 8），157.8（C – 9），108.5（C – 10），27.1（C – 1'），74.0（C – 2'），78.3（C – 3'），25.4，25.5（2 × – CH_3），56.7，63.8（2 × – OCH_3）[1]。

参 考 文 献

[1] 林瑞超，马双成．中药化学对照品应用手册 [M]．北京：化学工业出版社，2013.

毛蕊花糖苷
Verbascoside

【结构式】

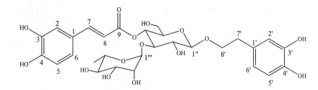

【分子式及分子量】C_{29}H_{36}O_{15}；624.59

$^{1}H-NMR$

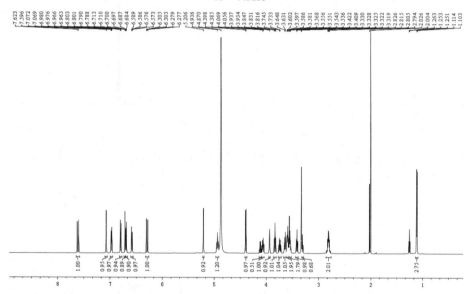

$^{1}H-NMR$（CD_{3}OD，600MHz）δ：7.05（1H，d，J = 1.8Hz，H-2），6.78（1H，dd，J = 7.8，1.2Hz，H-5），6.95（1H，dd，J =8.4，2.4Hz，H-6），7.59（1H，d，J = 16.2Hz，H-7），6.27（1H，dd，J = 15.6，1.2Hz，H-8），6.69（1H，d，J = 1.8Hz，H-2'），6.67（1H，dd，J = 7.8，1.8Hz，H-5'），6.56（1H，dd，J = 2.0，8.0Hz，H-6'），4.37（1H，d，J = 7.8Hz，H-1''），5.19（1H，br s，H-1'''），2.81（1H，m，H-7），1.09（3H，d，J = 6.6Hz，H-6'''）[1]。

$^{13}C-NMR$

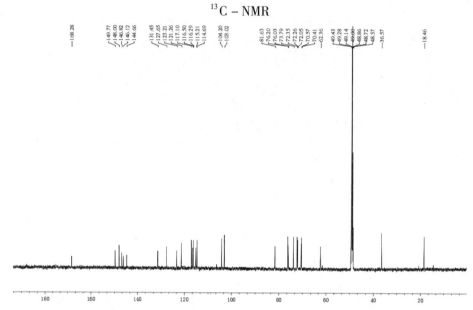

$^{13}C-NMR$（CD_{3}OD，150MHz）δ：127.7（C-1），115.2（C-2），146.8（C-3），149.8（C-4），114.7（C-5），123.2（C-6），148.0（C-7），116.5（C-8），131.5（C-1'），117.1（C-2'），146.1（C-3'），144.7（C-4'），116.3（C-5'），121.3（C-6'），36.6（C-7'），72.3（C-8'），104.2（C-1''），76.0（C-2''），81.6（C-3''），70.6（C-4''），76.0（C-5''），62.4（C-6''），103.0（C-1'''），72.0（C-2'''），72.3（C-3'''），73.8（C-4'''），70.4（C-5'''），18.5（C-6'''）[1]。

参 考 文 献

[1] 苑祥，张莉，赵建强，等. 短管兔耳草化学成分研究 [J]. 中草药，2015，46（10）：1437-1440.

毛蕊异黄酮葡萄糖苷
Calycosin 7 – O – β – D – Glucopyranoside

【结构式】

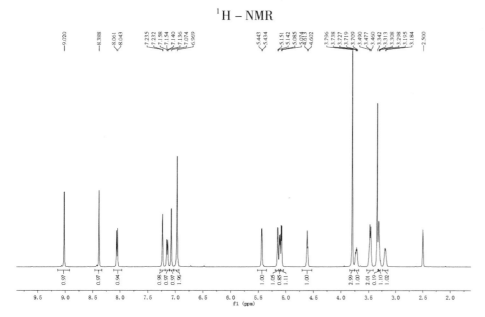

【分子式及分子量】$C_{22}H_{22}O_{10}$；446.12

^1H – NMR

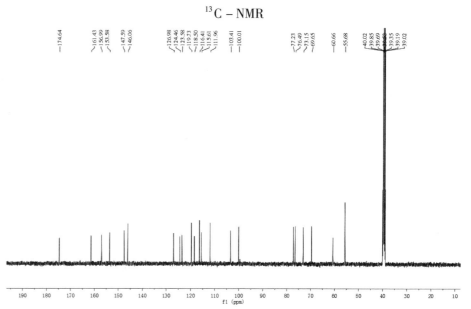

^{13}C – NMR

^1H – NMR（DMSO – d_6，600MHz）δ：3.19（1H，H – 4''），3.31（1H，H – 2''），3.34（1H，H – 3''），3.46（1H，H – 5''），3.48，3.72（1H，H – 6''），3.80（3H，s，4' – OCH$_3$），5.08（1H，d，J = 6.6 Hz，H – 1''），6.97（2H，br s，H – 5'，6'），7.07（1H，br s，H – 2'），7.15（1H，dd，J = 10.8，2.4 Hz，H – 6），7.23（1H，d，J = 1.8 Hz，H – 8），8.05（1H，d，J = 10.8 Hz，H – 5），8.39（1H，s，H – 2），9.02（1H，s，3' – OH）。

^{13}C – NMR（DMSO – d_6，150MHz）δ：153.6（C – 2），123.6（C – 3），174.6（C – 4），127.0（C – 5），115.6（C – 6），161.4（C – 7），103.4（C – 8），157.0（C – 9），118.5（C – 10），124.5（C – 1'），116.4（C – 2'），146.0（C – 3'），147.6（C – 4'），112.0（C – 5'），119.7（C – 6'），100.0（C – 1''），73.1（C – 2''），76.5（C – 3''），69.6（C – 4''），77.2（C – 5''），60.6（C – 6''），55.7（4' – OCH$_3$）。

参 考 文 献

[1] 林瑞超，马双成. 中药化学对照品应用手册［M］. 北京：化学工业出版社，2013.

蒙花苷
Buddleoside

【结构式】

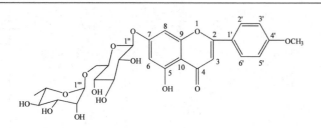

【分子式及分子量】 $C_{28}H_{32}O_{14}$; 592.55

$^1H - NMR$

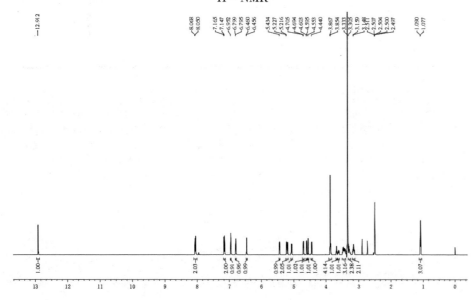

$^1H - NMR$（DMSO $-d_6$，500MHz）δ：8.05（2H，d，$J = 9.0$ Hz，H-2′，6′），7.16（2H，d，J =9.0 Hz，H-3′，5′），6.95（1H，s，H-3），6.46（1H，d，$J = 2.0$Hz，H-6），6.80（1H，d，$J = 2.0$ Hz，H-8），5.07（1H，d，$J = 7.0$ Hz，H-1″），4.55（1H，s，H-1‴），3.88（3H，s，4′-OCH$_3$），1.08（3H，d，$J = 6.5$ Hz，5‴-CH$_3$）[1]。

$^{13}C - NMR$

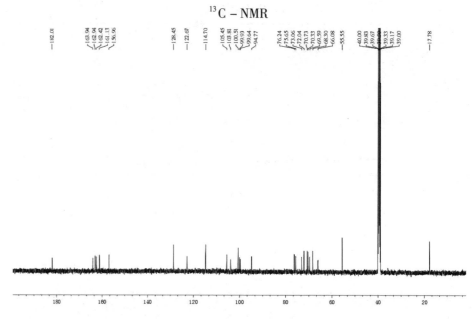

$^{13}C - NMR$（DMSO $-d_6$，125MHz）δ：163.9（C-2），103.8（C-3），182.0（C-4），161.1（C-5），99.6（C-6），162.9（C-7），94.8（C-8），157.0（C-9），105.4（C-10），122.7（C-1′），128.4（C-2′/6′），114.7（C-3′/5′），162.4（C-4′），55.6（4′-OCH$_3$），99.9（C-1″），73.06（C-2″），76.24（C-3″），69.59（C-4″），75.65（C-5″），66.08（C-6″），100.51（C-1‴），70.73（C-2‴），70.33（C-3‴），72.04（C-4‴），68.3（C-5‴），17.8（C-6‴）[1]。

参考文献

[1] 谢国勇，石璐，王飒，等. 密蒙花化学成分的研究［J］. 中国药学杂志，2017，52（21）：1893 – 1898.

迷迭香酸
Rosmarinic acid

【结构式】

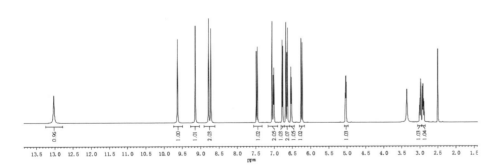

【分子式及分子量】 $C_{18}H_{16}O_8$；360.31

¹H – NMR

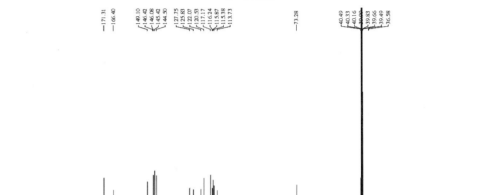

¹³C – NMR

^{13}C – NMR （CD_3OD, 125MHz） δ：125.8（C-1），113.7（C-2），146.1（C-3），149.1（C-4），115.9（C-5），120.5（C-6），146.4（C-7），115.4（C-8），166.4（C-9），127.8（C-1′），117.2（C-2′），145.4（C-3′），144.5（C-4′），116.2（C-5′），120.5（C-6′），36.6（C-7′），73.3（C-8′），171.3（C-9′）。

^{1}H – NMR （CD_3OD, 500MHz） δ：2.91（1H，*dd*，*J* =14.5，8.5 Hz，H-7′a），3.00（1H，*dd*，*J* =14.5，4.0 Hz，H-7′a），5.04（1H，*dd*，*J* =8.5，4.0 Hz，H-8′），6.24（1H，*d*，*J* =16.0 Hz，H-8），6.53（1H，*dd*，*J* =8.0，1.5Hz，H-8′），6.64（1H，*d*，*J* =8.0 Hz，H-5′），6.68（1H，*d*，*J* =2.0 Hz，H-2′），6.77（1H，*d*，*J* =8.5 Hz，H-5），7.01（1H，*dd*，*J* =8.5，2.0 Hz，H-6），7.06（1H，*d*，*J* =2.0 Hz，H-2），7.47（1H，*d*，*J* =16.0 Hz，H-7）。

参 考 文 献

[1] 林丽美，许招懂，闫积彪，等. 夏枯草中活性成分迷迭香酸的提取分离、结构鉴定与富集 [J]. 中国实验方剂学杂志，2009，15（8）：35-37.

没食子酸
Gallic acid

【结构式】

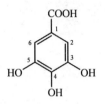

【分子式及分子量】$C_7H_6O_5$；170.12

$^1H - NMR$

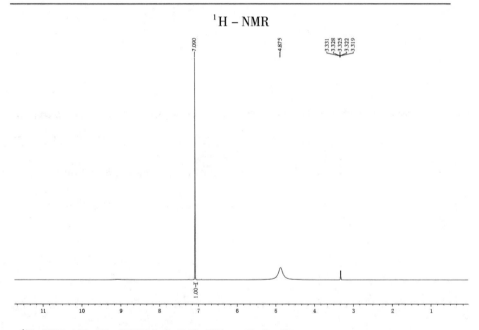

$^1H - NMR$（CD_3OD，500MHz）δ：7.09（2H，s，H-2，6）。

$^{13}C - NMR$

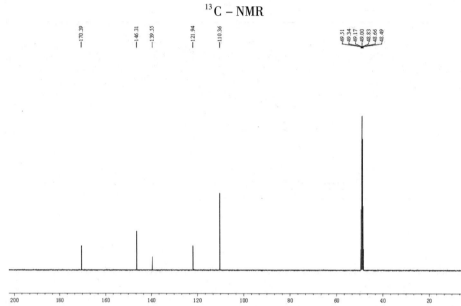

$^{13}C - NMR$（CD_3OD，126MHz）δ：121.9（C-1），110.4（C-2，6），146.3（C-3，5），139.6（C-4），170.4（C=O）。

参 考 文 献

［1］林瑞超，马双成．中药化学对照品应用手册［M］．北京：化学工业出版社，2013.

牡荆素/牡荆苷
Vitexin

【结构式】

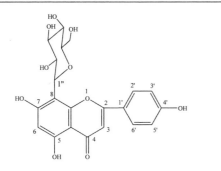

【分子式及分子量】$C_{21}H_{20}O_{10}$；432.11

^1H-NMR

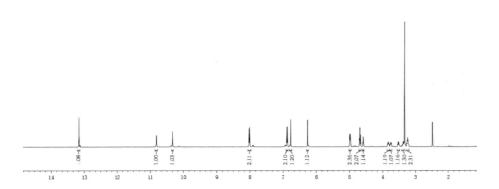

^1H-NMR（DMSO $-d_6$，500MHz）δ：13.16（1H，s，5 $-$ OH），10.82（1H，s，7 $-$ OH），10.33（1H，s，4' $-$ OH），8.02（2H，d，$J=8.5$Hz，H $-$ 2'，6'），6.88（2H，d，$J=8.5$Hz，H $-$ 3'，5'），6.77（1H，s，H $-$ 6），6.26（1H，s，H $-$ 3），4.68（1H，d，$J=10.0$Hz，H $-$ 1''），4.58 $-$ 4.99（m，br，glucosyl $-$ OH），3.21 $-$ 3.85（m，glucosyl $-$ H）。

$^{13}C-NMR$

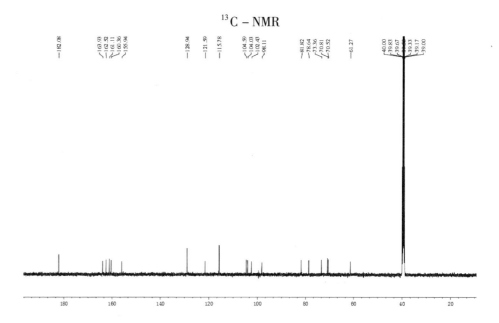

$^{13}C-NMR$（DMSO $-d_6$，125MHz）δ：163.9（C $-$ 2），102.4（C $-$ 3），182.1（C $-$ 4），161.1/160.4（C $-$ 5），98.1（C $-$ 6），162.5（C $-$ 7），104.6（C $-$ 8），155.9（C $-$ 9），104.0（C $-$ 10），121.6（C $-$ 1'），128.9（C $-$ 2'，6'），115.8（C $-$ 3'，5'），78.6（C $-$ 1''），73.4（C $-$ 2''），70.8（C $-$ 3''），70.5（C $-$ 4''），81.8（C $-$ 5''），61.3（C $-$ 6''）。

参 考 文 献

[1] 林瑞超，马双成.中药化学对照品应用手册［M］.北京：化学工业出版社，2013.

牡荆素鼠李糖苷
Rhamnosylvitexin

【结构式】

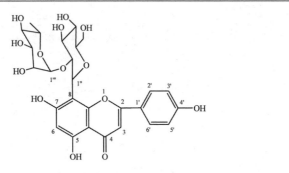

【分子式及分子量】 $C_{27}H_{30}O_{14}$ 578.52

^1H-NMR

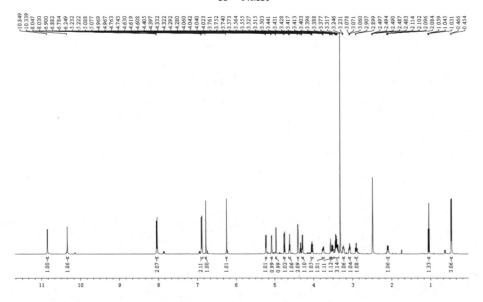

^1H-NMR （DMSO-d_6, 500MHz） δ: 6.78 (1H, s, H-3), 6.24 (1H, s, H-6), 8.05 (2H, d, J=9.0Hz, H-2′, 6′), 6.89 (2H, d, J=9.0Hz, H-3′, 5′), 4.76 (1H, d, J=10.0Hz, H-1′), 4.97 (1H, s, H-1″)。

$^{13}C-NMR$

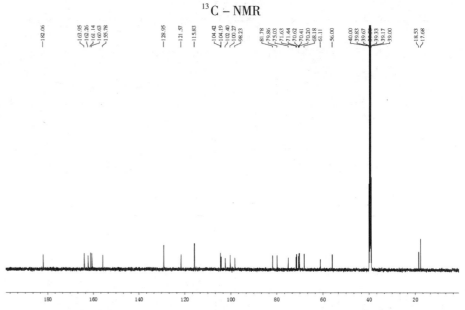

$^{13}C-NMR$ （DMSO-d_6, 125MHz） δ: 164.0 (C-2), 102.4 (C-3), 182.1 (C-4), 161.1/160.6 (C-5), 98.2 (C-6), 162.3 (C-7), 104.4 (C-8), 155.8 (C-9), 104.2 (C-10), 121.6 (C-1′), 129.0 (C-2′), 115.8 (C-3′), 161.1 (C-4′), 115.8 (C-5′), 129.0 (C-6′), 71.6 (C-1″), 75.0 (C-2″), 79.9 (C-3″), 70.4 (C-4″), 81.8 (C-5″), 61.1 (C-6″), 100.3 (C-1″), 70.6 (C-2″), 70.2 (C-3″), 71.4 (C-4″), 68.2 (C-5″), 17.7/18.5 (C-6″)。

参 考 文 献

[1] 林瑞超，马双成. 中药化学对照品应用手册 [M]. 北京: 化学工业出版社，2013.

木蝴蝶苷 B
Baicalein – 7 – O – diglucoside

【结构式】

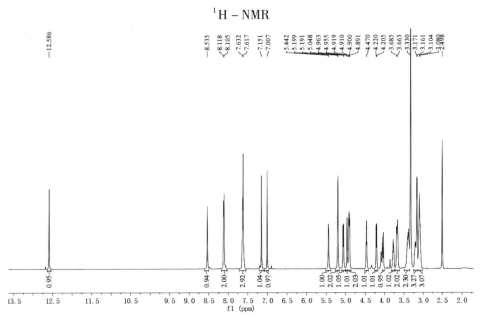

【分子式及分子量】 $C_{27}H_{30}O_{15}$；594.52

^1H – NMR

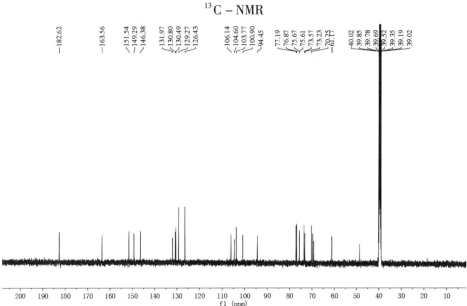

^{13}C – NMR

^{13}C – NMR（DMSO – d_6，125MHz）δ：163.6（C – 2），104.6（C – 3），182.6（C – 4），146.4（C – 5），130.8（C – 6），149.3（C – 7），94.4（C – 8），151.5（C – 9），106.1（C – 10），130.5（C – 1'），126.4（C – 2'），129.3（C – 3'），132.0（C – 4'），129.3（C – 5'），126.4（C – 6'），100.9（C – 1''），73.2（C – 2''），76.9（C – 3''），70.2（C – 4''），75.6（C – 5''），69.3（C – 6''），103.8（C – 1'''），73.6（C – 2'''），75.6（C – 3'''），69.6（C – 4'''），77.2（C – 5'''），61.2（C – 6'''）。

^1H – NMR（DMSO – d_6，500MHz）δ：4.21（1H，d，$J = 7.5$ Hz，H – 1'''），5.05（1H，d，$J = 7.4$ Hz，H – 1''），7.01（1H，s，H – 3），7.15（1H，s，H – 8），7.62（3H，$J = 7.5$ Hz，H – 3'，4'，5'），8.11（2H，brd，$J = 6.5$ Hz，H – 2'，6'），8.54（1H，s，6 – OH），12.59（1H，s，5 – OH）。

参 考 文 献

[1] 林瑞超，马双成. 中药化学对照品应用手册［M］. 北京：化学工业出版社，2013.

木兰脂素
Magnolin

【结构式】

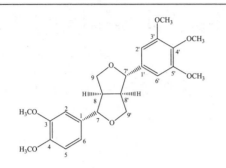

【分子式及分子量】 C$_{23}$H$_{28}$O$_7$；416.46

^{1}H – NMR

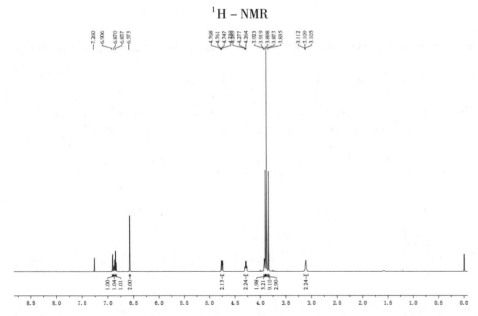

^{1}H – NMR (CDCl$_3$, 600MHz) δ: 6.91 (1H, d, J=1.8Hz, H-2), 6.85 (1H, d, J=8.4Hz, H-5), 6.89 (1H, dd, J=1.2Hz, J=8.4Hz, H-6), 4.77 (2H, dd, J=4.2Hz, J=12.6Hz, H-7, H-7'), 3.11 (2H, m, H-8, H-8'), 3.92 (2H, m, H-9, H-9'), 4.30 (2H, m, H-9, H-9'), 6.57 (2H, br s, H-2', H-6'), 3.84 (3H, s, -OCH$_3$), 3.90 (3H, s, -OCH$_3$), 3.87 (3H, s, 3 × -OCH$_3$)。

^{13}C – NMR

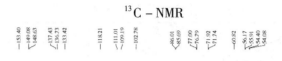

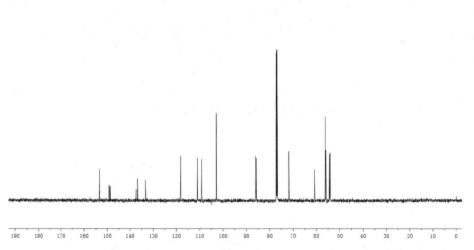

^{13}C – NMR (CDCl$_3$, 150MHz) δ: 136.7 (C-1), 102.8 (C-2), 153.4 (C-3), 137.4 (C-4), 153.4 (C-5), 102.8 (C-6), 85.7 (C-7), 54.1 (C-8), 71.9 (C-9), 133.4 (C-1'), 109.2 (C-2'), 149.1 (C-3'), 148.6 (C-4'), 111.0 (C-5'), 118.2 (C-6'), 86.0 (C-7'), 54.4 (C-8'), 71.7 (C-9'), 55.9 (2 × -OCH$_3$), 56.2 (2 × -OCH$_3$), 60.8 (-OCH$_3$)。

参 考 文 献

[1] 卢艳花, 高扬, 王峥涛, 等. 望春花中的一个苯并呋喃类木脂素（英文）[J]. Journal of Chinese Pharmaceutical Sciences, 2005, 03: 137-139.

木栓酮
Friedelin

【结构式】

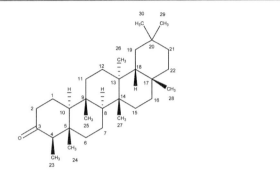

【分子式及分子量】 $C_{30}H_{50}O$；426.72

^1H-NMR

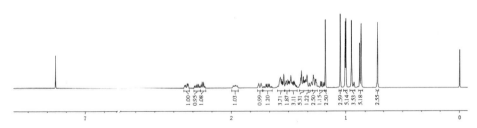

^1H-NMR（$CDCl_3$，600MHz）δ：2.25（1H，q，$J=6.6Hz$，H-4），0.72（3H，s，H-24），0.88（3H，d，$J=6.6Hz$，H-23），0.87（3H，s，H-25），0.95（3H，s，H-30），1.00（3H，s，H-29），1.00（3H，s，H-26），1.05（3H，s，H-27），1.18（3H，s，H-28）[1]。

$^{13}C-NMR$

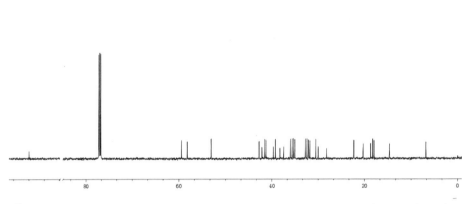

$^{13}C-NMR$（$CDCl_3$，150MHz）δ：22.3（C-1），41.5（C-2），213.3（C-3），58.2（C-4），42.1（C-5），41.3（C-6），18.2（C-7），53.1（C-8），37.4（C-9），59.4（C-10），35.6（C-11），30.5（C-12），39.7（C-13），38.3（C-14），32.7（C-15），36.0（C-16），30.0（C-17），42.8（C-18），35.3（C-19），28.2（C-20），32.4（C-21），39.2（C-22），6.8（C-23），14.7（C-24），17.9（C-25），20.3（C-26），18.7（C-27），32.0（C-28），31.8（C-29），35.0（C-30）[1]。

参 考 文 献

[1] 赵明，黄淑蕾，徐阳宏，等. 东北岩高兰中三萜类化学成分研究 [J]. 中草药，2018，49（1）：69-74.

木通苯乙醇苷 B

Calceolarioside B

【结构式】

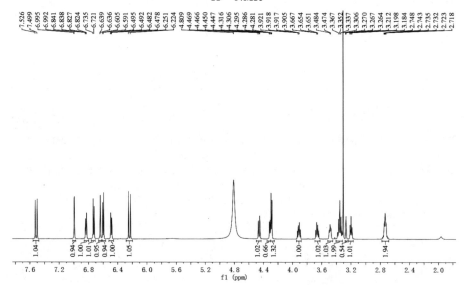

【分子式及分子量】 $C_{23}H_{26}O_{11}$；478.45

$^1H - NMR$

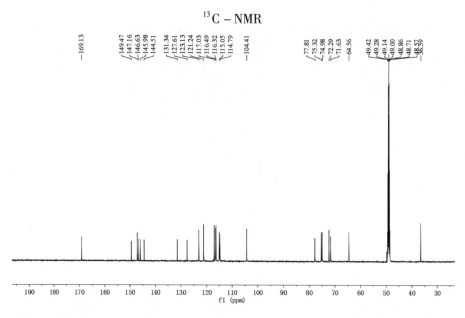

$^{13}C - NMR$

$^{13}C - NMR$（CD_3OD，150MHz）δ：131.3（C-1），117.0（C-2），146.0（C-3），144.5（C-4），116.3（C-5），121.2（C-6），36.6（C-β），72.3（C-α），104.4（C-1'），75.0（C-2'），77.8（C-3'），71.6（C-4'），75.3（C-5'），64.6（C-6'），127.6（C-1''），115.0（C-2''），147.2（C-3''），149.5（C-4''），116.5（C-5''），123.1（C-6''），146.6（C-β''），114.8（C-α''），169.1（-C=O）。

$^1H - NMR$（CD_3OD，600MHz）δ：2.73（t-like，$J = 7.8$Hz，H-β），3.20（t-like，$J = 8.4$Hz，H-2'），3.36（2H，H-3'，4'），3.48（1H，m，H-5'），3.65（1H，m，H-α），3.92（1H，m，H-α），4.31（1H，d，$J = 6.6$Hz，H-1'），4.31（1H，dd，$J = 12.6$，6.0Hz，H-6'），4.45（1H，dd，$J = 11.4$，1.8Hz，H-6'），6.24（1H，d，$J = 13.4$Hz，H-α''），6.49（1H，dd，$J = 7.8$，1.8Hz，H-6），6.60（1H，d，$J = 8.4$Hz，H-5），6.64（1H，d，$J = 1.8$Hz，H-2），6.73（1H，d，$J = 8.4$Hz，H-5''），6.84（1H，dd，$J = 8.4$，1.8Hz，H-6''），6.99（1H，d，$J = 1.8$Hz，H-2''），7.51（1H，d，$J = 16.2$Hz，H-β''）。

参 考 文 献

[1] 林瑞超，马双成. 中药化学对照品应用手册［M］. 北京：化学工业出版社，2013.

木犀草苷
Luteolin – 7 – O – glucoside

【结构式】

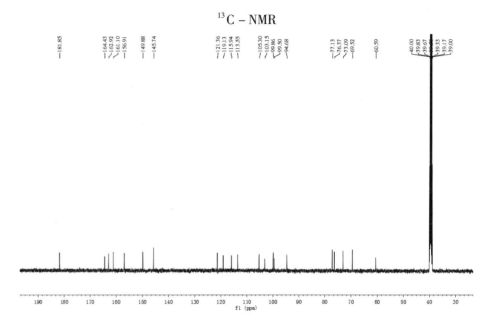

【分子式及分子量】 $C_{21}H_{20}O_{11}$；448.39

$^1H – NMR$

$^{13}C – NMR$

$^{13}C – NMR$（DMSO $– d_6$，125MHz）δ：164.4（C – 2），103.2（C – 3），181.8（C – 4），156.9（C – 5），99.5（C – 6），162.9（C – 7），94.7（C – 8），161.1（C – 9），105.3（C – 10），119.1（C – 1'），113.6（C – 2'），145.7（C – 3'），149.9（C – 4'），115.9（C – 5'），121.4（C – 6'），99.9（C – 1''），73.1（C – 2''），76.4（C – 3''），69.5（C – 4''），77.1（C – 5''），60.6（C – 6''）。

$^1H – NMR$（DMSO $– d_6$，500MHz）δ：7.45（1H，dd，$J = 9.9$，3.0Hz，H – 6'），7.42（1H，d，$J = 3.0$Hz，H – 2'），6.90（1H，d，$J = 9.9$Hz，H – 5'），6.78（1H，d，$J = 2.4$Hz，H – 8），6.75（1H，s，H – 3），6.44（1H，d，$J = 2.4$Hz，H – 6），5.08（1H，d，$J = 7.5$Hz，H – 1''）。

参 考 文 献

［1］林瑞超，马双成. 中药化学对照品应用手册［M］. 北京：化学工业出版社，2013.

木犀草素
Luteolin

【结构式】

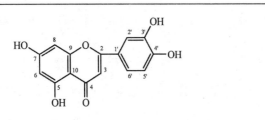

【分子式及分子量】$C_{15}H_{10}O_6$；286.25

^1H - NMR

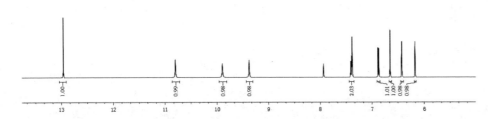

^1H – NMR（DMSO – d_6，500MHz）δ：7.41（1H，dd，J=8.0，2.0Hz，H-6'），7.95（1H，brs，H-2'），6.89（1H，d，J=8.0Hz，H-5'），6.67（1H，brs，H-8），6.44（1H，d，J=2.0Hz，H-3），6.19（1H，d，J=2.0Hz，H-6）。

^{13}C - NMR

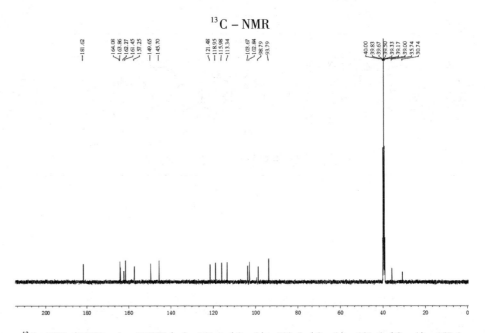

^{13}C – NMR（DMSO – d_6，125MHz）δ：164.1（C-2），103.7（C-3），181.6（C-4），157.3（C-5），98.8（C-6），162.3（C-7），93.8（C-8），161.5（C-9），102.8（C-10），119.0（C-1'），113.3（C-2'），145.7（C-3'），149.7（C-4'），116.0（C-5'），121.5（C-6'）[1]。

参考文献

[1] 于德泉，杨峻山. 分析化学手册（第七分册）　[M]. 昆明：云南科技出版社，1999：818.

木香烃内酯
Costunolide

【结构式】

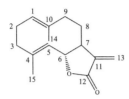

【分子式及分子量】 $C_{15}H_{20}O_2$；232.32

^1H – NMR

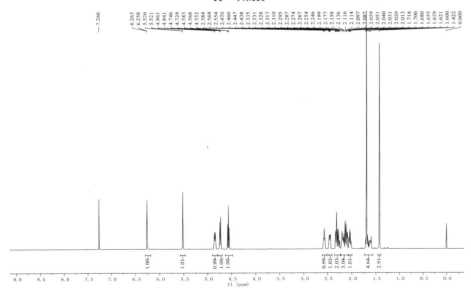

^1H – NMR （CDCl$_3$，600MHz） δ: 4.85 （1H，brd，J = 12.0Hz，H－1），4.74 （1H，d，J = 10.2Hz，H－5），4.57 （1H，dd，J=9.6，9.0Hz，H－6），2.57 （1H，m，H－7），2.45 （1H，dd，J=13.8，6.0Hz，H－9），6.26 （1H，d，J=3.0Hz，H－13），5.52 （1H，d，J=3.0Hz，H－13），1.42 （3H，s，H－14），1.70 （3H，s，H－15）。

^{13}C – NMR

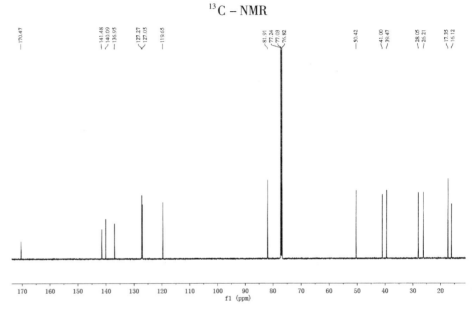

^{13}C – NMR （CDCl$_3$，150MHz） δ: 127.0 （C－1），28.0 （C－2），41.0 （C－3），140.1 （C－4），127.3 （C－5），81.9 （C－6），50.4 （C－7），26.2 （C－8），39.5 （C－9），137.0 （C－10），141.5 （C－11），170.5 （C－12），119.6 （C－13），16.1 （C－14），17.4 （C－15）。

参 考 文 献

［1］ 常新全，丁丽霞．中药活性成分分析手册 ［M］．北京：学苑出版社，2002：455.

［2］ Hibasami H，Yamada Y，Moteki H，et al. Sesquiterpenes （costunolide and zaluzanin D） isolated from laurel （Laurus nobilis L.） induce cell death and morphological change indicative of apoptotic chromatin condensation in leukemia HL－60 cells ［J］. International Journal of Molecular Medicine. 2003，12 （2）：147－151.

耐斯糖
Nystose

【结构式】

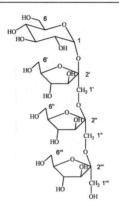

【分子式及分子量】C$_{24}$H$_{42}$O$_{21}$；666.58

^{1}H – NMR

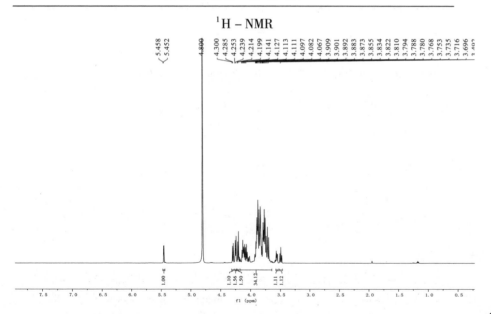

^{1}H – NMR （D$_2$O, 600MHz） δ：5.46 （1H, d, J = 3.6, H – 1），4.29, 4.25, 4.21 （each 1H, d, J = 9.0 Hz, H – 3′, 3″, 3‴），3.56 （1H, dd, J = 9.6, 3.6 Hz, H – 2），3.49 （1H, t, J = 9.6 Hz, H – 4），3.67 – 4.14 （other Hs）。

^{13}C – NMR

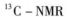

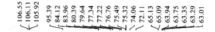

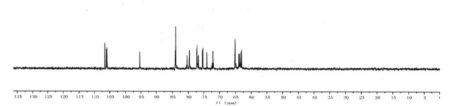

^{13}C – NMR （D$_2$O, 150MHz） δ：95.4 （C – 1），74.1 （C – 2），75.5 （C – 3），72.1 （C – 4），75.3 （C – 5），63.0 （C – 6），63.7 （C – 1′），106.1 （C – 2′），79.6 （C – 3′），76.8 （C – 4′），84.1 （C – 5′），63.3 （C – 6′），63.4 （C – 1″），105.9 （C – 2″），80.4 （C – 3″），77.3 （C – 4″），84.0 （C – 5″），65.1, 65.1 （C – 6″, C – 1‴），106.6 （C – 2‴），79.6 （C – 3‴），77.2 （C – 4‴），84.0 （C – 5‴），63.9 （C – 6‴）。

参 考 文 献

[1] 崔承彬，杨明，姚志伟，等. 菊淀粉型低聚糖类的^{1}HNMR 及^{13}CNMR 研究 ［J］. 中国药物化学杂志. 1995. 15 （1）：32 – 39.

拟人参皂苷 F₁₁

Pseuoginsenoside F₁₁

【结构式】

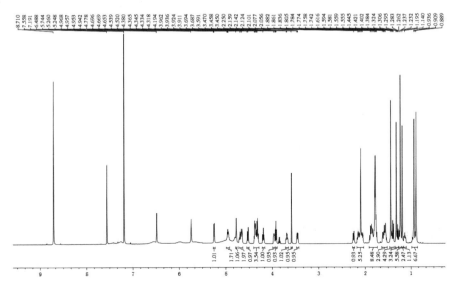

【分子式及分子量】 C₄₂H₇₂O₁₄；801.01

¹H – NMR

¹H – NMR（C₅D₅N，600MHz）δ：0.89（3H，s，H－30），0.94（3H，s，H－19），1.20（3H，s，H－18），1.23（3H，s，H－21），1.24（3H，s，H－27），1.32（3H，s，H－29），1.45（3H，s，H－26），2.10（3H，s，H－28），6.49（1H，s，H－1″），5.25（1H，d，J = 7.2Hz，H－1′），3.46（1H，dd，J = 12.0，4.2Hz，H－3），3.69（1H，td，J = 10.8，4.8Hz，H－12），1.78（3H，d，J = 6.0Hz，6″－CH₃）[1]。

¹³C – NMR

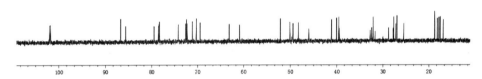

¹³C – NMR（C₅D₅N，150MHz）δ：39.6（C－1），28.8（C－2），78.3（C－3），40.0（C－4），60.9（C－5），74.3（C－6），46.0（C－7），41.1（C－8），50.1（C－9），39.4（C－10），32.1（C－11），71.2（C－12），48.3（C－13），52.2（C－14），31.7（C－15），25.5（C－16），49.4（C－17），17.9（C－18），17.6（C－19），86.7（C－20），27.0（C－21），32.8（C－22），27.8（C－23），85.6（C－24），70.3（C－25），27.2（C－26），27.7（C－27），32.5（C－28），16.9（C－29），18.2（C－30），101.8（C－1′），79.5（C－2′），78.4（C－3′），72.6（C－4′），78.5（C－5′），63.1（C－6′），102.0（C－1″），72.3（C－2″），72.5（C－3″），74.2（C－4″），69.5（C－5″），18.8（C－6″）[1]。

参 考 文 献

[1] 邱楠楠. 西洋参茎叶皂苷化学成分及生物利用度的研究［D］. 吉林大学，2010.

尿苷
Uridine

【结构式】

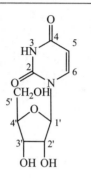

【分子式及分子量】 C$_9$H$_{12}$N$_2$O$_6$；244.07

^{1}H – NMR

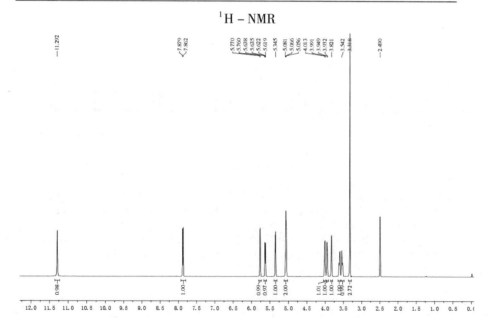

^{1}H – NMR（DMSO – d_6，600MHz）δ：11.30（1H，$br\ s$，H – 3），5.64（1H，dd，J = 1.8 Hz，J = 9.6 Hz，H – 5），7.88（1H，d，J = 10.2 Hz，H – 6），5.77（1H，d，J = 6.0 Hz，H – 1′），4.01（1H，dd，J = 6.0 Hz，J = 12.6 Hz，H – 2′），3.96（1H，dd，J = 5.4 Hz，J = 10.2 Hz，H – 3′），3.83（1H，d，J = 4.2 Hz，H – 4′），3.62（1H，m，H – 5′），3.55（1H，m，H – 5′）。

^{13}C – NMR

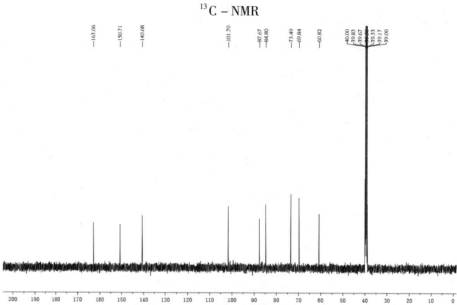

^{13}C – NMR（DMSO – d_6，150MHz）δ：150.7（C – 2），163.1（C – 4），101.7（C – 5），140.7（C – 6），87.7（C – 1′），69.8（C – 2′），73.5（C – 3′），84.8（C – 4′），60.8（C – 5′）。

参 考 文 献

［1］范亚楚，郭中龙，信兰婷，等 . 排钱草化学成分的研究［J］. 中成药，2017，39（6）：1195 – 1198.

尿囊素
Allantoin

【结构式】

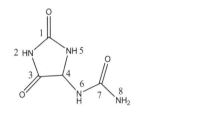

【分子式及分子量】 $C_4H_6N_4O_3$; 158.11

^1H – NMR

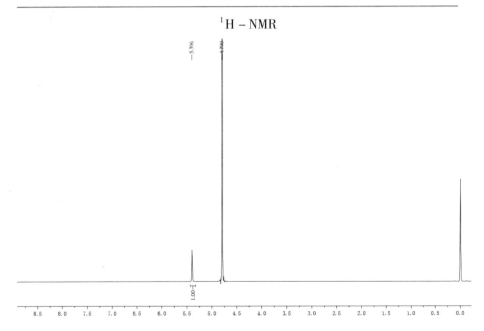

^1H – NMR (D$_2$O, 600MHz) δ: 5.40 (1H, s, H-4)。

^{13}C – NMR

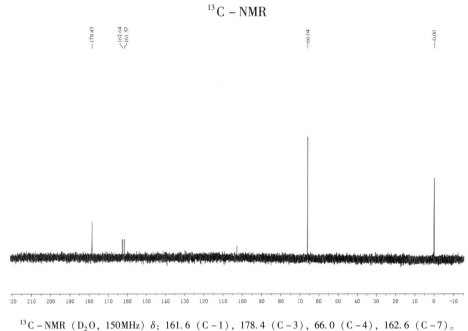

^{13}C – NMR (D$_2$O, 150MHz) δ: 161.6 (C-1), 178.4 (C-3), 66.0 (C-4), 162.6 (C-7)。

参 考 文 献

[1] 吕子明，黄龙江，陈若芸，等. 黄花紫玉盘枝、叶化学成分的研究 [J]. 中国中药杂志，2009，34（17）：2203-2205.

柠檬酸
Citric acid

【结构式】

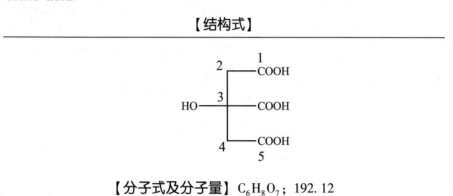

【分子式及分子量】 $C_6H_8O_7$；192.12

^1H-NMR

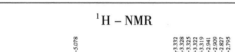

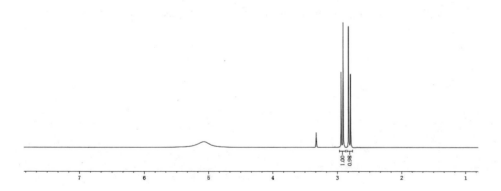

^1H-NMR（CD_3OD，500MHz）δ：2.87（4H，dd，J=57.0，16.0Hz，2 × -CH_2）。

$^{13}C-NMR$

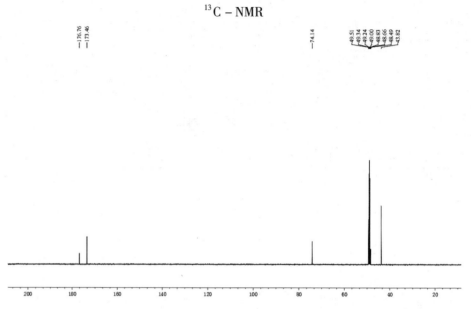

$^{13}C-NMR$（CD_3OD，125MHz）δ：176.8（C_3-COOH），173.5（C-1，5），74.1（C-3），43.8（C-2，4）。

参 考 文 献

[1] 林瑞超，马双成. 中药化学对照品应用手册［M］. 北京：化学工业出版社，2013.

牛蒡苷
Arctiin

【结构式】

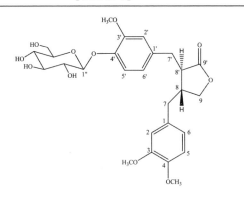

【分子式及分子量】 $C_{27}H_{34}O_{11}$ ；534.55

$^{1}H - NMR$

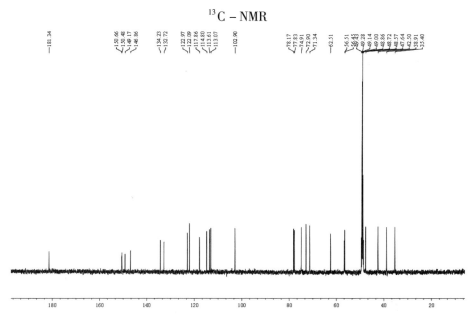

$^{13}C - NMR$

$^{13}C - NMR$ （CD_3OD, 150MHz） δ：181. 3 （C-9'），150. 7 （C-3'），150. 5 （C-3），149. 2 （C -4），146. 9 （C-4'），134. 2 （C-1'），132. 7 （C-1），123. 0 （C-6'），122. 1 （C-6），117. 9 （C-5'），114. 8 （C-5），113. 6 （C-2'），113. 1 （C-2），102. 9 （C-1''），78. 2 （C-5''），77. 8 （C-3''），74. 9 （C-2''），72. 9 （C-9），71. 3 （C-4''），62. 5 （C-6''），56. 7，56. 5，56. 4 （-OCH$_3$），47. 6 （C-8'），38. 9 （C-7），42. 5 （C-8），35. 4 （C-7'）。

$^{1}H - NMR$ （CD_3OD, 600MHz） δ：7. 07 （1H，d，$J = 8.2Hz$，H-5），6. 84 （1H，m，H-5'），6. 77 （1H，s，H-2），6. 62 （1H，s，H-2'），6. 67 （1H，d，$J = 8.2Hz$，H-6），6. 62 （1H，s，H-6'），4. 88 （1H，d，$J = 7.4Hz$，H-1''），4. 20 （1H，s，H-9'α），2. 85 （2H，m，H-7a, b），2. 70 （1H，m，H-7'α），2. 58 （1H，m，H-7'b），2. 52 （1H，m，H-8'）。

参 考 文 献

［1］林瑞超，马双成. 中药化学对照品应用手册 ［M］. 北京：化学工业出版社，2013.

牛磺胆酸钠
Sodium Taurocholate

【结构式】

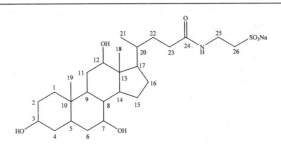

【分子式及分子量】C_{26}H_{44}NNaO_7S；537.68

$^1H - NMR$

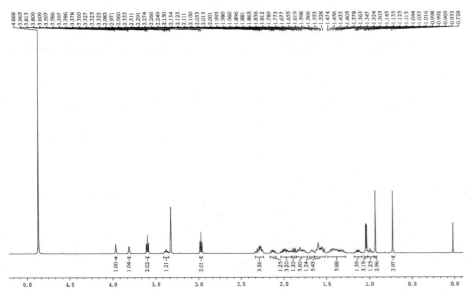

$^1H - NMR$ （CD$_3$OD，600MHz）δ：0.73 （3H，s，H-19），0.93 （3H，s，H-18），1.04 （3H，d，J=6.5 Hz，H-21），2.97 （2H，t，J=6.9Hz，H-26），3.60 （2H，t，J=6.9Hz，H-27），3.39 （1H，m，H-3），3.81 （1H，d，J=2.6 Hz，H-12），3.97 （1H，m，H-7）。

$^{13}C - NMR$

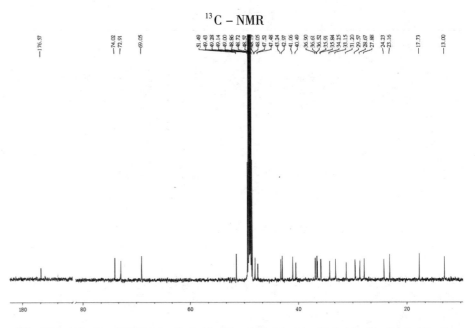

$^{13}C - NMR$ （CD$_3$OD，150MHz）δ：31.2 （C-1），29.6 （C-2），74.0 （C-3），36.9 （C-4），36.6 （C-5），28.7 （C-6），72.9 （C-7），41.1 （C-8），48.1 （C-9），36.5 （C-10），24.2 （C-11），69.0 （C-12），47.5 （C-13），43.2 （C-14），33.2 （C-15），27.9 （C-16），51.5 （C-17），23.2 （C-18），13.0 （C-19），35.9 （C-20），17.7 （C-21），35.8 （C-22），34.2 （C-23），176.6 （C-24），40.5 （C-25），43.0 （C-26）。

参 考 文 献

[1] 林瑞超，马双成. 中药化学对照品应用手册 ［M］. 北京：化学工业出版社，2013.

牛磺鹅去氧胆酸钠
Sodium taurochenodeoxycholate

【结构式】

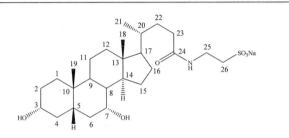

【分子式及分子量】$C_{26}H_{44}NO_6SNa$；521.68

^1H – NMR

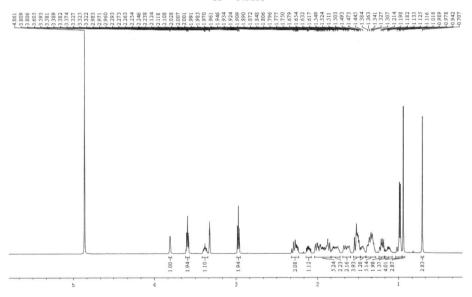

^1H – NMR（CD_3OD，600MHz）δ：0.71（3H，s，H–18），0.94（3H，s，H–19），0.98（3H，d，J=6.6Hz，H–21），2.97（2H，t，J=7.0 Hz，H–26），3.38（1H，m，H–3），3.60（2H，t，J=7.2Hz，H–27）。

^{13}C – NMR

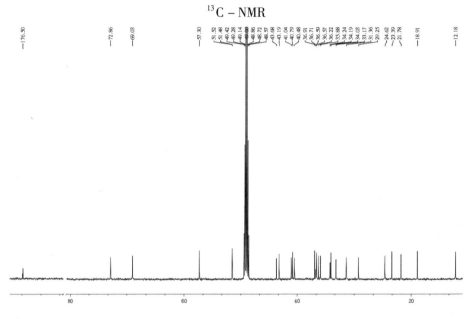

^{13}C – NMR（CD_3OD，150MHz）δ：36.6（C–1），31.4（C–2），72.9（C–3），40.8（C–4），43.2（C–5），36.2（C–6），69.0（C–7），40.5（C–8），34.2（C–9），35.9（C–10），23.4（C–11），41.0（C–12），43.7（C–13），51.5（C–14），24.6（C–15），29.2（C–16），57.3（C–17），12.2（C–18），21.8（C–19），36.7（C–20），18.9（C–21），33.2（C–22），34.0（C–23），176.5（C–24），36.9（C–25），43.7（C–26）。

参 考 文 献

[1] 林瑞超，马双成. 中药化学对照品应用手册［M］. 北京：化学工业出版社，2013.

牛磺酸
Taurine

【结构式】

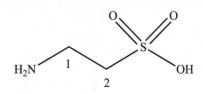

【分子式及分子量】C$_2$H$_7$NO$_3$S；125.15

^{1}H – NMR

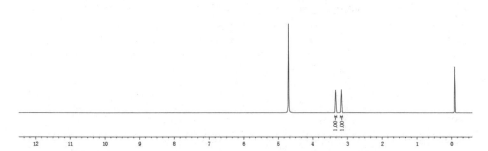

^{1}H – NMR（D$_2$O,500MHz）δ：3.35（2H, *br*, H-1），3.18（2H, *br*, H-2）。

^{13}C – NMR

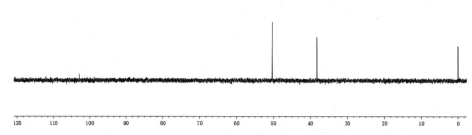

^{13}C – NMR（D$_2$O，125MHz）δ：50.3（C-1），38.2（C-2）。

参 考 文 献

[1] 林瑞超，马双成. 中药化学对照品应用手册 [M]. 北京：化学工业出版社，2013.

牛磺熊去氧胆酸
Sodium Tauroursodeoxycholate

【结构式】

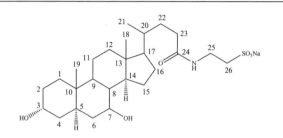

【分子式及分子量】C₂₆H₄₄NO₆SNa；521.69

¹H – NMR

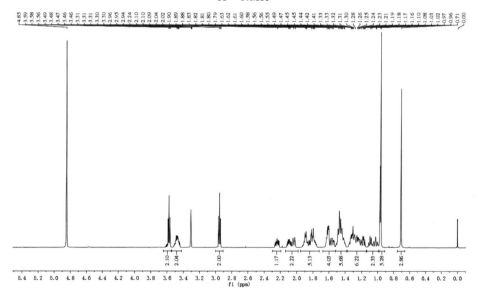

¹H NMR（CD₃OD, 600MHz）δ：0.73（3H，*s*，H-19），0.98（3H，*s*，H-18），0.99（3H，*d*，*J*=5.4Hz，H-21），3.32（1H，*m*，H-3），2.97（1H，*t*，*J*=7.2Hz，H-26），3.60（2H，*t*，*J*=7.2Hz，H-27）。

¹³C – NMR

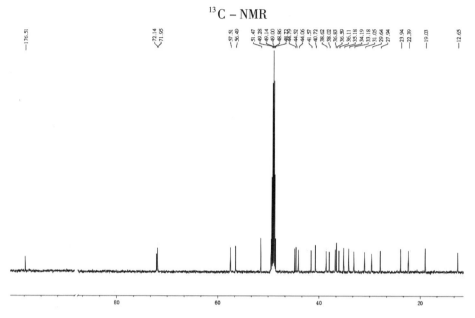

¹³C – NMR（CD₃OD, 150MHz）δ：35.2（C-1），31.0（C-2），71.9（C-3），40.7（C-4），44.1（C-5），36.8（C-6），72.1（C-7），44.5（C-8），34.2（C-9），36.1（C-10），22.4（C-11），41.6（C-12），44.8（C-13），56.5（C-14），27.9（C-15），29.6（C-16），57.5（C-17），12.6（C-18），23.9（C-19），36.6（C-20），19.0（C-21），33.2（C-22），38.6（C-23），176.5（C-24），38.0（C-25），51.5（C-26）。

参 考 文 献

[1] 林瑞超，马双成. 中药化学对照品应用手册［M］. 北京：化学工业出版社，2013.

女贞苷

Ligustroflavone

【结构式】

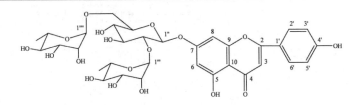

【分子式及分子量】 $C_{33}H_{40}O_{18}$ ； 724.22

$^1H - NMR$

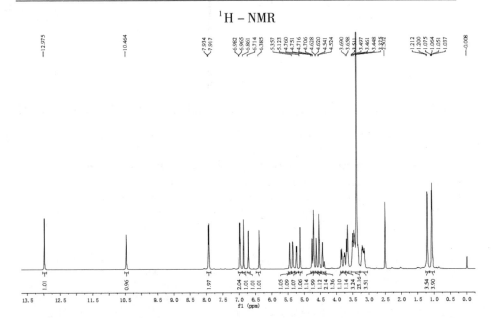

$^{13}C - NMR$

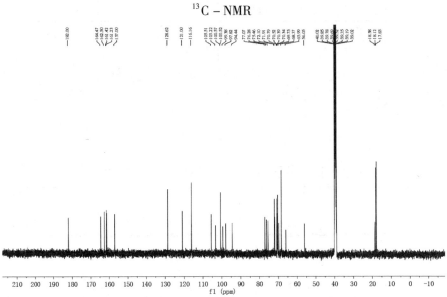

$^{13}C - NMR$ （DMSO $- d_6$ ，125MHz） δ ：164.5 （C -2 ），103.2 （C -3 ），182.0 （C -4 ），161.2 （C -5 ），99.4 （C -6 ），162.5 （C -7 ），94.4 （C -8 ），157.0 （C -9 ），105.5 （C -10 ），121.0 （C $-1'$ ），128.6 （C $-2'$ ），116.2 （C $-3'$ ），161.4 （C $-4'$ ），116.2 （C $-5'$ ），128.6 （C $-6'$ ），97.8 （C $-1''$ ），77.0 （C $-2''$ ），75.5 （C $-3''$ ），69.7 （C $-4''$ ），76.3 （C $-5''$ ），66.0 （C $-6''$ ），100.5 （C $-1'''$ ），70.3 （C $-2'''$ ），70.5 （C $-3'''$ ），71.9 （C $-4'''$ ），68.4 （C $-5'''$ ），17.8 （C $-6'''$ ），100.5 （C $-1''''$ ），70.4 （C $-2''''$ ），70.8 （C $-3''''$ ），72.1 （C $-4''''$ ），68.4 （C $-5''''$ ），18.1 （C $-6''''$ ）。

$^1H - NMR$ （DMSO $- d_6$ ，500MHz） δ ：7.93 （2H， d ， $J = 8.5$ Hz，H $-2'$ ，6'），6.97 （2H， d ， $J = 8.5$ Hz，H $-3'$ ，5'），6.86 （1H， s ，H -3 ），6.71 （1H， brs ，H -8 ），6.39 （1H， brs ，H -6 ），5.23 （1H， d ， $J = 6.7$ Hz，H $-1''$ ），5.12 （1H， brs ，H $-1'''$ ），4.53 （1H， $J = 8.5$ Hz，H $-1''''$ ），3.85 ～ 3.11 （ m ，糖上氢），1.21 （3H， d ， $J = 6.0$ Hz，H $-6''''$ ），1.06 （3H， d ， $J = 6.0$ Hz，H $-6'''$ ），12.98 （1H， s ，5 $-$ OH），10.46 （1H， s ，4' $-$ OH）。

参 考 文 献

[1] 林瑞超，马双成. 中药化学对照品应用手册 ［M］. 北京：化学工业出版社，2013.

欧当归内酯 A
Levistolide A

【结构式】

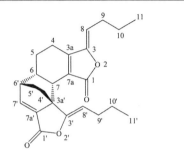

【分子式及分子量】 C₂₄H₂₈O₄；380.48

¹H – NMR

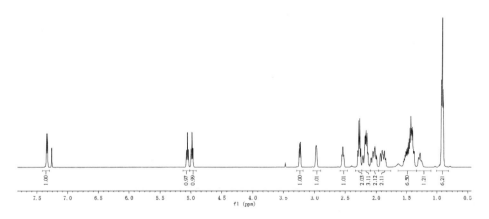

¹H – NMR（CDCl₃，500MHz）δ：2.55（1H，*m*，H–6），3.24（1H，*brd*，*J*=8.5 Hz，H–7），5.06（1H，*t*，*J*=8.0 Hz，H–8），0.93（3H，*t*，*J*=7.0 Hz，11–CH₃），2.98（1H，*m*，H–6′），7.34（1H，*d*，*J*=6.5 Hz，H–7′），4.99（1H，*t*，*J*=7.5 Hz，H–8′），0.91（3H，*t*，*J*=7.5 Hz，11′–CH₃）。

¹³C – NMR

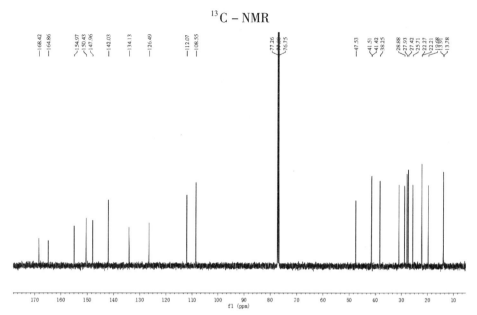

¹³C – NMR（CDCl₃，125MHz）δ：168.4（C–1），155.0（C–3），148.0（C–3a），19.7（C–4），28.9（C–5），38.3（C–6），41.5（C–7），126.5（C–7a），112.1（C–8），27.9（C–9），22.3（C–10），13.9（C–11），164.8（C–1′），150.4（C–3′），47.5（C–3a′），31.0（C–4′），25.7（C–5′），41.4（C–6′），142.0（C–7′），134.1（C–7a′），108.5（C–8′），27.4（C–9′），22.3（C–10′），13.8（C–11′）。

参 考 文 献

[1] 林瑞超，马双成. 中药化学对照品应用手册［M］. 北京：化学工业出版社，2013.

欧前胡素
Imperatorin

【结构式】

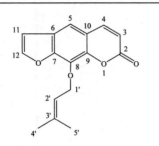

【分子式及分子量】 C₁₆H₁₄O₄；270.28

$$\text{【分子式及分子量】} C_{16}H_{14}O_4 ; 270.28$$

¹H – NMR

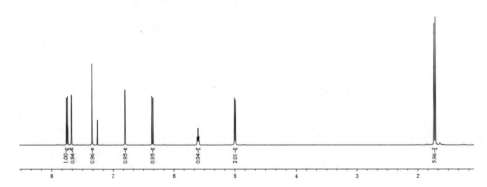

¹H – NMR（CDCl₃，500MHz）δ：6.35（1H，d，J=9.6 Hz，H–3），7.75（1H，d，J=9.6 Hz，H–4），7.35（1H，s，H–5），6.80（1H，d，J=2.2 Hz，H–11），7.68（1H，d，J=2.2 Hz，H–12），5.00（2H，d，J=7.2 Hz，H–1′），1.71，1.73（3H each，s，4′ and 5′ – CH₃）[1]。

¹³C – NMR

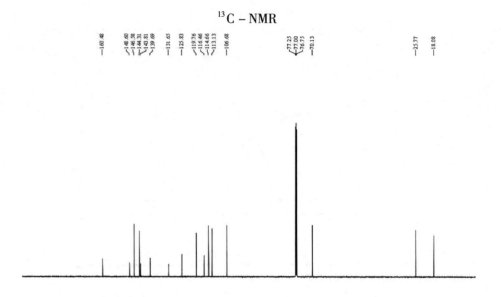

¹³C – NMR（CDCl₃，125MHz）δ：160.5（C–2），114.7（C–3），144.3（C–4），113.1（C–5），125.8（C–6），148.6（C–7），131.6（C–8），143.8（C–9），116.5（C–10），106.7（C–11），146.6（C–12），70.1（C–1′），119.8（C–2′），139.7（C–3′），25.8（C–5′），18.1（C–4′）[1]。

参 考 文 献

[1] 魏成成，关伟键，胡丹丹，等. 滇白芷的化学成分研究［J］. 中药材，2017，40（5）：1105–1108.

派可林酸

Pipecolinic acid

【结构式】

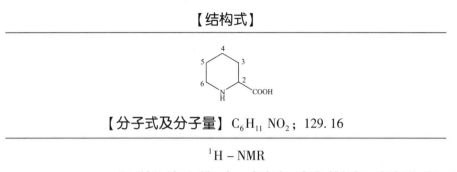

【分子式及分子量】 $C_6H_{11}NO_2$ ； 129.16

^1H-NMR

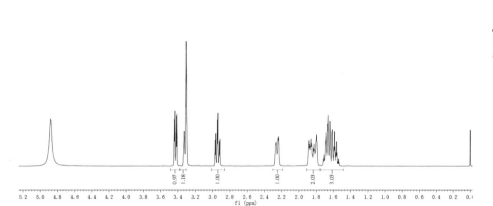

^1H-NMR （CD_3OD, 500 MHz）δ：3.43 （1H, dd, $J=11.5$, 3.5 Hz, H-2），2.95 （1H, dt, $J=3.5$, 12.5 Hz, H-6），2.25 （1H, m, H-6），1.56～1.89 （5H, m, H-3～5）。

$^{13}C-NMR$

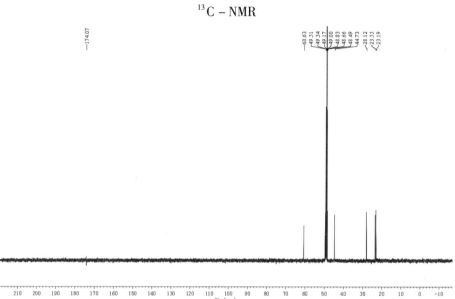

$^{13}C-NMR$ （CD_3OD, 125 MHz）δ：60.6 （C-2），23.6 （C-3），23.2 （C-4），28.1 （C-5），44.7 （C-6），174.1 （-COOH）。

参 考 文 献

［1］林瑞超，马双成. 中药化学对照品应用手册［M］. 北京：化学工业出版社，2013.

蟛蜞菊内酯
Wedelolactone

【结构式】

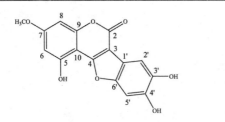

【分子式及分子量】 C_{16}H_{10}O_7；314.25

$$^1H - NMR$$

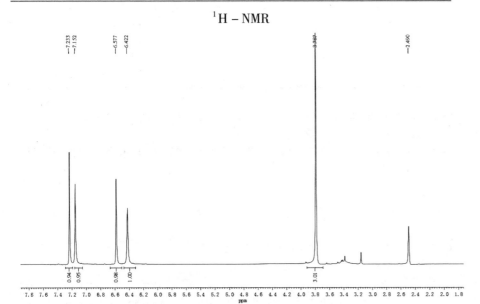

^{1}H – NMR（DMSO – d_6，500MHz）δ：7.23（1H，s，H – 2'），7.15（1H，s，H – 5'），6.58（1H，s，H – 8），6.42（1H，s，H – 6），3.79（3H，s，– OCH$_3$）。

$$^{13}C - NMR$$

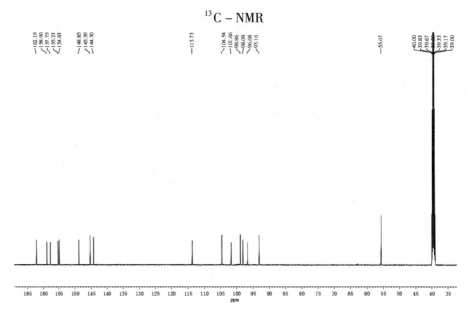

^{13}C – NMR（DMSO – d_6，125MHz）δ：162.2（C – 2），113.7（C – 3），158.9（C – 4），157.8（C – 5），98.1（C – 6），154.8（C – 7），93.2（C – 8），155.2（C – 9），96.7（C – 10），101.7（C – 1'），104.5（C – 2'），145.4（C – 3'），148.8（C – 4'），98.9（C – 5'），144.3（C – 6'），55.7（– OCH$_3$）。

参 考 文 献

[1] Nguyen T V T，Nguyen V Dau. Bioactive Principles of the Vietnamese*Eclipta Alba*（L.）Hassk（Asteraceae）[J]. Journal of Chemistry，2006，44（6）：777 – 781.

葡萄糖
Glucose

【结构式】

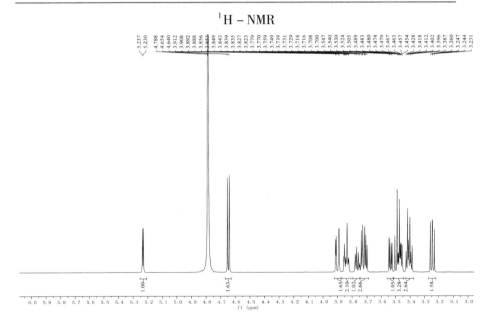

【分子式及分子量】C_6H_12O_6；180.16

^{1}H – NMR

^{13}C – NMR

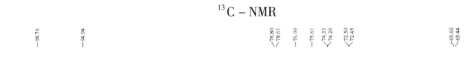

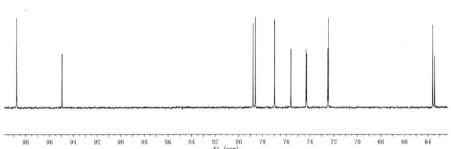

^{13}C – NMR（D$_2$O, 150MHz）δ：98.8, 94.9（C-1），74.3, 74.3（C-2），77.0, 75.6（C-3），72.5, 72.4（C-4），78.8, 78.6（C-5），63.6, 63.4（C-6）。

^{1}H – NMR（D$_2$O, 600 MHz）δ：4.65（1H, d, J=8.4 Hz, H-1），5.23（1H, d, J=4.2 Hz, H-1），3.90（1H, dd, J=12.0, 2.4 Hz, H-6）。

参考文献

［1］龚运淮，丁立生 . 天然产物核磁共振碳谱分析［M］. 昆明：云南科技出版社，2006：856.

桤木酮
Alnustone

【结构式】

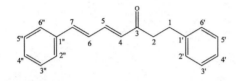

【分子式及分子量】$C_{19}H_{18}O$；262.35

^1H-NMR

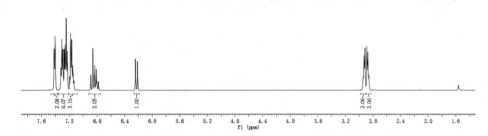

^1H-NMR（$CDCl_3$，500MHz）δ：2.88（2H，m，H-2），2.93（2H，m，H-1），6.23（1H，d，$J=15.5$Hz，H-4），6.81（1H，dd，$J=15.5$，10.5 Hz，H-5），6.87（1H，d，$J=15.5$ Hz，H-6），7.13～7.49（11H，m，Ar-H，H-7）。

$^{13}C-NMR$

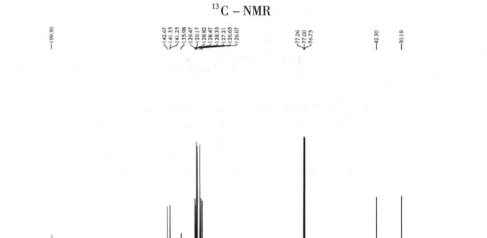

$^{13}C-NMR$（$CDCl_3$，125MHz）δ：30.2（C-1），42.3（C-2），199.3（C-3），129.2（C-4），142.7（C-5），129.5（C-6），141.2（C-7），136.0（C-1'），128.8（C-2'），128.5（C-3'），126.1（C-4'），128.5（C-5'），128.8（C-6'），141.4（C-1''），127.2（C-2''），128.3（C-3''），126.6（C-4''），128.5（C-5''），127.2（C-6''）。

参 考 文 献

[1] 林瑞超，马双成. 中药化学对照品应用手册 [M]. 北京：化学工业出版社，2013.

齐墩果酸
Oleanolic acid

【结构式】

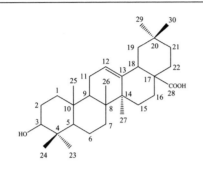

【分子式及分子量】 $C_{30}H_{48}O_3$；456.70

^1H-NMR

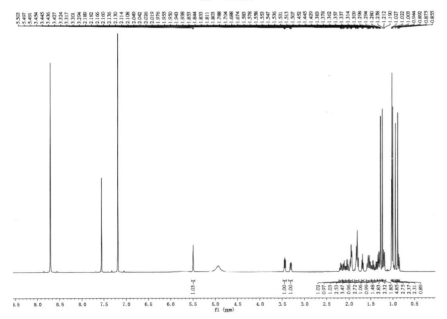

^1H-NMR（C_5D_5N，600MHz）δ：3.44（1H，dd，J=10.8，5.4 Hz，H-3），5.50（1H，t，J=3.6 Hz，H-12），3.31（1H，dd，J=13.8，4.2 Hz，H-18），0.89（3H，s，H-23），0.94（3H，s，H-30），1.00（3H，s，H-29），1.02（3H，s，H-24），1.03（3H，s，H-25），1.24（3H，s，H-26），1.28（3H，s，H-27）。

$^{13}C-NMR$

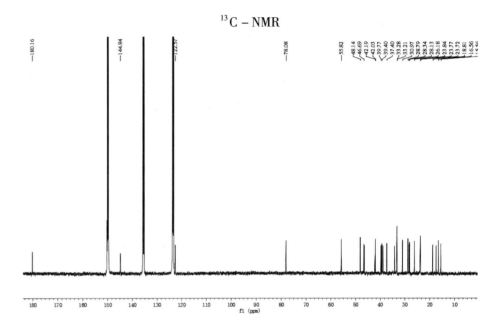

$^{13}C-NMR$（C_5D_5N，150MHz）δ：38.9（C-1），28.1（C-2），78.1（C-3），39.4（C-4），55.8（C-5），18.8（C-6），33.3（C-7），39.8（C-8），48.1（C-9），37.4（C-10），23.8（C-11），122.6（C-12），144.8（C-13），42.2（C-14），28.3（C-15），23.7（C-16），46.7（C-17），42.0（C-18），46.5（C-19），31.0（C-20），34.2（C-21），33.2（C-22），28.8（C-23），16.6（C-24），15.6（C-25），17.4（C-26），26.2（C-27），180.2（C-28），33.3（C-29），23.8（C-30）[1]。

参 考 文 献

[1] 陈万生，贾鑫明，张卫东，等. 甘西鼠尾根化学成分研究 [J]. 药学学报，2003，38（5）：354-357.

奇任醇
Kirenol

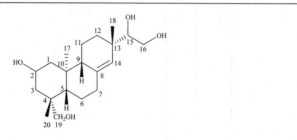

【分子式及分子量】 $C_{20}H_{34}O_4$; 338.48

$^1H - NMR$

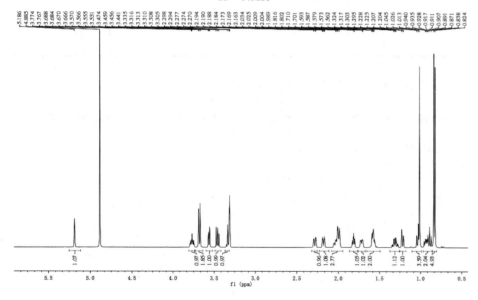

$^1H - NMR$ (CD$_3$OD, 600 MHz) δ: 1.58 (2H, m, H-1), 3.76 (1H, m, H-2), 1.82 (1H, dd, J = 8.4, 8.4 Hz, H-3a), 1.72 (1H, m, H-3b), 1.30 (1H, m, H-5), 2.28 (1H, m, H-6a), 2.18 (1H, m, H-6b), 1.22 (1H, dd, J = 12.2, 1.8 Hz, H-9), 5.19 (1H, s, H-14), 3.68 (1H, dd, J = 10.8, 2.4 Hz, H-15), 3.56 (1H, dd, J = 9.0, 2.4 Hz, H-16a), 3.46 (1H, dd, J = 10.8, 9.0 Hz, H-16b), 0.84 (3H, s, CH$_3$-17), 1.01 (3H, s, CH$_3$-18), 0.82 (3H, s, CH$_3$-20)[1]。

$^{13}C - NMR$

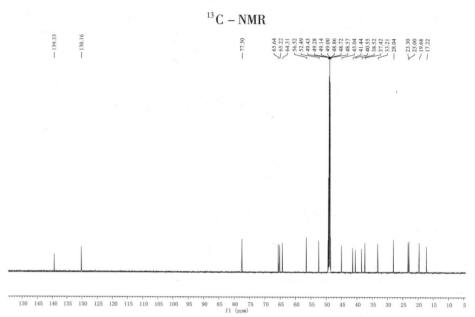

$^{13}C - NMR$ (CD$_3$OD, 150 MHz) δ: 49.4 (C-1), 64.3 (C-2), 45.0 (C-3), 40.5 (C-4), 56.5 (C-5), 23.0 (C-6), 37.4 (C-7), 139.3 (C-8), 52.5 (C-9), 41.4 (C-10), 19.7 (C-11), 33.2 (C-12), 38.5 (C-13), 130.2 (C-14), 77.5 (C-15), 65.6 (C-16), 23.3 (C-17), 28.0 (C-18), 65.2 (C-19), 17.2 (C-20)[1]。

参 考 文 献

[1] 桂新, 王峥涛. 菾草化学成分研究 [J]. 中国药学杂志, 2006, 41 (24): 1854 -1857.

千金藤素
Cepharanthin

【结构式】

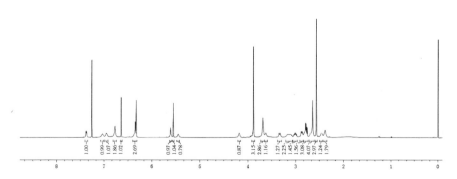

【分子式及分子量】 $C_{37}H_{38}N_2O_6$；606.71

^1H-NMR

^1H-NMR (CDCl$_3$, 600MHz) δ: 7.38 (1H, d, J = 7.8Hz, H – 14'), 7.03 (1H, brs, H –10'), 6.95 (1H, brs, H – 13'), 6.64 (1H, s, H – 8), 6.34 (3H, br, H – 5, 5' 11'), 5.61 (1H, s, H – 14), 5.54 (1H, d, J = 1.2Hz, H – 13), 5.45 (1H, s, H – 10), 4.18 (1H, s, H – 1'), 3.89 (3H, s, 12 – OCH$_3$), 3.69 (3H, s, 6 – OCH$_3$), 3.62 (1H, s, H – 1), 2.64 (3H, s, 2' – CH$_3$), 2.57 (3H, s, 2 – CH$_3$)。

$^{13}C-NMR$

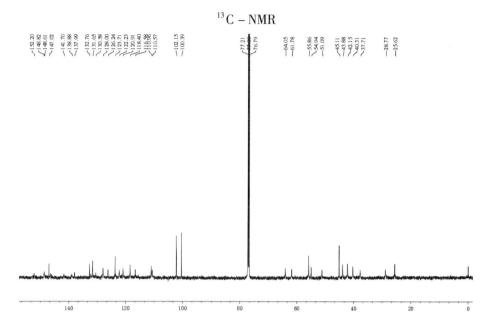

$^{13}C-NMR$ (CDCl$_3$, 150MHz) δ: 61.8 (C – 1), 43.9 (2 – CH$_3$), 51.1 (C – 3), 28.8 (C – 4), 126.2 (C – 4a), 138.0 (C – 4b), 37.7 (C – a), 111.0 (C – 5), 148.6 (C – 6), 141.7 (C – 7), 118.4 (C – 8), 130.6 (C – 9), 116.6 (C – 10), 148.6 (C – 11), 147.0 (C – 12), 110.6 (C – 13), 123.7 (C – 14), 54.9 (6 – OCH$_3$), 55.9 (12 – OCH$_3$), 61.8 (C – 1'), 42.2 (2' – CH$_3$), 45.1 (C – 3'), 25.6 (C – 4'), 123.7 (C – 4a'), 138.9 (C – 4b'), 40.3 (C – a'), 102.2 (C – 5'), 132.3 (C – 6'), 147.0 (C – 7'), 148.8 (C – 8'), 132.8 (C – 9'), 131.7 (C –10'), 120.9 (C – 11'), 152.2 (C – 12'), 122.2 (C – 13'), 128.0 (C – 14'), 100.4 (– O – CH$_2$ – O –)。

参 考 文 献

[1] 林瑞超，马双成. 中药化学对照品应用手册 [M]. 北京：化学工业出版社，2013.

千金子素 L1（千金子甾醇）
Euphorbia Factor L1 （Euphorbiasteroid）

【结构式】

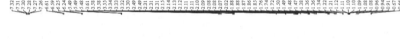

【分子式及分子量】C₃₂H₄₀O₈；553.64

$^1H - NMR$

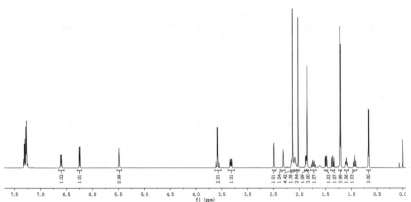

$^{13}C - NMR$

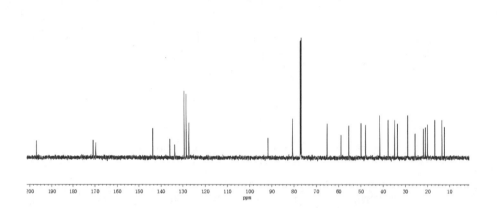

$^{13}C - NMR$（CDCl₃，150MHz）δ：47.9（C-1），37.8（C-2），80.6（C-3），49.9（C-4），65.2（C-5），58.9（C-6），33.6（C-7），20.1（C-8），34.8（C-9），25.6（C-10），29.0（C-11），143.7（C-12），133.8（C-13），196.9（C-14），91.7（C-15），13.5（C-16），55.4（C-17），28.9（C-18），16.8（C-19），12.4（C-20）；Acetyl：21.0，21.9，169.6，170.1；Benzoyl：41.5，127.2，128.5，128.5，129.4，129.4，136.0，170.9。

$^1H - NMR$（CDCl₃，600MHz）δ：3.32（1H，dd，J = 14.4，8.4Hz，H-1a），1.36（1H，dd，J = 14.4，12.0Hz，H-1b），2.08（1H，m，H-2），5.49（1H，t，J = 3.0Hz，H-3），1.87（1H，dd，J = 9.6，3.0Hz，H-4），6.24（1H，d，J = 9.6Hz，H-5），2.10（1H，m，H-7a），0.93（1H，t，J = 13.2Hz，H-7b），2.10（1H，m，H-8a），1.73（1H，m，br，H-8b），1.10（1H，m，H-9），1.48（1H，d，d，J = 11.4，7.8Hz，H-11），6.60（1H，d，J = 11.4 Hz，H-12），0.66（3H，d，J = 7.2 Hz，H-16），2.49（1H，d，J = 3.0 Hz，H-17a），2.31（1H，t，br，J = 3.0 Hz，H-17b），1.21（3H，s，H-18），1.22（3H，s，H-19），1.85（3H，s，H-20），2.02（3H，s，5-OAc），2.13（3H，s，15-OAc），3.59（1H，d，J = 15.0 Hz，3-OAcPh），3.56（1H，d，J = 15.0 Hz，3-OAcPh），7.32～7.25（5H，m，3-OAcPh）。

参考文献

［1］Itokawa H，Ichihara Y，Yahagi M，et al. Lathyrane diterpenes from Euphorbia lathyris［J］. Phytochemistry，1990，29（6）：2025-2026.

［2］Appendino G，Tron G C，Cravotto G，et al. An Expeditious Procedure for the Isolation of Ingenol from the Seeds of Euphorbia lathyris［J］. Journal of Natural Products，1999，62（1）：76-79.

千金子素 L2

Euphorbia Factor L2

【结构式】

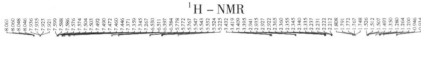

【分子式及分子量】C_{38}H_{42}O_9；642.28

^{1}H - NMR

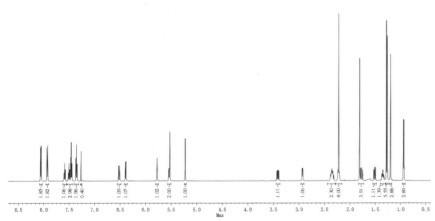

^{13}C - NMR

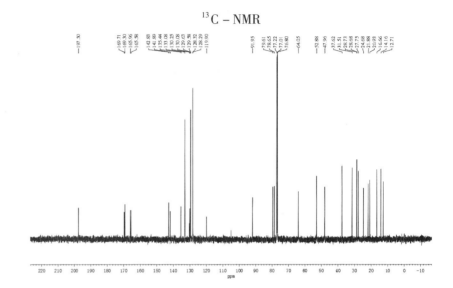

^{13}C - NMR （CDCl_3，150MHz）δ：48.0（C-1），37.6（C-2），79.6（C-3），52.9（C-4），64.0（C-5），141.9（C-6），78.6（C-7），28.7（C-8），31.5（C-9），24.7（C-10），27.8（C-11），142.8（C-12），135.4（C-13），197.5（C-14），92.0（C-15），14.2（C-16），119.9（C-17），28.7（C-18），16.7（C-19），12.7（C-20）；20.9，169.3（5-OAc）；21.9，169.7（15-OAc）；166.0，130.2，129.6，128.3，133.1（3-OPh）；165.6，130.1，129.6，128.3，133.1（7-OPh）。

^{1}H - NMR （CDCl_3，600MHz）δ：3.41（1H，*dd*，*J* = 14.4，8.4Hz，H-1a），1.77（1H，*dd*，*J* = 14.4，11.4 Hz，H-1b），2.35（1H，*m*，H-2），5.77（1H，*t*，*J* = 3.0Hz，H-3），2.93（1H，*dd*，*J* = 7.8，3.0Hz，H-4），6.39（1H，*d*，*J* = 7.8Hz，H-5），5.54（1H，*dd*，*J* = 9.0，2.4Hz，H-7），2.34（1H，*m*，H-8a），2.22（1H，*m*，*br*，H-8b），1.35（1H，*m*，H-9），1.51（1H，*dd*，*J* = 11.4，8.4Hz，H-11），6.52（1H，*d*，*J* = 11.4 Hz，H-12），0.94（3H，*d*，*J* = 7.2 Hz，H-16），5.52（1H，*br*，*s*，H-17a），5.22（1H，*br*，*s*，H-17b），1.20（3H，*s*，H-18），1.26（3H，*s*，H-19），1.81（3H，*s*，H-20），1.28（3H，*s*，5-OAc），2.22（3H，*s*，15-OAc），8.05（2H，*dd*，*J* = 8.4，1.2 Hz，3-OPh），7.46（2H，*t*，*br*，*J* = 8.4 Hz，3-OPh），7.59（1H，*t*，*br*，*J* = 8.4 Hz，3-OPh），7.93（2H，*dd*，*J* = 8.4，1.2 Hz，7-OPh），7.36（2H，*t*，*br*，*J* = 8.4 Hz，7-OPh），7.50（1H，*t*，*br*，*J* = 8.4 Hz，7-OPh）。

参 考 文 献

[1] Itokawa H, Ichihara Y, Yahagi M, et al. Lathyrane diterpenes from*Euphorbia lathyris* ［J］. Phytochemistry, 1990, 29（6）：2025-2026.

[2] Appendino G, Tron G C, Cravotto G, et al. An Expeditious Procedure for the Isolation of Ingenol from the Seeds of *Euphorbia lathyris* ［J］. Journal of Natural Products, 1999, 62（1）：76-79.

千金子素 L3
Euphorbia Factor L3

【结构式】

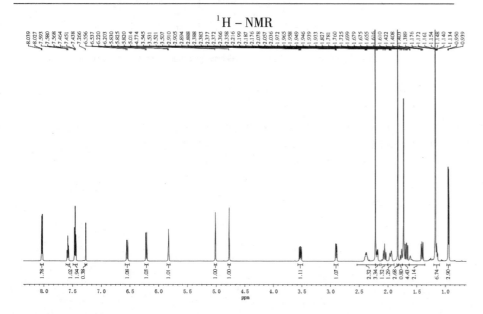

【分子式及分子量】 C$_{31}$H$_{38}$O$_7$；522.26

^{1}H – NMR

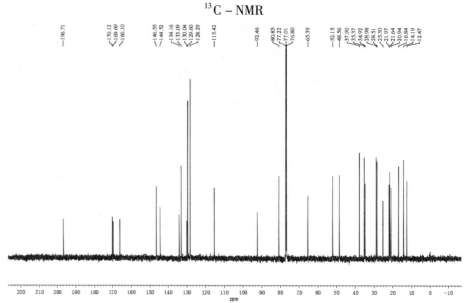

^{13}C – NMR

^{13}C – NMR（CDCl$_3$，150MHz）δ：48.6（C-1），37.9（C-2），80.8（C-3），52.2（C-4），65.4（C-5），144.5（C-6），34.9（C-7），21.6（C-8），35.4（C-9），25.3（C-10），28.5（C-11），146.6（C-12），134.2（C-13），196.7（C-14），92.5（C-15），14.2（C-16），115.4（C-17），29.0（C-18），16.8（C-19），12.5（C-20）；20.9，170.1（5-OAc）；22.0，169.7（15-OAc）；166.1，133.1，130.0，129.6，128.3（3-OPh）。

^{1}H – NMR（CDCl$_3$，600MHz）δ：3.52（1H，dd，J = 14.4，8.4Hz，H-1a），1.68（1H，dd，J = 14.4，12.0 Hz，H-1b），2.38（1H，m，H-2），5.82（1H，t，J = 3.0Hz，H-3），2.90（1H，dd，J = 10.2，3.0 Hz，H-4），6.21（1H，d，J = 10.2 Hz，H-5），2.19（1H，br，dd，J = 13.2，6.6Hz，H-7a），2.06（1H，br，t，J = 13.2Hz，H-7b），1.95（1H，m，H-8a），1.76（1H，m，br，H-8b），1.15（1H，m，H-9），1.40（1H，d，d，J = 11.4，8.4Hz，H-11），6.55（1H，d，J = 11.4 Hz，H-12），0.94（3H，d，J = 6.6 Hz，H-16），5.01（1H，br，s，H-17a），4.77（1H，br，s，H-17b），1.16（3H，s，H-18），1.17（3H，s，H-19），1.72（3H，s，H-20），1.83（3H，s，5-OAc），2.22（3H，s，15-OAc），8.03（2H，d，J = 7.2 Hz，3-OPh），7.45（2H，t，J = 7.8 Hz，3-OPh），7.58（1H，t，J = 7.8 Hz，3-OPh）。

参 考 文 献

[1] Appendino G, Tron G C, Cravotto G, et al. An Expeditious Procedure for the Isolation of Ingenol from the Seeds of *Euphorbia lathyris* [J]. Journal of Natural Products, 1999, 62 (1): 76-79.

羌活醇

Notopterol

【结构式】

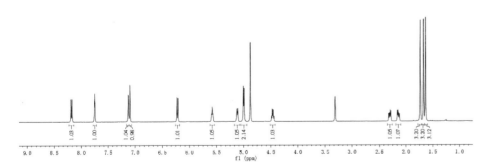

【分子式及分子量】 $C_{21}H_{22}O_5$；354.15

^1H-NMR

^1H-NMR（CD_3OD，500MHz）δ：8.18（1H，d，$J=10.0Hz$，H-9），7.75（1H，d，$J=2.5Hz$，H-4），7.09（1H，s，H-12），7.12（1H，d，$J=2.0Hz$，H-3），6.22（1H，d，$J=9.5Hz$，H-8），5.58（1H，t，$J=6.4Hz$，H-15），5.11（1H，d，$J=8.5Hz$，H-19），5.00（2H，d，$J=6.5Hz$，H-14），4.46（1H，ddd，$J=8.0$，8.0，7.0Hz，H-18），2.30（1H，dd，$J=13.0$，7.0Hz，17-Ha），2.14（1H，dd，$J=13.5$，6.5Hz，17-Hb），1.73（3H，s，-CH_3），1.68（3H，s，-CH_3），1.64（3H，s，-CH_3）。

$^{13}C-NMR$

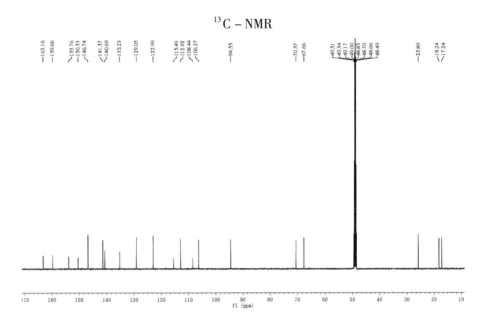

$^{13}C-NMR$（CD_3OD，125MHz）δ：163.2（C-2），112.9（C-3），141.4（C-4），108.4（C-5），150.3（C-6），115.5（C-7），106.3（C-8），146.7（C-9），159.7（C-11），94.6（C-12），153.8（C-13），70.6（C-14），123.0（C-15），140.7（C-16），48.5（C-17），67.6（C-18），129.1（C-19），135.2（C-20），17.2（C-21），18.2（C-22），25.9（C-23）。

参 考 文 献

[1] 林瑞超，马双成. 中药化学对照品应用手册 [M]. 北京：化学工业出版社，2013.

羟基红花黄色素 A
Hydroxysafflor yellow A

【结构式】

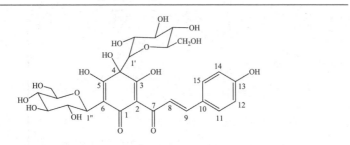

【分子式及分子量】 $C_{27}H_{32}O_{16}$；612.53

^1H – NMR

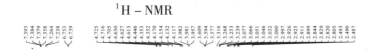

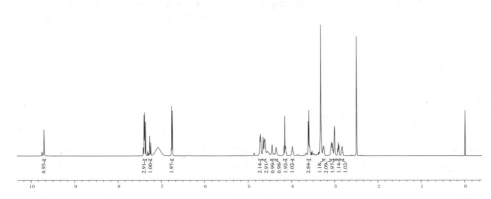

^1H – NMR（DMSO – d_6，600MHz）δ：7.37（1H，d，J = 15.5Hz，H – 8），7.25（1H，d，J = 15.5Hz，H – 9），7.39（2H，d，J = 8.4Hz，H – 11，15），6.75（2H，d，J = 8.4Hz，H – 12，14）。

^{13}C – NMR

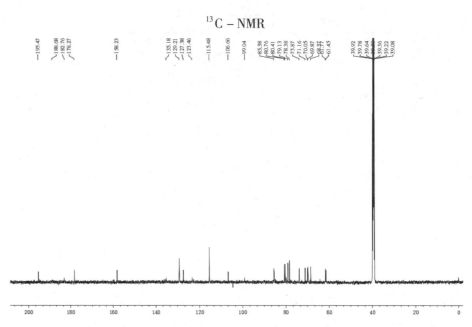

^{13}C – NMR（DMSO – d_6，150MHz）δ：188.7（C – 1），106.7（C – 2），195.5（C – 3），85.6（C – 4），182.8（C – 5），99.0（C – 6），178.3（C – 7），123.5（C – 8），135.2（C – 9），127.4（C – 10），129.2（C – 11，C – 15），115.5（C – 12，C – 14），158.2（C – 13），85.6（C – 1′），69.9（C – 2′），78.4（C – 3′），68.6（C – 4′），80.4（C – 5′），61.8（C – 6′），73.9（C – 1″），68.6（C – 2″），79.1（C – 3″），71.2（C – 4″），80.8（C – 5″），61.5（C – 6″）。

参 考 文 献

[1] 林瑞超，马双成. 中药化学对照品应用手册 ［M］. 北京：化学工业出版社，2013.

羟基积雪草苷

Madecassoside

【结构式】

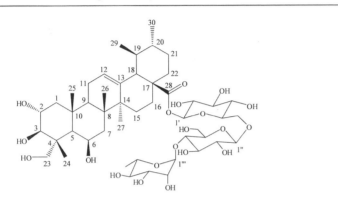

【分子式及分子量】C_{48}H_{78}O_{20}；975.12

^{1}H – NMR

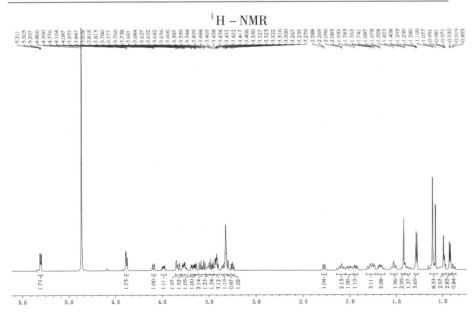

^{1}H – NMR（CD$_3$OD，600MHz）δ：2.27（1H，*d*，*J* = 11.4 Hz，H – 18），1.08（3H，*s*，H – 25），1.11（6H，*s*，H – 24、26），1.42（3H，*s*，H – 27），0.92（3H，*d*，*J* = 6.6 Hz，H – 29），0.99（3H，*br s*，H – 30），5.31（1H，*d*，*J* = 8.4 Hz，H – 1′），4.38（1H，*d*，*J* = 8.4Hz，H – 1″），4.09（1H，*dd*，*J* = 11.4、1.2 Hz，H – 6′a），1.29（3H，*d*，*J* = 6.0 Hz，H – 6‴）。

^{13}C – NMR

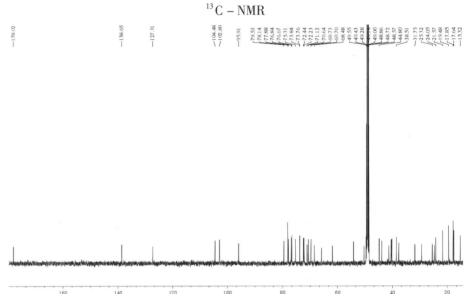

^{13}C – NMR（CD$_3$OD，150MHz）δ：48.5（C – 1），69.7（C – 2），78.1（C – 3），44.8（C – 4），50.3（C – 5），68.5（C – 6），40.1（C – 7），41.3（C – 8），49.3（C – 9），38.5（C – 10），24.6（C – 11），127.3（C – 12），139.4（C – 13），43.9（C – 14），29.3（C – 15），25.3（C – 16），49.4（C – 17），54.2（C – 18），40.2（C – 19），40.5（C – 20），31.8（C – 21），37.6（C – 22），65.9（C – 23），15.3（C – 24），19.5（C – 25），19.5（C – 26），24.1（C – 27），178.0（C – 28），17.6（C – 29），21.6（C – 30），95.9（C – 1′），73.8（C – 2′），78.1（C – 3′），71.1（C – 4′），77.9（C – 5′），69.7（C – 6′），104.5（C – 1″），75.3（C – 2″），76.7（C – 3″），79.5（C – 4″），76.8（C – 5″），61.9（C – 6″），102.9（C – 1‴），72.4（C – 2‴），72.2（C – 3‴），73.8（C – 4‴），70.6（C – 5‴），17.9（C – 6‴）。

参 考 文 献

[1] 林瑞超，马双成. 中药化学对照品应用手册 ［M］. 北京：化学工业出版社，2013.

羟基茜草素
Purpurin

【结构式】

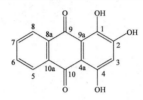

【分子式及分子量】 C₁₄H₈O₅；256.21

¹H – NMR

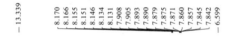

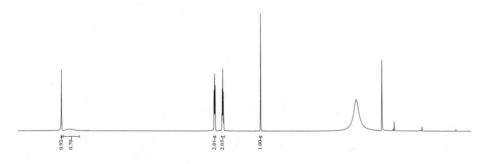

¹H – NMR（DMSO – d_6，500MHz）δ：13.34，13.05（1H for each，s，α – OH），8.13 – 8.17（2H，m，H – 5，8），7.84 – 7.91（2H，m，H – 6，7），6.60（1H，s，H – 3）。

¹³C – NMR

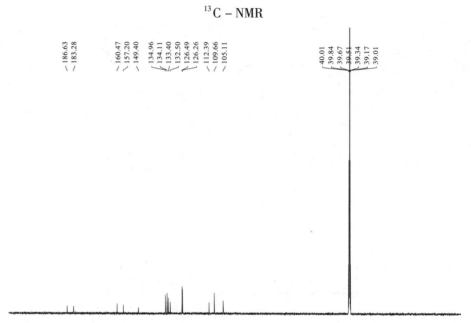

¹³C – NMR（DMSO – d_6，125MHz）δ：149.4（C – 1），157.2（C – 2），109.7（C – 3），160.5（C – 4），105.1（C – 4a），126.5（C – 5），133.4（C – 6），132.5（C – 7），126.3（C – 8），134.1（C – 8a），183.3（C – 9），112.4（C – 9a），186.6（C – 10），135.0（C – 10a）。

参 考 文 献

［1］王素贤，华会明，吴立军，等. 茜草中蒽醌类成分的研究［J］. 药学学报，1992，27（10）：743 – 747.

乔松素
Pinocembrin

【结构式】

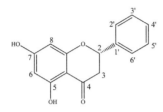

【分子式及分子量】 C₁₅H₁₂O₄；256.25

$$^1H - NMR$$

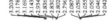

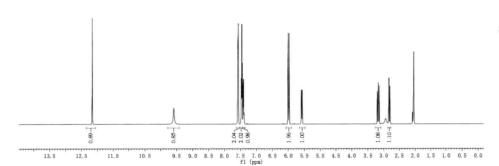

^1H - NMR（CD₃COCD₃，500MHz）δ：2.82（1H，dd，J = 17.0，3.0Hz，H - 3a），3.17（1H，dd，J = 17.0，13.0Hz，H - 3b），5.58（1H，dd，J = 13.0，3.0Hz，H - 2），5.97（1H，d，J = 2.0Hz，H - 6），6.00（1H，d，J = 2.0Hz，H - 8），7.57（2H，d，J = 7.0Hz，H - 2′，6′），7.38 ~7.47（3H，m，H - 3′，4′，5′）。

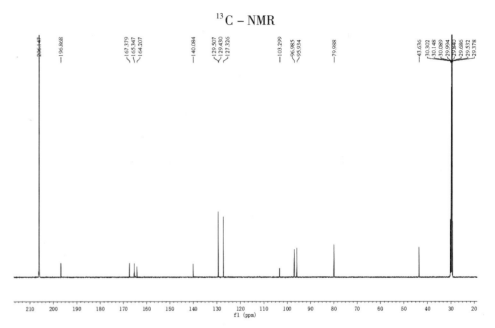

$$^{13}C - NMR$$

^{13}C - NMR（CD₃COCD₃，125MHz）δ：80.0（C - 2），43.6（C - 3），196.9（C - 4），165.3（C - 5），97.0（C - 6），167.4（C - 7），95.9（C - 8），164.2（C - 9），103.3（C - 10），140.1（C - 1′），127.3（C - 2′），129.4（C - 3′），129.4（C - 4′），129.5（C - 5′），127.3（C - 6′）。

参 考 文 献

[1] 林瑞超，马双成. 中药化学对照品应用手册 [M]. 北京：化学工业出版社，2013.

芹菜素
Apigenin

【结构式】

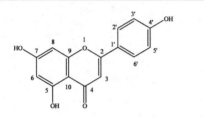

【分子式及分子量】 $C_{15}H_{10}O_5$；270.24

^1H – NMR

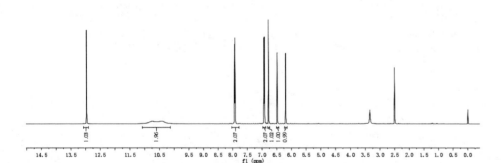

^1H – NMR（DMSO – d_6，500MHz）δ：6.19（1H，d，J = 2.0Hz，H – 6），6.48（1H，d，J = 2.0Hz，H – 8），6.78（1H，s，H – 3），6.92（2H，d，J = 8.5Hz，H – 3′，5′），7.92（2H，d，J = 8.5Hz，H – 2′，6′）。

^{13}C – NMR

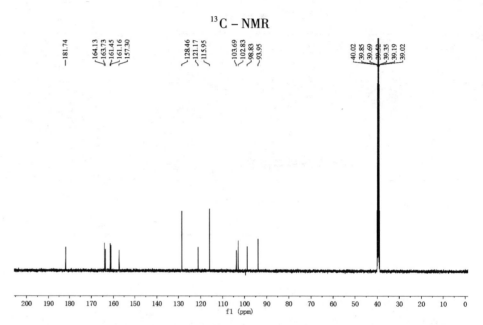

^{13}C – NMR（DMSO – d_6，125MHz）δ：164.1（C – 2），102.8（C – 3），181.7（C – 4），161.4（C – 5），98.8（C – 6），163.7（C – 7），93.9（C – 8），157.3（C – 9），103.7（C – 10），121.2（C – 1′），128.5（C – 2′），115.9（C – 3′），161.2（C – 4′），115.9（C – 5′），128.5（C – 6′）。

参 考 文 献

[1] 林瑞超，马双成. 中药化学对照品应用手册［M］. 北京：化学工业出版社，2013.

秦皮甲素
Esculin

【结构式】

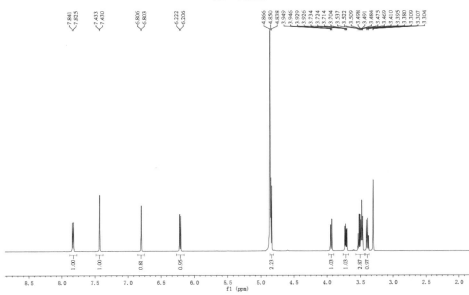

【分子式及分子量】 C₁₅H₁₆O₉；340.28

¹H – NMR

¹³C – NMR

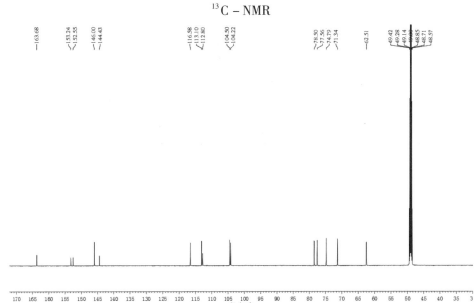

¹³C – NMR（CD₃OD，125MHz）δ：163.7（C–2），113.1（C–3），146.0（C–4），116.6（C–5），144.4（C–6），153.2（C–7），104.5（C–8），152.5（C–9），112.8（C–10），104.5（C–1'），74.8（C–2'），78.5（C–3'），71.3（C–4'），77.6（C–5'），62.5（C–6'）[1]。

¹H – NMR（CD₃OD，500MHz）δ：6.21（1H，d，J = 8.0Hz，H–3），7.83（1H，d，J = 8.0 Hz，H–4），7.43（1H，d，J = 1.5 Hz，H–5），6.80（1H，d，J = 1.5 Hz，H–8），4.84（1H，d，J = 6.0Hz，H–1'）[1]。

参 考 文 献

[1] 林瑞超，马双成. 中药化学对照品应用手册［M］. 北京：化学工业出版社，2013.

秦皮素
Fraxetin

【结构式】

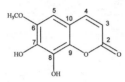

【分子式及分子量】$C_{10}H_8O_5$；208.17

^1H – NMR

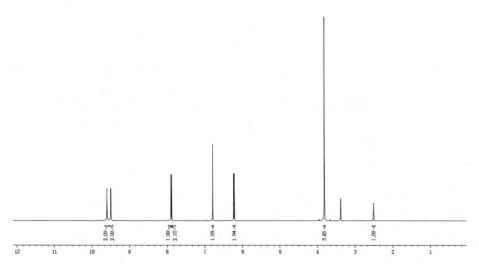

^1H – NMR（$CDCl_3$，500 MHz）δ：6.22（1H，d，J=9.5 Hz，H-3），7.88（1H，d，J=9.5 Hz，H-4），6.79（1H，s，H-5），3.81（3H，s，-CH_3）。

^{13}C – NMR

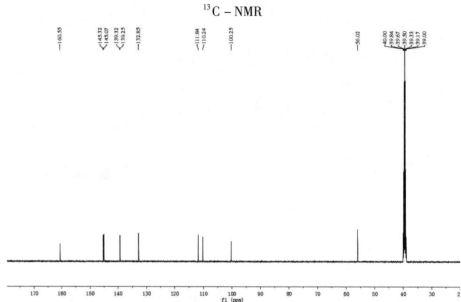

^{13}C – NMR（DMSO-d_6，125 MHz）δ：160.6（C-2），111.8（C-3），145.1（C-4），100.2（C-5），145.3（C-6），139.2（C-7），132.8（C-8），139.3（C-9），110.2（C-10），56.0（-OCH_3）。

参 考 文 献

[1] 林瑞超，马双成. 中药化学对照品应用手册［M］. 北京：化学工业出版社，2013.

秦皮乙素
Esculetin

【结构式】

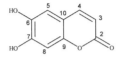

【分子式及分子量】C₉H₆O₄；178.14

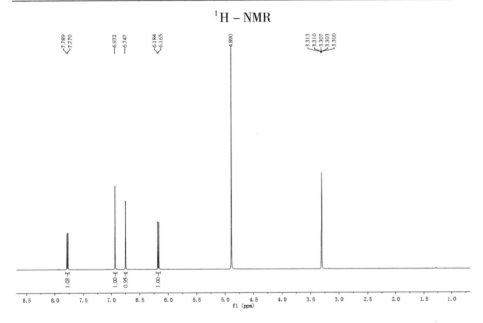

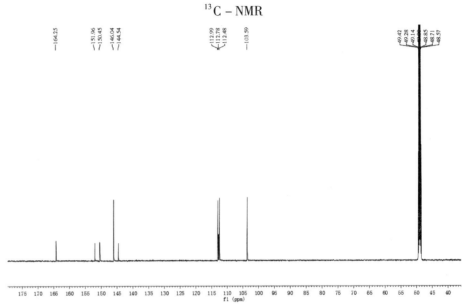

¹³C – NMR

¹³C – NMR（CD₃OD，125MHz）δ：164.3（C-2），112.8（C-3），146.0（C-4），113.0（C-5），144.5（C-6），152.0（C-7），103.6（C-8），150.5（C-9），112.8（C-10）[1]。

¹H – NMR（CD₃OD，500MHz）δ：6.17（1H，d，J=9.5Hz，H-3），7.78（1H，d，J=9.5Hz，H-4），6.75（1H，s，H-5），6.93（1H，s，H-8）[1]。

参 考 文 献

[1] 林瑞超，马双成. 中药化学对照品应用手册 [M]. 北京：化学工业出版社，2013.

青藤碱
Sinomenine

【结构式】

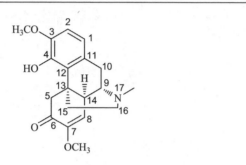

【分子式及分子量】 $C_{19}H_{23}NO_4$；329.38

^1H-NMR

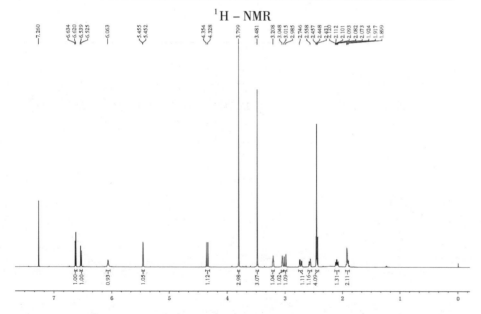

^1H-NMR （CDCl$_3$, 600 MHz）δ：6.53 （1H, d, $J=8.4$ Hz, H-1）, 6.63 （1H, d, $J=8.4$ Hz, H-2）, 2.44 （1H, d, $J=15.6$ Hz, H-5α）, 4.34 （1H, d, $J=15.6$ Hz, H-5β）, 5.46 （1H, d, $J=1.8$ Hz, H-8）, 3.20 （1H, t, $J=4.2$ Hz, H-9）, 3.00 （1H, d, $J=18.0$ Hz, H-10α）, 2.74 （1H, d, $J=18.0$ Hz, H-10β）, 3.05 （1H, brs, H-14）, 1.90 ~ 1.92 （2H, m, H-15）, 2.09 （1H, td, $J=11.4$, 4.8 Hz, H-16α）, 2.57 （1H, m, H-16β）, 3.80 （3H, s, 3-OCH$_3$）, 3.48 （3H, s, 7-OCH$_3$）, 2.45 （3H, s, -NCH$_3$）。

$^{13}C-NMR$

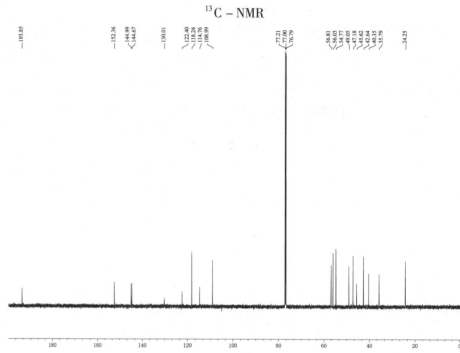

$^{13}C-NMR$ （CDCl$_3$, 150 MHz）δ：118.2 （C-1）, 109.0 （C-2）, 145.0 （C-3）, 144.7 （C-4）, 49.0 （C-5）, 193.8 （C-6）, 152.4 （C-7）, 114.8 （C-8）, 56.8 （C-9）, 24.2 （C-10）, 130.0 （C-11）, 122.4 （C-12）, 40.4 （C-13）, 45.6 （C-14）, 35.8 （C-15）, 47.2 （C-16）, 56.0 （3-OCH$_3$）, 54.8 （7-OCH$_3$）, 42.7 （-NCH$_3$）。

参 考 文 献

[1] Bao G H, Qin G W, Wang R, Tang X C. Morphinane alkaloids with cell protective effects from *Sinomenium acutum* [J]. Journal of Natural Products, 2005 Jul；68 （7）：1128-30.

青阳参苷元

Cynanchagenin

【结构式】

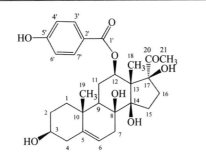

【分子式及分子量】 C$_{28}$H$_{36}$O$_8$；500.58

^{1}H – NMR

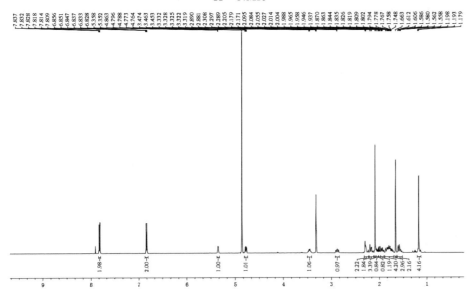

^{1}H – NMR （CDCl$_3$，500MHz）δ：1.18 （3H, *s*, 19 – CH$_3$），1.66 （3H, *s*, 18 – CH$_3$），2.10 （3H, *s*, 21 – CH$_3$），3.46 （1H, *m*, H – 3），4.78 （1H, *dd*, *J* = 12.0, 4.0Hz, H – 12），5.36 （1H, *d*, *J* = 3.0Hz, H – 6），6.84 （2H, *dt*, *J* = 9.0, 2.0Hz, H – 4′, 6′），7.82 （2H, *dt*, *J* = 9.0, 2.0Hz, H – 3′, 7′）。

^{13}C – NMR

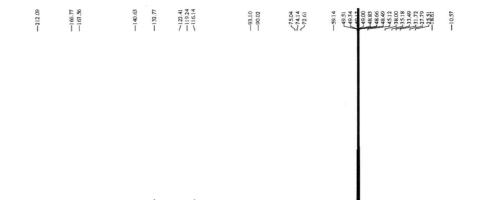

^{13}C – NMR （CDCl$_3$，125MHz）δ：39.8 （C – 1），31.7 （C – 2），72.6 （C – 3），42.9 （C – 4），140.6 （C – 5），119.2 （C – 6），35.2 （C – 7），75.0 （C – 8），45.1 （C – 9），38.0 （C – 10），25.5 （C – 11），74.1 （C – 12），59.1 （C – 13），90.0 （C – 14），34.3 （C – 15），33.5 （C – 16），93.1 （C – 17），10.8 （C – 18），18.6 （C – 19），212.1 （C – 20），27.8 （C – 21），166.8 （C – 1′），122.4 （C – 2′），132.8 （C – 3′），116.1 （C – 4′），163.6 （C – 5′），116.1 （C – 6′），132.8 （C – 7′）。

参 考 文 献

[1] 林瑞超，马双成. 中药化学对照品应用手册 ［M］. 北京：化学工业出版社，2013.

氢溴酸槟榔碱
Arecoline hydrobromide

【结构式】

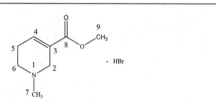

【分子式及分子量】 $C_8H_{13}NO_2 \cdot HBr$；236.11

^1H-NMR

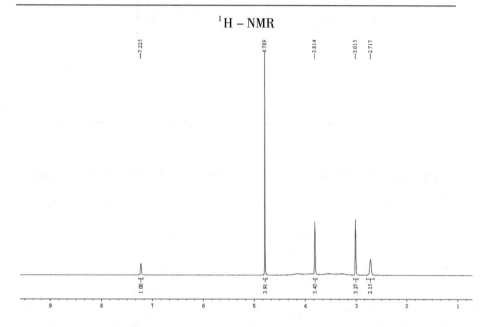

^1H-NMR (D$_2$O, 500MHz) δ：7.22 (1H, *brs*, H-4)，4.79 (4H, *brs*, H-2, 6)，3.81 (3H, *s*, H-9)，3.02 (3H, *s*, H-7)，2.72 (2H, *brs*, H-5)。

$^{13}C-NMR$

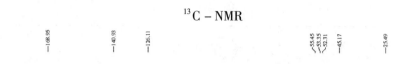

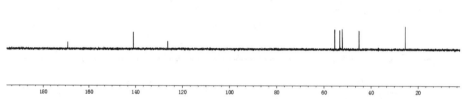

$^{13}C-NMR$ (D$_2$O, 125MHz) δ：52.3 (C-2)，126.1 (C-3)，140.9 (C-4)，25.5 (C-5)，53.3 (C-6)，45.2 (C-7)，168.9 (C-8)，55.4 (C-9)。

参 考 文 献

[1] 林瑞超，马双成. 中药化学对照品应用手册 [M]. 北京：化学工业出版社，2013.

去甲异波尔定
Norisoboldine

【结构式】

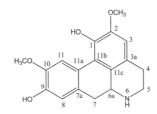

【分子式及分子量】 $C_{18}H_{19}NO_4$；313.35

^1H-NMR

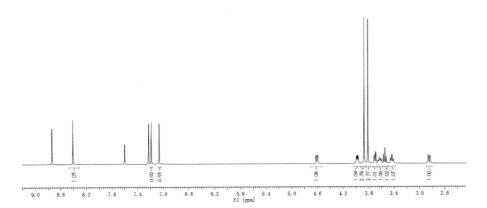

^1H-NMR （C_5D_5N，600MHz） δ：8.41 （1H，s，H-11），7.19 （1H，s，H-8），7.06 （1H，s，H-3），3.88 （3H，s，10-OCH$_3$），4.61 （1H，dd，$J=14.4$，4.2Hz，H-6a），3.82 （3H，s，2-OCH$_3$），2.83~3.99 （6H，m，H-4，5，7）。

$^{13}C-NMR$

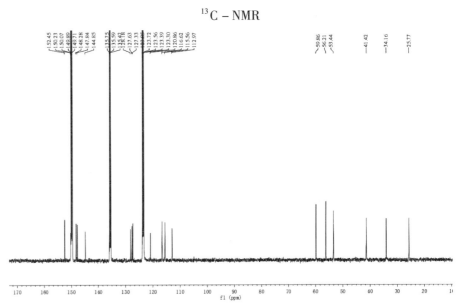

$^{13}C-NMR$ （C_5D_5N，150MHz） δ：152.4 （C-1），144.9 （C-2），115.6 （C-3），128.2 （C-3a），25.8 （C-4），41.4 （C-5），53.5 （C-6a），34.2 （C-7），123.7 （C-7a） *，116.6 （C-8），147.8 （C-9），148.3 （C-10），113.0 （C-11），120.9 （C-11a），127.6 （C-11b），127.3 （C-11c），59.9 （2-OCH$_3$），56.2 （10-OCH$_3$）。

*：与溶剂峰重叠。

参 考 文 献

［1］林瑞超，马双成．中药化学对照品应用手册 ［M］．北京：化学工业出版社，2013.

去氢二异丁香酚

Dehydrodiisoeugenol

【结构式】

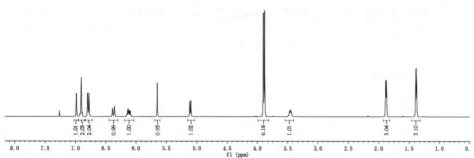

【分子式及分子量】 $C_{20}H_{22}O_4$；326.39

^1H-NMR

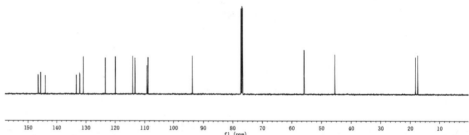

$^{13}C-NMR$

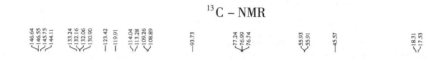

$^{13}C-NMR$ （$CDCl_3$，150MHz） δ：93.7 （C-2），45.6 （C-3），132.3 （C-3a），114.0 （C-4），132.2 （C-5），108.9 （C-6），146.6 （C-7），145.8 （C-7a），133.3 （C-1'），113.3 （C-2'），146.6 （C-3'），144.1 （C-4'），109.3 （C-5'），123.4 （C-6'），130.9 （C-1''），119.9 （C-2''），18.3 （C-3''），17.5 （3-CH_3），56.0 （2×-OCH_3）。

^1H-NMR （$CDCl_3$，600MHz） δ：6.98 （1H，s，H-2'），6.90 （2H，s，H-4，6），6.79 （2H，d，$J=11.5Hz$，H-5'，6'），6.37 （1H，dd，$J=15.5$，1.5Hz，H-1''），6.12 （1H，m，H-2''），5.10 （1H，d，$J=9.0Hz$，H-2），3.90，3.88 （each 3H，s，2×-OCH_3），3.46 （1H，m，H-3），1.88 （3H，dd，$J=6.5$，1.5Hz，H-3''），1.39 （3H，d，$J=7.5Hz$，3-CH_3）。

参考文献

[1] 林瑞超，马双成 . 中药化学对照品应用手册 ［M］. 北京：化学工业出版社，2013.

去氢木香内酯
Dehydrocostus lactone

【结构式】

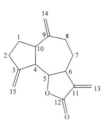

【分子式及分子量】 C₁₅H₁₈O₂；230.30

¹H - NMR

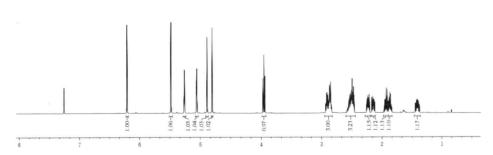

¹H - NMR （CDCl₃，600MHz） δ：3.95 （1H，t，J = 9.0Hz，H-5），4.89 （1H，s，H-14a），4.81 （1H，s，H-14b），5.26 （1H，d，J = 1.5Hz，H-15a），5.06 （1H，d，J = 1.5Hz，H-15b），6.21 （1H，d，J = 3.0Hz，H-13a），5.48 （1H，d，J = 3.0Hz，H-13b）[1]。

¹³C - NMR

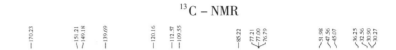

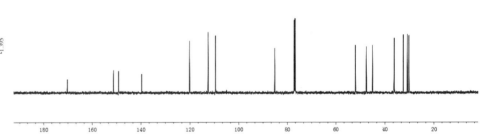

¹³C - NMR （CDCl₃，150HMz） δ：30.3 （C-1），36.2 （C-2），149.2 （C-3），52.0 （C-4），85.2 （C-5），47.6 （C-6），30.9 （C-7），32.6 （C-8），139.7 （C-9），45.1 （C-10），151.2 （C-11），170.2 （C-12），120.2 （C-13），109.6 （C-14），112.6 （C-15）[1]。

参 考 文 献

[1] 林瑞超，马双成. 中药化学对照品应用手册 [M]. 北京：化学工业出版社，2013.

去氧胆酸
Deoxycholic Acid

【结构式】

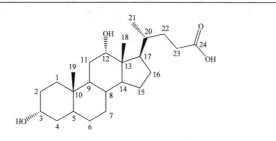

【分子式及分子量】 $C_{24}H_{40}O_4$；392.57

^1H-NMR

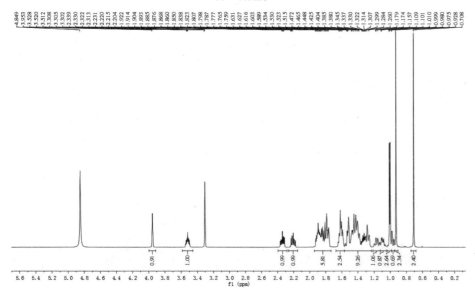

^1H-NMR （CD_3OD，，600MHz）δ：0.71 （3H，s，H-19），0.93 （3H，s，H-18），1.00 （3H，d，J=6.6 Hz，H-21），3.95 （1H，brs，H-12）[1]。

$^{13}C-NMR$

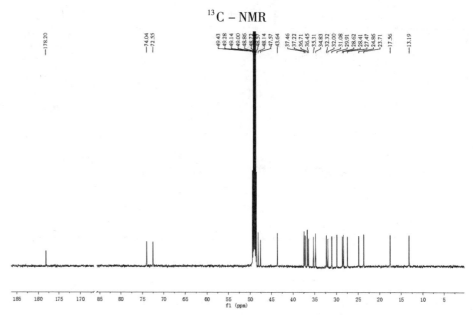

$^{13}C-NMR$ （CD_3OD，150MHz）δ：36.4 （C-1），31.1 （C-2），72.6 （C-3），36.7 （C-4），37.5 （C-5），28.4 （C-6），27.5 （C-7），37.2 （C-8），32.3 （C-9），34.8 （C-10），28.6 （C-11），74.0 （C-12），47.6 （C-13），48.1 （C-14），24.9 （C-15），27.5 （C-16），43.6 （C-17），13.2 （C-18），23.7 （C-19），35.3 （C-20），17.6 （C-21），32.0 （C-22），29.9 （C-23），178.2 （C-24）[1]。

参 考 文 献

[1] 林瑞超，马双成. 中药化学对照品应用手册 [M]. 北京：化学工业出版社，2013.

去乙酰车叶草酸甲酯

Deacetyl asperulosidic acid methyl ester

【结构式】

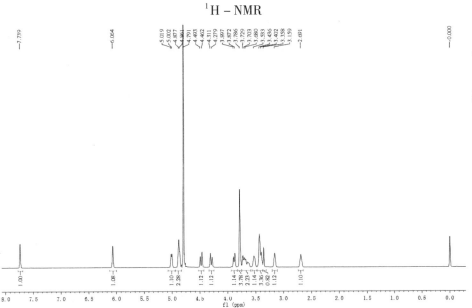

【分子式及分子量】 $C_{17}H_{24}O_{11}$；404.37

$^1H - NMR$

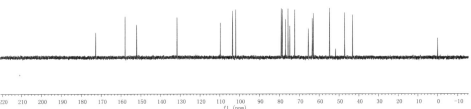

$^1H - NMR$（D_2O，500 MHz）δ：7.74（1H，s，H-3），6.06（1H，s，H-7），5.01（1H，d，$J = 8.5$ Hz，H-1），4.87（1H，d，$J = 8.0$ Hz，H-6），4.48（1H，d，$J = 15.5$ Hz，H-10），4.30（1H，d，$J = 16.0$ Hz，H-10），3.79（3H，s，-COOCH$_3$），3.16（1H，m，H-5），2.69（1H，s，H-9），4.87（1H，d，$J = 8.0$ Hz，H-1'）。

$^{13}C - NMR$

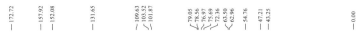

$^{13}C - NMR$（D_2O，125 MHz）δ：103.5（C-1），157.9（C-3），109.6（C-4），43.2（C-5），77.0（C-6），131.6（C-7），152.1（C-8），47.2（C-9），63.0（C-10），172.7（C-11），101.9（C-1'），75.7（C-2'），79.0（C-3'），72.4（C-4'），78.6（C-5'），63.5（C-6'），54.8（-COOCH$_3$）。

参 考 文 献

[1] 林瑞超，马双成. 中药化学对照品应用手册 [M]. 北京：化学工业出版社，2013.

染料木苷
Genistin

【结构式】

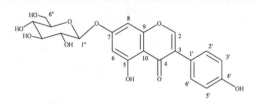

【分子式及分子量】C_{21}H_{20}O_{10}；432.38

^{1}H – NMR

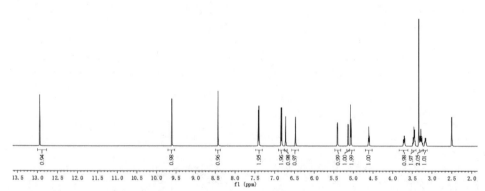

^{1}H – NMR（DMSO – d_6，500MHz）δ：12.94（1H，s，5 – OH），9.60（1H，s，4′ – OH），8.43（1H，s，H – 2），7.40（2H，d，$J=8.5$Hz，H – 2′，6′），6.83（2H，d，$J=8.5$Hz，H – 3′，5′），6.72（1H，d，$J=2.0$Hz，H – 8），6.47（1H，d，$J=2.0$Hz，H – 6），5.13（1H，d，$J=5.0$Hz，H – 1″）。

^{13}C – NMR

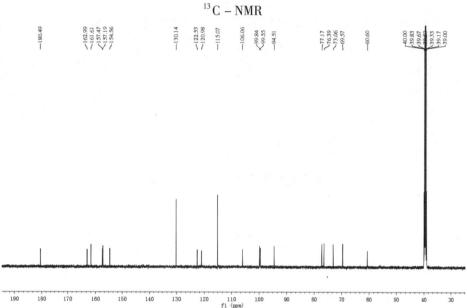

^{13}C – NMR（DMSO – d_6，125MHz）δ：154.6（C – 2），122.5（C – 3），180.5（C – 4），161.6（C – 5），99.5（C – 6），163.0（C – 7），94.5（C – 8），157.5（C – 9），106.1（C – 10），121.0（C – 1′），130.1（C – 2′，6′），115.1（C – 3′，5′），157.2（C – 4′），99.8（C – 1″），73.1（C – 2″），77.2（C – 3″），69.6（C – 4″），76.4（C – 5″），60.6（C – 6″）。

参 考 文 献

[1] 林瑞超，马双成. 中药化学对照品应用手册［M］. 北京：化学工业出版社，2013.

染料木素
Genistein

【结构式】

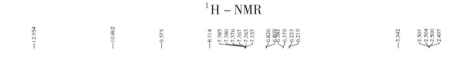

【分子式及分子量】 $C_{15}H_{10}O_5$; 270.24

^1H - NMR

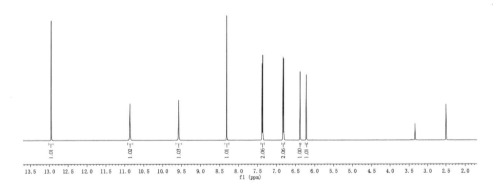

^1H - NMR (DMSO - d_6, 500MHz) δ: 12.95 (1H, s, 5 - OH), 10.86 (1H, s, 7 - OH), 9.58 (1H, s, 4' - OH), 8.31 (1H, s, H - 2), 7.37 (2H, brd, J = 8.5Hz, H - 2', 6'), 6.82 (2H, brd, J = 8.5Hz, H - 3', 5'), 6.38 (H, d, J = 2.0Hz, H - 8), 6.22 (H, d, J = 2.0Hz, H - 6)[1]。

^{13}C - NMR

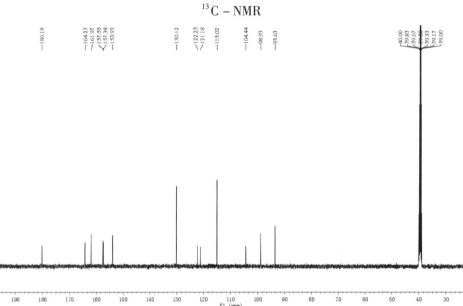

^{13}C - NMR (DMSO - d_6, 125MHz) δ: 153.9 (C - 2), 121.2 (C - 3), 180.2 (C - 4), 162.0 (C - 5), 98.9 (C - 6), 164.2 (C - 7), 93.6 (C - 8), 157.4 (C - 9), 104.4 (C - 10), 122.2 (C - 1'), 130.1 (C - 2', 6'), 115.0 (C - 3', 5'), 157.6 (C - 4')[1]。

参 考 文 献

[1] 薛峰. 维药鹰嘴豆化学成分及降糖活性研究 [D]. 吉林农业大学, 2015.

人参二醇
Panaxadiol

【结构式】

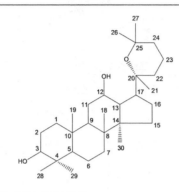

【分子式及分子量】 C₃₀H₅₂O₃；460.73

¹H – NMR (C₅D₅N，600 MHz) δ：3.43 (1H，m，H – 3)，3.76 (1H，m，H – 12)，1.04 (3H，s，18 – CH₃)，0.90 (3H，s，19 – CH₃)，1.23 (3H，s，21 – CH₃)，1.22 (3H，s，26 – CH₃)，1.22 (3H，s，27 – CH₃)，1.26 (3H，s，28 – CH₃)，1.00 (3H，s，29 – CH₃)，0.89 (3H，s，30 – CH₃)[1]。

¹³C – NMR

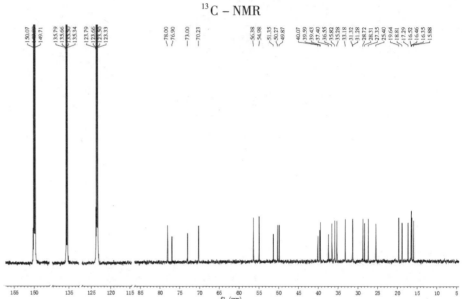

¹³C – NMR (C₅D₅N，150 MHz) δ：39.6 (C – 1)，28.3 (C – 2)，78.0 (C – 3)，39.4 (C – 4)，56.4 (C – 5)，18.8 (C – 6)，35.3 (C – 7)，40.1 (C – 8)，50.3 (C – 9)，37.4 (C – 10)，31.3 (C – 11)，70.2 (C – 12)，50.0 (C – 13)，51.3 (C – 14)，31.3 (C – 15)，25.4 (C – 16)，55.0 (C – 17)，17.3 (C – 18)，16.5 (C – 19)，76.9 (C – 20)，19.6 (C – 21)，35.8 (C – 22)，16.5 (C – 23)，36.5 (C – 24)，73.0 (C – 25)，33.2 (C – 26)，27.4 (C – 27)，28.7 (C – 28)，15.9 (C – 29)，16.4 (C – 30)[1]。

¹H – NMR

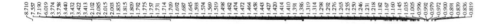

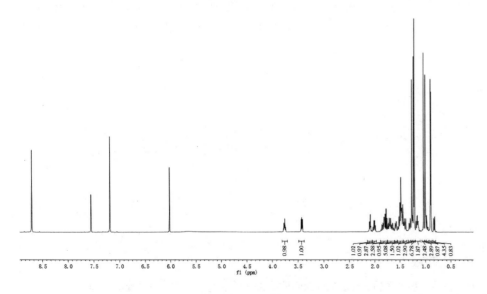

参 考 文 献

[1] 马丽媛，杨秀伟. 人参茎叶总皂苷酸水解产物化学成分研究 [J]. 中草药，2015，46 (17)：2522 – 2533.

人参三醇

Panaxatriol

【结构式】

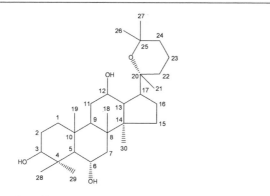

【分子式及分子量】 $C_{30}H_{52}O_4$; 476.73

^1H – NMR

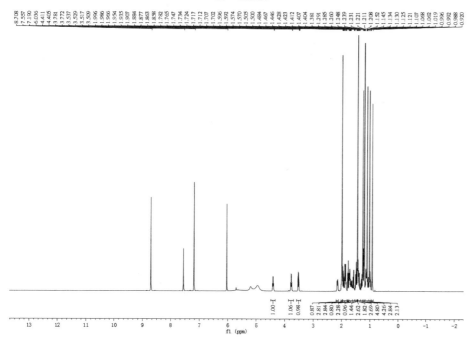

^{13}C – NMR

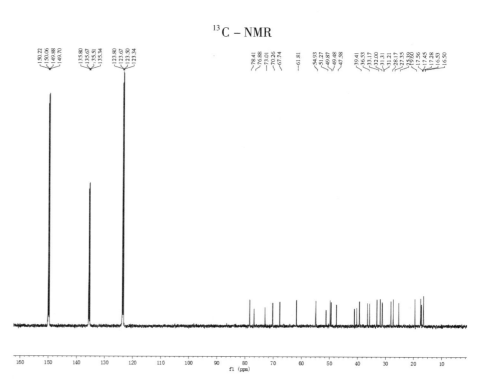

^1H – NMR （C_5D_5N, 600 MHz）δ: 3.52 (1H, m, H-3), 4.40 (1H, m, H-6), 3.78 (1H, m, H-12), 1.21 (3H, s, 18-CH_3), 1.02 (3H, s, 19-CH_3), 1.45 (3H, s, 21-CH_3), 1.26 (3H, s, 26-CH_3), 1.21 (3H, s, 27-CH_3), 1.99 (3H, s, 28-CH_3), 1.11 (3H, s, 29-CH_3), 0.92 (3H, s, 30-CH_3)[1]。

^{13}C – NMR （C_5D_5N, 150 MHz）δ: 39.4 (C-1), 28.2 (C-2), 78.4 (C-3), 39.4 (C-4), 61.8 (C-5), 67.7 (C-6), 47.6 (C-7), 41.2 (C-8), 49.9 (C-9), 40.4 (C-10), 32.0 (C-11), 70.3 (C-12), 49.5 (C-13), 51.3 (C-14), 31.3 (C-15), 25.4 (C-16), 54.9 (C-17), 17.6 (C-18), 17.4 (C-19), 76.9 (C-20), 19.6 (C-21), 35.8 (C-22), 16.5 (C-23), 36.5 (C-24), 73.0 (C-25), 33.2 (C-26), 27.4 (C-27), 31.2 (C-28), 16.5 (C-29), 17.3 (C-30)[1]。

参 考 文 献

[1] 马丽媛，杨秀伟. 人参茎叶总皂苷酸水解产物化学成分研究 [J]. 中草药，2015，46 (17)：2522－2533.

人参皂苷 Rb₁
Ginsenoside Rb₁

【结构式】

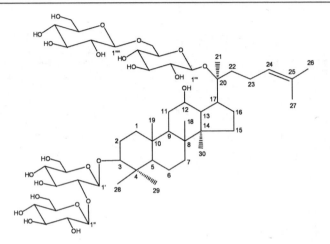

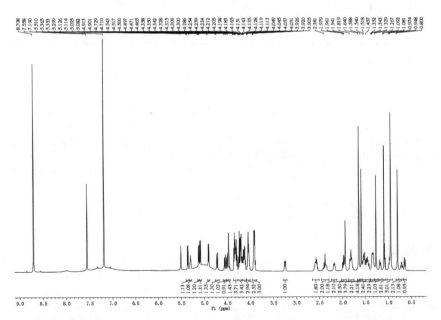

【分子式及分子量】C₅₄H₉₂O₂₃；1109.29

¹H − NMR

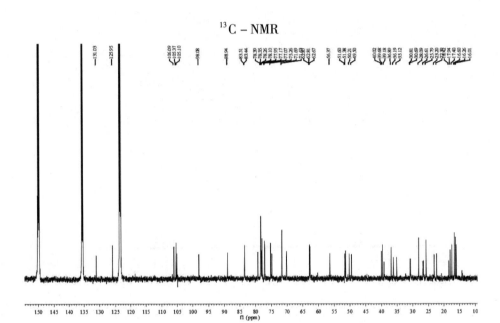

¹H − NMR (C₅D₅N, 600 MHz) δ: 3.25 (1H, m, H−3), 0.95 (3H, s, 18−CH₃), 0.80 (3H, s, 19 −CH₃), 1.59 (3H, s, 21−CH₃), 1.64 (3H, s, 26−CH₃), 1.64 (3H, s, 27−CH₃), 1.27 (3H, s, 28−CH₃), 1.09 (3H, s, 29−CH₃), 0.95 (3H, s, 30−CH₃), 4.91 (1H, d, J=7.2 Hz, H−1'), 5.36 (1H, d, J=7.2 Hz, H−1''), 5.12 (1H, d, J=7.2 Hz, H−1'''), 5.09 (1H, d, J=7.8 Hz, H−1'''')[1]。

¹³C − NMR

¹³C − NMR (C₂D₅N, 150MHz) δ: 39.2 (C−1), 26.8 (C−2), 88.9 (C−3), 40.0 (C−4), 56.4 (C−5), 18.4 (C−6), 35.1 (C−7), 39.7 (C−8), 50.2 (C−9), 36.9 (C−10), 30.8 (C−11), 70.2 (C−12), 49.5 (C−13), 51.6 (C−14), 30.7 (C−15), 26.6 (C−16), 51.4 (C−17), 16.3 (C−18), 16.0 (C−19), 83.4 (C−20), 22.4 (C−21), 36.2 (C−22), 23.2 (C−23), 126.0 (C−24), 131.0 (C−25), 25.8 (C−26), 17.9 (C−27), 28.1 (C−28), 16.6 (C−29), 17.4 (C−30), 105.1 (C−1'), 83.5 (C−2'), 77.9 (C−3'), 71.7 (C−4'), 78.1 (C−5'), 62.7 (C−6'), 106.1 (C−1''), 77.1 (C−2''), 78.3 (C−3''), 71.6 (C−4''), 78.3 (C−5''), 62.8 (C−6''), 98.1 (C−1'''), 74.9 (C−2'''), 78.3 (C−3'''), 71.6 (C−4'''), 77.2 (C−5'''), 70.1 (C−6'''), 105.4 (C−1''''), 75.3 (C−2''''), 78.4 (C−3''''), 71.6 (C−4''''), 79.3 (C−5''''), 62.9 (C−6'''')[1]。

参考文献

[1] 周琪乐，徐嵬，杨秀伟. 中国红参化学成分研究 [J]. 中国中药杂志，2016，41 (2)：233−249.

人参皂苷 Rb₃

Ginsenoside Rb₃

【结构式】

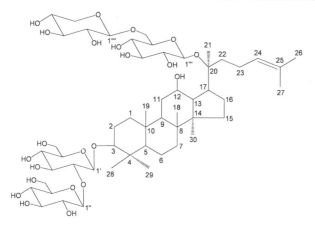

【分子式及分子量】 C₅₃H₉₀O₂₂；1079.27

¹H – NMR

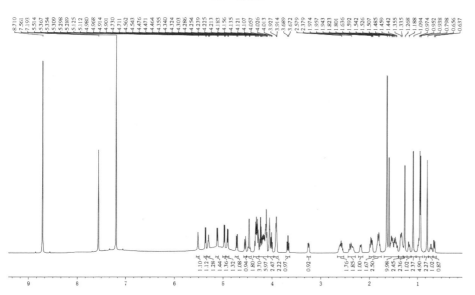

¹H – NMR （C₅D₅N，600MHz） δ：0.80 （3H，s，19 – CH₃），0.94 （3H，s，18 – CH₃），0.95 （3H，s，30 – CH₃），1.09 （3H，s，29 – CH₃），1.27 （3H，s，28 – CH₃），1.59 （3H，s，26 – CH₃），1.64 （6H，s，21，27 – CH₃），4.91 （1H，d，J = 7.8Hz，H – 1′），5.36 （1H，d，J = 7.8Hz，H – 1″），5.12 （1H，d，J = 7.8Hz，H – 1‴），4.97 （1H，d，J = 7.2Hz，H – 1‴′）[1]。

¹³C – NMR

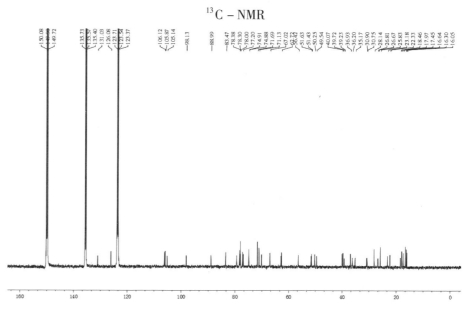

¹³C – NMR （C₅D₅N，150MHz） δ：39.2 （C – 1），26.8 （C – 2），89.0 （C – 3），39.7 （C – 4），56.4 （C – 5），18.5 （C – 6），35.2 （C – 7），40.1 （C – 8），51.4 （C – 9），36.9 （C – 10），30.8 （C – 11），71.1 （C – 12），49.5 （C – 13），50.2 （C – 14），30.8 （C – 15），25.8 （C – 16），51.6 （C – 17），16.3 （C – 18），16.6 （C – 19），83.5 （C – 20），22.3 （C – 21），36.2 （C – 22），23.2 （C – 23），126.1 （C – 24），131.0 （C – 25），26.7 （C – 26），18.0 （C – 27），28.1 （C – 28），16.1 （C – 29），17.4 （C – 30），105.1 （3 – C – 1′），83.5 （C – 2′），78.1 （C – 3′），71.7 （C – 4′），78.0 （C – 5′），62.9 （C – 6′），106.1 （C – 1″），77.2 （C – 2″），78.4 （C – 3″），71.6 （C – 4″），78.0 （C – 5″），62.7 （C – 6″），98.1 （C – 1‴），74.9 （C – 2‴），78.3 （C – 3‴），71.7 （C – 4‴），77.0 （C – 5‴），70.1 （C – 6‴），105.9 （C – 1‴′），74.9 （C – 2‴′），79.4 （C – 3‴′），71.1 （C – 4‴′），67.0 （C – 5‴′）。

参 考 文 献

[1] 李艳娇. 西洋参果中皂苷类成分及其生物活性的研究 [D]. 硕士吉林大学，2010.

人参皂苷 Rd
Ginsenoside Rd

【结构式】

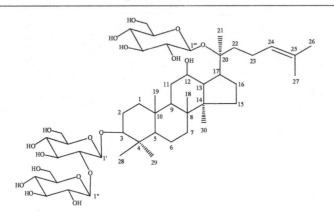

【分子式及分子量】 $C_{48}H_{82}O_{18}$；947.15

^1H – NMR

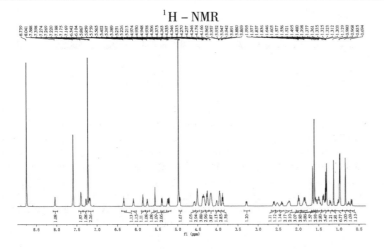

^1H – NMR（C_5D_5N，600MHz）δ：0.97（3H，s，H–18），0.84（3H，s，H–19），1.65（3H，s，H–21），5.25（1H，t，J=6.6 Hz，H–24），1.60（3H，s，H–26），1.60（3H，s，H–27），1.30（3H，s，H–28），1.13（3H，s，H–29），0.98（3H，s，H–30），4.94（1H，d，J=7.2 Hz，H–1'），4.17（1H，m，H–2'），4.26（1H，m，H–3'），4.58（1H，m，H–6'a），4.35（1H，m，H–6'b），5.40（1H，d，J=7.8Hz，H–1"），4.17（1H，m，H–3"），4.35（1H，m，H–4"），4.51（1H，m，H–6"a），4.35（1H，m，H–6"b），5.22（1H，d，J=7.8Hz，H–1'''），4.17（1H，m，H–3'''），4.02（1H，t，J=7.2Hz，H–4'''），4.51（1H，m，H–6'''a），4.28（1H，m，H–6'''b）。

^{13}C – NMR

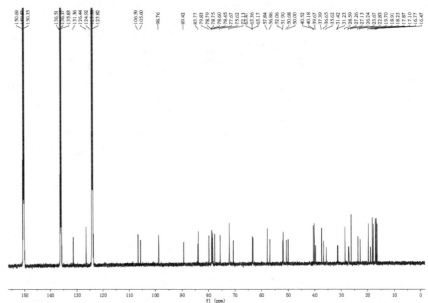

^{13}C – NMR（C_5D_5N，150MHz）δ：39.7（C–1），27.1（C–2），89.4（C–3），40.2（C–4），56.9（C–5），19.7（C–6），35.6（C–7），40.5（C–8），50.7（C–9），37.4（C–10），31.4（C–11），70.6（C–12），50.0（C–13），51.9（C–14），31.2（C–15），27.3（C–16），52.1（C–17），16.5（C–18），16.8（C–19），83.8（C–20），22.8（C–21），36.6（C–22），23.7（C–23），126.4（C–24），131.4（C–25），26.2（C–26），18.9（C–27），28.6（C–28），17.1（C–29），18.2（C–30），105.6（C–1'），84.0（C–2'），78.4（C–3'），72.2（C–4'），78.8（C–5'），63.4（C–6'），106.6（C–1"），77.7（C–2"），79.8（C–3"），72.1（C–4"），78.8（C–5"），63.2（C–6"），98.8（C–1'''），75.6（C–2'''），78.8（C–3'''），72.1（C–4'''），78.6（C–5'''），63.4（C–6'''）。

参 考 文 献

[1] 苏健，李海舟，杨崇仁. 吉林产西洋参的皂苷成分研究 [J]. 中国中药杂志，2003，28（9）：830–833.

[2] Cho J G，Lee M K，Lee J W，et al. Physicochemical Characterization and NMR Assignments of Ginsenosides Rb$_1$，Rb$_2$，Rc，and Rd Isolated from *Panax ginseng* [J]. Journal of ginseng research，2010，34（2）：113–121.

[3] 滕荣伟，李海舟，王德祖，等. 三七皂苷 NMR 研究 II [J]. 波谱学杂志，2002，19（1）：25–32.

人参皂苷 Re
Ginsenoside Re

【结构式】

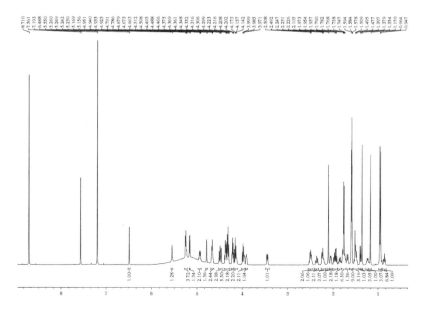

【分子式及分子量】 C₄₈H₈₂O₁₈；947.16

¹H - NMR

¹H - NMR（C₅D₅N，600 MHz）δ：0.95，0.96，1.17，1.35，1.58，1.58，1.59，2.10（3H each，H - 18，19，21，26，27，28，29，30 - CH₃），5.25（1H，d，J = 6.6 Hz，H - 1'），6.49（1H，brs，H - 1''），5.16（1H，d，J = 7.8 Hz，H - 1'''），1.75（3H，d，J = 6.0 Hz，H - 6''），5.55（1H，s，H - 24）。

¹³C - NMR

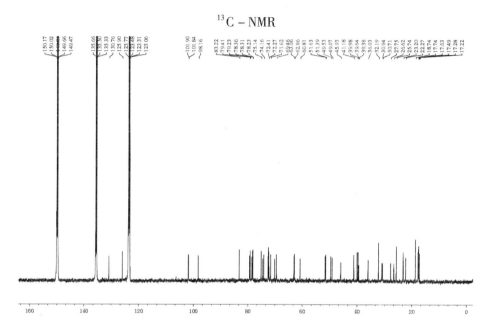

¹³C - NMR（C₅D₅N，150 MHz）δ：39.6（C - 1），27.8（C - 2），78.8（C - 3），40.0（C - 4），60.8（C - 5），74.6（C - 6），45.9（C - 7），41.2（C - 8），49.5（C - 9），39.4（C - 10），30.7（C - 11），70.1（C - 12），49.1（C - 13），51.6（C - 14），30.9（C - 15），26.6（C - 16），51.4（C - 17），17.6（C - 18），17.5（C - 19），83.2（C - 20），22.3（C - 21），36.0（C - 22），23.2（C - 23），125.9（C - 24），130.8（C - 25），25.7（C - 26），17.7（C - 27），32.2（C - 28），17.3（C - 29），17.2（C - 30），101.9（C - 1'），79.4（C - 2'），78.2（C - 3'），72.3（C - 4'），78.3（C - 5'），63.1（C - 6'），101.8（C - 1''），72.4（C - 2''），72.6（C - 3''），74.2（C - 4''），69.5（C - 5''），18.7（C - 6''），98.2（C - 1'''），75.1（C - 2'''），79.2（C - 3'''），71.6（C - 4'''），78.4（C - 5'''），62.9（C - 6'''）。

参考文献

[1] 苏健，李海舟，杨崇仁. 吉林产西洋参的皂苷成分研究 [J]. 中国中药杂志，2003，28（9）：830 - 833.

人参皂苷 Rf
Ginsenoside Rf

【结构式】

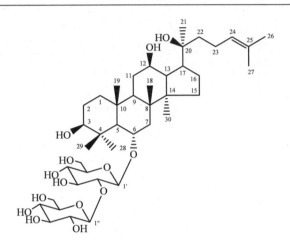

【分子式及分子量】 $C_{42}H_{72}O_{14}$；801.0

$^1H - NMR$

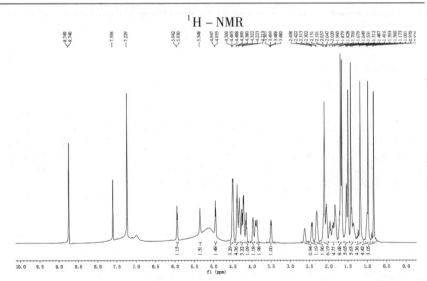

$^1H - NMR$（C_5D_5N, 600MHz）δ：5.94（1H, *d*, *J* =7.2 Hz, H –1″），5.35（1H, *t*, *J* =6.6 Hz, H – 24），4.94（1H, *d*, *J* =7.2 Hz, H –1′），3.49（1H, *dd*, *J* =11.4, 4.8 Hz, H –3α）。0.83（3H, *s*, H –19），0.97（3H, *s*, H –30），1.17（3H, *s*, H –18），1.42（3H, *s*, H –29），1.49（3H, *s*, H –28），1.65（3H, *s*, H –26），1.68（3H, *s*, H –27），2.10（3H, *s*, H –21）[1]。

$^{13}C - NMR$

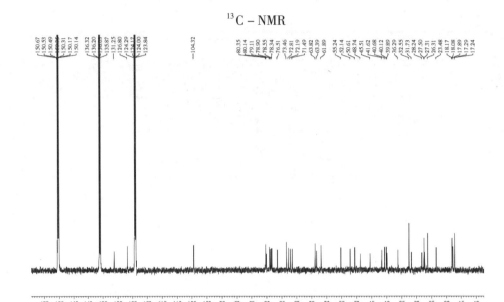

$^{13}C - NMR$（C_5D_5N, 150MHz）δ：40.1（C –1），28.2（C –2），78.3（C –3），40.7（C –4），61.9（C –5），79.1（C –6），45.5（C –7），39.9（C –8），50.6（C –9），41.6（C –10），31.7（C –11），71.5（C –12），48.7（C –13），52.1（C –14），31.7（C –15），27.3（C –16），55.2（C –17），18.1（C –18），17.9（C –19），73.5（C –20），27.5（C –21），36.3（C –22），23.5（C –23），126.8（C –24），131.3（C –25），26.3（C –26），18.2（C –27），32.6（C –28），17.3（C –29），17.2（C –30），104.3（C –1′），80.1（C –2′），78.9（C –3′），72.8（C –4′），80.3（C –5′），63.8（C –6′），104.3（C –1″），78.5（C –2″），76.5（C –3″），72.2（C –4″），80.3（C –5″），63.4（C –6″）。

参考文献

[1] 郭依俐，刘庆. 康艾注射液的化学成分研究 [J]. 今日药学, 2019, 29 (1)：6 –10.

人参皂苷 Rg₁

Ginsenoside Rg₁

【结构式】

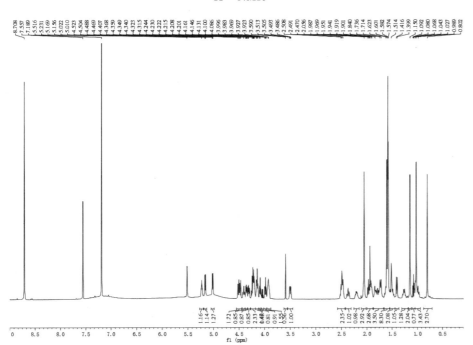

【分子式及分子量】 C₄₂H₇₂O₁₄；801.01

¹H–NMR

¹H–NMR (C₅D₅N, 600 MHz) δ: 3.49 (1H, m, H–3), 1.15 (3H, s, 18–CH₃), 1.03 (3H, s, 19–CH₃), 1.59 (3H, s, 21–CH₃), 5.24 (1H, t, J=7.2 Hz, H–24), 1.58 (3H, s, 26–CH₃), 1.58 (3H, s, 27–CH₃), 2.06 (3H, s, 28–CH₃), 1.57 (3H, s, 29–CH₃), 0.80 (3H, s, 30–CH₃), 5.02 (1H, d, J=7.2 Hz, H–1'), 5.16 (1H, d, J=7.8 Hz, H–1'')[1]。

¹³C–NMR

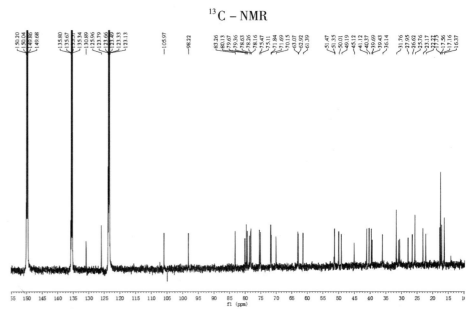

¹³C–NMR (C₅D₅N, 150 MHz) δ: 39.4 (C–1), 28.0 (C–2), 78.6 (C–3), 40.4 (C–4), 61.4 (C–5), 79.7 (C–6), 45.1 (C–7), 41.1 (C–8), 50.0 (C–9), 39.7 (C–10), 31.0 (C–11), 70.1 (C–12), 49.2 (C–13), 51.4 (C–14), 30.7 (C–15), 26.6 (C–16), 51.5 (C–17), 17.6 (C–18), 17.6 (C–19), 83.3 (C–20), 22.3 (C–21), 36.1 (C–22), 23.2 (C–23), 126.0 (C–24), 130.9 (C–25), 25.8 (C–26), 17.7 (C–27), 31.8 (C–28), 16.4 (C–29), 17.2 (C–30), 106.0 (C–1'), 75.5 (C–2'), 80.1 (C–3'), 71.8 (C–4'), 78.2 (C–5'), 63.1 (C–6'), 98.2 (C–1''), 75.1 (C–2''), 79.4 (C–3''), 71.7 (C–4''), 78.3 (C–5''), 62.9 (C–6'')[1]。

参 考 文 献

[1] 周琪乐, 徐嵬, 杨秀伟. 中国红参化学成分研究 [J]. 中国中药杂志, 2016, 41 (2): 233–249.

人参皂苷 Rg₃

Ginsenoside Rg₃

【结构式】

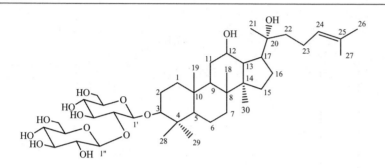

【分子式及分子量】 $C_{42}H_{72}O_{13}$; 785.01

¹H - NMR

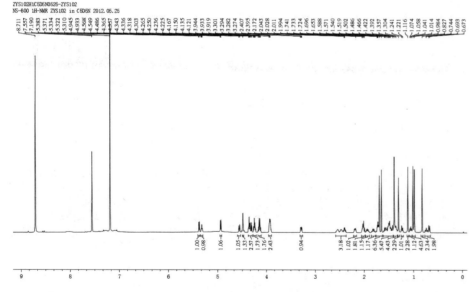

¹H - NMR （C_5D_5N, 600MHz) δ: 4.94 （1H, d, J=7.6Hz, H-1′), 5.38 （1H, d, J=7.6Hz, H-1″), 5.32 （1H, t, J=7.1Hz, H-24), 0.83 （3H, s, H-19), 0.98 （3H, s, H-18), 1.01 （3H, s, H-30), 1.12 （3H, s, H-29), 1.30 （3H, s, H-28), 1.39 （3H, s, H-21), 1.65 （3H, s, H-26), 1.70 （3H, s, H-27)。

¹³C - NMR

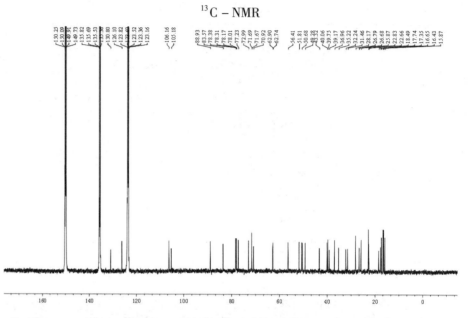

¹³C - NMR （C_5D_5N, 150MHz) δ: 39.2 （C-1), 26.7 （C-2), 88.9 （C-3), 40.1 （C-4), 56.4 （C-5), 18.5 （C-6), 35.2 （C-7), 37.0 （C-9), 50.4 （C-9), 39.8 （C-10), 32.2 （C-11), 70.9 （C-12), 49.3 （C-13), 50.7 （C-14), 31.5 （C-15), 26.8 （C-16), 51.8 （C-17), 16.6 （C-18), 15.9 （C-19), 73.0 （C-20), 22.8 （C-21), 43.3 （C-22), 22.7 （C-23), 126.1 （C-24), 130.8 （C-25), 25.9 （C-26), 17.7 （C-27), 28.2 （C-28), 16.4 （C-29), 17.4 （C-30)。

参考文献

[1] 林瑞超, 马双成. 中药化学对照品应用手册 [M]. 北京: 化学工业出版社, 2013.

人参皂苷 Ro
Ginsenoside Ro

【结构式】

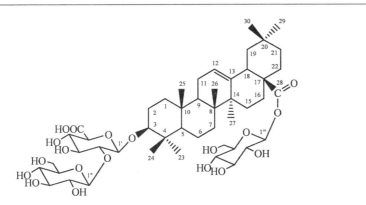

【分子式及分子量】 $C_{48}H_{76}O_{19}$; 957.11

^1H – NMR

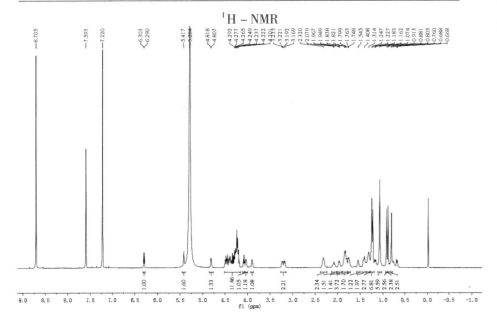

^{13}C – NMR

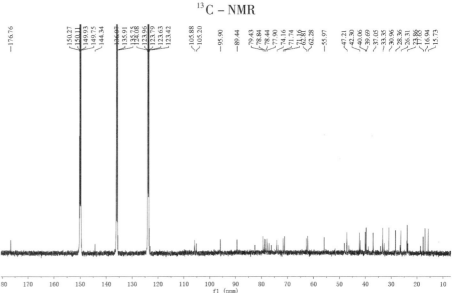

^{13}C – NMR（C_5D_5N，150MHz）δ：38.4（C-1），26.3（C-2），88.9（C-3），39.7（C-4），55.5（C-5），18.2（C-6），32.8（C-7），40.0（C-8），47.7（C-9），36.6（C-10），23.3（C-11），122.9（C-12），143.8（C-13），41.8（C-14），28.0（C-15），23.1（C-16），45.9（C-17），41.4（C-18），46.7（C-19），30.5（C-20），33.7（C-21），32.8（C-22），27.8（C-23），16.4（C-24），15.7（C-25），17.2（C-26），25.8（C-27），176.8（C-28），32.3（C-29），23.4（C-30），105.0（C-1'），82.5（C-2'），76.8（C-3'），72.8（C-4'），77.4（C-5'），172.1（C-6'），105.7（C-1''），77.6（C-2''），77.9（C-3''），70.8（C-4''），77.2（C-5''），62.4（C-6''），95.4（C-1'''），73.8（C-2'''），79.0（C-3'''），71.4（C-4'''），78.6（C-5'''），61.9（C-6'''）。

^1H – NMR（C_5D_5N，600MHz）δ：0.80（3H，s，－CH_3），0.88（3H，s，－CH_3），0.91（3H，s，－CH_3），1.07（3H，s，－CH_3），1.07（3H，s，－CH_3），1.23（3H，s，－CH_3），1.25（3H，s，－CH_3），5.42（1H，H-1'），6.30（1H，d，J=7.8Hz，H-1'''）。

参 考 文 献

[1] 林瑞超，马双成. 中药化学对照品应用手册 [M]. 北京：化学工业出版社，2013.

肉桂酸

Cinnamic acid

【结构式】

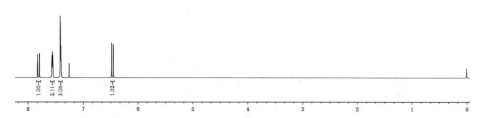

【分子式及分子量】$C_9H_8O_2$；148.16

$^1H - NMR$

$^1H - NMR$ (CDCl$_3$, 500 MHz) δ: 7.40 ~ 7.43 (3H, m, H-2, 4, 6), 7.55 ~ 7.57 (2H, m, H-3, 5), 7.81 (1H, d, J=16.0, H-7), 6.47 (1H, d, J=16.0 Hz, H-8)。

$^{13}C - NMR$

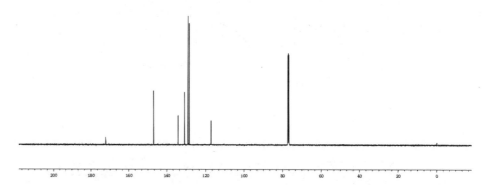

$^{13}C - NMR$ (CDCl$_3$, 125 MHz) δ: 134.0 (C-1), 128.4 (C-2, 6), 129.0 (C-3, 5), 130.7 (C-4), 147.1 (C-7), 117.3 (C-8), 172.5 (C-9)。

参 考 文 献

[1] 林瑞超，马双成. 中药化学对照品应用手册 [M]. 北京：化学工业出版社，2013.

三白草酮

Sauchinone

【结构式】

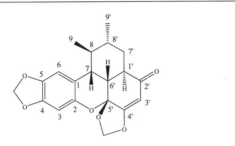

【分子式及分子量】 $C_{20}H_{20}O_6$；356. 37

$^{1}H - NMR$

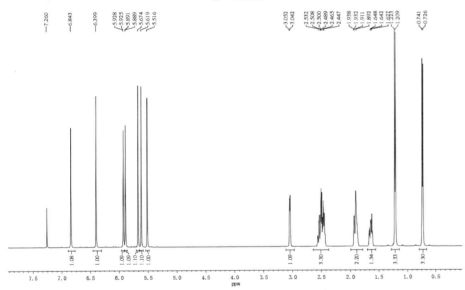

$^{13}C - NMR$

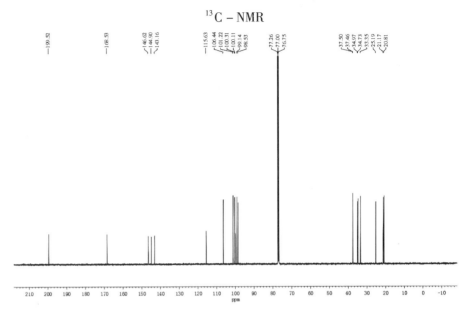

$^{13}C - NMR$（$CDCl_3$，125MHz）δ：115. 6（C - 1），144. 9（C - 2），99. 1（C - 3），143. 2（C - 4），146. 6（C - 5），106. 4（C - 6），35. 0（C - 7），34. 7（C - 8），21. 2（C - 9），37. 5（C - 1'），199. 5（C - 2'），101. 2（C - 3'），168. 5（C - 4'），100. 3（C - 5'），37. 5（C - 6'），25. 2（C - 7'），33. 4（C - 8'），20. 8（C - 9'），100. 3（Ar - OCH_2O - ），98. 2（ - OCH_2O - ）。

$^{1}H - NMR$（$CDCl_3$，500MHz）δ：6. 84（1H，s，H - 6），6. 40（1H，s，H - 3），5. 91（2H，dd，J = 18. 0，1. 0Hz，Ar - OCH_2O - ），5. 67（1H，s， - OCH_2O - ），5. 62（1H，s， - OCH_2O - ），5. 52（1H，s，H - 3'），3. 05（1H，d，J = 5. 0Hz，H - 7），2. 56 - 2. 43（3H，m，H - 1'，3'，8），1. 94（1H，m，H - 7'），1. 90（1H，m，H - 8'），1. 64（1H，m，H - 6'），1. 22（3H，d，J = 7. 0Hz，H - 9），0. 73（3H，d，J = 7. 5Hz，H - 9'）。

参 考 文 献

[1] 陈宏降，李祥，陈建伟，等. 中药三白草地上部位的化学成分研究（I）[J]. 南京中医药大学学报，2009，25（4）：286 - 288.

三七皂苷 R₁

Notoginsenoside R₁

【结构式】

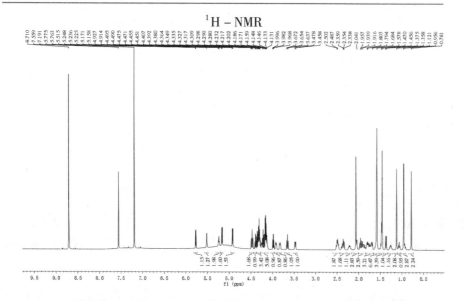

【分子式及分子量】 C₄₇H₈₀O₁₈；933.13

¹H - NMR

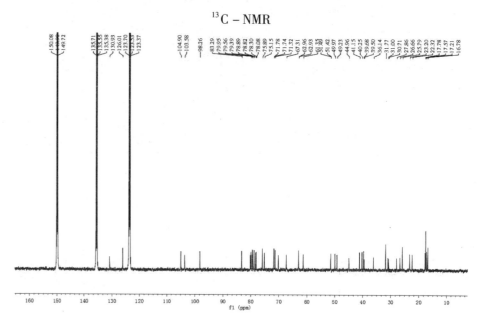

¹³C - NMR

¹H - NMR（C₅D₅N，600MHz）δ：5.24（1H，t，J = 7.2 Hz，H - 24），0.78（3H，s，H - 30），0.96（3H，s，H - 19），1.12（3H，s，H - 18），1.46（3H，s，H - 29），1.58，1.58（9H，s，H - 21，26，27），2.04（3H，s，H - 28），4.92（1H，d，J = 7.8Hz，H - 1'），5.77（1H，d，J = 7.2 Hz，H - 1″），5.16（1H，d，J = 7.8 Hz，H - 1‴）[1-2]。

¹³C - NMR（C₅D₅N，150MHz）δ：39.5（C - 1），27.9（C - 2），78.3（C - 3），40.3（C - 4），61.4（C - 5），78.1（C - 6），45.0（C - 7），41.2（C - 8），50.0（C - 9），39.5（C - 10），30.7（C - 11），71.3（C - 12），50.0（C - 13），51.4（C - 14），31.0（C - 15），26.7（C - 16），51.4（C - 17），17.2（C - 18），17.6（C - 19），83.3（C - 20），22.3（C - 21），36.1（C - 22），23.2（C - 23），126.0（C - 24），131.0（C - 25），25.8（C - 26），17.6（C - 27），31.8（C - 28），17.8（C - 29），16.8（C - 30），103.6（C - 1'），80.2（C - 2'），78.8（C - 3'），71.8（C - 4'），79.6（C - 5'），62.9（C - 6'），104.9（C - 1″），75.9（C - 2″），79.4（C - 3″），71.8（C - 4″），67.3（C - 5″），98.3（C - 1‴），75.2（C - 2‴），80.0（C - 3‴），71.3（C - 4‴），78.9（C - 5‴），63.0（C - 6‴）[1]。

参考文献

[1] 周琪乐，徐嵬，杨秀伟. 中国红参化学成分研究 [J]. 中国中药杂志，2016，41（2）：233 - 249.

[2] 王洪平，杨鑫宝，杨秀伟，等，吉林人参根和根茎的化学成分研究 [J]. 中国中药杂志，2016，38（17）：2807 - 2817.

三十烷醇

Triacontanol

【结构式】

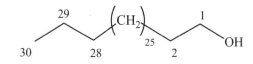

【分子式及分子量】 $C_{30}H_{62}O$; 438.83

^1H – NMR

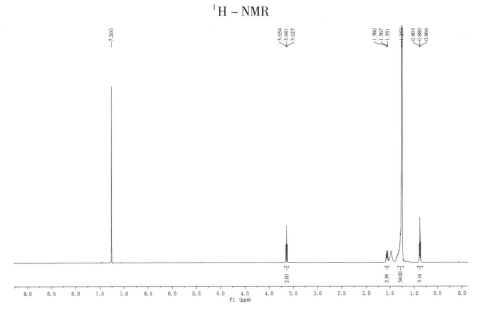

^1H – NMR (CDCl$_3$, 600MHz) δ: 3.65 (2H, t, J = 7.8Hz, H – 1), 1.58 (2H, m, H – 2), 1.25 (54H, $br. s$, H – 3~29), 0.89 (3H, t, J = 7.8Hz, H – 30)。

^{13}C – NMR

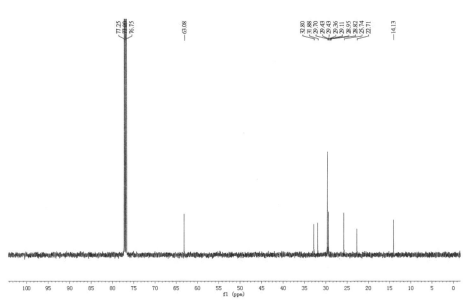

^{13}C – NMR (CDCl$_3$, 150MHz) δ: 63.1 (C – 1), 32.8 (C – 2), 31.9 (C – 3), 29.4~29.7 (C – 4~27), 25.7 (C – 28), 22.7 (C – 29), 14.1 (C – 30)。

参 考 文 献

[1] Qu L, Chen X, Lu J, et al. Chemical Components of *Leptopus chinensis* [J]. Chemistry of Natural Compounds, 2005, 41 (5): 565 – 568.

沙苑子苷 A
Complanatuside A

【结构式】

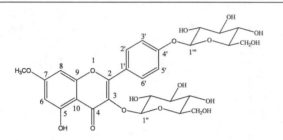

【分子式及分子量】$C_{28}H_{32}O_{16}$；624.54

^1H – NMR

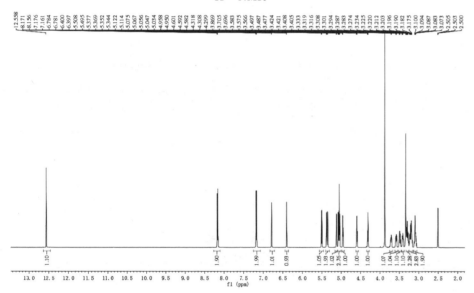

^1H – NMR（DMSO – d_6，600MHz）δ：12.56（ – OH），5.50（1H，d，J = 7.8Hz，H – 1''），5.04（1H，d，J = 7.8Hz，H – 1'''），6.40（1H，d，J = 1.8Hz，6 – H），6.78（1H，d，J = 1.8Hz，8 – H），7.16（2H，d，J = 9.0Hz，3'，5' – H），8.16（2H，d，J = 9.0Hz，2'，6' – H），3.87（3H，7 – OCH$_3$）。

^{13}C – NMR

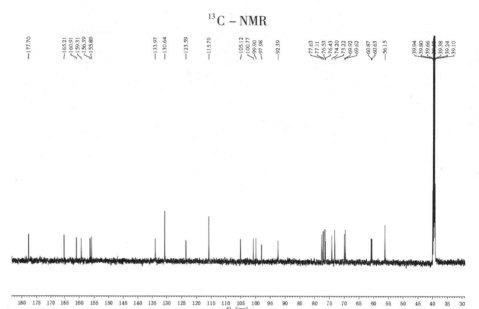

^{13}C – NMR（DMSO – d_6，150MHz）δ：156.4（C – 2），134.0（C – 3），177.7（C – 4），160.9（C – 5），98.0（C – 6），165.2（C – 7），92.4（C – 8），155.9（C – 9），105.1（C – 10），123.6（C – 1'），130.6（C – 2'），115.8（C – 3'），159.3（C – 4'），115.8（C – 5'），130.6（C – 6'），100.8（C – 1''），74.2（C – 2''），76.5（C – 3''），69.9（C – 4''），77.1（C – 5''），60.9（C – 6''），99.9（C – 1'''），73.2（C – 2'''），76.4（C – 3'''），69.6（C – 4'''），77.6（C – 5'''），60.6（C – 6'''）。

参考文献

[1] 林瑞超，马双成．中药化学对照品应用手册［M］．北京：化学工业出版社，2013.

山姜素
Alpinetin

【结构式】

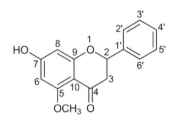

【分子式及分子量】 $C_{16}H_{14}O_4$ ；270.28

^{1}H – NMR

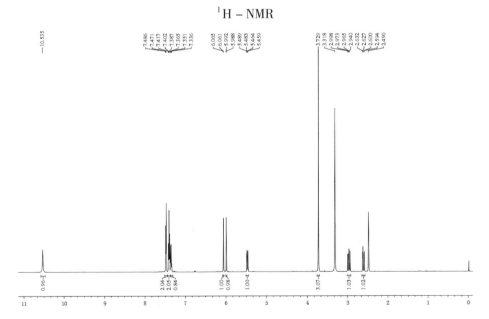

^{1}H – NMR（DMSO – d_6，500 MHz）δ：5.47（1H，dd，J = 12.5，2.5 Hz，H – 2），2.97（1H，dd，J = 16.5，12.5 Hz，H – 3a），2.62（1H，dd，J = 16.5，2.5 Hz，H – 3b），6.06（1H，d，J = 2.0 Hz，H – 6），5.99（1H，d，J = 2.0 Hz，H – 8），7.48（2H，d，J = 7.5 Hz，H – 2′，6′），7.40（2H，t，J = 7.5 Hz，H – 3′，5′），7.35（1H，d，J = 7.5 Hz，H – 4′），3.73（3H，s，– OCH$_3$），10.54（1H，s，– OH）。

^{13}C – NMR

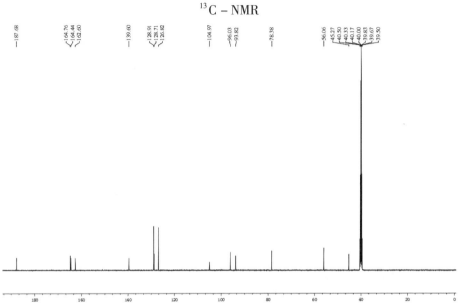

^{13}C – NMR（DMSO – d_6，125 MHz）δ：78.4（C – 1），45.3（C – 3），187.7（C – 4），164.4（C – 5），96.0（C – 6），164.8（C – 7），93.8（C – 8），162.2（C – 9），105.0（C – 10），139.6（C – 1′），126.8（C – 2′，6′），128.9（C – 3′，5′），128.7（C – 4′）

参 考 文 献

[1] 李静，徐康平，邹辉，等. 胡桃楸青果皮化学成分研究 [J]. 中南药学，2013，（1）：1672 – 2981.

山麦冬皂苷 B
Liriopeside B

【结构式】

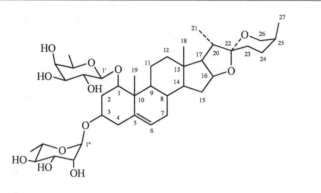

【分子式及分子量】 $C_{39}H_{62}O_{12}$；722.90

¹H - NMR

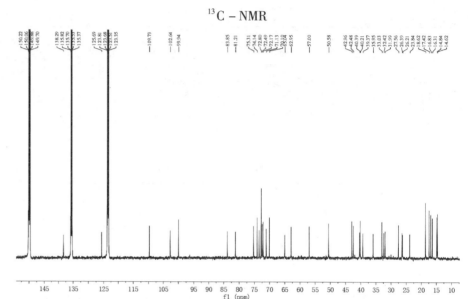

¹³C - NMR

¹³C - NMR （C_5D_5N, 150MHz）δ: 83.9 （C-1），36.0 （C-2），73.5 （C-3），39.4 （C-4），138.3 （C-5），125.7 （C-6），33.0 （C-7），32.0 （C-8），50.6 （C-9），43.0 （C-10），23.8 （C-11），40.4 （C-12），40.2 （C-13），57.0 （C-14），32.4 （C-15），81.2 （C-16），63.0 （C-17），16.8 （C-18），14.6 （C-19），42.5 （C-20），14.8 （C-21），109.7 （C-22），26.4 （C-23），26.2 （C-24），27.6 （C-25），65.0 （C-26），16.3 （C-27），102.6 （C-1'），72.2 （C-2'），75.3 （C-3'），72.5 （C-4'），71.1 （C-5'），17.4 （C-6'），99.9 （C-1''），72.8 （C-2''），72.8 （C-3''），74.1 （C-4''），70.1 （C-5''），18.6 （C-6''）。

¹H - NMR （C_5D_5N, 600MHz）δ: 0.84 （3H, s, CH_3），1.05 （3H, d, J=7.2Hz, CH_3），1.06 （3H, d, J=7.8Hz, CH_3），1.15 （3H, s, CH_3），1.55 （3H, d, J=6.6Hz, CH_3），1.69 （3H, d, J=6.0Hz, CH_3），4.55 （1H, d, J=1.8Hz, H-1''），4.69 （1H, d, J=7.8Hz, H-1'），5.52 （1H, brd, J=5.4Hz, H-6）。

参 考 文 献

［1］林瑞超，马双成. 中药化学对照品应用手册［M］. 北京：化学工业出版社，2013.

山柰酚

Kaempferol

【结构式】

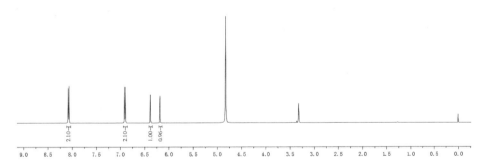

【分子式及分子量】 $C_{15}H_{10}O_6$；286.23

$^1H - NMR$

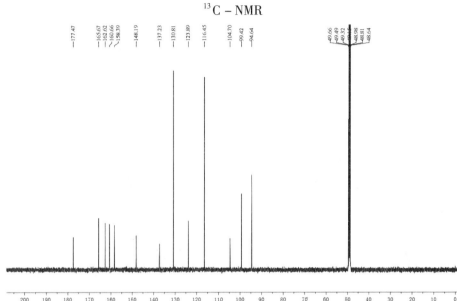

$^1H - NMR$ （CD_3OD, 600MHz）δ：8.08 （2H, d, $J = 10.8$ Hz, H-2', 6'），6.92 （2H, d, $J = 10.8$ Hz, H-3', 5'），6.39 （1H, d, $J = 2.4$ Hz, H-8），6.19 （1H, d, $J = 2.4$ Hz, H-6）。

$^{13}C - NMR$

$^{13}C - NMR$ （CD_3OD, 150MHz）δ：148.2 （C-2），137.2 （C-3），177.5 （C-4），160.7 （C-5），99.4 （C-6），165.7 （C-7），94.6 （C-8），158.4 （C-9），104.7 （C-10），123.9 （C-1'），130.8 （C-2'），116.5 （C-3'），162.6 （C-4'），116.5 （C-5'），130.8 （C-6'）。

参 考 文 献

[1] Zhang X Y, Shen J, Zhou Y, et al. Insecticidal Constituents from *Buddlej aalbiflora* Hemsl. [J]. Natural Product Research, 2017, 31 （12）：1446 - 1449.

山柰苷

Kaempferitrin

【结构式】

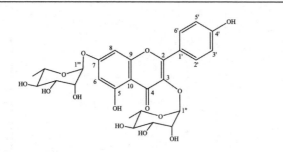

【分子式及分子量】$C_{27}H_{30}O_{14}$; 578.52

^1H – NMR

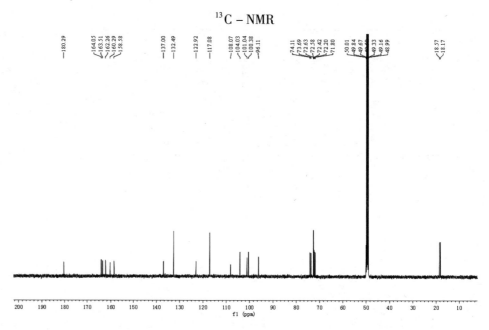

^{13}C – NMR

^{13}C – NMR（CD$_3$OD, 150 MHz）δ: 158.6（C-2）, 137.0（C-3）, 180.3（C-4）, 163.5（C-5）, 100.4（C-6）, 164.0（C-7）, 96.1（C-8）, 160.3（C-9）, 108.1（C-10）, 122.9（C-1′）, 132.5（C-2′）, 117.1（C-3′）, 162.3（C-4′）, 117.1（C-5′）, 132.5（C-6′）, 104.0（C-1″）, 72.6（C-2″）, 72.6（C-3″）, 74.1（C-4″）, 72.2（C-5″）, 18.6（C-6″）, 101.0（C-1‴）, 72.6（C-2‴）, 72.4（C-3‴）, 73.7（C-4‴）, 71.8（C-5‴）, 18.2（C-6‴）。

^1H – NMR（CD$_3$OD, 600 MHz）δ: 6.45（1H, d, $J=2.4$ Hz, H-6）, 6.71（1H, d, $J=2.4$ Hz, H-8）, 7.78（2H, d, $J=10.2$ Hz, H-2′, 6′）, 6.93（2H, d, $J=10.8$ Hz, H-3′, 5′）, 5.39（1H, br s, H-1″）, 5.56（1H, br s, H-1‴）, 1.26（3H, d, $J=7.2$ Hz, H-6″）, 0.93（3H, d, $J=6.6$ Hz, H-6‴）。

参 考 文 献

[1] 林瑞超, 马双成. 中药化学对照品应用手册 [M]. 北京: 化学工业出版社, 2013.

山栀苷甲酯

Shanzhiside methyl ester

【结构式】

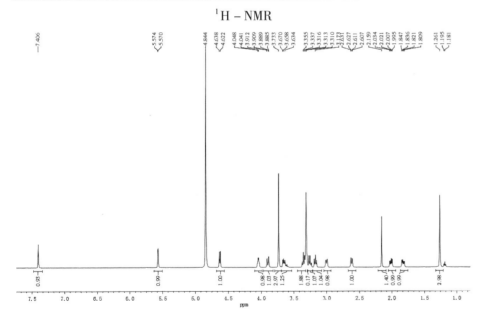

【分子式及分子量】C₁₇H₂₆O₁₁；406.38

^{1}H – NMR

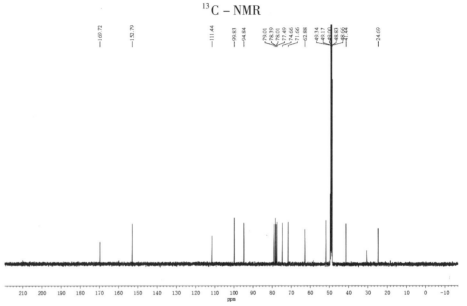

^{13}C – NMR

^{13}C – NMR （CDCl$_3$，125MHz）δ：94.8（C-1），152.8（C-3），111.4（C-4），41.4（C-5），78.4（C-6），49.2（C-7），78.0（C-8），51.8（C-9），24.7（C-10），169.7（C-11），51.9（C-12），99.8（C-1'），74.7（C-2'），77.5（C-3'），71.7（C-4'），78.0（C-5'），62.9（C-6'）。

^{1}H – NMR （CDCl$_3$，500MHz）δ：1.26（3H，*s*，10 – CH$_3$），1.83（1H，*dd*，J = 13.0，6.0 Hz，H-7α），2.01（1H，*dd*，J = 13.0，6.0 Hz，H-7β），2.62（1H，*dd*，J = 10.0，2.0 Hz，H-9），3.00（1H，*dd*，J = 10.0，2.5 Hz，H-5），3.73（3H，*s*，12 – CH$_3$），4.04（1H，*dd*，J = 9.5，6.0 Hz，H-6），4.63（1H，*d*，J = 8.0 Hz，H-1'），5.57（1H，*d*，J = 2.0 Hz，H-1），7.41（1H，*s*，H-3）。

参 考 文 献

[1] 高咏莉，林瑞超，王刚力，等. 藏药螃蟹甲的化学成分研究 [J]. 中药材，2007，30（10）：1239 – 1242.

商陆皂苷甲
Esculentoside A

【结构式】

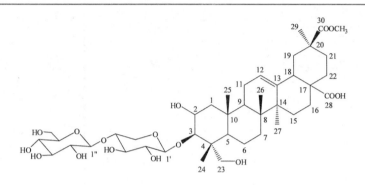

【分子式及分子量】 $C_{42}H_{66}O_{16}$; 826.96

$^1H - NMR$

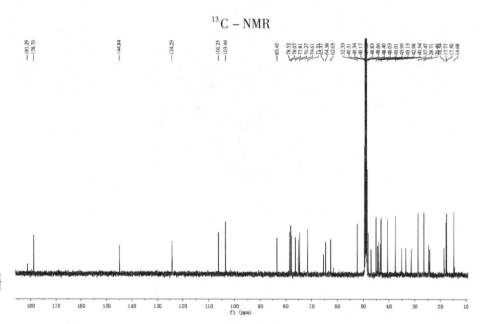

$^{13}C - NMR$

$^{13}C - NMR$ (CD$_3$OD, 150MHz) δ: 44.0 (C-1), 71.5 (C-2), 83.4 (C-3), 43.0 (C-4), 48.5 (C-5), 18.5 (C-6), 33.4 (C-7), 40.5 (C-8), 48.8 (C-9), 37.5 (C-10), 24.6 (C-11), 124.2 (C-12), 144.8 (C-13), 43.0 (C-14), 28.8 (C-15), 24.2 (C-16), 48.0 (C-17), 44.0 (C-18), 43.1 (C-19), 45.0 (C-20), 31.3 (C-21), 35.0 (C-22), 65.4 (C-23), 14.7 (C-24), 17.5 (C-25), 17.8 (C-26), 26.4 (C-27), 181.3 (C-28), 28.7 (C-29), 178.8 (C-30), 52.3 (30-OCH$_3$), 106.2 (C-1'), 75.1 (C-2'), 76.3 (C-3'), 78.5 (C-4'), 64.6 (C-5'), 103.4 (C-1''), 74.6 (C-2''), 78.1 (C-3''), 71.5 (C-4''), 77.8 (C-5''), 62.6 (C-6'')。

$^1H - NMR$ (CD$_3$OD, 600MHz) δ: 0.81 (3H, *s*, 26 - CH$_3$), 0.93 (3H, *s*, 29 - CH$_3$), 1.14 (3H, *s*, 27 - CH$_3$), 1.18 (3H, *s*, 24 - CH$_3$), 1.28 (3H, *s*, 25 - CH$_3$), 3.70 (3H, *s*, 30 - OCH$_3$), 5.32 (1H, *brs*, H - 12)。

参考文献

[1] 林瑞超, 马双成. 中药化学对照品应用手册 [M]. 北京：化学工业出版社, 2013.

芍药苷

Paeoniflorin

【结构式】

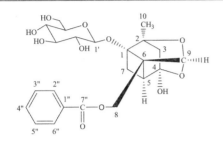

【分子式及分子量】 $C_{23}H_{28}O_{11}$；480.46

¹H - NMR

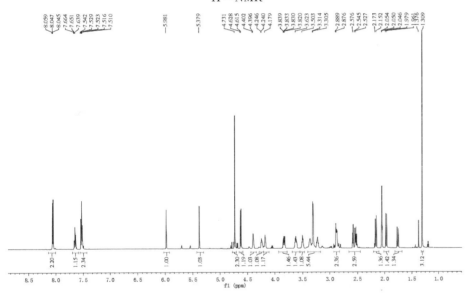

¹H - NMR（CD₃COCD₃，600MHz）δ：4.73（2H，*s*，H-8），5.38（1H，*s*，H-9），1.31（3H，*s*，H-10），4.62（1H，*d*，*J* = 7.8 Hz，H-1′），8.05（2H，*brd*，*J* = 8.4Hz，H-2″，6″），7.65（1H，*dd*，*J* = 7.2，7.2 Hz，H-4″），7.53（2H，*m*，H-3″，5″）[1]。

¹³C - NMR

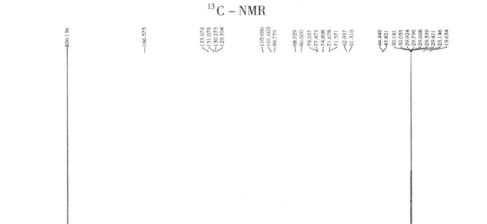

¹³C - NMR（CD₃COCD₃，150MHz）δ：88.9（C-1），86.0（C-2），44.5（C-3），105.7（C-4），43.8（C-5），71.7（C-6），23.2（C-7），61.3（C-8），101.6（C-9），19.6（C-10），99.8（C-1′），74.8（C-2′），77.5（C-3′），71.6（C-4′），77.5（C-5′），62.9（C-6′），131.1（C-1″），130.3（C-2″，6″），129.4（C-3″，5″），134.0（C-4″），166.6（C-7″）[1]。

参 考 文 献

[1] 林瑞超，马双成. 中药化学对照品应用手册 [M]. 北京：化学工业出版社，2013.

蛇床子素
Osthole

【结构式】

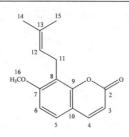

【分子式及分子量】 C₁₅H₁₆O₃；244. 29

¹H – NMR

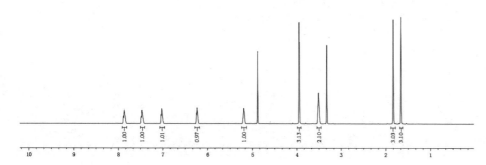

¹H – NMR（CD₃OD，500MHz）δ：1.67（3H，s，H – 15），1.84（3H，s，H – 14），3.52（2H，d，J = 6.4Hz，H – 11），3.95（3H，m，– OCH₃），5.20（1H，s，H – 12），6.24（1H，m，H – 3），7.03（1H，dd，J = 8.5，1.5 Hz，H – 6），7.47（1H，m，H – 5），7.87（1H，ddd，J = 13.7，6.1，4.3 Hz，H – 4）。

¹³C – NMR

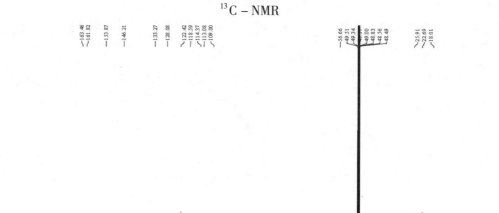

¹³C – NMR（CD₃OD，125MHz）δ：163. 5（C – 2），113. 1（C – 3），146. 2（C – 4），133. 3（C – 5），122. 4（C – 6），161. 8（C – 7），109. 0（C – 8），153. 9（C – 9），114. 4（C – 10），22. 7（C – 11），128. 1（C – 12），118. 6（C – 13），18. 0（C – 14），25. 9（C – 15），56. 7（C – 16）。

参 考 文 献

[1] 林瑞超，马双成. 中药化学对照品应用手册 [M]. 北京：化学工业出版社，2013.

射干苷
Tectoridin

【结构式】

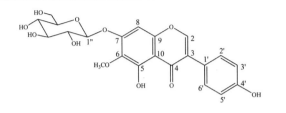

【分子式及分子量】 $C_{22}H_{22}O_{11}$；462.40

^1H-NMR

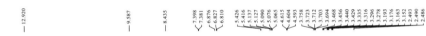

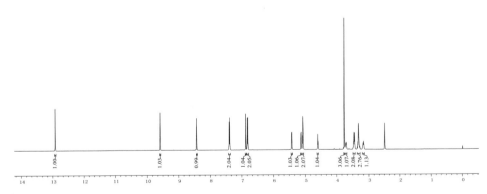

^1H-NMR（DMSO－d_6，500MHz）δ：12.92（1H，s，5－OH），9.59（1H，s，4'－OH），8.44（1H，s，H－2），7.39（2H，d，$J=8.5Hz$，H－2'，6'），6.88（1H，s，H－8），6.82（2H，d，$J=8.5Hz$，H－3'，5'），5.13（1H，d，$J=5.0Hz$，H－1''），3.76（3H，s，6－OCH$_3$），3.45（2H，m，H－5''，H－6''a），3.71（1H，m，H－6''b），3.17（1H，m，H－4''），3.31（2H，m，H－2''，3''）。

$^{13}C-NMR$

$^{13}C-NMR$（DMSO－d_6，125MHz）δ：154.7（C－2），122.0（C－3），180.8（C－4），152.9（C－5），132.4（C－6），156.6（C－7），94.0（C－8），152.4（C－9），106.4（C－10），121.0（C－1'），130.1（C－2'，6'），115.1（C－3'，5'），157.4（C－4'），100.1（C－1''），73.1（C－2''），76.7（C－3''），69.6（C－4''），77.3（C－5''），60.3（C－6''）。

参 考 文 献

[1] 林瑞超，马双成．中药化学对照品应用手册［M］．北京：化学工业出版社，2013．

麝香酮
Muscone

【结构式】

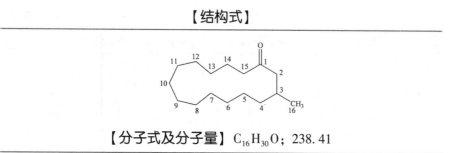

【分子式及分子量】 C₁₆H₃₀O；238.41

¹H – NMR

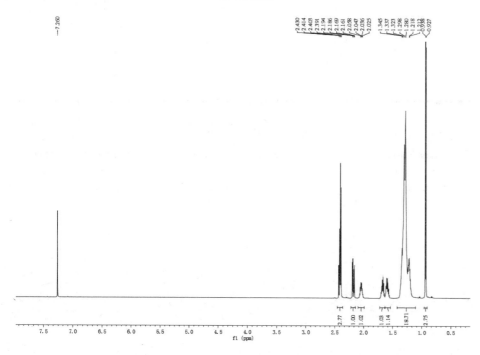

¹H – NMR（CDCl₃，600MHz）δ：2.18（1H，dd，J=15.0，4.8Hz，H-2），2.41（3H，m，H-2，15），2.04（1H，m，H-3），1.67（1H，m，H-4），1.60（1H，m，H-4），1.19～1.34（20H，H-5～14），0.93（3H，d，J=6.6 Hz，16-CH₃）[1]。

¹³C – NMR

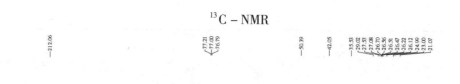

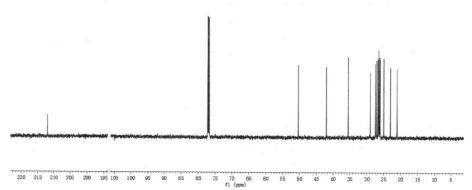

¹³C – NMR（CDCl₃，150MHz）δ：212.1（C-1），50.4（C-2），29.0（C-3），35.5（C-4），21.1（C-5），27.5（C-6），27.1，26.7，26.6，26.5，26.5，26.2，26.1，25.0（C-7～14），42.0（C-15），23.0（C-16）[1]。

参 考 文 献

[1] 林瑞超，马双成. 中药化学对照品应用手册 ［M］. 北京：化学工业出版社，2013.

升麻素
Cimifugin

【结构式】

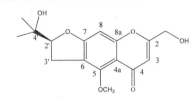

【分子式及分子量】 $C_{16}H_{18}O_6$; 306.31

^1H-NMR

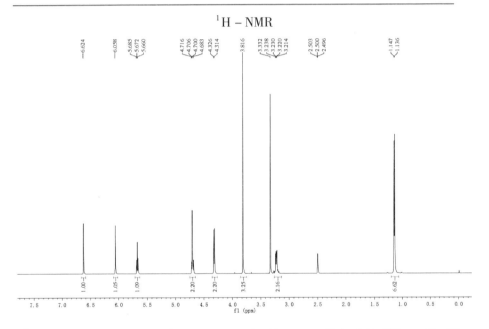

^1H-NMR (DMSO-d_6, 500MHz) δ: 1.14, 1.15 (each3H, s, -CH$_3$), 3.22 (2H, m, H-3'), 3.82 (3H, s, 5-OCH$_3$), 4.32 (2H, d, J=6.0Hz, 2-CH$_2$OH), 4.70 (1H, m, H-2'), 6.06 (1H, s, H-3), 6.62 (1H, s, H-8)[1]。

$^{13}C-NMR$

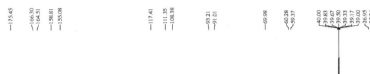

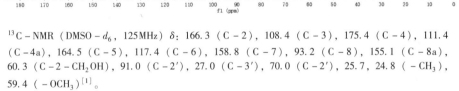

$^{13}C-NMR$ (DMSO-d_6, 125MHz) δ: 166.3 (C-2), 108.4 (C-3), 175.4 (C-4), 111.4 (C-4a), 164.5 (C-5), 117.4 (C-6), 158.8 (C-7), 93.2 (C-8), 155.1 (C-8a), 60.3 (C-2-CH$_2$OH), 91.0 (C-2'), 27.0 (C-3'), 70.0 (C-2'), 25.7, 24.8 (-CH$_3$), 59.4 (-OCH$_3$)[1]。

参 考 文 献

[1] Liu R, Wu S, Sun A. Separation and purification of four chromones from *radix saposhnikoviae* by high-speed counter-current chromatography [J]. Phytochemical Analysis, 2008, 19 (3): 206-211.

升麻素苷
Prim – O – glucosylcimifugin

【结构式】

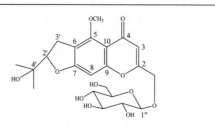

【分子式及分子量】C₂₂H₂₈O₁₁ ； 468.45

¹H – NMR

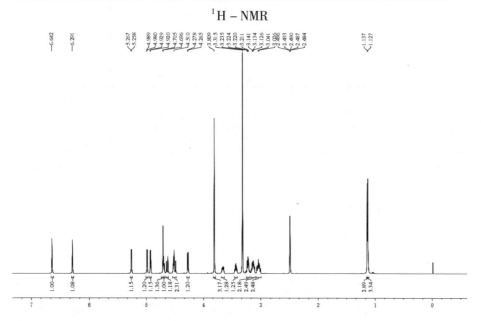

¹H – NMR （DMSO – d₆, 600MHz） δ： 1.14, 1.13 （3H each, s, 2× – CH₃）, 3.31 （3H, s, 5 – OCH₃）, 4.71 （2H, br s, 2 – CH₂OH）, 6.29 （1H, br s, H – 3）, 6.64 （1H, s, H – 8）[1]。

¹³C – NMR

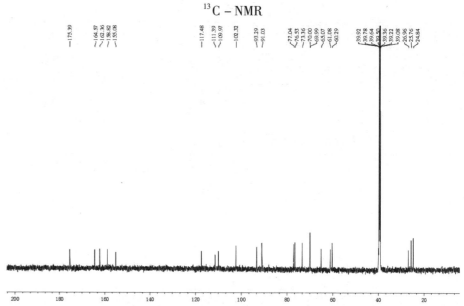

¹³C – NMR （DMSO – d₆, 150MHz） δ： 162.4 （C – 2）, 110.0 （C – 3）, 175.4 （C – 4）, 164.6 （C – 5）, 117.5 （C – 6）, 158.8 （C – 7）, 93.3 （C – 8）, 155.1 （C – 9）, 111.4 （C – 10）, 65.1 （2 – CH₂）, 60.3 （5 – OCH₃）, 91.0 （C – 2′）, 27.0 （C – 3′）, 70.0 （C – 4′）, 24.8, 25.8 （4′ – 2 × CH₃）, 102.3 （C – 1″）, 73.4 （C – 2″）, 77.0 （C – 3″）, 70.0 （C – 4″）, 76.5 （C – 5″）, 61.1 （C – 6″）[1]。

参 考 文 献

［1］ Sasaki H, Taguchi H, Endo T, et al. The Constituents of *Ledebouriella seseloides* WOLFF. I. Structures of Three New Chromones ［J］. Chemical and Pharmaceutical Bulletin, 1982, 30 （10）： 3555 – 3562.

石吊兰素

Lysionotin

【结构式】

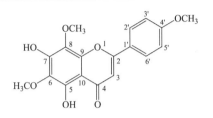

【分子式及分子量】 $C_{18}H_{16}O_7$；344.32

^1H-NMR

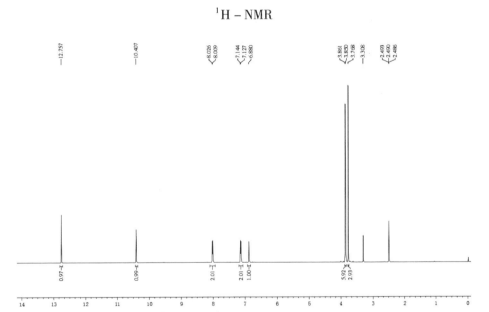

^1H-NMR （DMSO $-d_6$，500MHz） δ： 6.88 （1H，s，H -3）， 8.01 （1H，d，$J=8.5$Hz，H $-2'$， $6'$）， 7.13 （1H，d，$J=8.5$Hz，H $-3'$，H $-5'$）， 10.41 （1H，s，7 $-$ OH）， 12.76 （1H，s，5 $-$ OH）， 3.86，3.85，3.77 （9H，s，$3\times-$ OCH$_3$）。

$^{13}C-NMR$

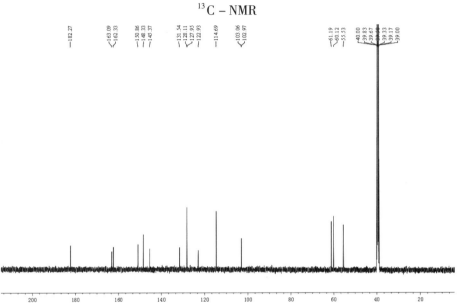

$^{13}C-NMR$ （DMSO $-d_6$，125MHz） δ： 162.3 （C -2）， 103.1 （C -3）， 182.3 （C -4）， 148.3 （C -5）， 131.5 （C -6）， 163.1 （C -7）， 145.4 （C -8）， 148.3 （C -9）， 103.0 （C -10）， 122.9 （C $-1'$）， 128.1 （C $-2'$）， 114.7 （C $-3'$）， 150.9 （C $-4'$）， 114.7 （C $-5'$）， 128.0 （C $-6'$）， 61.2，60.1，55.5 （$3\times-$ OCH$_3$）。

参 考 文 献

[1] 林瑞超，马双成．中药化学对照品应用手册 ［M］．北京：化学工业出版社，2013．

石斛酚
Gigantol（Dendrophenol）

【结构式】

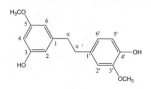

【分子式及分子量】$C_{16}H_{18}O_4$；274.31

$^1H - NMR$

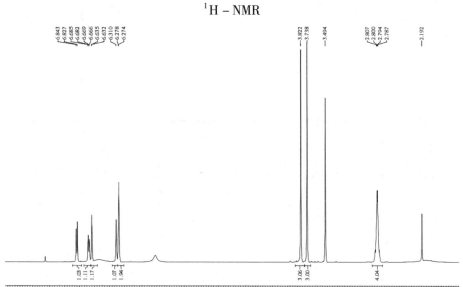

$^{13}C - NMR$

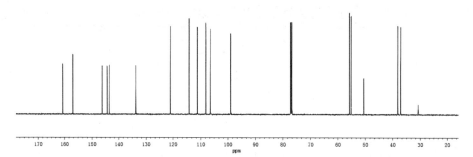

$^{13}C - NMR$（$CDCl_3$，125MHz）δ：160.6（C-5），156.9（C-3），146.3（C-3'），144.4（C-1），143.6（C-4'），133.7（C-1'），120.9（C-6'），114.2（C-2'），111.3（C-5'），108.2（C-2），106.4（C-6），99.0（C-4），55.8（5-OCH_3），55.2（3'-OCH_3），38.2（C-α），37.1（C-α）。

$^1H - NMR$（$CDCl_3$，500MHz）δ：6.84（1H，d，$J=8.0$ Hz，H-5'），6.88（1H，dd，$J=8.0$，1.5Hz，H-6'），6.63（1H，d，$J=1.5$ Hz，H-2'），6.31（1H，s，H-4），6.28（4H，s，H-2，6），3.82（3H，s，3'-OCH_3），3.74（3H，s，5-OCH_3），2.80（4H，dd，$J=6.5$，3.5Hz，α，α-CH_2-）。

参 考 文 献

[1] 李玉鹏，蒋金和，刘莹，等. 金钗石斛化学成分的研究 [J]. 时珍国医国药，2010，21（1）：39-40.

石斛碱
Dendrobine

【结构式】

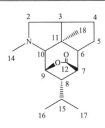

【分子式及分子量】 C₁₆H₂₅NO₂；263.38

¹H – NMR

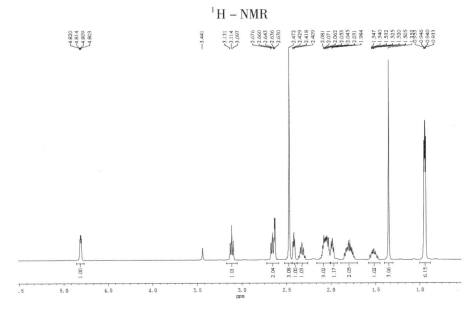

¹³C – NMR

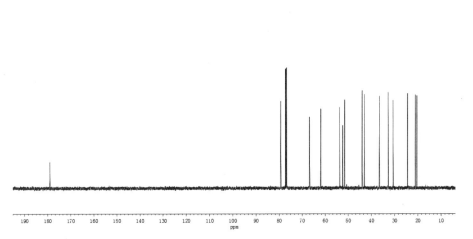

¹³C – NMR （CDCl₃，150MHz） δ：61.9 （C-2），51.5 （C-3），32.8 （C-4），30.7 （C-5），43.9 （C-6），53.7 （C-7），43.0 （C-8），79.3 （C-9），66.9 （C-10），52.4 （C-11），179.0 （C-12），36.5 （C-14），24.5 （C-15），20.4 （C-16），21.1 （C-17），32.7 （C-18）。

¹H – NMR （CDCl₃，600MHz） δ：3.14 （1H，t，J=10.2 Hz，H-2a），2.66 （1H，t，J=10.2 Hz，H-2b），2.33 （1H，m，H-3），1.52 （1H，m，H-4a），1.83 （1H，m，H-4b），2.05 （1H，m，H-5a），2.09 （1H，m，H-5b），1.99 （1H，m，H-6），2.42 （1H，t，J=6.0 Hz，H-2a），2.03 （1H，m，H-8），4.81 （1H，dd，J=6.6，3.6 Hz，H-6），2.63 （1H，d，J=3.6 Hz，H-10），2.47 （3H，s，14-CH₃），1.77 （1H，m，H-15），0.95 （3H，d，J=3.5 Hz，16-CH₃），0.94 （3H，d，J=3.5 Hz，17-CH₃），1.35 （3H，s，18-CH₃）。

参 考 文 献

[1] Wang H，Zhao T，Che C – T. Dendrobine and 3 – Hydroxy – 2 – oxodendrobine from *Dendrobium nobile* ［J］. Journal of Natural Products，1985，48 （5）：796 – 801.

士的宁
Strychnine

【结构式】

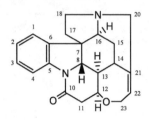

【分子式及分子量】 $C_{21}H_{22}N_2O_2$；334.41

^{1}H – NMR

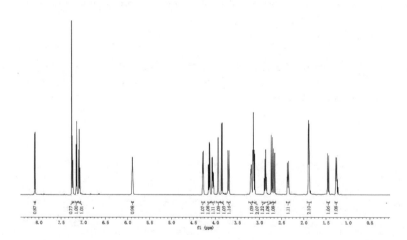

^{13}C – NMR

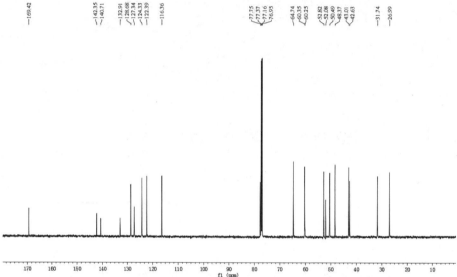

^{13}C – NMR （CDCl$_3$，150MHz） δ：124.3 （C–1），122.4 （C–2），128.7 （C–3），116.4 （C–4），142.3 （C–5），132.9 （C–6），52.1 （C–7），60.2 （C–8），169.4 （C–10），50.5 （C–11），77.7 （C–12），48.4 （C–13），31.7 （C–14），27.0 （C–15），60.3 （C–16），42.6 （C–17），52.8 （C–18），43.0 （C–20），140.7 （C–21），127.3 （C–22），64.7 （C–23）[1]。

^{1}H – NMR （CDCl$_3$，600MHz） δ：7.15 （1H，d，$J=6.0$ Hz，H–1），7.09 （1H，dd，$J=7.2$，7.2 Hz，H–2），7.25 （1H，dd，$J=7.2$，7.2 Hz，H–3），8.09 （1H，d，$J=7.0$ Hz，H–4），3.85 （1H，d，$J=10.2$ Hz，H–8），3.12 （1H，dd，$J=8.4$，9.0 Hz，H–11），2.66 （1H，dd，$J=18.0$，3.0 Hz，H–11），4.28 （1H，dt，$J=8.4$，3.6 Hz，H–12），1.27 （1H，m，H–13），3.14 （1H，$br\,d$，$J=8.4$ Hz，H–14），2.35 （1H，dt，$J=14.4$，4.2 Hz，H–15），1.45 （1H，d，$J=14.4$ Hz，H–15），3.94 （1H，brs，H–16），1.88 （2H，m，H–17），3.19 （1H，m，H–18），2.86 （1H，dd，$J=18.0$，4.2 Hz，H–18），3.70 （1H，d，$J=14.4$ Hz，H–20），2.72 （1H，d，$J=15.0$ Hz，H–20），5.89 （1H，brs，H–22），4.14 （1H，dd，$J=13.8$，7.2 Hz，H–23），4.06 （1H，dd，$J=13.8$，6.0 Hz，H–23）[1]。

参 考 文 献

[1] 林瑞超，马双成. 中药化学对照品应用手册 ［M］. 北京：化学工业出版社，2013.

薯蓣皂苷
Dioscin

【结构式】

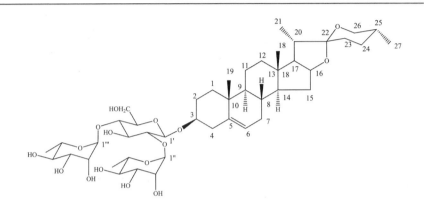

【分子式及分子量】 $C_{45}H_{72}O_{16}$ ； 869.04

^1H-NMR

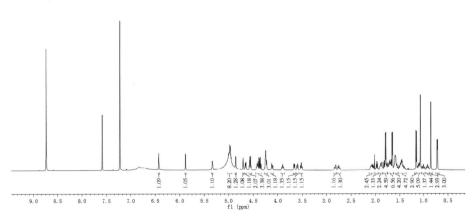

^1H-NMR （C_5D_5N, 600MHz） δ： 0.71 （3H, *d*, *J* = 5.4 Hz, 27 - CH_3）, 0.85 （3H, *s*, 18 - CH_3）, 1.07 （3H, *s*, 19 - CH_3）, 1.16 （3H, *d*, *J* = 6.6 Hz, 21 - CH_3）, 1.66 （3H, *d*, *J* = 6.6 Hz, H - 6‴）, 1.79 （3H, *d*, *J* = 6.0 Hz, H - 6″）, 4.97 （1H, *d*, *J* = 6.6 Hz, H - 1′）, 5.88 （1H, *s*, H - 1‴）, 6.43 （1H, *s*, H - 1″）, 5.33 （1H, *br s*, 6 - H）[1-2]。

$^{13}C-NMR$

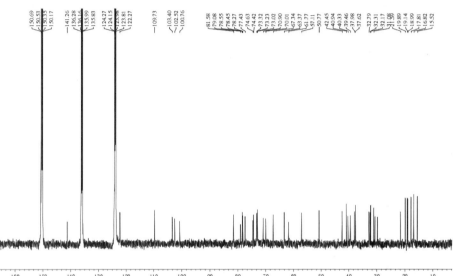

$^{13}C-NMR$ （C_5D_5N, 150MHz） δ： 38.0 （C - 1）, 30.6 （C - 2）, 79.1 （C - 3）, 39.5 （C - 4）, 141.3 （C - 5）, 122.3 （C - 6）, 32.7 （C - 7）, 32.3 （C - 8）, 50.8 （C - 9）, 37.6 （C - 10）, 21.6 （C - 11）, 40.3 （C - 12）, 40.9 （C - 13）, 57.1 （C - 14）, 32.8 （C - 15）, 81.6 （C - 16）, 63.4 （C - 17）, 16.8 （C - 18）, 19.9 （C - 19）, 42.5 （C - 20）, 15.5 （C - 21）, 109.7 （C - 22）, 32.2 （C - 23）, 29.8 （C - 24）, 31.1 （C - 25）, 67.3 （C - 26）, 17.8 （C - 27）, 100.8 （C - 1′）, 78.6 （C - 2′）, 77.4 （C - 3′）, 78.4 （C - 4′）, 78.3 （C - 5′）, 61.8 （C - 6′）, 102.5 （C - 1″）, 73.0 （C - 2″）, 73.2 （C - 3″）, 74.6 （C - 4″）, 70.0 （C - 5″）, 19.0 （C - 6″）, 103.4 （C - 1‴）, 73.1 （C - 2‴）, 73.3 （C - 3‴）, 74.4 （C - 4‴）, 70.9 （C - 5‴）, 19.1 （C - 6‴）[1]。

参 考 文 献

［1］康利平，马百平，王煜，等．穿山龙中甾体皂苷的分离鉴定［J］．中国药学杂志，2005，40（20）：1539 - 1541.

［2］李琳玉，刘星，周梦，等．小果菝葜根茎的甾体皂苷类化学成分研究［J］中药材，2017，40（9）：2084 - 2088.

薯蓣皂苷元
Diosgenin

【结构式】

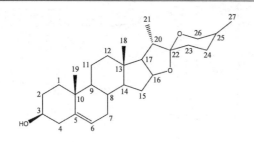

【分子式及分子量】C₂₇H₄₂O₃；414.62

^{1}H - NMR

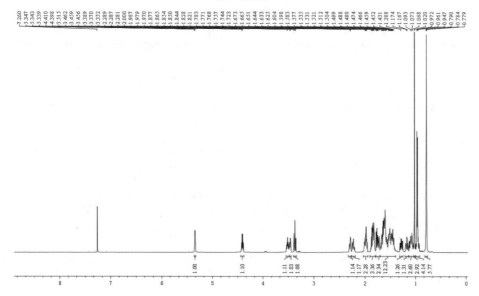

^{1}H - NMR（CDCl₃，600MHz）δ：0.78（3H，d，J=6.6Hz，H-27），0.78（3H，s，H-18），0.97（3H，d，J=6.6Hz，H-21），1.02（3H，s，H-19），5.34（1H，m，H-6）[1]。

^{13}C - NMR

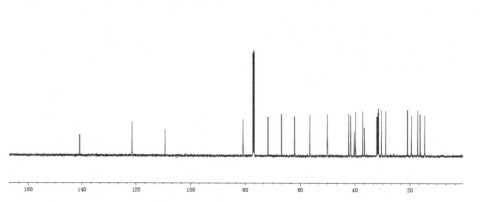

^{13}C - NMR（CDCl₃，150MHz）δ：37.2（C-1），31.6（C-2），71.5（C-3），42.2（C-4），140.8（C-5），121.3（C-6），32.0（C-7），31.4（C-8），50.1（C-9），36.6（C-10），20.9（C-11），39.8（C-12），40.2（C-13），56.5（C-14），31.8（C-15），80.7（C-16），62.1（C-17），16.3（C-18），19.4（C-19），41.6（C-20），14.5（C-21），109.1（C-22），31.4（C-23），28.8（C-24），30.3（C-25），66.7（C-26），17.1（C-27）[1]。

参 考 文 献

[1] 江纪武，肖庆祥．植物药有效成分手册［M］．北京：人民卫生出版社，1986.

水飞蓟宾
Silybin

【结构式】

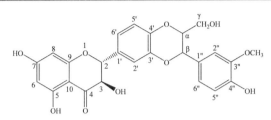

【分子式及分子量】 $C_{25}H_{22}O_{10}$ ； 482.44

^1H – NMR

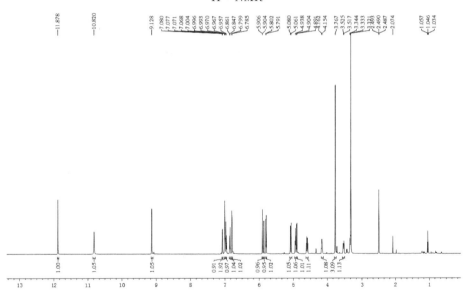

^1H – NMR （DMSO – d_6 ，600MHz） δ： 5.09 （1H，d，J = 11.4 Hz，H – 2），4.63 （1H，m，H – 3），5.91 （1H，d，J = 1.2 Hz，H – 6），5.86 （1H，dd，J = 2.4，3.0 Hz，H – 8），7.09 （1H，dd，J = 1.8，5.4 Hz，H – 2'），7.02 （1H，m，H – 5'），6.98 （1H，dd，J = 1.8，7.8 Hz，H – 6'），7.00 （1H，m，H – 2''），6.81 （1H，d，J = 8.4 Hz，H – 5''），6.87 （1H，d，J = 8.4 Hz，H – 6''），4.91 （1H，d，J = 7.8 Hz，α – H），4.17 （1H，m，β – H），3.55 （1H，m，γ – H），3.35 （1H，m，γ – H），3.78 （3H，s，3'' – OCH_3），5.81 （1H，d，J = 6.6 Hz，3 – OH），11.89 （1H，s，5 – OH），10.83 （1H，s，7 – OH），9.14 （1H，s，4'' – OH），4.96 （1H，t，J = 4.8 Hz，γ – OH）。

^{13}C – NMR

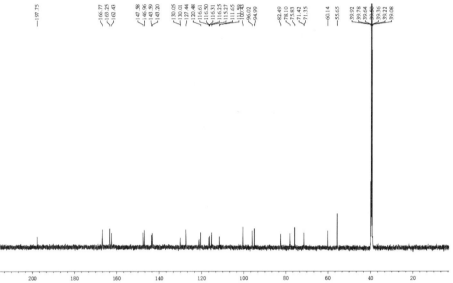

^{13}C – NMR （DMSO – d_6 ，150MHz） δ： 82.5 （C – 2），71.5 （C – 3），197.8 （C – 4），163.3 （C – 5），96.0 （C – 6），166.8 （C – 7），95.0 （C – 8），162.5 （C – 9），100.5 （C – 10），130.0 （C – 1'），116.3 （C – 2'），143.2 （C – 3'），143.6 （C – 4'），116.5 （C – 5'），121.3 （C – 6'），78.1 （C – α），75.8 （C – β），60.2 （C – γ），127.5 （C – 1''），111.7 （C – 2''），147.6 （C – 3''），147.0 （C – 4''），115.3 （C – 5''），120.5 （C – 6''），55.7 （ – OCH_3）。

参 考 文 献

［1］ Althagafy H S，Graf T N，Sy – Cordero A A，et al. Semisynthesis，cytotoxicity，antiviral activity，and drug interaction liability of 7 – O – methylated analogues of flavonolignans from milk thistle ［J］. Bioorganic & Medicinal Chemistry，2013，21 （13）：3919 – 3926.

水晶兰苷
Monotropein

【结构式】

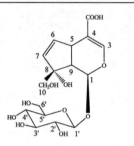

【分子式及分子量】 C₁₆H₂₂O₁₁; 390.34

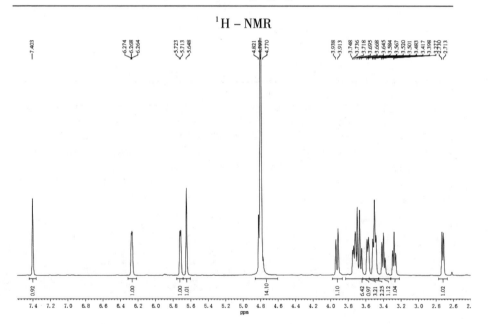

¹H – NMR (D₂O, 500MHz) δ: 7.40 (1H, *s*, H-3), 6.27 (1H, *m*, H-6), 5.72 (1H, *d*, *J* =5.0 Hz, H-6), 5.65 (1H, *brs*, H-1), 3.94 – 3.26 (9H, *m*, H-1′-6′, 5, 10), 2.72 (1H, *d*, *J* =8.5 Hz, H-9)。

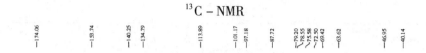

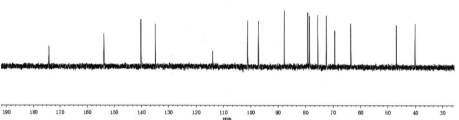

¹³C – NMR (D₂O, 125MHz) δ: 97.2 (C-1), 153.7 (C-3), 113.9 (C-4), 40.1 (C-5), 140.2 (C-6), 134.8 (C-7), 87.7 (C-8), 47.0 (C-9), 69.4 (C-10), 174.1 (-COOH), 101.2 (C-1′), 75.6 (C-2′), 78.6 (C-3′), 72.5 (C-4′), 79.2 (C-5′), 63.6 (C-6′)。

参 考 文 献

[1] Bergeron C, Marston A, Antus S, et al. Flavonoids from *Pyrola Elliptica* [J]. Phytochemistry, 1998, 49 (1): 233-236.

[2] Davini E, Esposito P, Iavarone C, et al. Structure and configuration of unedide, an iridoid glucoside from *Arbutus unedo* [J]. Phytochemistry, 1981, 20 (7): 583-1585.

水杨酸甲酯
Methylsalicylate

【结构式】

【分子式及分子量】 $C_8H_8O_3$；152.15

^1H-NMR

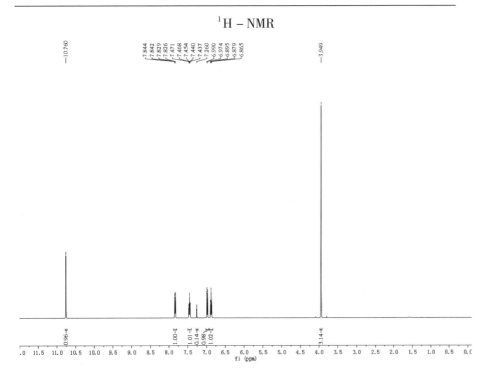

^1H-NMR（$CDCl_3$，500 MHz）δ：7.84（1H，*dd*，*J* =7.5，1.5 Hz，H −3），6.88（1H，*dd*，*J* = 7.0，7.0 Hz，H −4），7.45（1H，*ddd*，*J* =8.0，8.0，1.5 Hz，H −5），6.98（1H，*brd*，*J* =8.0 Hz，H −6），3.95（3H，*s*，H −8），10.76（1H，*s*，OH）[1]。

$^{13}C-NMR$

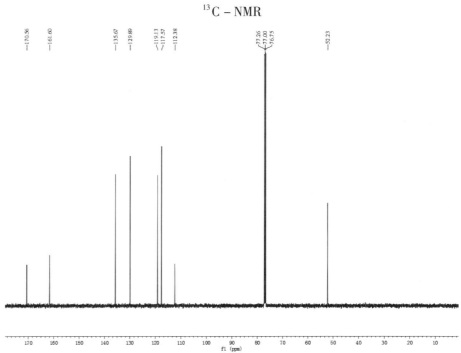

$^{13}C-NMR$（$CDCl_3$，125 MHz）δ：112.4（C −1），161.6（C −2），117.6（C −3），135.7（C − 4），119.1（C −5），129.9（C −6），170.6（C −7），52.2（C −8）[1]。

参 考 文 献

[1] 林瑞超，马双成. 中药化学对照品应用手册 ［M］. 北京：化学工业出版社，2013.

斯皮诺素
Spinosin

【结构式】

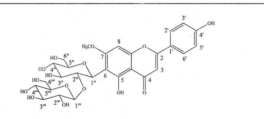

【分子式及分子量】 $C_{28}H_{32}O_{15}$；608.54

$^1H - NMR$

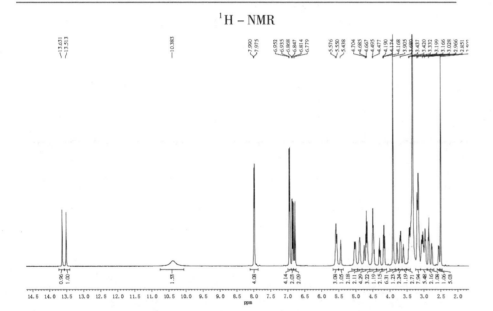

$^1H - NMR$ （D_2O，500MHz）δ：6.87，6.85 （1H，s，H-3），6.81，6.78 （1H，s，H-8），3.90 （3H，s，7-OCH_3），4.69 （1H，d，$J = 9.5$ Hz，H-1″），4.68 （1H，d，$J = 8.5$ Hz，H-1″），3.70 （1H，m，H-6″a），3.42 （1H，m，H-6″b），4.18，4.60 （1H，d，$J = 8.0$ Hz，H-1‴），3.20，3.17 （1H，m，H-6‴a），3.17，2.97 （1H，m，H-6‴b）。

$^{13}C - NMR$

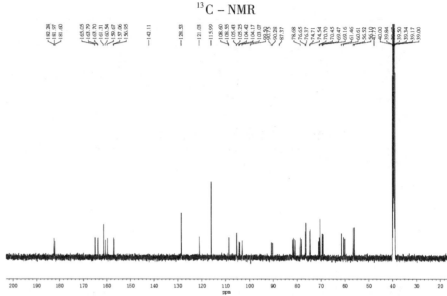

$^{13}C - NMR$ （D_2O，125MHz）δ：163.8，163.7 （C-2），103.1，103.0 （C-3），182.3，182.0 （C-4），160.5，159.7 （C-5），108.6，108.6 （C-6），163.9，165.0 （C-7），90.8，90.3 （C-8），157.1，157.0 （C-9），104.4，104.2 （C-10），121.0 （C-1′），128.5 （C-2′，6′），116.0 （C-3′，5′），161.3 （C-4′），56.5，56.1 （7-OCH_3），71.0，70.7 （C-1″），81.2，80.8 （C-2″），78.7，78.3 （C-3″），70.4 （C-4″），81.9，81.6 （C-5″），61.5 （C-6″），105.2，105.4 （C-1‴），74.7，74.5 （C-2‴），76.6，76.4 （C-3‴），69.5，69.2 （C-4‴），76.4 （C-5‴），60.6，60.1 （C-6‴）。

注：本品结构为碳苷，存在部分双信号现象。

参 考 文 献

［1］ Bjørøy Ø，Rayyan S，Fossen T，et al. C - glycosylanthocyanidins synthesized from C - glycosylflavones ［J］. Phytochemistry，2009，70 （2）：278 - 287.

松果菊苷
Echinacoside

【结构式】

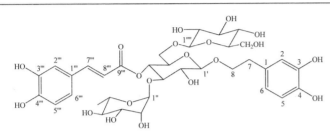

【分子式及分子量】 $C_{35}H_{46}O_{20}$ ；786.73

^1H-NMR

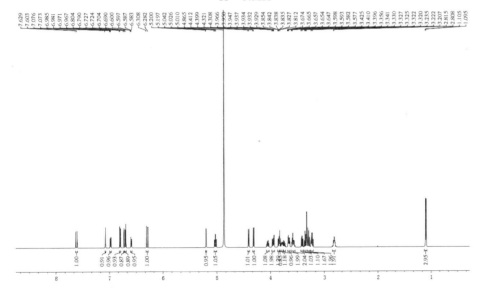

$^{13}C-NMR$

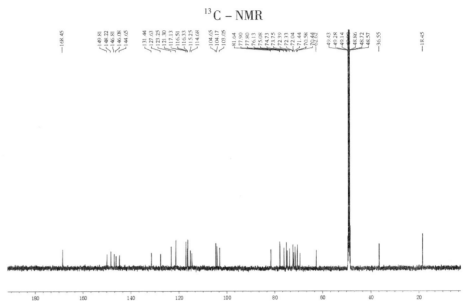

$^{13}C-NMR$ （CD_3OD, 150MHz） δ： 131.4 （C-1）, 116.5 （C-2）, 144.7 （C-3）, 146.1 （C-4）, 117.1 （C-5）, 121.3 （C-6）, 36.6 （C-7）, 72.4 （C-8）, 104.2 （C-1'）, 76.1 （C-2'）, 81.6 （C-3'）, 70.4 （C-4'）, 74.7 （C-5'）, 69.4 （C-6'）, 103.1 （C-1'）, 72.3 （C-2'）, 72.0 （C-3'）, 73.8 （C-4'）, 70.6 （C-5'）, 18.4 （C-6'）, 127.6 （C-1''）, 114.7 （C-2''）, 149.8 （C-3''）, 146.8 （C-4''）, 116.3 （C-5''）, 123.3 （C-6''）, 148.2 （C-7''）, 115.3 （C-8''）, 168.5 （C-9''）, 104.7 （C-1'''）, 74.7 （C-2'''）, 77.9 （C-3'''）, 71.4 （C-4'''）, 77.8 （C-5'''）, 62.6 （C-6'''）。

^1H-NMR （CD_3OD, 600MHz） δ： 7.07 （1H, d, $J=1.8Hz$, H-2''）, 6.80 （1H, d, $J=8.4Hz$, H-5''）, 6.98 （1H, dd, $J=8.4, 2.4Hz$, H-6''）, 7.61 （1H, d, $J=15.6Hz$, H-7''）, 6.30 （1H, d, $J=15.6Hz$, H-8''）, 6.72 （1H, d, $J=1.8Hz$, H-2）, 6.70 （1H, d, $J=8.4Hz$, H-5）, 6.59 （1H, dd, $J=8.4, 2.1Hz$, H-6）, 2.81 （2H, td, $J=7.5, 3.6Hz$, H-7）, 3.93 （1H, m, H-8）, 3.58 （1H, m, H-8）, 4.41 （1H, d, $J=7.8Hz$, H-1'）, 3.85 （1H, dd, $J=9.6, 2.4Hz$, H-3'）, 5.03 （1H, dd, $J=9.6, 9.6Hz$, H-4'）, 5.20 （1H, d, $J=1.8Hz$, H-1'）, 1.07 （3H, d, $J=6.0Hz$, H-6'）, 4.31 （1H, d, $J=7.8Hz$, H-1''）。

参 考 文 献

[1] 林瑞超，马双成．中药化学对照品应用手册 ［M］．北京：化学工业出版社，2013.

松香酸

Abietic acid

【结构式】

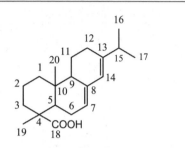

【分子式及分子量】 C$_{20}$H$_{30}$O$_2$；302.46

^{1}H – NMR

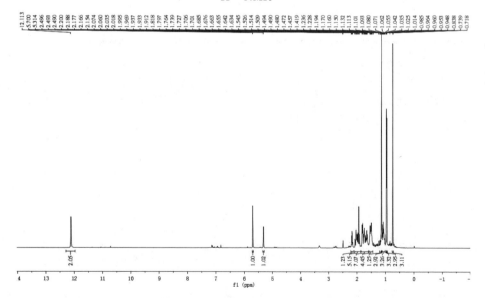

^{1}H – NMR （DMSO – d_6，600MHz） δ：0.74 （3H，s，20 – CH$_3$），0.95 （3H，d，J = 3.0Hz，16 – CH$_3$），0.96 （3H，d，J = 3.0Hz，17 – CH$_3$），1.13 （3H，s，19 – CH$_3$），5.31 （1H，s，H – 7），5.70 （1H，s，H – 14），12.11 （1H，s，– COOH ）。

^{13}C – NMR

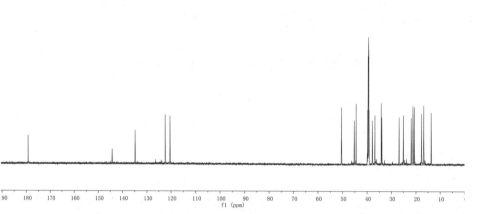

^{13}C – NMR （DMSO – d_6，150MHz） δ：37.9 （C – 1），17.7 （C – 2），36.8 （C – 3），45.3 （C – 4），44.5 （C – 5），25.1 （C – 6），120.4 （C – 7），134.9 （C – 8），50.4 （C – 9），34.0 （C – 10），22.0 （C – 11），26.8 （C – 12），144.2 （C – 13），122.4 （C – 14），34.2 （C – 15），20.7 （C – 16），21.3 （C – 17），179.3 （C – 18），16.8 （C – 19），13.8 （C – 20）。

参 考 文 献

[1] 林瑞超，马双成. 中药化学对照品应用手册 ［M］. 北京：化学工业出版社，2013.

松脂醇二葡萄糖苷
Pinoresinol diglucoside

【结构式】

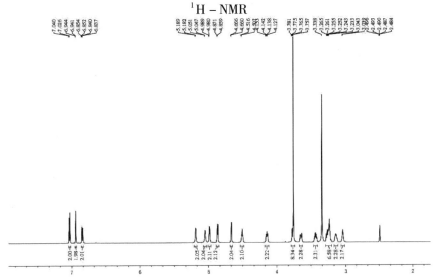

【分子式及分子量】 C₃₂H₄₂O₁₆；682.67

$$\text{【分子式及分子量】} \quad C_{32}H_{42}O_{16}; \quad 682.67$$

¹H - NMR

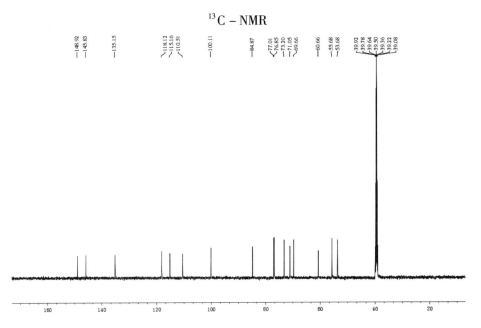

¹³C - NMR

¹³C - NMR（DMSO - d_6，150MHz）δ：135.2（C - 1，1'），110.5（C - 2，2'），148.9（C - 3，3'），145.8（C - 4，4'），115.2（C - 5，5'），118.1（C - 6，6'），84.9（C - 7，7'），53.7（C - 8，8'），71.0（C - 9，9'），55.7（3，3' - OCH₃），100.1（C - 1''，1'''），73.2（C - 2''，2'''），77.0（C - 3''，3'''），69.7（C - 4''，4'''），76.9（C - 5''，5'''），60.7（C - 6''，6'''）[1]。

¹H - NMR（DMSO - d_6，600MHz）δ：6.95（2H，d，J = 1.8Hz，H - 2，2），7.04（2H，d，J = 8.4 Hz，H - 5，5'），6.86（2H，dd，J = 8.4，1.2Hz，H - 6，6'），4.67（2H，d，J = 3.6 Hz，H - 7，7'），3.05（2H，m，H - 8，8'），4.15（2H，dd，J = 9.0，6.6Hz，H - 9），3.78（2H，dd，J = 9.6，3.6Hz，H - 9'），3.77（6H，s，2 × - OCH₃），4.88（2H，d，J = 7.2 Hz，H - 1''，1'''），3.12 ~ 3.28（8H，m，H - 2''，2''' ~ 5''，5'''），3.66（2H，dd，J = 12.0，3.0Hz，H - 6''），3.44（2H，m，H - 6''')[1]。

参 考 文 献

[1] 林瑞超，马双成. 中药化学对照品应用手册 [M]. 北京：化学工业出版社，2013.

酸浆苦味素 L

Physalin L

【结构式】

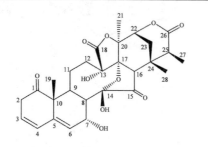

【分子式及分子量】C$_{28}$H$_{32}$O$_{10}$；528.55

^{1}H – NMR

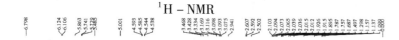

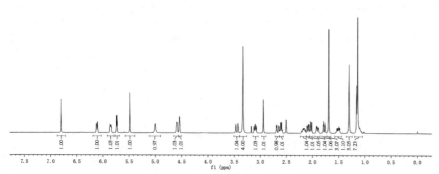

^{13}C – NMR

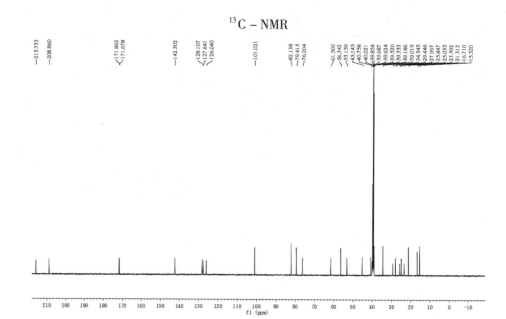

^{13}C – NMR（DMSO – d_6，150MHz）δ：208.9（C – 1），39.5（C – 2）＊，127.6（C – 3），126.0（C – 4），142.5（C – 5），128.1（C – 6），61.5（C – 7），45.1（C – 8），28.0（C – 9），56.3（C – 10），23.6（C – 11），25.8（C – 12），79.4（C – 13），101.0（C – 14），215.7（C – 15），53.2（C – 16），82.1（C – 17），171.9（C – 18），21.3（C – 19），82.1（C – 20），25.0（C – 21），76.2（C – 22），29.4（C – 23），34.5（C – 24），40.8（C – 25），171.7（C – 26），16.7（C – 27），15.5（C – 28）。

＊：与溶剂峰重叠。

^{1}H – NMR（DMSO – d_6，600MHz）δ：1.10（1H，m，H – 11β），1.14（3H，s，19 – CH$_3$），1.15（3H，d，J = 12.0Hz，27 – CH$_3$），1.30（3H，s，28 – CH$_3$），1.51（1H，dd，J = 19.8，9.6Hz，H – 11α），1.69（3H，s，21 – CH$_3$），1.77（1H，br d，J = 18.0Hz，H – 23′），1.91（1H，dd，J = 18.6，6.6Hz，H – 12β），2.03（1H，dd，J = 1.8，14.4Hz，H – 8），2.08（1H，dd，J = 18.0，5.4Hz，H – 23），2.17（1H，m，H – 12α），2.60（1H，q，J = 9.0Hz，H – 25），2.68（1H，dd，J = 24.0，4.8Hz，H – 2α），2.94（1H，s，H – 16），3.10（1H，dd，J = 13.8，10.8Hz，H – 9），3.47（1H，br t，J = 24.0Hz，H – 2β），4.54（1H，m，H – 22），4.59（1H，m，H – 7），5.00（1H，br s，7 – OH），5.49（1H，s，13 – OH），5.76（1H，br d，J = 7.2Hz，H – 6），5.85（1H，m，H – 3），6.13（1H，d，J = 10.8Hz，H – 4），6.80（1H，s，14 – OH）。

参 考 文 献

[1] 林瑞超，马双成．中药化学对照品应用手册［M］．北京：化学工业出版社，2013.

酸枣仁皂苷 A
Jujuboside A

【结构式】

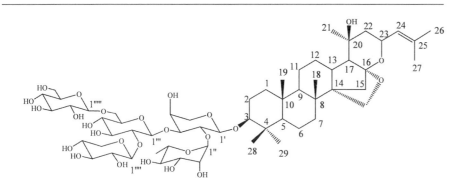

【分子式及分子量】C_{58}H_{94}O_{26}；1207.35

^{1}H - NMR

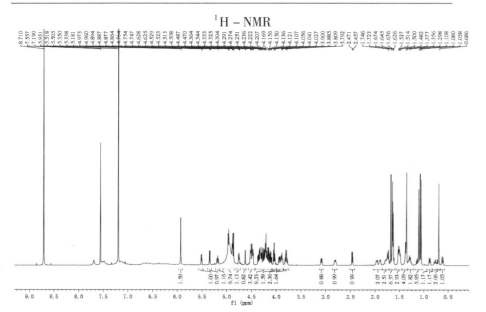

^{1}H - NMR（C_5D_5N，600MHz）δ：0.69（3H，s，H-19），1.06（3H，s，H-29），1.08（3H，s，H-18），1.11（3H，s，H-28），1.36（3H，s，H-21），1.63（3H，d，J=6.0Hz，H-6''），1.64（3H，s，H-26），1.67（3H，s，H-27），2.46（1H，d，J=8.4Hz，H-23），5.51（1H，d，J=7.8Hz，H-24），4.87（1H，d，J=7.8Hz，H-1'''''），4.89（1H，d，J=4.2Hz，H-1'），4.97（1H，d，J=7.8Hz，H-1'''），5.34（1H，d，J=7.2Hz，H-1''''），5.93（1H，s，H-1''）[1]。

^{13}C - NMR

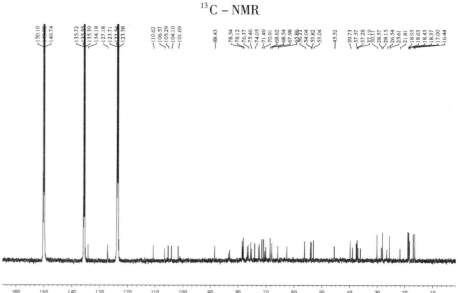

^{13}C - NMR（C_5D_5N，150MHz）δ：38.9（C-1），26.5（C-2），88.4（C-3），39.7（C-4），56.2（C-5），18.6（C-6），36.0（C-7），37.6（C-8），53.0（C-9），37.7（C-10），21.8（C-11），28.6（C-12），37.3（C-13），53.8（C-14），36.9（C-15），110.6（C-16），54.0（C-17），18.4（C-18），16.4（C-19），68.5（C-20），30.1（C-21），45.5（C-22），68.6（C-23），127.2（C-24），134.2（C-25），25.6（C-26），18.9（C-27），28.2（C-28），17.0（C-29），65.9（C-30），104.1（C-1'），75.2（C-2'），83.4（C-3'），68.0（C-4'），62.6（C-5'），101.2（C-1''），72.6（C-2''），72.5（C-3''），74.0（C-4''），70.1（C-5''），18.3（C-6''），101.7（C-1'''），83.1（C-2'''），78.1（C-3'''），71.5（C-4'''），76.6（C-5'''），70.4（C-6'''），106.6（C-1''''），76.4（C-2''''），78.3（C-3''''），70.9（C-4''''），65.9（C-5''''），105.3（C-1'''''），78.5（C-5'''''），78.1（C-3'''''），75.5（C-2'''''），71.5（C-4'''''），62.6（C-6'''''）[1]。

参 考 文 献

[1] 黄之锴，张晓梅，姜燕，等．酸枣仁芽的化学成分分离鉴定［J］．中国实验方剂学杂志，2019，25（2）：175-180．

酸枣仁皂苷 B

Jujuboside B

【结构式】

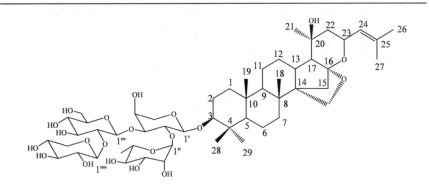

【分子式及分子量】 C$_{52}$H$_{84}$O$_{21}$；1045.21

^{1}H – NMR

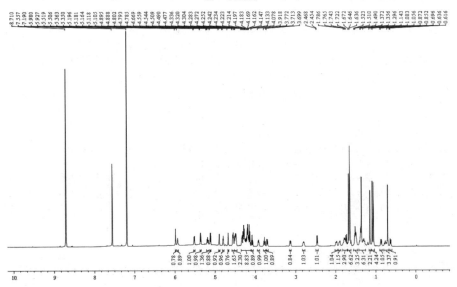

^{1}H – NMR （C$_5$D$_5$N，600MHz）δ：0.70（3H，*s*，H – 19），1.06（3H，*s*，H – 29），1.08（3H，*s*，H – 18），1.14（3H，*s*，H – 28），1.36（3H，*s*，H – 21），1.65（3H，*s*，H – 26），1.64（3H，*d*，*J* = 6.0Hz，H – 6″），1.67（3H，*s*，H – 27），5.51（1H，*d*，*J* = 7.8Hz，H – 24），4.89（1H，*d*，*J* = 4.2Hz，H – 1′），5.11（1H，*d*，*J* = 7.8Hz，H – 1‴），5.35（1H，*d*，*J* = 7.8Hz，H – 1⁗），5.93（1H，*brs*，H – 1″）[1-2]。

^{13}C – NMR

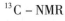
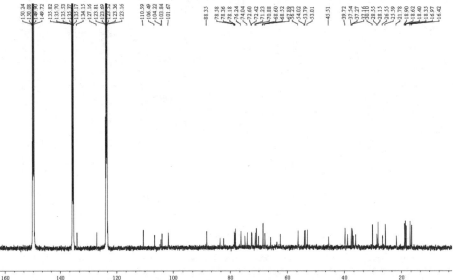

^{13}C – NMR （C$_5$D$_5$N，150MHz）δ：39.7（C – 1），26.6（C – 2），88.4（C – 3），38.9（C – 4），56.2（C – 5），18.4（C – 6），36.0（C – 7），37.2（C – 8），53.0（C – 9），37.3（C – 10），21.8（C – 11），28.6（C – 12），37.5（C – 13），53.8（C – 14），36.9（C – 15），110.6（C – 16），54.0（C – 17），18.4（C – 18），17.0（C – 19），68.6（C – 20），30.1（C – 21），45.5（C – 22），68.5（C – 23），127.2（C – 24），134.2（C – 25），25.6（C – 26），18.9（C – 27），28.2（C – 28），16.4（C – 29），65.8（C – 30），103.8（C – 1′），74.9（C – 2′），83.6（C – 3′），67.9（C – 4′），62.4（C – 5′），101.7（C – 1″），72.6（C – 2″），72.4（C – 3″），74.0（C – 4″），70.1（C – 5″），18.6（C – 6″），103.8（C – 1‴），82.3（C – 2‴），78.4（C – 3‴），71.2（C – 4‴），78.6（C – 5‴），62.5（C – 6‴），106.5（C – 1⁗），76.2（C – 2⁗），78.2（C – 3⁗），70.9（C – 4⁗），67.8（C – 5⁗）。

参 考 文 献

[1] 黄之镨，张晓梅，姜燕，等．酸枣仁芽的化学成分分离鉴定［J］．中国实验方剂学杂志，2019，25（2）：175－180.

[2] 白焱晶，程功，陶晶，等．酸枣仁皂苷 E 的结构鉴定［J］．药学学报，2003，38（12）：934－937.

穗花杉双黄酮
Amentoflavone

【结构式】

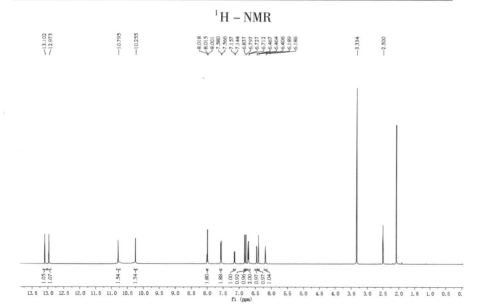

【分子式及分子量】$C_{30}H_{18}O_{10}$；538.46

^1H-NMR

^1H-NMR（CD_3OD，600MHz）δ：6.19（1H，d，$J=1.8Hz$，H-6），6.41（1H，s，H-6''），6.46（1H，d，$J=1.8Hz$，H-8），6.84，6.80（each 1H，s，H-3，3''），6.72（2H，d，$J=9.0Hz$，H-3''', 5'''），7.15（1H，d，$J=7.8Hz$，H-5'），7.58（2H，d，$J=8.4Hz$，H-2''', 6'''），8.02（1H，dd，$J=10.2$，1.8Hz，H-6'），8.01（1H，m，H-2'）。

$^{13}C-NMR$

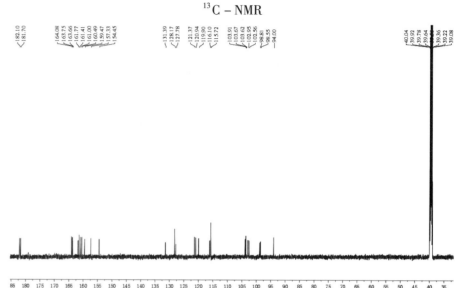

$^{13}C-NMR$（CD_3OD，150MHz）δ：164.1（C-2），103.0（C-3），181.7（C-4），161.4（C-5），98.6（C-6），163.8（C-7），94.0（C-8），159.5（C-9），103.6（C-10），121.4（C-1'），127.8（C-2'），121.4（C-3'），161.0（C-4'），119.9（C-5'），131.4（C-6'），164.1（C-2''），102.6（C-3''），182.1（C-4''），161.8（C-5''），98.8（C-6''），163.7（C-7''），103.9（C-8''），157.3（C-9''），103.7（C-10''），120.9（C-1'''），128.2（C-2'''），115.7（C-3'''），161.0（C-4'''），116.1（C-5'''），128.2（C-6'''）。

参考文献

［1］ Ohmoto T，Yoshida O. Constituents of Pollen. XI. Constituents of Cryptomeria japonica D. Don ［J］. Chemical and Pharmaceutical Bulletin，1983，31（3）：919-924.

太子参环肽 B
Heterophyllin B

【结构式】

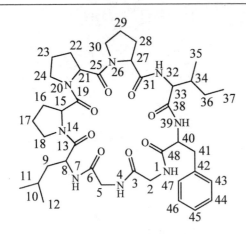

【分子式及分子量】 C_40H_58O_8N_8 ; 778.94

$$C_{40}H_{58}O_8N_8 ; 778.94$$

¹H - NMR

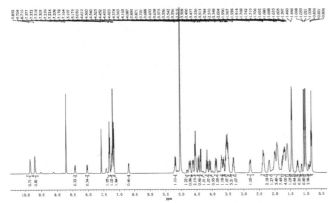

¹H - NMR （C_5D_5N, 600MHz）δ: 9.85 （H-1）, 4.07, 4.37 （H-2）, 9.70 （H-4）, 3.89, 4.72 （H-5）, 8.03 （H-7）, 5.20 （H-8）, 1.71, 2.37 （H-9）, 1.92 （H-10）, 1.01 （H-11）, 1.06 （H-12）, 4.63 （H-15）, 1.92, 2.18 （H-16）, 1.71, 1.92 （H-17）, 3.52, 3.88 （H-18）, 3.52 （H-21）, 1.72, 2.00 （H-22）, 1.45, 1.60 （H-23）, 3.31, 3.54 （H-24）, 4.44 （H-27）, 2.00, 2.79 （H-28）, 1.60, 1.71 （H-29）, 3.54, 3.64 （H-30）, 8.42 （H-32）, 4.54 （H-33）, 2.37 （H-34）, 1.45 （H-35）, 1.26, 1.60 （H-36）, 0.88 （H-37）, 6.69 （H-39）, 4.62 （H-40）, 3.69, 4.16 （H-41）, 7.31 （H-45）。

¹³C - NMR

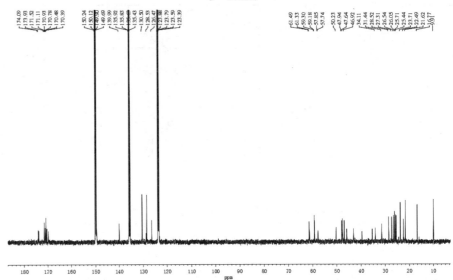

¹³C - NMR （C_5D_5N, 150MHz）δ: 45.9 （C-2）, 170.9 （C-3）, 43.1 （C-5）, 170.4 （C-6）, 50.3 （C-8）, 39.7 （C-9）, 26.1 （C-10）, 21.6 （C-11）, 23.7 （C-12）, 171.1 （C-13）, 59.3 （C-15）, 27.3 （C-16）, 25.7 （C-17）, 47.9 （C-18）, 171.5 （C-19）, 59.2 （C-21）, 28.5 （C-22）, 25.4 （C-23）, 47.6 （C-24）, 170.8 （C-25）, 61.5 （C-27）, 31.4 （C-28）, 22.5 （C-29）, 46.9 （C-30）, 170.5 （C-31）, 61.3 （C-33）, 35.4 （C-34）, 16.8 （C-35）, 26.5 （C-36）, 9.9 （C-37）, 173.9 （C-38）, 57.8 （C-40）, 34.1 （C-41）, 140.0 （C-42）, 126.5 （C-44）, 128.5 （C-45）, 130.5 （C-46）, 174.1 （C-48）。

参 考 文 献

［1］ Tan N H, Zhou J, Chen C X, et al. Cyclopeptides from the roots of *Pseudostellaria heterophylla* [J] . Phytochemistry, 1993, 32 （5）: 1327-1330.

桃叶珊瑚苷

Aucubin

【结构式】

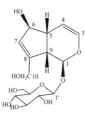

【分子式及分子量】 $C_{15}H_{22}O_9$ ；346.33

^1H – NMR

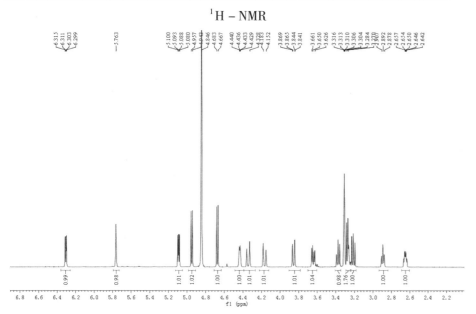

^1H – NMR （CD$_3$OD，500 MHz）δ：5.09（1H，dd，J = 6.5，4.0 Hz，H – 1），6.31（1H，dd，J = 6.0，2.0 Hz，H – 3），4.95（1H，d，J = 7.0 Hz，H – 4），2.65（1H，m，H – 5），4.68（1H，d，J = 7.5 Hz，H – 6），5.76（1H，brs，H – 7），2.89（1H，dd，J = 7.5，7.0 Hz，H – 9），4.34（1H，d，J = 15.5 Hz，H – 10），4.18（1H，d，J = 15.5 Hz，H – 10），4.43（1H，d，J = 5.5 Hz，H – 1′）[1]。

^{13}C – NMR

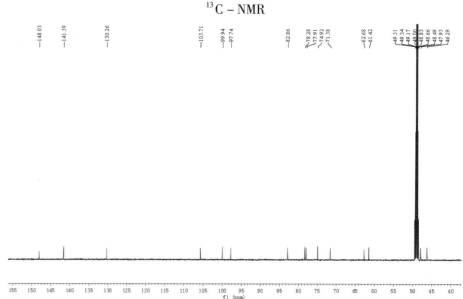

^{13}C – NMR （CD$_3$OD，125 MHz）δ：97.7（C – 1），141.6（C – 3），105.7（C – 4），46.3（C – 5），82.9（C – 6），130.3（C – 7），148.0（C – 8），48.0（C – 9），61.4（C – 10），99.9（C – 1′），74.9（C – 2′），78.3（C – 3′），71.6（C – 4′），77.9（C – 5′），62.7（C – 6′）[2]。

参考文献

[1] 李发荣，杨建雄，李宝林，等. 太白参中桃叶珊瑚苷的分离鉴定和提取工艺研究 [J]. 中草药，2003，34（9）：802 – 803.

[2] 关放，王军宪，杨云. 美观马先蒿化学成分的研究 [J]. 中药材，2004，27（12）：920 – 921.

特女贞苷

Specnuezhenide

【结构式】

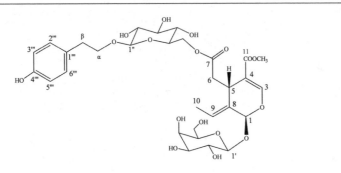

【分子式及分子量】 C_{31}H_{42}O_{17}；686.66

¹H - NMR

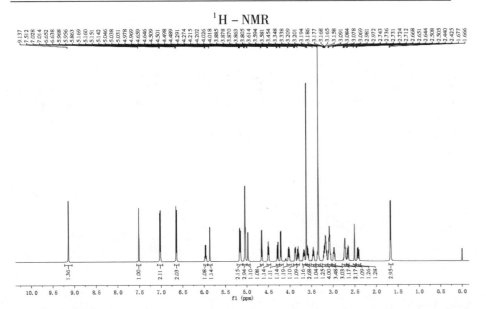

¹H - NMR（DMSO - d_6，600MHz）δ：9.14（1H，s，Ph - OH），7.51（1H，s，H - 3），7.03（2H，d，J = 8.4Hz，H - 2''',6'''），6.64（2H，d，J = 8.4Hz，H - 3''',5'''），5.96（1H，q，H - 8），5.86（1H，s，H - 1），5.04（1H，d，J = 9Hz，H - 1''），4.97（1H，d，J = 5.4Hz，H - 1'），4.65（1H，d，J = 7.8Hz，H - 6），4.21（1H，d，J = 7.8Hz，H - 6），4.02（1H，dd，J = 4.8Hz，H - 5），3.87（1H，dd，J = 4.2Hz，α - CH_2），3.80（1H，brs，α - CH_2），3.61（3H，s，- OCH_3），3.59 ~ 3.43（m），3.10 ~ 2.96（4H，m），2.73（2H，t，J = 4.2Hz，β - CH_2），1.67（3H，d，J = 6.6Hz，10 - CH_3）。

¹³C - NMR

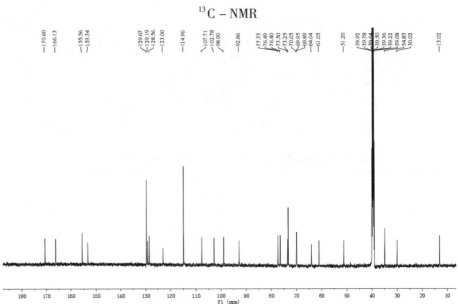

¹³C - NMR（DMSO - d_6，150MHz）δ：92.9（C - 1），153.3（C - 3），129.2（C - 4），30.0（C - 5），39.1（C - 6），170.6（C - 7），123.0（C - 8），107.7（C - 9），13.0（C - 10），166.1（C - 11），51.2（- OCH_3），98.9（C - 1'），73.2（C - 2'），73.5（C - 3'），69.9（C - 4'），76.5（C - 5'），61.0（C - 6'），70.0（C - α），34.8（C - β），102.8（C - 1''），73.2（C - 2''），77.3（C - 3''），70.0（C - 4''），76.4（C - 5''），64.0（C - 6''），128.6（C - 1'''），115.0（C - 2'''），129.7（C - 3'''），155.6（C - 4'''），129.7（C - 5'''），115.0（C - 6'''）。

参 考 文 献

[1] 林瑞超，马双成. 中药化学对照品应用手册 [M]. 北京：化学工业出版社，2013.

天麻素
Gastrodin

【结构式】

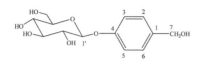

【分子式及分子量】 $C_{13}H_{18}O_7$; 286. 27

^1H-NMR

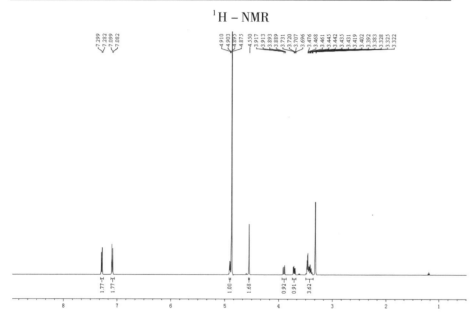

$^{13}C-NMR$

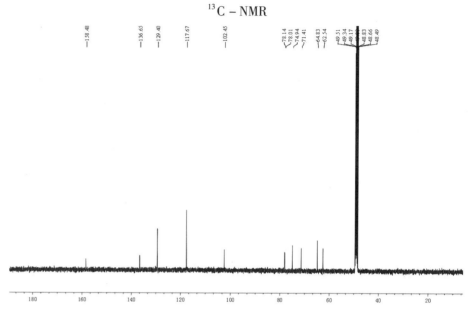

$^{13}C-NMR$（CD_3OD）δ：136. 5（C-1），129. 4（C-2），117. 7（C-3），158. 5（C-4），117. 6（C-5），129. 3（C-6），64. 8（C-7），102. 4（C-1'），74. 9（C-2'），78. 1（C-3'），71. 4（C-4'），78. 0（C-5'），62. 5（C-6'）。

^1H-NMR（CD_3OD）δ：3. 43 ~ 3. 90（糖部分氢），4. 55（2H，s，H-7），4. 90（1H，m，H-1'），7. 09（2H，d，$J=8.6Hz$，H-2，6），7. 29（2H，d，$J=8.5Hz$，H-3，5）。

参 考 文 献

［1］林瑞超，马双成 . 中药化学对照品应用手册 ［M］. 北京：化学工业出版社，2013.

甜菜碱
Betaine

【结构式】

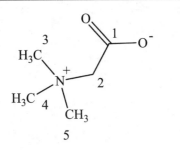

【分子式及分子量】C$_5$H$_{11}$NO$_2$；117.15

^{1}H - NMR

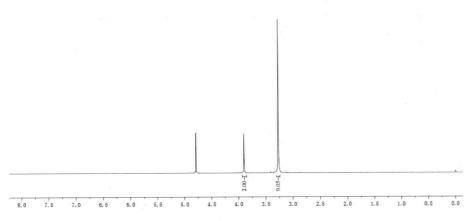

^{1}H - NMR （D$_2$O, 600MHz）δ：3.90 （2H, s, H-2），3.27 （9H, s, H-3, 4, 5）。

^{13}C - NMR

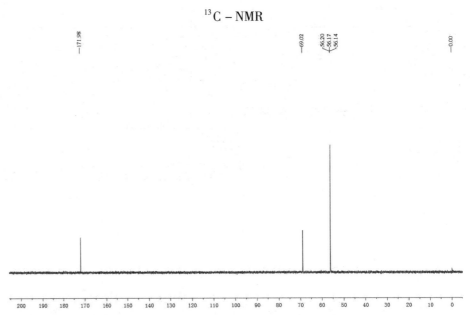

^{13}C - NMR （D$_2$O, 150MHz）δ：172.0 （C-1），69.0 （C-2），56.2 （C-3），56.2 （C-4），56.1 （C-5）。

参 考 文 献

[1] 霍长虹，王邠，梁鸿，等. 红树林植物老鼠簕化学成分的研究 ［J］. 中国中药杂志，2006，31（24）：2052-2054.

甜菊苷
Stevioside

【结构式】

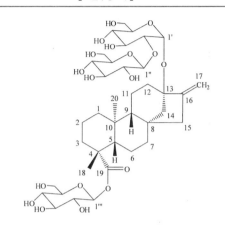

【分子式及分子量】 $C_{38}H_{60}O_{18}$；804.87

^1H – NMR

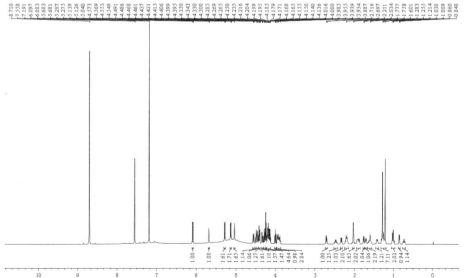

^1H – NMR（C_5D_5N，600MHz）δ：6.11（1H，d，J = 8.4Hz，H – 1'''），5.31，5.16（1H for each，d，J = 7.2 Hz，H – 1' or H – 1''），5.71（1H，s，H – 17），5.06（1H，brs，H – 17），1.31（3H，s，H – 18），1.24（3H，s，H – 20）[1]。

^{13}C – NMR

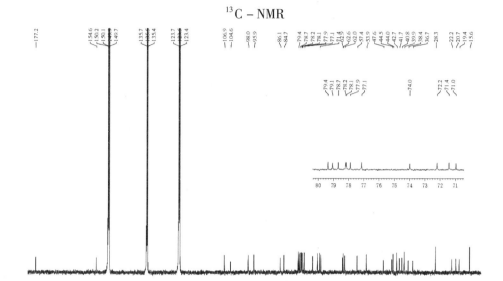

^{13}C – NMR（C_5D_5N，150MHz）δ：40.8（C – 1），19.4（C – 2），38.4（C – 3），44.0（C – 4），57.4（C – 5），22.2（C – 6），41.7（C – 7），42.7（C – 8），53.9（C – 9），39.9（C – 10），20.7（C – 11），36.7（C – 12），86.1（C – 13），44.5（C – 14），47.6（C – 15），154.6（C – 16），104.6（C – 17），28.3（C – 18），177.2（C – 19），15.6（C – 20），98.0（C – 1'），84.7（C – 2'），77.9（C – 3'），71.4（C – 4'），78.1（C – 5'）*，62.6（C – 6'），106.9（C – 1''），77.1（C – 2''），78.1（C – 3''），72.2（C – 4''），78.2（C – 5''）*，62.9（C – 6''），95.9（C – 1'''），74.0（C – 2'''），79.1（C – 3'''），71.0（C – 4'''），79.4（C – 5'''），62.0（C – 6'''）[1]。

*：两个信号比较接近，化学位移可能互换。

参考文献

[1] Chaturvedula V，Prakash I. Acid and Alkaline Hydrolysis Studies of Stevioside and Rebaudioside A. [J]. Journal of Applied Pharmaceutical Science，2011，1（8）：104 – 108.

通关藤苷 H

Tenacissoside H

【结构式】

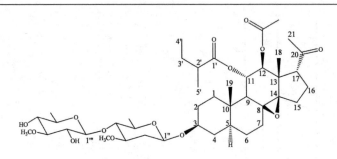

【分子式及分子量】 $C_{42}H_{66}O_{14}$；794.97

$^1H - NMR$

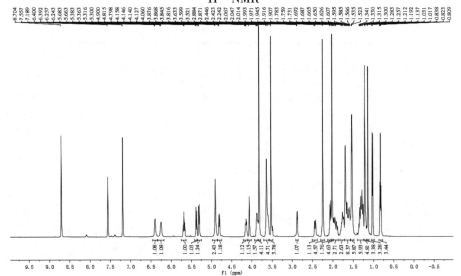

$^1H - NMR$ （C_5D_5N, 600MHz） δ: 0.82 （3H, t, $J = 8.4$Hz, 4′-CH_3）, 1.03 （3H, d, $J = 8.4$Hz, 5′-CH_3）, 1.14 （3H, s, 19-CH_3）, 1.21 （3H, s, 18-CH_3）, 1.53 （3H, d, $J = 7.2$Hz, 6″-CH_3,）, 1.69 （3H, $br s$, 6‴-CH_3）, 2.01 （3H, s, -OOCCH_3）, 2.24 （3H, s, 21-CH_3）, 2.88 （1H, d, $J = 7.8$ Hz, H-17β）, 3.52, 3.85 （3H each, s, 3″, 3‴-OCH_3）, 4.06 （1H, $br s$, H-3‴）, 4.81 （1H, d, $J = 10.2$ Hz, H-1″）, 5.32 （1H, d, $J = 9.6$ Hz, H-1‴）, 5.37 （1H, d, $J = 10.2$ Hz, H-12α）, 5.67 （1H, t, $J = 10.2$ Hz, H-11β）。

$^{13}C - NMR$

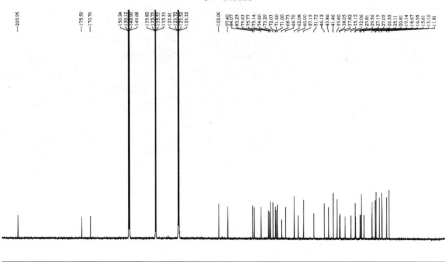

$^{13}C - NMR$ （C_5D_5N, 150MHz） δ: 37.8 （C-1）, 29.6 （C-2）, 75.8 （C-3）, 35.1 （C-4）, 43.8 （C-5）, 27.0 （C-6）, 25.1 （C-7）, 66.7 （C-8）, 51.7 （C-9）, 39.4 （C-10）, 68.7 （C-11）, 75.1 （C-12）, 46.1 （C-13）, 71.6 （C-14）, 32.1 （C-15）, 27.2 （C-16）, 60.0 （C-17）, 13.1 （C-18）, 17.0 （C-19）, 209.9 （C-20）, 29.8 （C-21）, 175.5 （C-1′）, 41.5 （C-2′）, 26.5 （C-3′）, 11.8 （C-4′）, 15.6 （C-5′）, 97.4 （C-1″）, 38.0 （C-2″）, 79.6 （C-3″）, 83.2 （C-4″）, 72.0 （C-5″）, 18.7 （C-6″）, 57.1 （3″-OCH_3）, 102.1 （C-1‴）, 73.3 （C-2‴）, 84.1 （C-3‴）, 74.6 （C-4‴）, 71.0 （C-5‴）, 19.1 （C-6‴）, 62.1 （3‴-OCH_3）, 170.8 （-OO$\underline{C}$CH_3）, 20.8 （-OOC$\underline{CH_3}$）。

参 考 文 献

[1] 林瑞超, 马双成. 中药化学对照品应用手册 [M]. 北京: 化学工业出版社, 2013.

土贝母苷甲
Tubeimoside Ⅰ

【结构式】

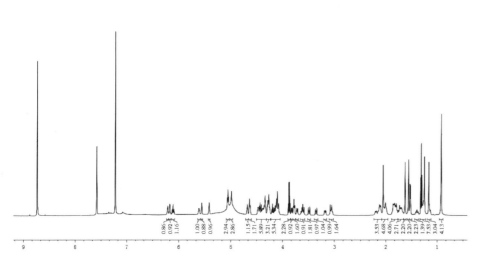

【分子式及分子量】 C$_{63}$H$_{98}$O$_{29}$；1319.43

^{1}H – NMR

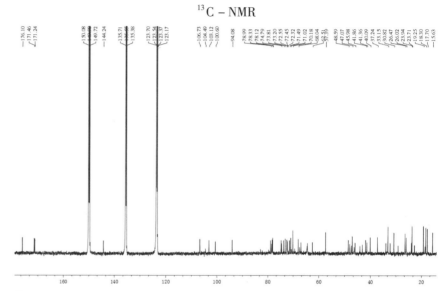

^{1}H – NMR（C$_5$D$_5$N, 600MHz）δ：6.17（1H, brs, H－1″），6.10（1H, t, J＝9.8Hz, H－4″″），5.61（1H, d, J＝6.6Hz, H－1‴），5.56（1H, d, J＝6.6Hz, H－4″），5.06（1H, d, J＝6.6Hz, H－1′），5.05（1H, d, J＝7.2Hz, H－1″″″），1.53（3H, d, J＝6.6Hz, H－6″″），2.05（3H, s, 3″″″－CH$_3$），1.63（3H, s, H－25），1.57（3H, s, H－24），1.26（3H, s, H－27），1.17（3H, s, H－26），0.92（6H, s, H－29 and 30）[1]。

^{13}C – NMR

^{13}C – NMR（C$_5$D$_5$N, 150MHz）δ：44.1（C－1），69.4（C－2），83.0（C－3），43.1（C－4），48.0（C－5），19.3（C－6），33.1（C－7）^{a}，40.1（C－8），48.6（C－9），37.2（C－10），23.9（C－11），123.2（C－12），144.2（C－13），41.9（C－14），29.2（C－15），22.7（C－16），47.1（C－17），41.4（C－18），46.0（C－19）^{c}，30.8（C－20），34.0（C－21），32.3（C－22）^{a}，64.6（C－23）^{d}，15.6（C－24），17.7（C－25），17.7（C－26），26.0（C－27）^{b}，176.1（C－28），33.1（C－29），23.7（C－30），103.1（C－1′），79.7（C－2′），79.0（C－3′）^{e}，71.5（C－4′），78.3（C－5′）^{e}，62.5（C－6′），104.4（C－1″），73.8（C－2″），72.3（C－3″），72.5（C－4″），64.6（C－5″）^{d}，94.1（C－1‴），74.6（C－2‴），70.2（C－3‴），68.0（C－4‴），64.4（C－5‴）^{d}，100.6（C－1″″），72.5（C－2″″），78.1（C－3″″），73.2（C－4″″），68.0（C－5″″），18.3（C－6″″），106.7（C－1″″″），74.8（C－2″″″），78.5（C－3″″″），71.1（C－4″″″），67.0（C－5″″″），171.5（C－1″″″″），47.1（C－2″″″″），70.2（C－3″″″″），46.3（C－4″″″″）^{c}，171.2（C－5″″″″），26.5（3″″″″－CH$_3$）^{b}[1]。

备注：相同上标的化学位移可以相互交换。

参考文献

[1] 孔凡华，朱大元，徐任生. 土贝母化学成分的研究 [J]. 化学学报，1988，46（4）：772－778.

土荆皮乙酸
Pseudolaric acid B

【结构式】

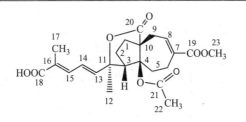

【分子式及分子量】C$_{23}$H$_{28}$O$_8$；432.47

^{1}H - NMR

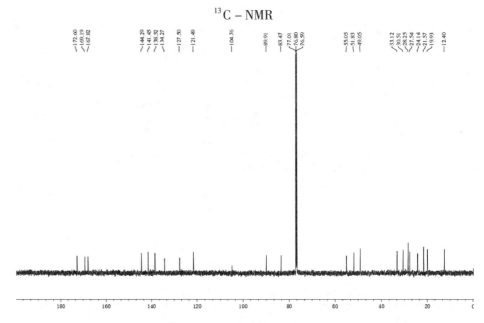

^{13}C - NMR

^{1}H - NMR（CDCl$_3$，600MHz）δ：7.21（1H，m，H-8），7.27（1H，d，J = 11.4Hz，H-15），6.58（1H，dd，J = 15，11.4Hz，H-14），5.93（1H，d，J = 15Hz，H-13），3.72（3H，s，-OCH$_3$），2.13（3H，s，-COCH$_3$），1.97（3H，s，H-17），1.60（3H，s，H-12）。

^{13}C - NMR（CDCl$_3$，150MHz）δ：33.1（C-1），24.1（C-2），51.8（C-3），89.9（C-4），30.5（C-5），27.5（C-6），134.3（C-7），141.5（C-8），19.9（C-9），55.1（C-10），83.5（C-11），28.3（C-12），144.3（C-13），121.5（C-14），138.5（C-15），127.5（C-16），12.4（C-17），169.2（C-18），167.8（C-19），172.7（C-20），172.6（C-21），21.6（C-22），49.1（C-23）。

参 考 文 献

[1] Hamburger M O, Shieh H L, Zhou B N , et al. Pseudolaric acid B：NMR assignments, conformational analysis and cytotoxicity ［J］. Magnetic Resonance in Chemistry, 1989, 27（11）：1025－1030.

土木香内酯

Alantolactone

【结构式】

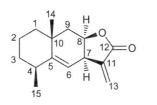

【分子式及分子量】 C₁₅H₂₀O₂；232.32

¹H – NMR

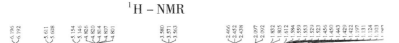

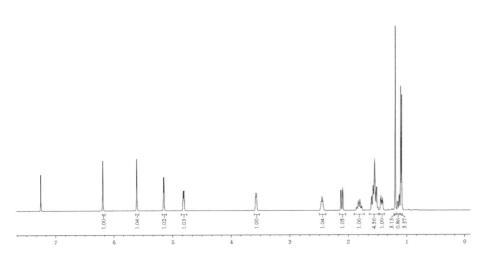

¹³C – NMR

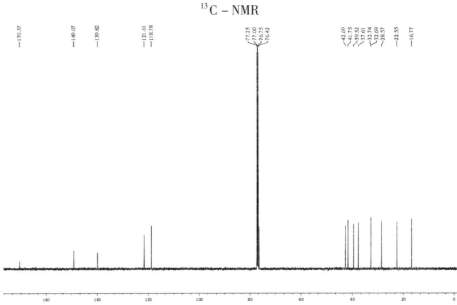

¹³C – NMR（CDCl₃，125 MHz）δ：41.7（C – 1），16.8（C – 2），32.7（C – 3），37.6（C – 4），149.1（C – 5），118.8（C – 6），39.5（C – 7），76.4（C – 8），42.7（C – 9），32.7（C – 10），139.8（C – 11），170.4（C – 12），121.6（C – 13），28.6（C – 14），22.6（C – 15）。

¹H – NMR（CDCl₃，500MHz）δ：1.13（1H，*td*，*J* = 13.0，3.5 Hz，H – 1a），1.58（1H，*overlapped*，H – 1b），1.80（1H，*m*，H – 2a），1.43（1H，*m*，H – 2b），1.52（1H，*overlapped*，H – 3a），1.55（1H，*overlapped*，H – 3b），2.45（1H，*m*，H – 4），5.15（1H，*d*，*J* = 4.0 Hz，H – 6），3.57（1H，*m*，H – 7），4.81（1H，*m*，H – 8），2.11（1H，*dd*，*J* = 15.0，2.5 Hz，H – 9a），1.55（1H，*overlapped*，H – 9b），6.20（1H，*d*，*J* = 2.0 Hz，H – 13a），5.61（1H，*d*，*J* = 2.0 Hz，H – 13b），1.20（3H，*s*，H – 14），1.10（3H，*d*，*J* = 8.0 Hz，H – 15）。

参 考 文 献

[1] Ginanneschi M, Chelli M, Papini A M, et al. Structure of the Adduct of Alantolactone with（Z）– L – Cys – Ala – OMe；¹H and ¹³C Assignment of the Alantolactone Moiety by NMR at 14 T［J］. Magnetic Resonance in Chemistry, 1996, 34（2）：95 – 99.

[2] Klochkov S G, Afanaséva S V, Pushin A N. Acidic isomerization of alantolactone derivatives［J］. Chemistry of Natural Compounds, 2006, 42（4）：400 – 406.

蜕皮甾酮
Ecdysterone

【结构式】

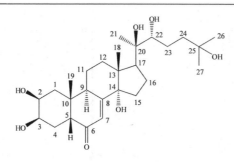

【分子式及分子量】 $C_{27}H_{44}O_7$；480.63

^1H-NMR

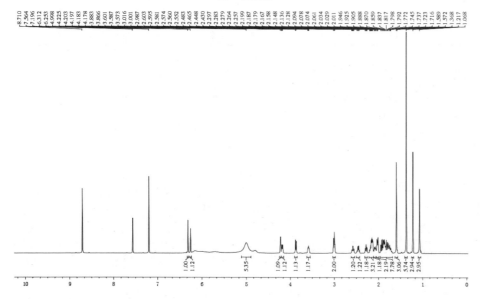

^1H-NMR （C_5D_5N，600MHz） δ：6.25 （1H，s，H-7），1.59 （3H，s，H-21），1.37 （6H，s，H-26，H-27），1.22 （3H，s，H-18），1.07 （3H，s，H-19）。

$^{13}C-NMR$

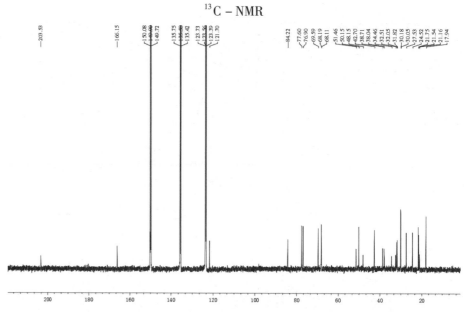

$^{13}C-NMR$ （C_5D_5N，150MHz） δ：38.0 （C-1），68.2 （C-2），68.1 （C-3），32.5 （C-4），51.5 （C-5），203.5 （C-6），121.7 （C-7），166.2 （C-8），34.5 （C-9），38.7 （C-10），21.2 （C-11），31.8 （C-12），48.2 （C-13），84.2 （C-14），32.1 （C-15），21.8 （C-16），50.2 （C-17），17.9 （C-18），24.5 （C-19），76.9 （C-20），21.5 （C-21），77.6 （C-22），27.5 （C-23），42.7 （C-24），69.6 （C-25），30.1 （C-26），30.2 （C-27）。

参 考 文 献

[1] 林瑞超，马双成. 中药化学对照品应用手册 ［M］. 北京：化学工业出版社，2013.

脱氢卡维丁
Dehydrocavidine

【结构式】

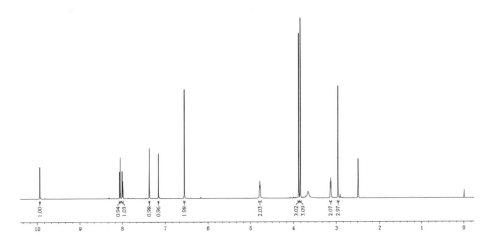

【分子式及分子量】C$_{21}$H$_{20}$NO$_4$；350.39

^{1}H – NMR

^{13}C – NMR

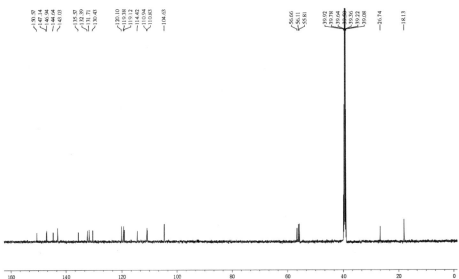

^{13}C – NMR（DMSO – d_6，150MHz）δ：18.1（– CH$_3$），26.7（C – 5），55.8（3 – OCH$_3$），56.1（2 – OCH$_3$），56.7（C – 6），104.6（O – CH$_2$ – O），110.8（C – 4），110.9（C – 1），114.4（C – 11），119.1（C – 12），119.4（C – 13），120.1（C – 14a），130.4（C – 14），131.7（C – 12a），132.4（C – 8a），135.6（C – 4a），143.0（C – 8），144.6（C – 10），146.9（C – 9），147.1（C – 3），150.6（C – 2）[1]。

^{1}H – NMR（DMSO – d_6，600MHz）δ：2.96（3H，s，13 – CH$_3$），3.13（2H，t，J = 6.0Hz，H – 5），3.88（3H，s，– OCH$_3$），3.84（3H，s，– OCH$_3$），4.78（2H，t，J = 6.0Hz，H – 6），6.55（2H，s，O – CH$_2$ – O），7.16（1H，s，H – 1），7.37（1H，s，H – 4），7.99（1H，d，J = 9.0Hz，H – 12），8.05（1H，d，J = 9.0Hz，H – 11），9.94（1H，s，H – 8）[1]。

参 考 文 献

[1] 何志超，王冬梅，李国成，等. 岩黄连生物碱类成分及其抗氧化活性研究 [J]. 中草药，2014，45（11）：1526 – 1531.

脱水穿心莲内酯
Dehydroandrographolide

【结构式】

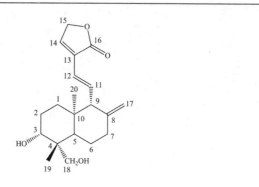

【分子式及分子量】 $C_{20}H_{28}O_4$；332.43

$^1H - NMR$

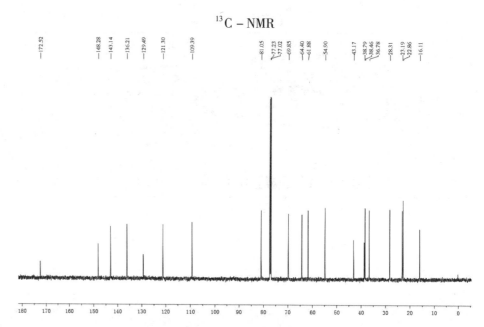

$^{13}C - NMR$

$^{13}C - NMR$ （$CDCl_3$，150MHz）δ：38.5 （C-1），28.3 （C-2），81.1.6 （C-3），43.2 （C-4），54.9 （C-5），23.2 （C-6），36.8 （C-7），148.3 （C-8），61.9 （C-9），38.8 （C-10），136.2 （C-11），121.3 （C-12），129.5 （C-13），143.1 （C-14），69.9 （C-15），172.5 （C-16），109.4 （C-17），64.4 （C-18），22.9 （C-19），16.1 （C-20）。

$^1H - NMR$ （$CDCl_3$，600MHz）δ：3.46 （1H，dd，$J=4.2$，11.4 Hz，H-3），6.86 （1H，dd，$J=10.2$，16.2Hz，H-11），6.10 （1H，d，$J=16.2$ Hz，H-12），7.15 （1H，$br\ s$，H-14），4.79 （2H，$br\ s$，H-15），4.50 （1H，brd，$J=1.2$ Hz，H-17），4.76 （1H，brd，$J=1.2$ Hz，H-17），3.33 （1H，d，$J=10.8$ Hz，H-18），4.20 （1H，d，$J=11.4$ Hz，H-18），1.24 （3H，s，H-19），0.79 （3H，s，H-20）。

参 考 文 献

[1] Fan D, Wu X, Qin G. ^{13}C – nuclear magnetic resonance spectra of some andrographolide derivatives ［J］. Phytochemical Analysis, 2010, 6 （5）：262 – 264.

[2] Matsuda T, Kuroyanagi M, Sugiyama S, et al. Cell Differentiation – Inducing Diterpenes from *Andrographis paniculata* NEES ［J］. Chemical and Pharmaceutical Bulletin, 1994, 42 （6）：1216 – 1225.

脱水穿心莲内酯琥珀酸半酯
Dehydroandrograpolide succinate

【结构式】

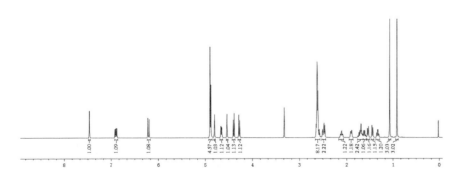

【分子式及分子量】 $C_{28}H_{36}O_{10}$ ； 532.58

$^1H - NMR$

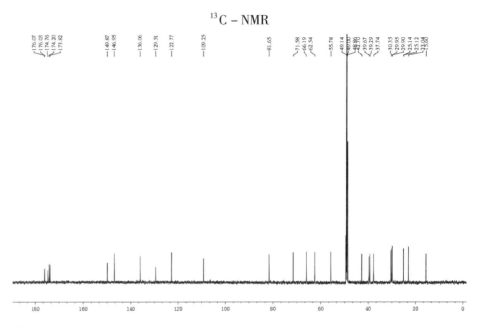

$^{13}C - NMR$

$^{13}C - NMR$ （CD_3OD, 150MHz） δ：176.1 – 173.8 （5 × –C=O）, 149.9 （C–8）, 147.0 （C–12）, 136.1 （C–14）, 129.5 （C–13）, 122.8 （C–11）, 109.3 （C–17）, 81.7 （C–3）, 71.6 （C–15）, 66.2 （C–9）, 62.5 （C–19）, 55.8 （C–5）, 42.7 （C–4）, 39.7 – 25.1 （C–1, 2, 6, 7, 10, 22, 23, 26, 27）, 23.0 （C–18）, 15.6 （C–20）。

$^1H - NMR$ （CD_3OD, 600MHz） δ：7.47 （1H, s, H – 14）, 6.90 （1H, dd, $J = 15.6$, 10.2Hz, H – 11）, 6.21 （1H, d, $J = 15.6$Hz, H – 12）, 4.54 （1H, d, $J = 1.2$Hz, H – 17）, 4.80 （1H, d, $J = 1.2$Hz, H – 17）, 4.39 （1H, d, $J = 11.4$Hz, H – 19β）, 4.28 （1H, d, $J = 11.4$Hz, H – 19α）, 1.07 （3H, s, H – 18）, 0.92 （3H, s, H – 20）。

参 考 文 献

[1] 林瑞超，马双成. 中药化学对照品应用手册 [M]. 北京：化学工业出版社，2013.

王不留行黄酮苷

Vaccarin

【结构式】

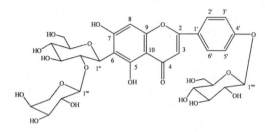

【分子式及分子量】C₃₂H₃₈O₁₉；726.63

¹H – NMR

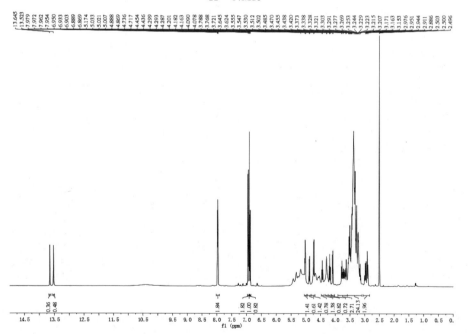

¹H – NMR（DMSO – d_6，500MHz）δ：7.96（2H，dd，J = 8.5，3.5Hz，H – 2′，6′），6.94（2H，d，J = 8.5 Hz，H – 3′，5′），6.90（1H，s，H – 8），6.88（1H，s，H – 3），4.88（1H，d，J = 9.5Hz，H – 1″），5.02（1H，d，J = 7.0 Hz，H – 1‴′），4.08（1H，d，J = 6.0 Hz，H – 1‴），2.88 ~ 3.79（糖上氢信号）。

¹³C – NMR

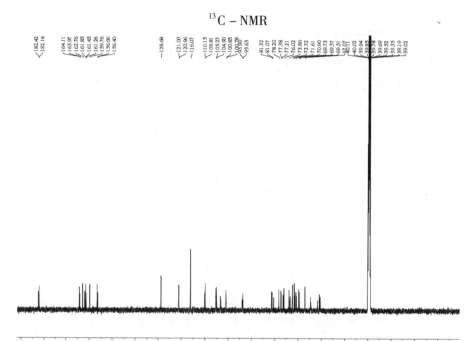

¹³C – NMR（DMSO – d_6，125MHz）δ：162.8（C – 2），103.1（C – 3），182.1，182.4（C – 4），159.8（C – 5），110.2，109.8（C – 6），164.1，164.0（C – 7），93.6，93.9（C – 8），156.4，156.7（C – 9），105.2（C – 10），121.0（C – 1′），128.7（C – 2′），116.1（C – 3′），161.8（C – 4′），116.1（C – 5′），128.7（C – 6′），73.9（C – 1″），81.1（C – 2″），78.2（C – 3″），71.5（C – 4″），81.3（C – 5″），60.5（C – 6″），100.8（C – 1‴′），72.3（C – 2‴′），77.3（C – 3‴′），70.8（C – 4‴′），76.2（C – 5‴′），60.9（C – 6‴′），104.9（C – 1‴），67.1（C – 2‴），69.5（C – 3‴），69.7（C – 4‴），64.7（C – 5‴）。

参 考 文 献

[1] 孟贺，陈玉平，秦文杰，等 . 王不留行中王不留行黄酮苷的分离与鉴定 [J] . 中草药，2011，42（5）：874 – 876.

伪原薯蓣皂苷
Pseudoprotodioscin

【结构式】

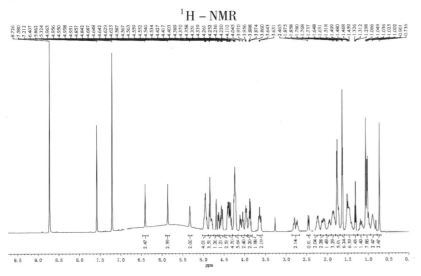

【分子式及分子量】 $C_{51}H_{82}O_{21}$；1031.18

$^{1}H-NMR$

$^{1}H-NMR$ （C_5D_5N，600MHz）δ：0.74 （3H，s，18 - CH_3），1.03 （3H，d，J = 7.8Hz，27 - CH_3），1.07 （3H，s，19 - CH_3），1.65 （3H，s，21 - CH_3），1.64 （3H，d，J = 7.8Hz，Rha - CH_3），1.77 （3H，d，J = 7.2Hz，Rha - CH_3），4.85 （1H，d，J = 8.0 Hz，Glu - 1），4.95 （1H，m，Glu - 1），5.32 （1H，br，s，H - 6），5.86 （1H，s，Rha - 1），6.41 （1H，s，Rha - 1）。

$^{13}C-NMR$

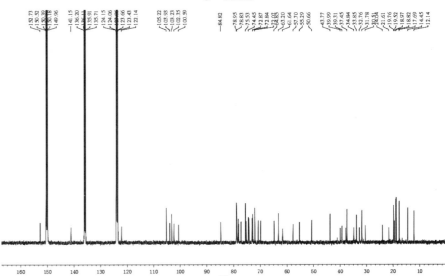

$^{13}C - NMR$ （C_5D_5N，150MHz）δ：37.4 （C - 1），30.5 （C - 2），78.3 （C - 3），39.3 （C - 4），141.1 （C - 5），122.1 （C - 6），32.8 （C - 7），31.8 （C - 8），50.7 （C - 9），37.4 （C - 10），21.6 （C - 11），40.0 （C - 12），43.5 （C - 13），55.3 （C - 14），34.8 （C - 15），84.8 （C - 16），64.8 （C - 17），14.4 （C - 18），19.8 （C - 19），103.9 （C - 20），12.1 （C - 21），152.7 （C - 22），33.8 （C - 23），24.0 （C - 24），31.8 （C - 25），75.3 （C - 26），17.7 （C - 27），100.6 （C - 1'），79.0 （C - 2'），77.2 （C - 3'），79.0 （C - 4'），78.1 （C - 5'），61.6 （C - 6'），102.4 （C - 1''），72.8 （C - 2''），72.9 （C - 3''），74.2 （C - 4''），70.8 （C - 5''），19.0 （C - 6''），103.2 （C - 1'''），72.9 （C - 2'''），73.0 （C - 3'''），74.2 （C - 4'''），70.8 （C - 5'''），18.8 （C - 6'''），105.2 （C - 1''''），75.5 （C - 2''''），78.8 （C - 3''''），72.1 （C - 4''''），78.3 （C - 5''''），63.2 （C - 6''''）。

参 考 文 献

[1] 董梅，吴立军，陈泉，等. 黄山药中甾体皂苷的分离与鉴定 [J]. 药学学报，2001，36 （1）：42 - 45.

卫矛醇
Galactitol

【结构式】

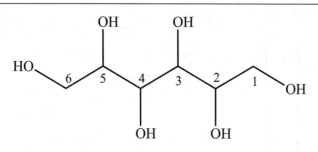

【分子式及分子量】$C_6H_{14}O_6$；182.17

$^1H - NMR$

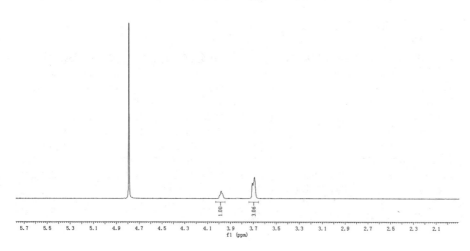

$^1H - NMR$（D_2O，500 MHz）δ：3.98（2H，m，H-1，6），3.70（6H，m，H-1~6）。

$^{13}C - NMR$

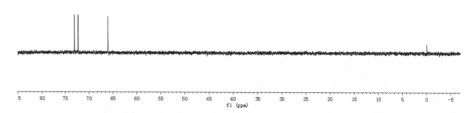

$^{13}C - NMR$（D_2O，125 MHz）δ：66.1（C-1，6），73.1（C-2，5），72.3（C-3，4）。

参 考 文 献

[1] 林瑞超，马双成. 中药化学对照品应用手册［M］. 北京：化学工业出版社，2013.

乌头碱
Aconitine

【结构式】

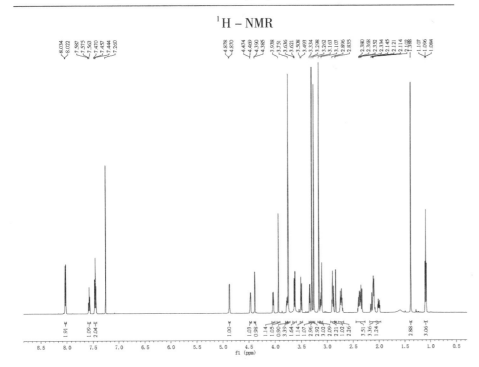

【分子式及分子量】$C_{34}H_{47}NO_{11}$；645.74

${}^1H-NMR$

${}^1H-NMR$（$CDCl_3$，600MHz）δ：4.87（1H，d，$J=4.8$ Hz，H−14β），7.46（2H，dd，$J=7.8$，7.8 Hz，H−3″，5″），7.58（1H，dd，$J=7.2$，7.2 Hz，H−4″），8.03（2H，brd，$J=7.2$ Hz，H−2‴，6″），1.10（3H，t，$J=7.2$ Hz，−NCH_2CH_3），1.39（3H，s，−$OOCCH_3$），3.16，3.26，3.30，3.75（3H each，s，4×−OCH_3）[1]。

${}^{13}C-NMR$

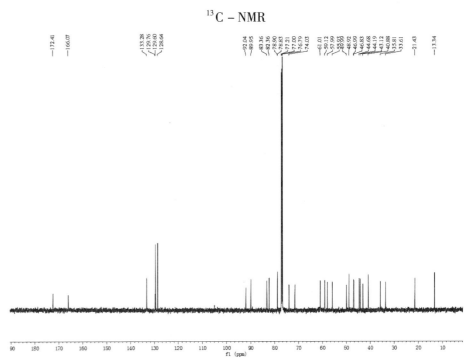

${}^{13}C-NMR$（$CDCl_3$，150MHz）δ：83.4（C−1），35.8（C−2），71.5（C−3），43.1（C−4），46.8（C−5），82.4（C−6），44.7（C−7），92.0（C−8），44.2（C−9），40.9（C−10），50.0（C−11），33.6（C−12），74.0（C−13），78.9（C−14），78.8（C−15），90.0（C−16），61.1（C−17），76.8（C−18），48.9（C−19），47.0（−NCH_2CH_3），13.3（−NCH_2CH_3），55.9（C−1′），58.0（C−6′），61.0（C−16′），59.1（C−18′），172.4（−$COCH_3$），21.4（−$COCH_3$），166.1（−COAr），129.6（C−1″），128.6（C−2″，6″），129.6（C−3″，5″），133.3（C−4″）[1]。

参考文献

[1] 林瑞超，马双成. 中药化学对照品应用手册［M］. 北京：化学工业出版社，2013.

乌药醚内酯
Linderane

【结构式】

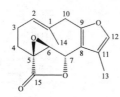

【分子式及分子量】 C₁₅H₁₆O₄；260.29

$^1H - NMR$

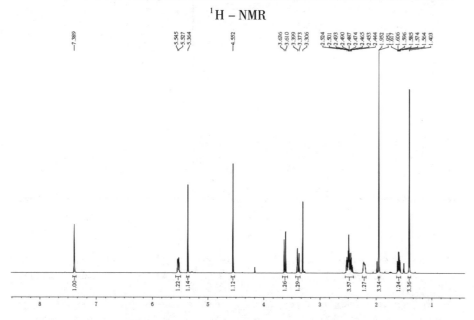

$^1H - NMR$ （DMSO $- d_6$，600MHz）δ：1.40 （3H，s，H-14），1.56~1.62 （1H，m，H$-4b$），1.95 （3H，s，H-13），2.20~2.23 （1H，m，H$-3b$），2.44~2.47 （1H，m，H$-4a$），2.49~2.53 （1H，m，H$-3a$），3.39 （1H，d，$J=15.6$Hz，H$-10b$），3.62 （1H，d，$J=15.6$Hz，H$-10a$），4.55 （1H，m，H-6），5.36 （1H，m，H-7），5.54 （1H，d，$J=10.8$Hz，H-2），7.39 （1H，s，H-12）[1]。

$^{13}C - NMR$

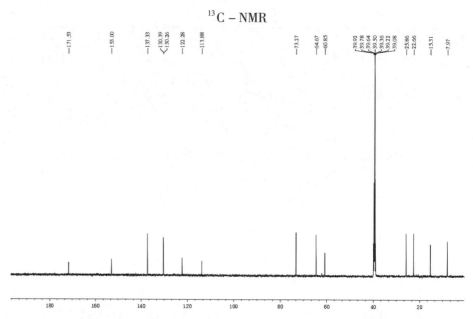

$^{13}C - NMR$ （DMSO$-d_6$，150MHz）δ：130.4 （C-1），130.3 （C-2），22.7 （C-3），25.9 （C-4），60.9 （C-5），64.7 （C-6），73.3 （C-7），113.9 （C-8），153.0 （C-9），39.5 （C-10）＊，122.3 （C-11），137.3 （C-12），8.0 （C-13），15.3 （C-14），171.5 （C-15）[1]。

备注：＊与溶剂峰重叠

参考文献

[1] 林瑞超，马双成. 中药化学对照品应用手册 ［M］. 北京：化学工业出版社，2013.

吴茱萸次碱
Rutaecarpine

【结构式】

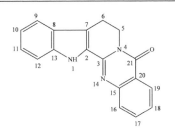

【分子式及分子量】$C_{18}H_{13}N_3O$；287.32

¹H – NMR

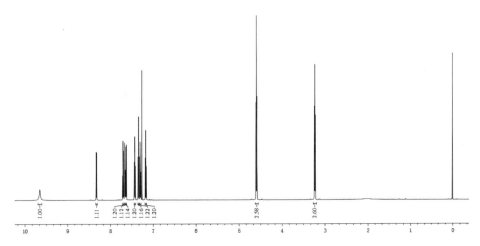

¹H – NMR（CDCl₃，600MHz）δ：3.24（2H，t，J=6.9 Hz，H-6），4.60（2H，t，J=6.9 Hz，H-5），7.17-7.70（7H，m，Ar-H），8.32-8.34（1H，m，Ar-H），9.65（1H，br，s，N-H）。

¹³C – NMR

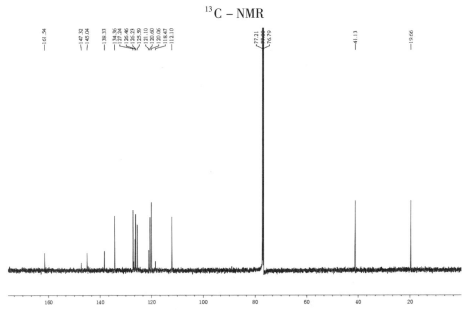

¹³C – NMR（CDCl₃，150MHz）δ：127.2（C-2），145.0（C-3），41.1（C-5），19.7（C-6），118.5（C-7），121.1（C-8），120.1（C-9），120.6（C-10），120.1（C-11），112.1（C-12），138.3（C-13），147.3（C-15），125.6（C-16），134.4（C-17），126.5（C-18），126.2（C-19），120.6（C-20），161.5（C-21）。

参 考 文 献

[1] 林瑞超，马双成. 中药化学对照品应用手册［M］. 北京：化学工业出版社，2013.

吴茱萸碱
Evodiamine

【结构式】

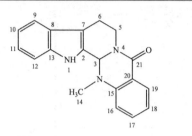

【分子式及分子量】 $C_{19}H_{17}N_3O$；303.36

$^1H - NMR$

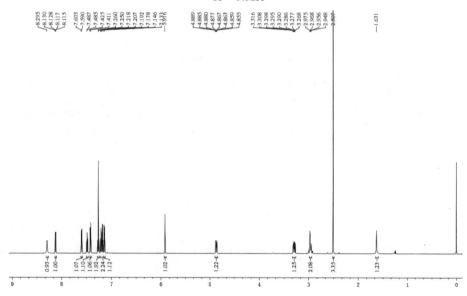

$^{13}C - NMR$

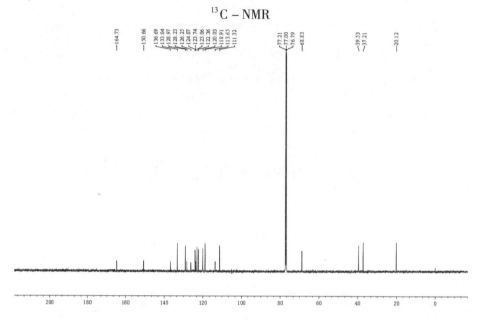

$^{13}C - NMR$ （$CDCl_3$，150MHz） δ：126.2 （C-2），68.8 （C-3），39.5 （C-5），20.1 （C-6），113.6 （C-7），123.1 （C-8），118.9 （C-9），124.1 （C-10），120.3 （C-11），111.3 （C-12），136.7 （C-13），37.2 （C-14），150.7 （C-15），123.7 （C-16），133.0 （C-17），129.0 （C-18），128.2 （C-19），122.4 （C-20），164.7 （C-21）。

$^1H - NMR$ （$CDCl_3$，600MHz） δ：2.51 （3H，s，N-CH_3），2.96 （2H，m，H-6），3.29，4.87 （1H，each，m，H-5），5.92 （1H，s，H-3），7.14-8.12 （8H，m，Ar-H），8.30 （1H，br，N-H）。

参 考 文 献

[1] 林瑞超，马双成. 中药化学对照品应用手册 [M]. 北京：化学工业出版社，2013.

吴茱萸内酯
Limonin

【结构式】

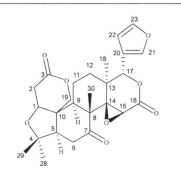

【分子式及分子量】 C_{26}H_{30}O_8 ; 470.51

^{1}H – NMR

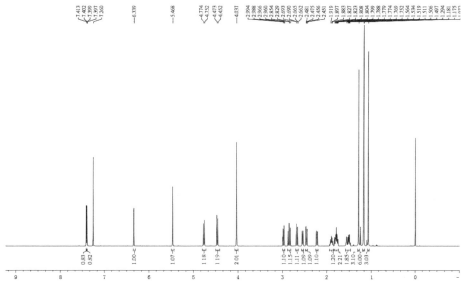

^{1}H – NMR （CDCl$_3$，600MHz） δ：1.07 （3H， *br s*， H－30），1.17 （3H， *br s*， H－29），1.18 （3H， *br s*， H－18），1.29 （3H， *br s*， H－28），4.46 （1H， *d*， *J* = 13.1Hz， H－1），4.76 （1H， *d*， *J* = 13.1Hz， H－15），4.04 （2H， *s*， H－19），5.47 （1H， *s*， H－17），6.34 （1H， *dd*， H－22），7.40 （1H， *t*， *J* = 1.5Hz， H－23），7.41 （1H， *s*， H－21）。

^{13}C – NMR

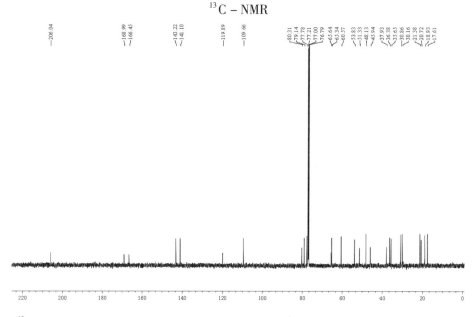

^{13}C – NMR （CDCl$_3$，150MHz） δ：79.1 （C－1），35.6 （C－2），169.0 （C－3），80.3 （C－4），60.8 （C－5），36.4 （C－6），206.0 （C－7），51.3 （C－8），48.1 （C－9），45.9 （C－10），18.9 （C－11），30.2 （C－12），37.9 （C－13），65.6 （C－14），53.8 （C－15），166.4 （C－16），77.8 （C－17），20.7 （C－18），65.3 （C－19），119.9 （C－20），141.1 （C－21），109.7 （C－22），143.2 （C－23），30.9 （C－28），21.4 （C－29），17.6 （C－18）。

参 考 文 献

[1] 林瑞超，马双成. 中药化学对照品应用手册 ［M］. 北京：化学工业出版社，2013.

五味子醇甲

Schisandrin

【结构式】

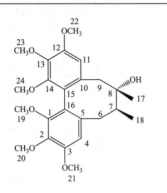

【分子式及分子量】 $C_{24}H_{32}O_7$ ；432.51

^1H – NMR

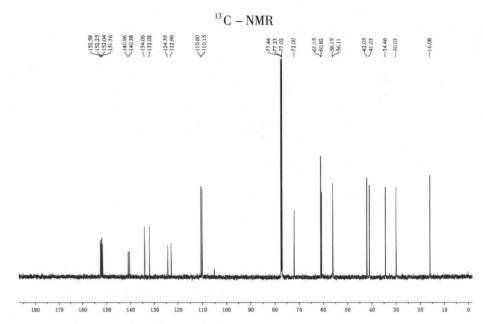

^{13}C – NMR

^{13}C – NMR (CDCl$_3$, 150MHz) δ: 140.9 (C – 1), 134.1 (C – 2), 152.0 (C – 3), 110.2 (C – 4), 132.0 (C – 5), 34.5 (C – 6), 42.1 (C – 7), 72.0 (C – 8), 41.0 (C – 9), 132.0 (C – 10), 110.6 (C – 11), 151.8 (C – 12), 140.4 (C – 13), 134.1 (C – 14), 110.6 (C – 15), 122.9 (C – 16), 30.0 (C – 17), 16.0 (C – 18), 60.8 (C – 19), 61.1 (C – 20), 14.7 (C – 21), 56.1 (C – 22), 56.2 (C – 23), 60.8 (C – 24)。

^1H – NMR (CDCl$_3$, 600MHz) δ: 6.01 (1H, s, H – 4), 2.67 (2H, m, H – 6), 1.88 (1H, m, H – 7), 2.39 (2H, dd, J = 4.8, 14.4 Hz, H – 18), 6.53 (1H, s, H – 11), 1.25 (3H, s, H – 17), 0.83 (3H, d, J = 7.2 Hz, H – 18), 3.90 (3H, s, – OCH$_3$), 3.89 (3H, s, – OCH$_3$), 3.88 (3H, s, – OCH$_3$), 3.87 (3H, s, – OCH$_3$), 3.59 (3H, s, – OCH$_3$), 3.58 (3H, s, – OCH$_3$)。

参 考 文 献

[1] Lee J N, Ryu H S, Kim J M, et al. Anti – melanogenic effect of gomisin N from Schisandra chinensis (Turcz.) Baillon (Schisandraceae) in melanoma cells [J]. Archives of Pharmacal Research, 2017, 40 (7): 807 – 817.

五味子甲素

Deoxyschisandrin

【结构式】

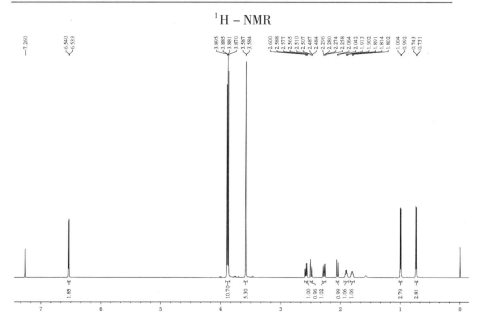

【分子式及分子量】 $C_{24}H_{32}O_6$；416.50

^1H-NMR

^1H-NMR （CDCl$_3$，600 MHz） δ：6.54 （1H，s，H-4），2.50 （1H，dd，$J=13.8$，1.8 Hz，H-6a），2.58 （1H，dd，$J=13.8$，7.2 Hz，H-6b），1.90 （1H，m，H-7），1.81 （1H，m，H-8），2.05 （1H，d，$J=13.2$ Hz，H-9a），2.28 （1H，dd，$J=13.2$，9.6 Hz，H-9b），6.53 （1H，s，H-11），0.74 （3H，d，$J=7.2$ Hz，H-17），1.00 （3H，d，$J=7.2$ Hz，H-18），3.58，3.59，3.87，3.88，3.89，3.40 （3H each，s，6×-OCH$_3$）。

$^{13}C-NMR$

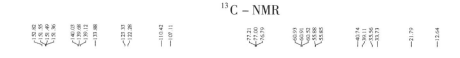

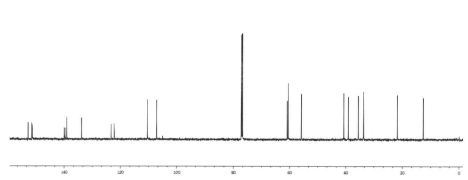

$^{13}C-NMR$ （CDCl$_3$，150 MHz） δ：151.5 （C-1），140.0 （C-2），152.8 （C-3），107.1 （C-4），139.1 （C-5），35.6 （C-6），40.7 （C-7），33.7 （C-8），39.1 （C-9），133.9 （C-10），110.4 （C-11），151.6 （C-12），139.7 （C-13），151.4 （C-14），123.3 （C-15），122.3 （C-16），12.6 （C-17），21.8 （C-18），60.5 （1，14-OCH$_3$），60.9 （2-OCH$_3$），55.8 （3-OCH$_3$），55.9 （12-OCH$_3$），60.9 （13-OCH$_3$）。

参考文献

[1] Seo S M，Lee H J，Park Y，et al. Lignans from the Fruits of Schizandra chinensis and Their Inhibitory Effects on Dopamine Content in PC12 Cells ［J］. Natural Product ences，2004，10（3）：104-108.

[2] Zhao J，Liang L，Shen B，et al. Studies on the Chemical Constituents of Schisandra （Ⅱ） ［J］. Journal of Yunnan University （NATURAL ENCES），1999，21.

五味子乙素

γ – Schisandrin

【结构式】

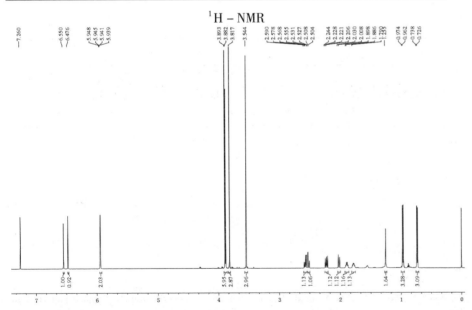

【分子式及分子量】C₂₃H₂₈O₆；400.45

¹H – NMR

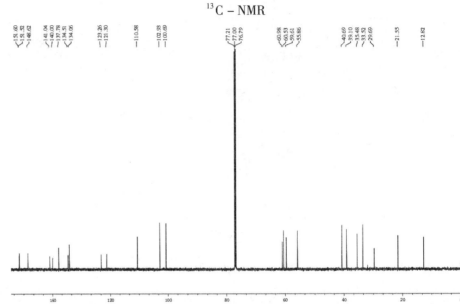

¹³C – NMR

¹H – NMR (CDCl₃, 600 MHz) δ: 6.48 (1H, s, H-4), 2.52 (1H, dd, J=13.8, 2.4 Hz, H-6a), 2.57 (1H, dd, J=13.8, 7.2 Hz, H-6b), 1.79 (1H, m, H-7), 1.90 (1H, m, H-8), 2.02 (1H, d, J=13.2 Hz, H-9a), 2.22 (1H, dd, J=13.2, 9.6 Hz, H-9b), 6.55 (1H, s, H-11), 0.73 (3H, d, J=7.2 Hz, H-17), 0.97 (3H, d, J=7.2 Hz, H-18), 3.54, 3.82, 3.88, 3.89 (3H each, s, 4×-OCH₃), 5.94 (2H, dd, J=4.2, 1.8 Hz, -OCH₂O-)。

¹³C – NMR (CDCl₃, 150 MHz) δ: 151.5 (C-1), 140.0 (C-2), 151.6 (C-3), 110.6 (C-4), 137.8 (C-5), 35.5 (C-6), 40.7 (C-7), 33.5 (C-8), 39.1 (C-9), 134.0 (C-10), 102.9 (C-11), 148.6 (C-12), 134.5 (C-13), 141.0 (C-14), 123.3 (C-15), 121.4 (C-16), 12.8 (C-17), 21.6 (C-18), 55.9, 59.6, 60.5, 61.0 (4×-OCH₃), 100.7 (-OCH₂O-)。

参 考 文 献

[1] 张娜，胡荻，杨静玉，等．五味子叶化学成分及五味子醇甲对脂多糖诱导的小胶质细胞活化抑制作用的研究 [J]．中国药物化学杂志，2010，20（2）：110-115.

[2] 王栋，孙晖，韩英梅，等．葫芦巴茎叶化学成分研究 [J]．中国中药杂志，1997，22（8）：486-487.

五味子酯甲
Schisantherin A

【结构式】

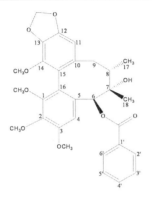

【分子式及分子量】 C$_{30}$H$_{32}$O$_9$；536.56

^{1}H – NMR

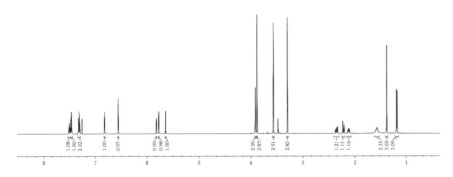

^{1}H – NMR（CDCl$_3$，600MHz）δ：1.18（3H，d，J = 7.2Hz，H – 17），1.37（3H，s，H – 18），2.13（1H，m，H – 8），2.22（1H，d，J = 13.8Hz，H – 9α），2.35（1H，dd，J = 14.4，10.2Hz，H – 9β），3.30，3.57，3.88，3.91（3H each，s，4×OCH$_3$），5.64，5.77（1H each，d，J = 1.8Hz，– OCH$_2$O –），5.82（1H，d，J = 1.8Hz，H – 6），6.56，6.82（1H each，s，H – 4，11），7.31 – 7.52（5H，m，Ar – H）[1]。

^{13}C – NMR

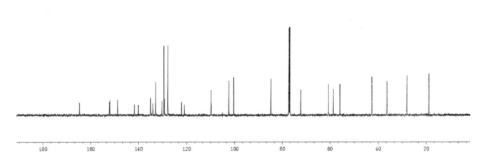

^{13}C – NMR（CDCl$_3$，150MHz）δ：151.9（C – 1），134.1（C – 2），141.7（C – 3），109.8（C – 4），129.5（C – 5），84.8（C – 6），72.2（C – 7），42.6（C – 8），36.4（C – 9），132.9（C – 10），102.4（C – 11），148.7（C – 12），141.7（C – 13），152.1（C – 14），121.0（C – 15），122.1（C – 16），18.9（C – 17），28.1（C – 18），100.4（ – OCH$_2$O – ），60.8，60.7，58.6（1，2，14 – OCH$_3$），55.9（3 – OCH$_3$），164.7（C = O），135.1（C – 1'），130.3（C – 2'，6'），129.5（C – 3'，5'），127.8（C – 4'）[2]。

参 考 文 献

[1] 胥春霞，刘嫚，陈东林，等．北五味子化学成分的研究 [J] ．中成药，2017，39（3）：547 – 550.

[2] 都姣娇，穆淑珍．华中五味子化学成分的研究 [J] ．首都医药，2011，9（下）：52 – 54.

西贝母碱

Sipeimine

【结构式】

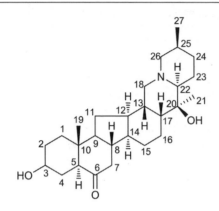

【分子式及分子量】 C$_{27}$H$_{43}$NO$_3$; 429.64

^{1}H – NMR

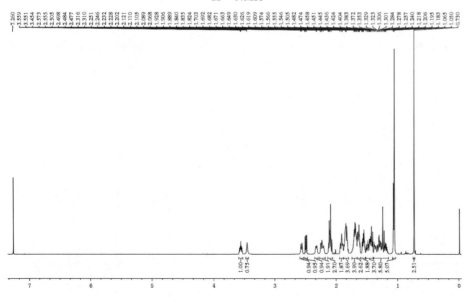

^{1}H – NMR (CDCl$_3$, 600 MHz) δ: 0.73 (3H, s, H – 19), 1.05 (3H, s, H – 21), 1.06 (3H, d, J =7.2 Hz, H – 27), 3.56 (1H, m, H – 3α)。

^{13}C – NMR

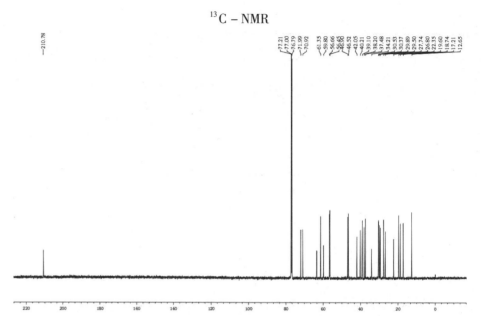

^{13}C – NMR (CDCl$_3$, 150 MHz) δ: 37.5 (C – 1), 30.5 (C – 2), 70.9 (C – 3), 30.4 (C – 4), 56.5 (C – 5), 210.8 (C – 6), 46.9 (C – 7), 42.0 (C – 8), 56.7 (C – 9), 38.2 (C – 10), 29.9 (C – 11), 39.1 (C – 12), 34.2 (C – 13), 42.1 (C – 14), 26.8 (C – 15), 18.7 (C – 16), 46.5 (C – 17), 59.8 (C – 18), 12.6 (C – 19), 72.0 (C – 20), 22.4 (C – 21), 63.5 (C – 22), 19.6 (C – 23), 29.5 (C – 24), 27.7 (C – 25), 61.4 (C – 26), 17.2 (C – 27)。

参 考 文 献

[1] Kaneko K, Katsuhara T, Mitsuhashi H, et al. Isolation and structure elucidation of new alkaloids from Fritillaria delavayi Franch [J]. Chemical & Pharmaceutical Bulletin, 33, 2614 – 2617.

西贝母碱苷

Sipeimine – 3β – D – glucoside

【结构式】

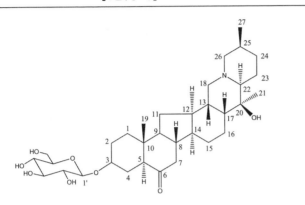

【分子式及分子量】 C₃₃H₅₃NO₈；591.78

¹H – NMR

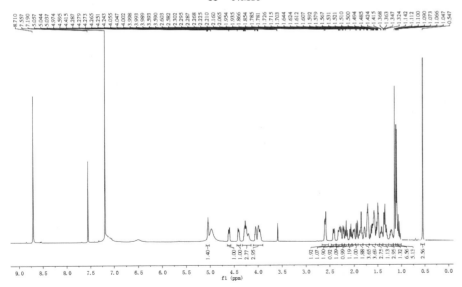

¹H – NMR （C₅D₅N，600 MHz）δ：0.55 （3H，s，H – 19），1.14 （3H，s，H – 21），1.11 （3H，d，J = 7.2，H – 27），4.42 （1H，m，H – 3），5.05 （1H，d，J = 7.8，H – 1′），4.27 （2H，m，H – 6′）。

¹³C – NMR

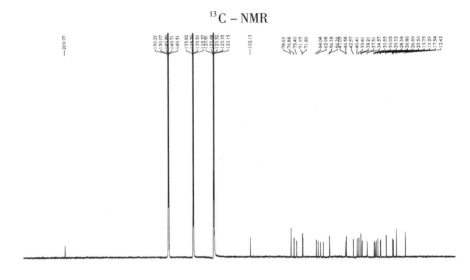

¹³C – NMR （C₅D₅N，150MHz）δ：37.5 （C – 1），29.3 （C – 2），76.9 （C – 3），28.3 （C – 4），56.4 （C – 5），210.0 （C – 6），47.0 （C – 7），42.6 （C – 8），56.3 （C – 9），38.2 （C – 10），30.6 （C – 11），46.6 （C – 12），34.6 （C – 13），40.4 （C – 14），26.7 （C – 15），19.6 （C – 16），39.4 （C – 17），60.0 （C – 18），12.4 （C – 19），72.0 （C – 20），23.5 （C – 21），64.0 （C – 22），19.3 （C – 23），30.0 （C – 24），26.9 （C – 25），61.7 （C – 26），17.5 （C – 27），102.1 （C – 1′），75.4 （C – 2′），78.6 （C – 3′），71.8 （C – 4′），76.9 （C – 5′），63.0 （C – 6′）。

参 考 文 献

[1] 林瑞超，马双成. 中药化学对照品应用手册 [M]. 北京：化学工业出版社，2013.

西红花苷 – Ⅱ
Crocin – Ⅱ

【结构式】

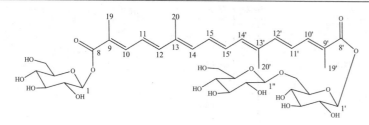

【分子式及分子量】 $C_{38}H_{54}O_{19}$；814.82

¹H – NMR

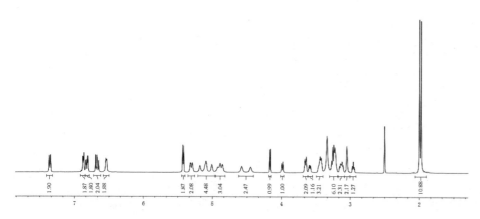

¹H – NMR（DMSO – d_6，600MHz）δ：7.35（2H，d，J = 11.4Hz，H – 10，10'），6.87（2H，m，H – 15or15'），6.81（2H，d，J = 15.0Hz，H – 12，12'），6.68（1H，d，J = 12.0Hz，H – 11），6.66（1H，d，J = 11.4Hz，H – 11），6.52（2H，m，H – 14，14'），5.42（1H，d，J = 7.8Hz，H – 1'''），5.42（1H，d，J = 7.8Hz，H – 1'），4.16（2H，d，J = 7.8Hz，H – 1''，1'''），1.96（6H，s，H – 20，20'），1.99（6H，s，H – 19，19'），2.94～3.99（m，糖上其他质子信号）[2]。

¹³C – NMR

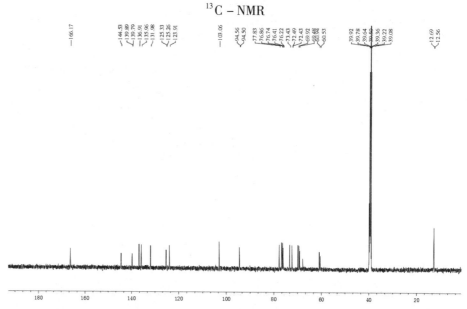

¹³C – NMR（DMSO – d_6，150MHz）δ：166.2（C – 8，8'），125.33（C – 9），125.26（C – 9'），139.8（C – 10，10'），123.9（C – 11，11'），144.5（C – 12），139.9（C – 12'），136.9（C – 13，13'），136.0（C – 14，14'），132.0（C – 15，15'），12.7（C – 19，19'），12.6（C – 20，20'），94.5，94.6（C – 1，1'），72.5（C – 2），76.3（C – 3），69.2（C – 4），76.7（C – 5），67.9（C – 6），72.4（C – 2'），76.2（C – 3'），69.5（C – 4'），77.8（C – 5'），60.5（C – 6'），103.1（C – 1''），73.4（C – 2''），76.4（C – 3''），69.9（C – 4''），76.9（C – 5''），60.9（C – 6''）[1-2]。

参 考 文 献

[1] 刘素娟，张现涛，王文明，等. 水栀子化学成分的研究 [J]. 中草药，2012，43（2）：238 – 241.

[2] 谢国勇，石璐，王飒，等. 密蒙花化学成分的研究 [J]. 中国药学杂志，2017，52（21）：1893 – 1898.

西红花苷 – Ⅰ
Crocin – Ⅰ

【结构式】

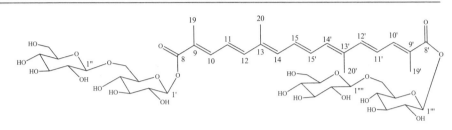

【分子式及分子量】C₄₄H₆₄O₂₄；976.96

^{1}H – NMR

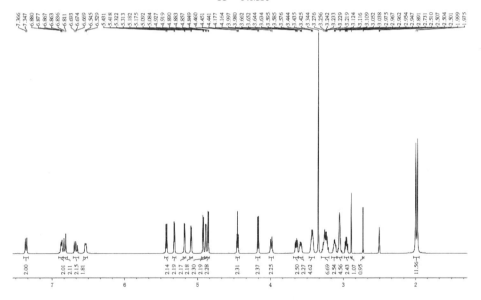

^{1}H – NMR（DMSO – d_6，600MHz）δ：7. 34（2H，d，J=11.4Hz，H – 10，10′），6. 66（2H，dd，J=14.4，11.4Hz，H – 11，11′），6. 81（2H，d，J=15.0Hz，H – 12，12′），6. 52（2H，m，H – 14，14′），6. 86（2H，dd，J=7.8，1.8Hz，H – 15，15′），1. 96（6H，s，H – 19，19′），1. 99（6H，s，H – 20，20′），5. 41（2H，d，J=7.8Hz，H – 1′，1‴），3. 09 – 3. 54（m，糖上其他质子信号）3. 58（2H，dd，J=10.8，4.8Hz，H – 6′α，6‴α），3. 97（2H，$br\ d$，J=11.0，H – 6′β，6‴β），4. 16（2H，d，J=7.8Hz，H – 1″，1⁗），3. 63（2H，dd，J=10.8，6.0Hz，H – 6″β，6⁗β）[1]。

^{13}C – NMR

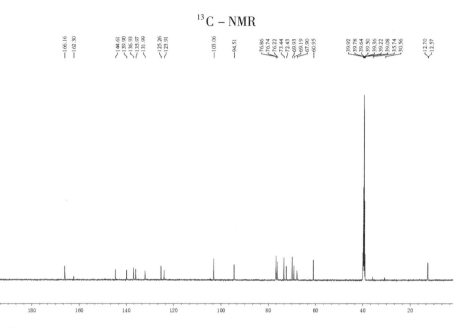

^{13}C – NMR（DMSO – d_6，150MHz）δ：166. 2（C – 8，8′），125. 3（C – 9，9′），139. 9（C – 10，10′），123. 9（C – 11，11′），144. 6（C – 12，12′），136. 9（C – 13，13′），136. 0（C – 14，14′），132. 0（C – 15，15′），12. 7（C – 19，19′），12. 6（C – 20，20′），94. 5（C – 1′，1‴），72. 4（C – 2′，2‴），76. 2（C – 3′，3‴），69. 2（C – 4′，4‴），76. 2（C – 5′，5‴），67. 9（C – 6′，6‴），103. 1（C – 1″，1⁗），73. 4（C – 2″，2⁗），76. 7（C – 3″，3⁗），69. 9（C – 4″，4⁗），76. 9（C – 5″，5⁗），61. 0（C – 6″，6⁗）[1]。

参 考 文 献

[1] Choi H – J, Park Y S, Kim M G, et al. Isolation and characterization of the major colorant in Gardenia fruit［J］. Dyes and Pigments, 2001, 49（1）: 15 – 20.

西瑞香素
Daphnoretin

【结构式】

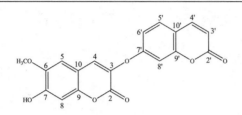

【分子式及分子量】 $C_{19}H_{12}O_7$ ； 352.29

$^1H - NMR$

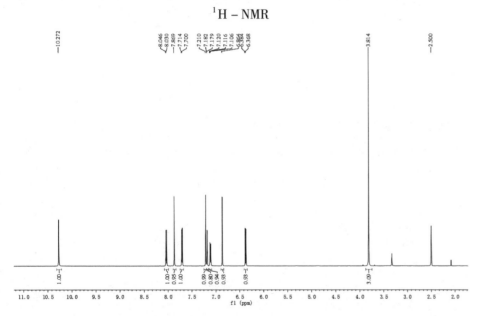

$^1H - NMR$ （DMSO $- d_6$, 600 MHz） δ ： 7.87 （1H, s, H -4）, 7.21 （1H, s, H -5）, 6.86 （1H, s, H -8）, 3.81 （3H, s, 6 $-$ OCH$_3$）, 6.38 （1H, d, $J=9.6$ Hz, H $-3'$）, 8.04 （1H, d, $J=9.6$ Hz, H $-4'$）, 7.71 （1H, d, $J=8.4$ Hz, H $-5'$）, 7.11 （1H, dd, $J=8.4$, 2.4 Hz, H $-6'$）, 7.18 （1H, d, $J=1.8$ Hz, H $-8'$）, 10.27 （1H, s, 7 $-$ OH）。

$^{13}C - NMR$

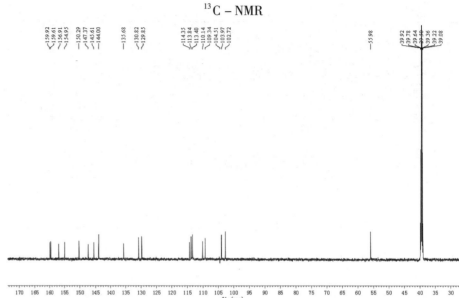

$^{13}C - NMR$ （DMSO $- d_6$, 150 MHz） δ ： 156.9 （C -2）, 135.7 （C -3）, 130.8 （C -4）, 109.3 （C -5）, 145.6 （C -6）, 150.3 （C -7）, 102.7 （C -8）, 147.4 （C -9）, 110.1 （C -10）, 56.0 （6 $-$ OCH$_3$）, 159.9 （C $-2'$）, 113.8 （C $-3'$）, 144.0 （C $-4'$）, 129.8 （C $-5'$）, 113.4 （C $-6'$）, 159.6 （C $-7'$）, 104.0 （C $-8'$）, 155.0 （C $-9'$）, 114.4 （C $-10'$）。

参 考 文 献

[1] 林瑞超，马双成. 中药化学对照品应用手册 [M]. 北京：化学工业出版社，2013.

细辛脂素

Asarinin

【结构式】

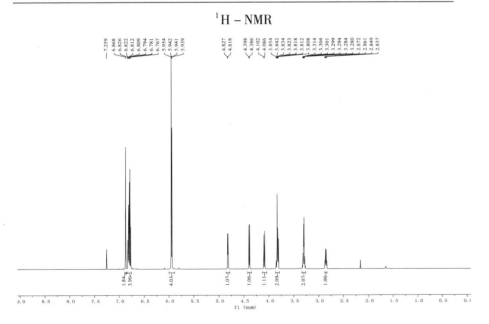

【分子式及分子量】 $C_{20}H_{18}O_6$；354.35

^1H – NMR

^1H – NMR（CDCl$_3$，600MHz）δ：6.77～6.87（6H，m，H－2，3，6，2′，3′，6′），4.82（1H，d，J＝5.4 Hz，H－7），4.39（1H，d，J＝7.2 Hz，H－7′），2.86（1H，m，H－8′），3.28～3.31（2H，m，H－8，9′β），3.81～3.85（2H，m，H－9α，9′α），4.09（1H，d，J＝9.6 Hz，H－9β），5.94（4H，m，－OCH$_2$O－）。

^{13}C – NMR

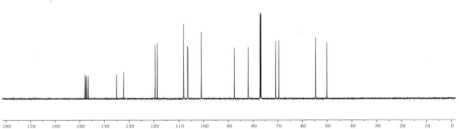

^{13}C – NMR（CDCl$_3$，150MHz）δ：135.1（C－1），106.5（C－2），147.9（C－3），147.1（C－4），108.1（C－5），119.5（C－6），87.6（C－7），54.6（C－8），69.6（C－9），132.2（C－1′），106.3（C－2′），147.6（C－3′），146.5（C－4′），108.1（C－5′），118.6（C－6′），82.0（C－7′），50.1（C－8′），70.9（C－9′），101.9，102.0（2×－OCH$_2$O－）。

参 考 文 献

[1] 林瑞超，马双成. 中药化学对照品应用手册［M］. 北京：化学工业出版社，2013.

细叶远志皂苷
Tenuifolin

【结构式】

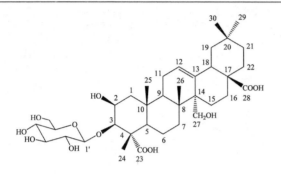

【分子式及分子量】 $C_{36}H_{56}O_{12}$； 680.82

^1H – NMR

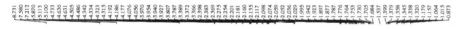

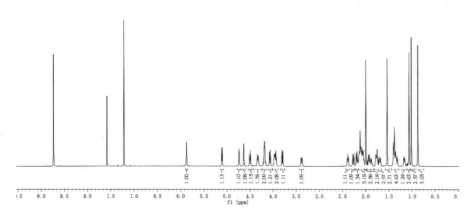

^1H – NMR （C_5D_5N, 600MHz） δ: 4.49 (1H, d, J = 11.4 Hz, H – 3)，5.87 (1H, brs, H – 12)，0.87，1.01，1.06，1.54，2.00 (15H, s, 5 × – CH_3)，4.19 (2H, m, H – 27)，5.10 (1H, d, J = 7.8 Hz, H – 1′)，3.95 (2H, m, H – 6′)。

^{13}C – NMR

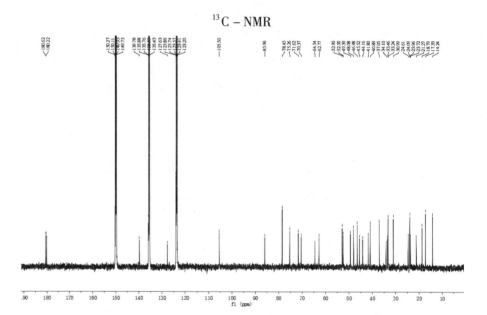

^{13}C – NMR （C_5D_5N, 150MHz） δ: 44.2 （C – 1），70.4 （C – 2），86.0 （C – 3），52.9 （C – 4），52.5 （C – 5），21.3 （C – 6），34.1 （C – 7），40.9 （C – 8），49.4 （C – 9），37.1 （C – 10），24.0 （C – 11），127.6 （C – 12），139.8 （C – 13），46.4 （C – 14），24.6 （C – 15），24.0 （C – 16），48.1 （C – 17），41.8 （C – 18），45.5 （C – 19），31.0 （C – 20），33.5 （C – 21），33.2 （C – 22），180.6 （C – 23），14.2 （C – 24），17.3 （C – 25），18.8 （C – 26），64.5 （C – 27），180.2 （C – 28），33.2 （C – 29），23.7 （C – 30），105.5 （C – 1′），75.3 （C – 2′），78.5 （C – 3′），71.6 （C – 4′），78.5 （C – 5′），62.8 （C – 6′）。

参考文献

[1] 林瑞超，马双成. 中药化学对照品应用手册 [M]. 北京：化学工业出版社，2013.

夏佛塔苷
Schaftoside

【结构式】

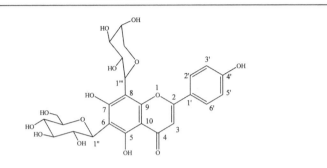

【分子式及分子量】 $C_{26}H_{28}O_{14}$；564.49

^1H-NMR

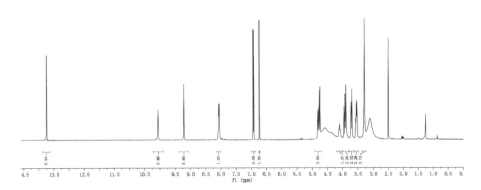

^1H-NMR （DMSO $-d_6$，500MHz） δ：6.73 （1H，s，H -3），13.75 （1H，s，5 $-$ OH），8.07 （2H，d，$J=10.0$Hz，H $-2'$，6'），6.93 （2H，d，$J=10.0$Hz，H $-3'$，5'），4.75 （1H，d，$J=15.0$Hz，H $-1''$），4.81 （1H，d，$J=10.0$Hz，H $-1'''$）。

$^{13}C-NMR$

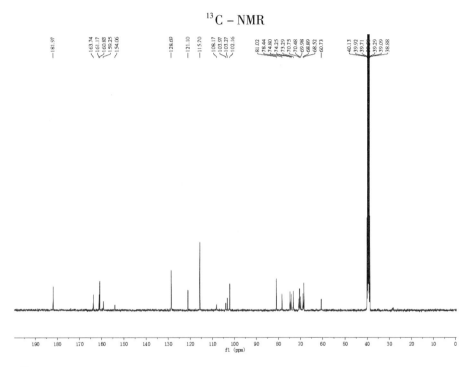

$^{13}C-NMR$ （DMSO $-d_6$，125MHz） δ：163.7 （C -2），102.2 （C -3），182.0 （C -4），159.2 （C -5），108.2 （C -6），160.8 （C -7），103.6 （C -8），154.1 （C -9），103.3 （C -10），121.1 （C $-1'$），128.7 （C $-2'$），115.7 （C $-3'$），161.2 （C $-4'$），115.7 （C $-5'$），128.7 （C $-6'$），73.3 （C $-1''$），70.8 （C $-2''$），78.4 （C $-3''$），70.5 （C $-4''$），81.0 （C $-5''$），60.7 （C $-6''$），74.2 （C $-1'''$），68.9 （C $-2'''$），74.8 （C $-3'''$），68.5 （C $-4'''$），70.0 （C $-5'''$）。

参 考 文 献

[1] Leong C N，Kinjo Y，Tako M，et al. Flavonoid glycosides in the shoot system of Okinawa Tau-mu （*Colocasia esculenta* S.） [J]. Food Chemistry，2010，119 （2）：630 $-$ 635.

仙鹤草酚 B
Agrimol B

【结构式】

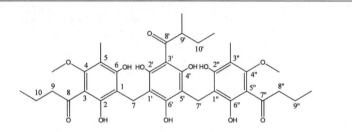

【分子式及分子量】C$_{37}$H$_{46}$O$_{12}$；682.75

^{1}H - NMR

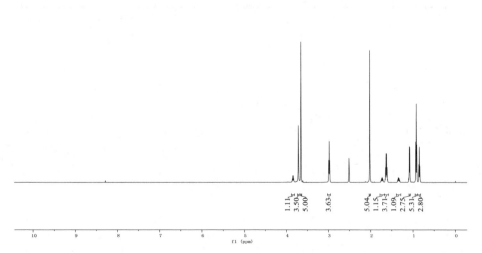

^{1}H - NMR（CDCl$_3$ + DMSO - d_6，600MHz）δ：3.84（1H，m，H - 9'），3.71（4H，s，H - 7，7'），3.65（6H，s，4 - OCH$_3$，4'' - OCH$_3$），2.98（4H，t，J = 7.2Hz，H - 9，8''），2.02（6H，s，5 - CH$_3$，3'' - CH$_3$），1.34，1.73（each H，m，H - 10'），1.63（4H，m，H - 10，9''），1.08（3H，d，J = 6.6Hz，9' - CH$_3$），0.85（3H，t，J = 7.2Hz，10' - CH$_3$），0.92（6H，t，J = 7.2Hz，10 - CH$_3$，9'' - CH$_3$）[1]。

^{13}C - NMR

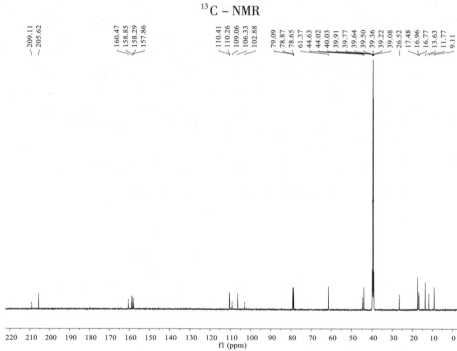

^{13}C - NMR（CDCl$_3$ + DMSO - d_6，150MHz）δ：102.9（C - 1，1''），158.9，160.5（C - 2，2'，4'，6''），109.1，106.3（C - 3，3'，5'），157.9（C - 4，4''），61.4（4，4'' - OCH$_3$），110.4，110.3（C - 5，3''），9.1（5，3'' - CH$_3$），158.3（C - 6，6'，2''），17.5（C - 7，7'），205.6（C - 8，7''），106.3（C - 1'，5'），209.1（C - 8'），44.6（C - 9，8''），17.0（C - 10，9''），13.6（10，9'' - CH$_3$），44.0（C - 9'），16.8（9' - CH$_3$），26.5（C - 10'），11.8（10' - CH$_3$）[1]。

参考文献

[1] 林瑞超，马双成. 中药化学对照品应用手册［M］. 北京：化学工业出版社，2013.

仙茅苷

Curculigoside

【结构式】

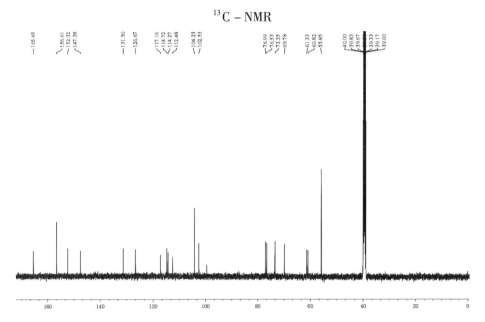

【分子式及分子量】 $C_{22}H_{26}O_{11}$ ；466. 44

$^1H - NMR$

$^1H - NMR$ （DMSO - d_6 , 500 MHz） δ : 6. 97 （1H, d , $J = 8.5$ Hz, H - 3）, 6. 63 （1H, dd , $J = 8.5$, 3. 0 Hz, H - 4）, 6. 81 （1H, d , $J = 3.0$ Hz, H - 5）, 5. 31 （2H, s , $-OCH_2Ph$）, 6. 72 （2H, d , $J = 8.5$ Hz, H - 3', 5'）, 7. 37 （1H, t , $J = 8.5$ Hz, H - 4'）, 4. 61 （1H, d , $J = 7.5$ Hz, H - 1''）, 3. 14 ~ 3. 22 （4H, m , H - 2'', 3'', 4'', 5''）, 3. 68 （1H, dd , $J = 13.5$, 5. 5 Hz, H - 6''a）, 3. 47 （1H, m , H - 6''b）, 3. 77 （6H, s , $-OCH_3$）, 9. 07 （1H, s , 5 - OH）, 4. 98 （1H, d , $J = 5.0$ Hz, glu - OH）, 5. 04 （1H, d , $J = 4.5$ Hz, glu - OH）, 5. 28 （1H, d , $J = 4.5$ Hz, glu - OH）, 4. 54 （1H, t , $J = 5.5$ Hz, glu - 6'' - OH）。

$^{13}C - NMR$

$^{13}C - NMR$ （DMSO - d_6 , 125 MHz） δ : 126. 7 （C - 1）, 152. 3 （C - 2）, 114. 7 （C - 3）, 117. 4 （C - 4）, 147. 4 （C - 5）, 114. 3 （C - 6）, 61. 3 （ $-OCH_2Ph$）, 165. 5 （C = O）, 112. 5 （C - 1'）, 156. 6 （C - 2', 6'）, 104. 2 （C - 3', 5'）, 131. 3 （C - 4'）, 102. 5 （C - 1''）, 73. 4 （C - 2''）, 77. 0 （C - 3''）, 69. 8 （C - 4''）, 76. 5 （C - 5''）, 60. 8 （C - 6''）, 55. 8 （ $-OCH_3$）。

参 考 文 献

［1］ Kubo M, Namba K, Nagamoto N, et al. A New Phenolic Glucoside, Curculigoside from Rhizomes of Curculigo orchioides ［J］. Planta Medica, 1983, 47 （01）: 52 - 55.

［2］ Wang T M, Wang K J, Tang J, et al. A New Oligostilbenoid from Rhizomes of Curculigo Sinensis ［J］. Journal of the Chinese Chemical Society, 2013, 56 （5）: 881 - 884.

腺苷
Adenosine

【结构式】

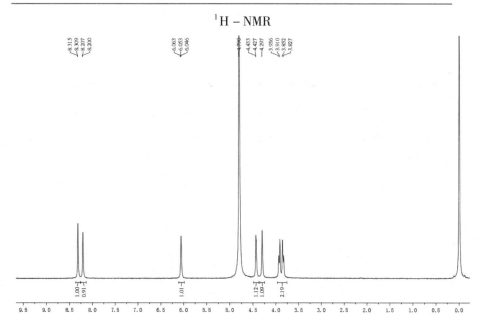

【分子式及分子量】 $C_{10}H_{13}N_5O_4$；267.24

^1H-NMR

$^{13}C-NMR$

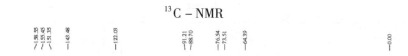

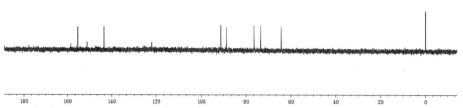

$^{13}C-NMR$（D_2O，150MHz）δ：155.4（C-2），158.5（C-4），122.0（C-5），143.5（C-6），151.4（C-8），91.2（C-1'），88.7（C-2'），76.5（C-3'），73.5（C-4'），64.4（C-5'）。

^1H-NMR（D_2O，600MHz）δ：8.31（1H，d，$J=3.6$ Hz，H-2），8.21（1H，d，$J=4.2$ Hz，H-8），6.06（1H，d，$J=6$ Hz，H-1'），4.30（1H，$br\,s$，H-2'），4.43（1H，d，$J=3.6$ Hz，H-3'），3.94（1H，d，$J=15.6$ Hz，H-5'），3.85（1H，d，$J=15.6$ Hz，H-5'）。

参考文献

[1] 郑茜，张庆贺，卢丹，等．吉林产玛咖的化学成分研究 [J]．中草药，2014，45（17）：2457－2460.

腺嘌呤

Adenine

【结构式】

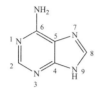

【分子式及分子量】C_5H_5N_5；135.13

^{1}H - NMR

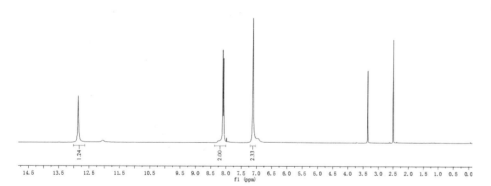

^{1}H - NMR（DMSO - d_6，600MHz）δ：8.08（1H，s，H - 2），8.11（1H，s，H - 8），7.12（2H，s，-NH_2），12.86（1H，s，-NH_2）。

^{13}C - NMR

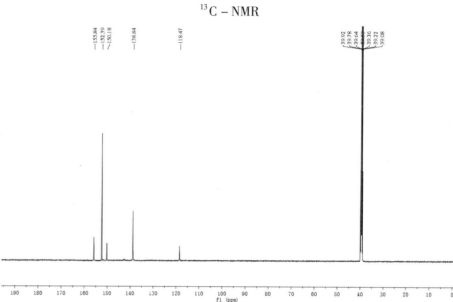

^{13}C - NMR（DMSO - d_6，150MHz）δ：152.4（C - 2），150.2（C - 4），118.5（C - 5），155.8（C - 6），138.8（C - 8）。

参 考 文 献

[1] 师帅，张建培，刘婷，等．金莲花化学成分的分离与结构鉴定 [J]．沈阳药科大学学报，2017，34（4）：297 - 301.

相思子碱

Abrine

【结构式】

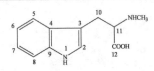

【分子式及分子量】 $C_{12}H_{14}N_2O_2$；218.25

^1H-NMR

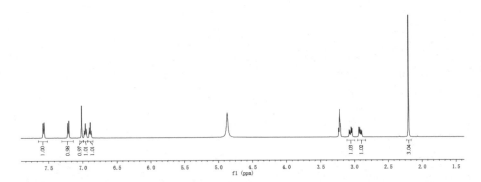

^1H-NMR（CD_3OD，500MHz）δ：2.20（3H，s，$-NCH_3$），3.07（1H，dd，$J=14.5$，5.5Hz，H-10），2.91（1H，dd，$J=14.5$，7.0Hz，H-10），3.21（1H，m，H-11），6.96（1H，t，$J=7.0$Hz，H-5），6.89（1H，t，$J=7.0$Hz，H-6），7.02（1H，s，H-2），7.21（1H，d，$J=8.0$Hz，H-7），7.57（1H，d，$J=7.5$Hz，H-4）。

$^{13}C-NMR$

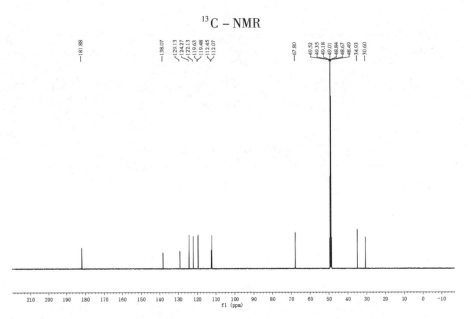

$^{13}C-NMR$（CD_3OD，125MHz）δ：124.3（C-2），112.1（C-3），119.5（C-4），119.6（C-5），122.1（C-6），112.5（C-7），129.1（C-8），138.1（C-9），30.6（C-10），67.8（C-11），181.9（C-12），34.9（$-NHCH_3$）。

参 考 文 献

[1] 林瑞超，马双成. 中药化学对照品应用手册 [M]. 北京：化学工业出版社，2013.

香草酸

Vanillic acid

【结构式】

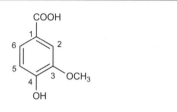

【分子式及分子量】 C₈H₈O₄；168.15

^{1}H – NMR

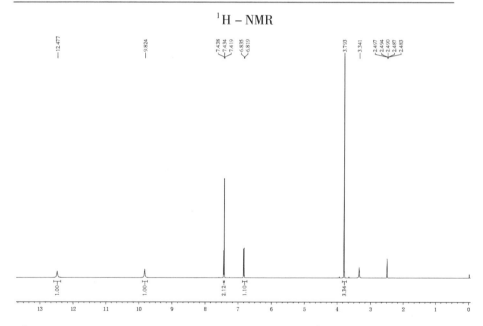

^{1}H – NMR (DMSO – d_6, 500 MHz) δ: 7.42 (1H, *brs*, H – 2), 6.83 (1H, *d*, *J* = 8.0 Hz, H – 5), 7.43 (1H, *dd*, *J* = 8.0, 2.0 Hz, H – 6), 12.48 (1H, *s*, – COOH), 9.82 (1H, *s*, – OH), 3.79 (3H, *s*, – OCH₃)。

^{13}C – NMR

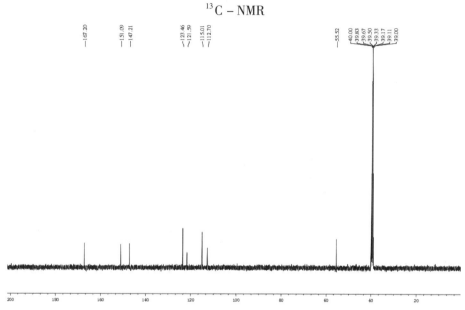

^{13}C – NMR (DMSO – d_6, 125 MHz) δ: 121.6 (C – 1), 115.0 (C – 2), 147.2 (C – 3), 151.1 (C – 4), 112.7 (C – 5), 123.5 (C – 6), 167.2 (– COOH), 55.5 (– OCH₃)。

参 考 文 献

[1] 陈泉，吴立军，阮丽军. 中药淡竹叶的化学成分研究（Ⅱ）[J]. 沈阳药科大学学报，2002，19（4）：257 – 259.

香荆芥酚
Carvacrol

【结构式】

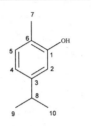

【分子式及分子量】 C$_{10}$H$_{14}$O；150.22

^{1}H－NMR

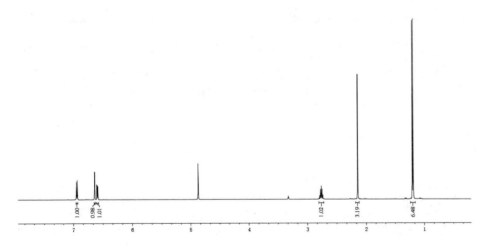

^{13}C－NMR

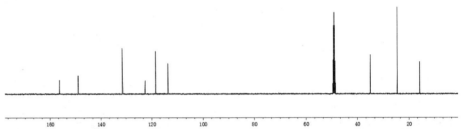

^{13}C－NMR（CD$_3$OD，125MHz）δ：156.2（C－1），122.6（C－2），131.5（C－3），118.4（C－4），148.8（C－5），113.6（C－6），15.8（C－7），35.0（C－8），24.5（C－9，10）。

^{1}H－NMR（CD$_3$OD，500MHz）δ：6.94（1H，d，J＝7.5Hz，H－5），6.64（1H，d，J＝1.5Hz，H－2），6.58（1H，dd，J＝7.5，1.5Hz，H－4），2.76（1H，m，H－8），2.15（3H，s，H－7），1.20（6H，d，J＝7.0Hz，H－9，10）。

参 考 文 献

[1] 林瑞超，马双成. 中药化学对照品应用手册 [M] . 北京：化学工业出版社，2013.

香蒲新苷
Typhaneoside

【结构式】

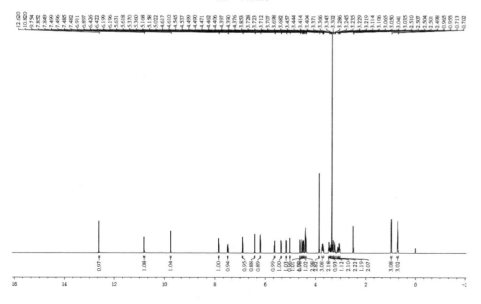

【分子式及分子量】 C$_{34}$H$_{42}$O$_{20}$；770.68

^{1}H − NMR

^{1}H − NMR（DMSO − d_6，600MHz）δ：7.85（1H，d，J = 1.8Hz，H − 2'），7.49（1H，dd，J = 8.4，1.8Hz，H − 6'），6.90（1H，d，J = 8.4Hz，H − 5'），6.42（1H，d，J = 1.8Hz，H − 8），6.20（1H，d，J = 1.8Hz，H − 6），5.62（1H，d，J = 7.8Hz，H − 1"），5.16（1H，d，J = 6.0Hz，H − 1'''），4.47（1H，d，J = 5.4Hz，H − 1''''），3.85（3H，s，3' − OCH$_3$），0.96（3H，d，J = 6.0Hz，H − 6''''），0.70（3H，d，J = 6.6Hz，H − 6''')[1]。

^{13}C − NMR

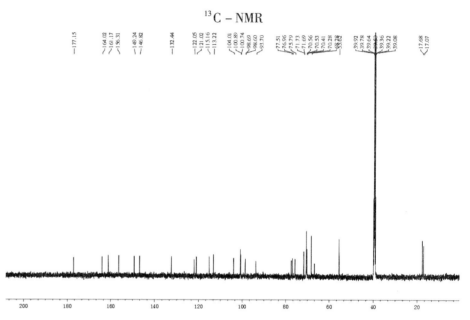

^{13}C − NMR（DMSO − d_6，150MHz）δ：156.3（C − 2），132.44（C − 3），179.2（C − 4），161.2（C − 5），98.6（C − 6），164.0（C − 7），93.7（C − 8），156.4（C − 9），104.0（C − 10），121.0（C − 1'），113.2（C − 2'），146.8（C − 3'），149.2（C − 4'），115.2（C − 5'），122.1（C − 6'），98.7（C − 1"），77.5（C − 2"），77.0（C − 3"），70.4（C − 4"），75.8（C − 5"），55.6（C − 6"），100.7（C − 1'''），70.5（C − 2'''），70.6（C − 3'''），71.7（C − 4'''），68.3（C − 5'''），17.1（C − 6'''），100.9（C − 1''''），70.3（C − 2''''），70.6（C − 3''''），71.7（C − 4''''），68.3（C − 5''''），17.7（C − 6''''）[1-2]。

参 考 文 献

[1] 刘斌，陆蕴如. 东方香蒲花粉化学成分的研究 [J]. 中国药学杂志，1998，33（10）：587 − 590.

[2] 陈玥，石萍萍，李晓霞，等. 卢旺达产金盏菊花的黄酮苷类成分 [J]. 沈阳药科大学学报，2014，31（3）：179 − 183.

香叶醇
Geraniol

【结构式】

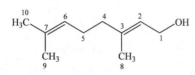

【分子式及分子量】 $C_{10}H_{18}O$；154.25

$^{1}H-NMR$

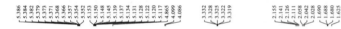

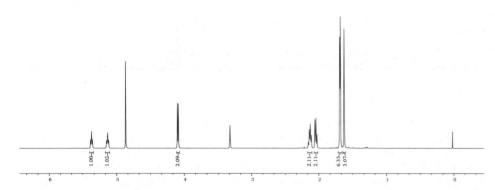

$^{1}H-NMR$（CD_3OD，500MHz）δ：5.37（1H，*m*，H-2），5.13（1H，*m*，H-6），4.09（2H，*d*，*J*=6.5Hz，H-1），2.16-2.02（4H，*m*，H-4，5），1.69（6H，*m*，H-9，10），1.63（3H，*s*，H-8）。

$^{13}C-NMR$

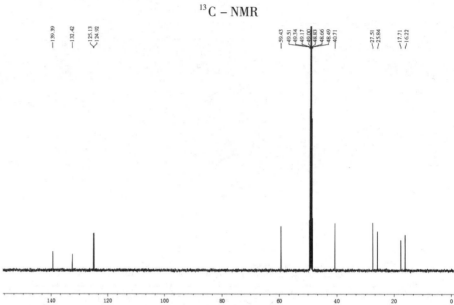

$^{13}C-NMR$（CD_3OD，125MHz）δ：59.4（C-1），124.9（C-2），139.4（C-3），40.7（C-4），27.5（C-5），125.1（C-6），132.4（C-7），16.2（C-8），17.7（C-9），25.8（C-10）。

参考文献

[1] 林瑞超，马双成. 中药化学对照品应用手册［M］. 北京：化学工业出版社，2013.

香叶木素
Diosmetin

【结构式】

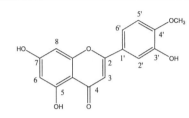

【分子式及分子量】 $C_{16}H_{12}O_6$ ；300. 26

^1H – NMR

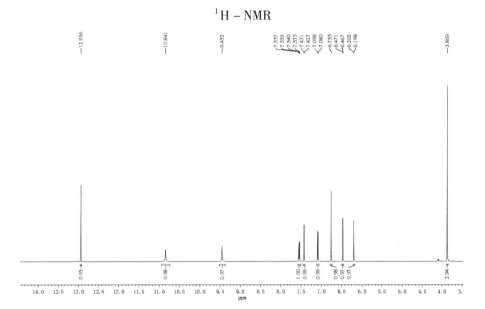

^{13}C – NMR

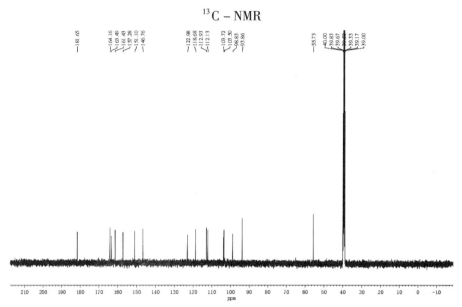

^{13}C – NMR（DMSO – d_6，125MHz）δ：163. 5（C – 2），103. 5（C – 3），181. 6（C – 4），157. 3（C – 5），98. 8（C – 6），164. 2（C – 7），93. 9（C – 8），161. 4（C – 9），103. 7（C – 10），118. 7（C – 1′），112. 9（C – 2′），146. 8（C – 3′），151. 1（C – 4′），112. 1（C – 5′），123. 0（C – 6′），55. 7（ – OCH$_3$）。

^1H – NMR（DMSO – d_6，500MHz）δ：12. 94（1H，s，– OH），10. 84（1H，s，– OH），9. 45（1H，s，– OH），6. 76（1H，s，H – 3），6. 20（1H，d，J = 2. 0 Hz，H – 6），6. 47（1H，d，J = 2. 0 Hz，H – 8），7. 43（1H，d，J = 2. 0 Hz，H – 2′），7. 09（1H，d，J = 9. 0 Hz，H – 5′），7. 55（1H，dd，J = 9. 0，2. 0Hz，H – 6′），3. 87（3H，s，4′ – OCH$_3$）。

参 考 文 献

［1］于德泉，杨俊山．分析化学手册（第7分册）：核磁共振波谱分析［M］.2版．北京：化学工业出版社，1999：299.

［2］Konishi T，Wada S，Kiyosawa S. Constituents of the Leaves of Daphne pseudo – mezereum［J］. Yakugaku zasshi，1993，113（9）：670 – 675.

小豆蔻明
Cardamonin

【结构式】

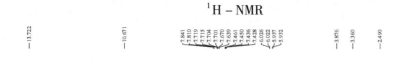

【分子式及分子量】$C_{16}H_{14}O_4$；270. 28

^1H – NMR

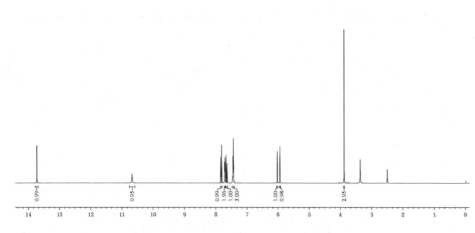

^1H – NMR（DMSO – d_6，500 MHz）δ：7. 71（2H，dd，J =7. 5，2. 0 Hz，H – 2，6），7. 43 ～ 7. 46（3H，m，H – 3，4，5），7. 66（1H，d，J =15. 5 Hz，H – α），7. 82（1H，d，J =15. 5 Hz，H – β），5. 93（1H，d，J =2. 0 Hz，H – 3′），6. 02（1H，d，J =2. 0 Hz，H – 5′），3. 88（3H，s，– OCH_3），13. 72（1H，s，2′ – OH），10. 67（1H，s，4′ – OH）。

^{13}C – NMR

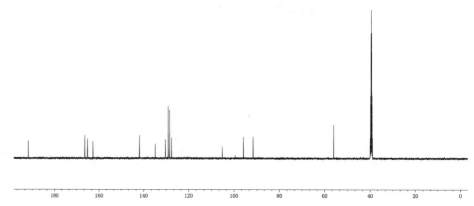

^{13}C – NMR（DMSO – d_6，125 MHz）δ：134. 9（C – 1），128. 4（C – 2，6），129. 0（C – 3，5），130. 3（C – 4），127. 5（C – α），141. 8（C – β），105. 1（C – 1′），162. 7（C – 2′），95. 8（C – 3′），165. 0（C – 4′），91. 7（C – 5′），166. 3（C – 6′），56. 0（– OCH_3）。

参 考 文 献

[1] Itokawa H, Morita M, Mihashi S. Phenolic compounds from the rhizomes of Alpinia speciosa [J]. Phytochemistry, 1981, 20（11）：2503 – 2506.

辛弗林
Synephrine

【结构式】

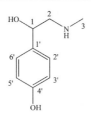

【分子式及分子量】 $C_9H_{13}O_2$ ； 167.21

$^{13}C-NMR$

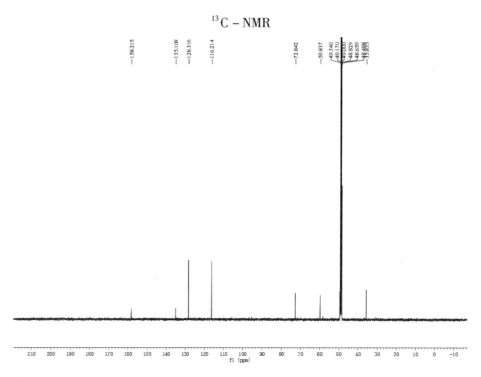

$^{13}C-NMR$ （CD_3OD, 125MHz）δ： 72.8 （C-1）, 59.8 （C-2）, 35.8 （C-3）, 135.1 （C-1′）, 116.2 （C-2′, 6′）, 128.3 （C-3′, 5′）, 158.2 （C-4′）[1] 。

^1H-NMR

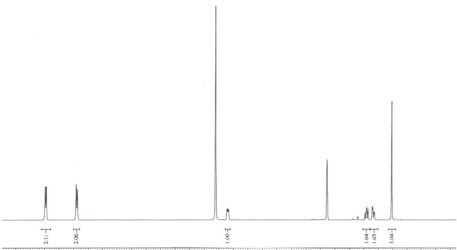

^1H-NMR （CD_3OD, 500MHz） δ： 4.68 （1H, dd, J = 8.5, 4.0Hz, H-1）, 2.67 （1H, dd, J = 12.5, 4.0Hz, H-2）, 2.77 （1H, dd, J = 11.0, 9.5Hz, H-2）, 2.41 （3H, s, H-3）, 6.76 （2H, d, J = 8.0Hz, H-2′, 6′）, 7.18 （2H, d, J = 8.5Hz, H-3′, 5′）[1] 。

参 考 文 献

[1] 林瑞超，马双成. 中药化学对照品应用手册 ［M］. 北京：化学工业出版社，2013.

辛夷脂素
Fargesin

【结构式】

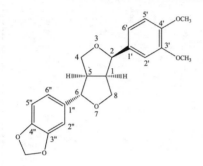

【分子式及分子量】C$_{21}$H$_{22}$O$_6$；370.40

^{1}H - NMR

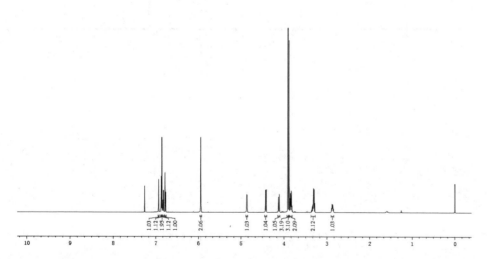

^{1}H - NMR（CDCl$_3$，500MHz）δ：6.98（1H，brs，H - 2″），6.81 - 6.87（4H，m，H - 5″，6″，2′，6′），6.77（1H，d，J = 8.0Hz，H - 5′），5.94（2H，s，- OCH$_2$O -），4.86（1H，d，J = 5.5Hz，H - 2），4.41（1H，d，J = 7.0Hz，H - 6），4.11（1H，d，J = 9.5Hz，H - 4b），3.91（3H，s，- OCH$_3$），3.88（3H，s，- OCH$_3$），3.84（2H，m，H - 4a，8b），3.31（2H，m，H - 1，8a），2.87（1H，m，H - 5）。

^{13}C - NMR

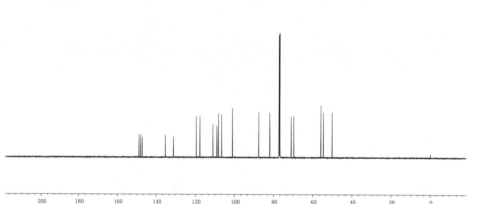

^{13}C - NMR（CDCl$_3$，125MHz）δ：50.1（C - 1），82.0（C - 2），71.0（C - 4），54.6（C - 5），87.6（C - 6），69.7（C - 8），130.9（C - 1′），109.0（C - 2′），148.8（C - 3′），148.0（C - 4′），111.0（C - 5′），117.7（C - 6′），135.2（C - 1″），106.5（C - 2″），147.9（C - 3″），147.2（C - 4″），108.1（C - 5″），119.5（C - 6″），55.9（2 × - OCH$_3$），101.0（- OCH$_2$O -）。

参 考 文 献

［1］李定祥，刘敏，周小江. 野花椒中一个新的木脂素二聚体［J］. 中国中药杂志，2015，40（14）：2843 ~ 2848.

新橙皮苷

Neohesperidin

【结构式】

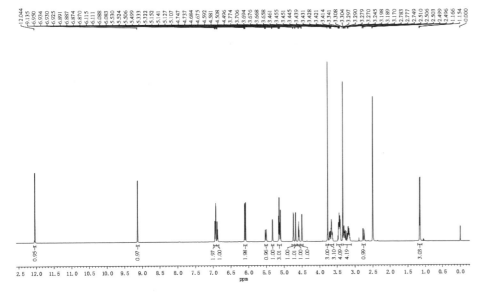

【分子式及分子量】 $C_{28}H_{34}O_{15}$ ； 610.56

^1H-NMR

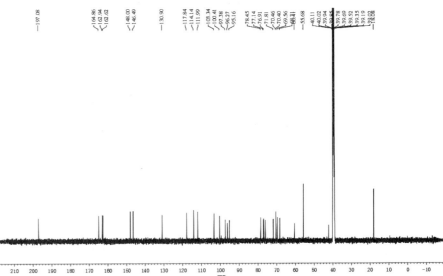

$^{13}C-NMR$

$^{13}C-NMR$ （DMSO $-d_6$ ， 125MHz） δ ： 76.0 （C -2 ）， 42.2 （C -3 ）， 197.1 （C -4 ）， 162.9 （C -5 ）， 96.3 （C -6 ）， 162.6 （C -7 ）， 95.2 （C -8 ）， 164.9 （C -9 ）， 103.3 （C -10 ）， 130.9 （C $-1'$ ）， 114.1 （C $-2'$ ）， 146.5 （C $-3'$ ）， 148.0 （C $-4'$ ）， 112.0 （C $-5'$ ）， 117.8 （C $-6'$ ）， 55.7 （ $-OCH_3$ ）， 100.4 （C $-1''$ ）， 76.9 （C $-2''$ ）， 77.1 （C $-3''$ ）， 69.6 （C $-4''$ ）， 78.4 （C $-5''$ ）， 60.4 （C $-6''$ ）， 97.4 （C $-1'''$ ）， 70.4 （C $-2'''$ ）， 70.5 （C $-3'''$ ）， 71.8 （C $-4'''$ ）， 68.3 （C $-5'''$ ）， 18.1 （C $-6'''$ ）。

^1H-NMR （DMSO $-d_6$ ， 500MHz） δ ： 12.04 （1H， s ， 5 $-OH$ ）， 9.14 （1H， s ， 3' $-OH$ ）， 6.94 （1H， d ， $J=8.0$ Hz， H $-5'$ ）， 6.93 （1H， d ， $J=2.5$ Hz， H $-2'$ ）， 6.88 （1H， dd ， $J=8.0$ ， 2.0 Hz， H $-6'$ ）， 6.11 （1H， d ， $J=2.0$ Hz， H -6 ）， 6.08 （1H， d ， $J=2.5$ Hz， H -8 ）， 5.52 （1H， dd ， $J=12.0$ ， 3.0 Hz， H -2 ）， 5.33 （1H， d ， $J=5.5$ Hz， $-OH$ ）， 5.15 （1H， d ， $J=5.5$ Hz， H $-1''$ ）， 5.12 （1H， d ， $J=5.5$ Hz， H $-1'''$ ）， 4.74 （1H， d ， $J=5.0$ Hz， $-OH$ ）， 4.68 （1H， d ， $J=4.5$ Hz， $-OH$ ）， 4.59 （1H， t ， $J=5.5$ Hz， $-OH$ ）， 4.50 （1H， d ， $J=6.0$ Hz， $-OH$ ）， 3.77 （3H， s ， 4' $-OCH_3$ ）， 3.68 （3H， m ）， 3.43 （4H， m ）， 2.76 （1H， dd ， $J=17.0$ ， 3.0 Hz， H -3β ）， 1.16 （3H， d ， $J=6.0$ Hz， H $-6'''$ ）。

参 考 文 献

［1］黄胜阳，胡世林，石建功，等 . 酸橙花化学成分研究 ［J］. 中药材，2001，24 （12）： 865 $-$ 867.

新乌头碱

Mesaconitine

【结构式】

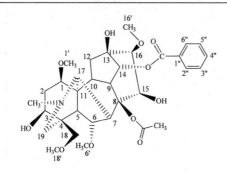

【分子式及分子量】 $C_{33}H_{45}NO_{11}$; 631.71

^1H-NMR

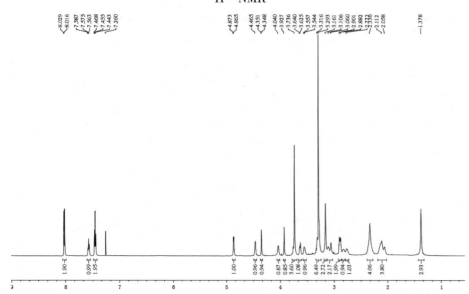

^1H-NMR (CDCl$_3$, 600 MHz) δ: 1.38 (3H, s, -OCOC$\underline{H}_3$), 2.34 (3H, s, N-CH$_3$), 3.16 (3H, s, 18'-CH$_3$), 3.29 (3H, s, 1'-CH$_3$), 3.29 (3H, s, 6'-CH$_3$), 3.74 (3H, s, 16'-CH$_3$), 4.87 (1H, d, J=4.7Hz, H-14), 7.46 (2H, t, J=7.6 Hz, H-2'', 6''), 7.57 (1H, t, J=7.3 Hz, H-4''), 8.02 (2H, d, J=7.8Hz,, H-3'', 5'')。

$^{13}C-NMR$

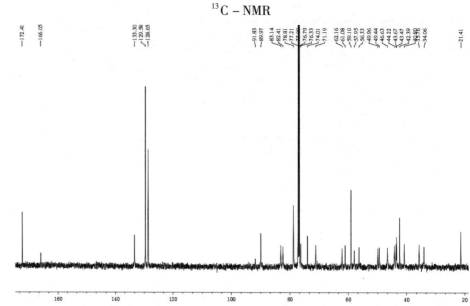

$^{13}C-NMR$ (CDCl$_3$, 150MHz) δ: 83.1 (C-1), 35.8 (C-2), 71.2 (C-3), 43.5 (C-4), 46.6 (C-5), 82.4 (C-6), 44.2 (C-7), 91.8 (C-8), 43.7 (C-9), 40.8 (C-10), 50.0 (C-11), 34.1 (C-12), 74.0 (C-13), 78.8 (C-14), 78.8 (C-15), 90.0 (C-16), 62.2 (C-17), 76.3 (C-18), 49.4 (C-19), 42.4 (N-CH$_3$), 56.3 (C-1'), 58.0 (C-6'), 61.1 (C-16'), 59.1 (C-18'), 172.4 (-CO-CH$_3$), 21.4 (-CO-C$\underline{H}_3$), 166.0 (C-$\underline{C}$O-Ar), 129.6 (C-1''), 129.6 (C-2'', 6''), 128.6 (C-3'', 5''), 133.3 (C-4'')。

参 考 文 献

[1] 林瑞超, 马双成. 中药化学对照品应用手册 [M]. 北京: 化学工业出版社, 2013.

熊果酸

Ursolic acid

【结构式】

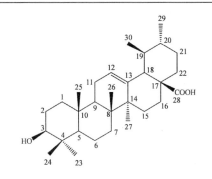

【分子式及分子量】C$_{30}$H$_{48}$O$_3$；456.70

^{13}C – NMR

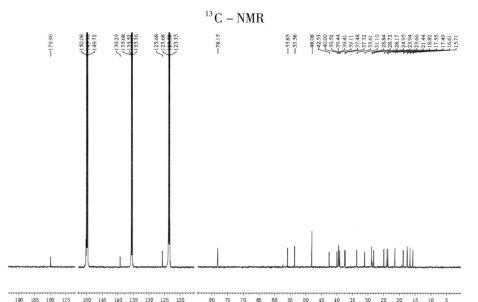

^{13}C – NMR（C$_5$D$_5$N，150MHz）δ：39.4（C–1），28.2（C–2），78.2（C–3），39.5（C–4），55.9（C–5），18.8（C–6），33.6（C–7），39.5（C–8），48.1（C–9），37.5（C–10），17.6（C–11），125.7（C–12），139.3（C–13），42.5（C–14），28.8（C–15），25.0（C–16），48.1（C–17），53.6（C–18），40.0（C–19），39.5（C–20），31.1（C–21），37.5（C–22），28.8（C–23），15.7（C–24），16.6（C–25），17.5（C–26），23.7（C–27），179.9（C–28），23.9（C–29），21.4（C–30）[1]。

^{1}H – NMR

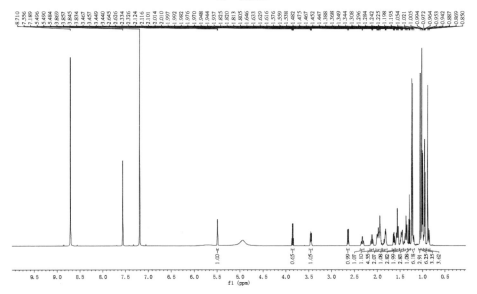

^{1}H – NMR（C$_5$D$_5$N，600MHz）δ：3.44（1H，dd，J=10.2，5.4 Hz，H–3），5.49（1H，t，J=3.6 Hz，H–12），2.63（1H，d，J=11.4 Hz，H–18），0.89（3H，s，H–23），1.02（3H，s，H–24），1.05（3H，s，H–25），1.22（3H，s，H–26），1.24（3H，s，H–27），0.95（3H，d，J=6.6 Hz，H–24），1.00（3H，d，J=6.6 Hz，H–29）。

参 考 文 献

[1] 林瑞超，马双成. 中药化学对照品应用手册 [M]. 北京：化学工业出版社，2013.

熊去氧胆酸

Ursodeoxycholic acid

【结构式】

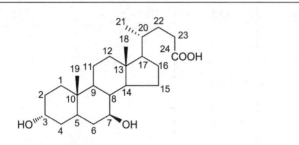

【分子式及分子量】 $C_{24}H_{40}O_4$; 392.57

¹H – NMR

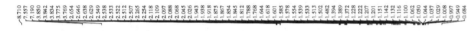

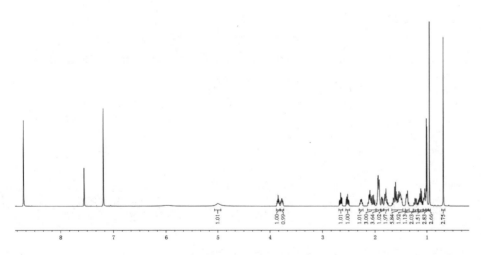

¹H – NMR (C₅D₅N, 600 MHz) δ: 0.68, 0.95 (3H each, H – 18, 19), 1.00 (3H, *d*, *J* = 6.6 Hz, H – 21), 3.77 (1H, *m*, H – 3), 3.84 (1H, *m*, H – 7)。

¹³C – NMR

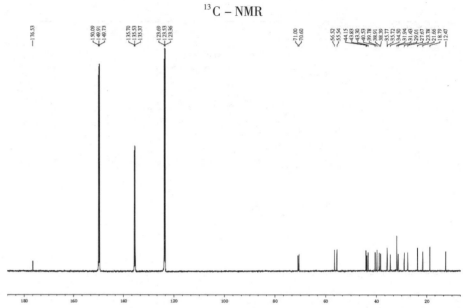

¹³C – NMR (C₅D₅N, 150 MHz) δ: 35.7 (C – 1), 31.4 (C – 2), 70.6 (C – 3), 38.9 (C – 4), 43.3 (C – 5), 38.4 (C – 6), 71.0 (C – 7), 43.8 (C – 8), 39.8 (C – 9), 34.5 (C – 10), 21.7 (C – 11), 40.5 (C – 12), 44.2 (C – 13), 55.5 (C – 14), 27.7 (C – 15), 29.0 (C – 16), 56.5 (C – 17), 12.5 (C – 18), 23.8 (C – 19), 35.8 (C – 20), 18.8 (C – 21), 31.9 (C – 22), 31.9 (C – 23), 176.5 (C – 24)。

参 考 文 献

[1] Waterhous D V, Barnes S, Muccio D D. Nuclear magnetic resonance spectroscopy of bile acids. Development of two – dimensional NMR methods for the elucidation of proton resonance assignments for five common hydroxylated bile acids, and their parent bile acid, 5β – cholanoic acid. [J]. Journal of Lipid Research, 1985, 26 (9): 1068 – 1078.

雪胆素甲
Hemslecin Al

【结构式】

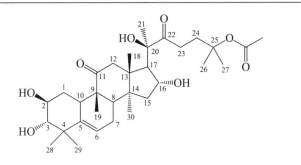

【分子式及分子量】 $C_{32}H_{50}O_8$；562.73

^1H-NMR

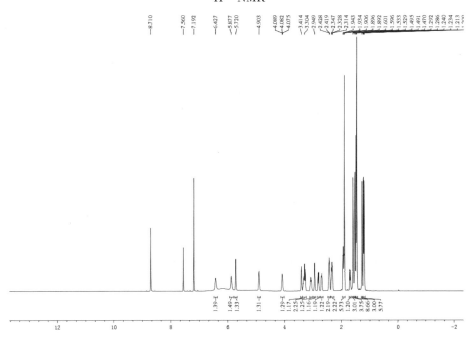

$^{13}C-NMR$

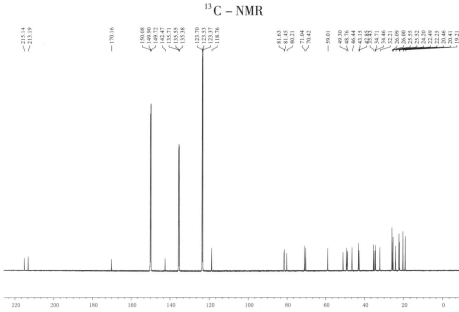

$^{13}C-NMR$（C_5D_5N，150MHz）δ：34.5（C-1），71.0（C-2），81.4（C-3），42.9（C-4），142.5（C-5），118.8（C-6），25.6（C-7），34.7（C-8），48.8（C-9），43.2（C-10），213.2（C-11），49.3（C-12），48.9（C-13），51.1（C-14），46.4（C-15），70.4（C-16），59.0（C-17），81.6（C-20），215.1（C-22），32.2（C-23），35.4（C-24），80.2（C-25），170.2（OCOCH$_3$），19.2，20.4，20.5，22.3，22.5，24.2，25.4，26.0，26.1（9×-CH$_3$）。

^1H-NMR（C_5D_5N，600MHz）δ：1.21，1.23，1.29，1.47（d），1.49，1.53，1.60（24H，8×-CH$_3$），1.89（3H，s），5.72（1H，m）。

参考文献

[1] 芮和恺，袁明耀，余秋妹，等. 雪胆甲素甙的化学结构 [J]. 药学学报，1981，16（6）：445～447.

雪上一枝蒿甲素
Bullatine A

【结构式】

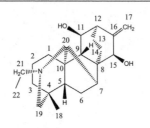

【分子式及分子量】C_22H_33NO_2；343.50

^{1}H – NMR

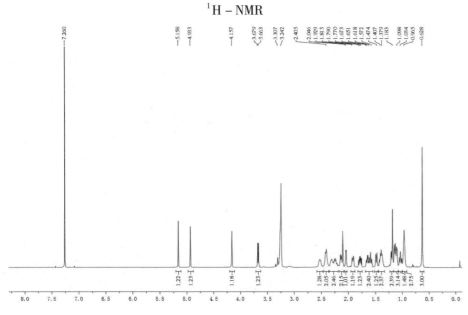

^{1}H – NMR（CDCl_3 + CD_3OD，600MHz）δ：5.16（1H，s，H – 17），4.93（1H，s，H – 17），4.16（1H，s，H – 15），3.68（1H，d，J = 9.6 Hz，H – 11），0.63（3H，s，H – 18），0.96（3H，br t，H – 22）。

^{13}C – NMR

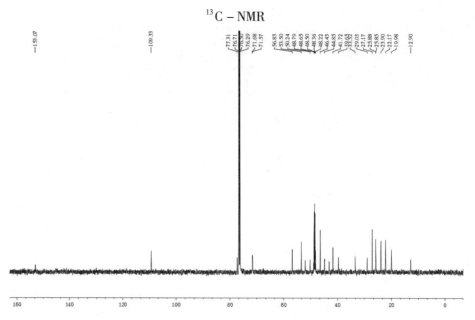

^{13}C – NMR（CDCl_3 + CD_3OD，150MHz）δ：39.6（C – 1），22.2（C – 2），29.0（C – 3），33.5（C – 4），52.1（C – 5），20.0（C – 6），41.7（C – 7），44.8（C – 8），53.5（C – 9），43.1（C – 10），71.7（C – 11），46.4（C – 12），23.9（C – 13），25.8（C – 14），77.3（C – 15），153.1（C – 16），109.3（C – 17），27.2（C – 18），56.8（C – 19），71.6（C – 20），50.2（C – 21），12.9（C – 22）。

参 考 文 献

［1］ Batsuren D，Tunsag J，Batayar N，et al. Alklaoids of some Mongolian ranunculaceae species：detailed ^{1}H and ^{13}C – NMR studies of denudatine and lepenine ［J］. Heterocycles，1998，49：327 – 341.

［2］ 王洪云，左爱学，孙赟，等. 东川雪上一支蒿的化学成分研究 ［J］. 中国中药杂志，2013，38（24）：4324 – 4328.

［3］ 丁立生，吴凤锷. 小白撑根部二萜生物碱研究 ［J］. 天然产物研究与开发，1994，6（3）：50 – 54.

血竭素高氯酸盐
Dracohodin perochlorate

【结构式】

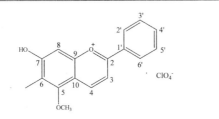

【分子式及分子量】 $C_{17}H_{15}ClO_7$ ；366.75

$^1H - NMR$

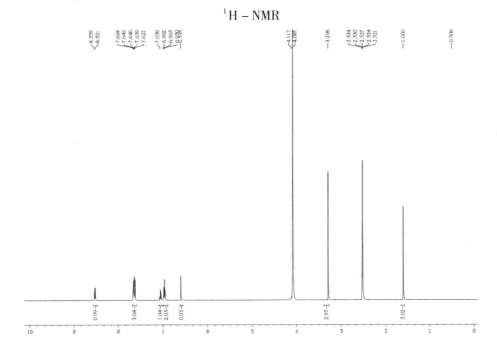

$^1H - NMR$ （CD_3OD，500MHz） δ：1.60 （3H，s，6 - CH_3），3.30 （3H，s，5 - OCH_3），6.60 （1H，s，H - 8），7.63 （1H，d，J = 8.5Hz，H - 3），7.65 （2H，m，H - 2′，6′），6.97 （2H，br t，J = 7.8Hz，H - 3′，5′），7.06 （1H，br t，J = 7.4Hz，H - 4′），8.53 （1H，d，J = 8.6Hz，H - 4）。

$^{13}C - NMR$

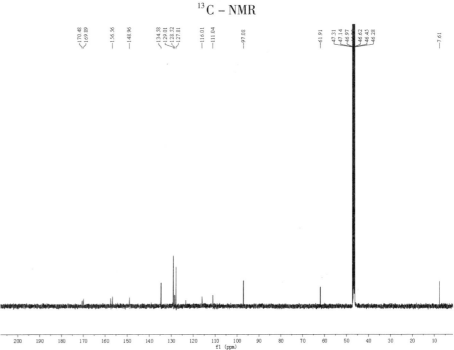

$^{13}C - NMR$ （CD_3OD，125MHz） δ：7.61 （6 - CH_3），61.9 （5 - OCH_3），97.1 （C - 8），111.0 （C - 3），149.0 （C - 4），129.0 （C - 2′，6′），127.8 （C - 3′，5′），128.5 （C - 4′），116.0 （C - 10），123.4 （C - 6），134.6 （C - 1′），156.6 （C - 9），157.6 （C - 7），170.0 （C - 5），172.5 （C - 2）。

参 考 文 献

[1] 林瑞超，马双成. 中药化学对照品应用手册 ［M］. 北京：化学工业出版社，2013.

鸭脚树叶碱
Picrinine

【结构式】

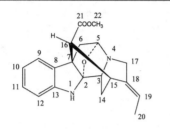

【分子式及分子量】C_{20}H_{22}N_2O_3；338.4

^{1}H – NMR

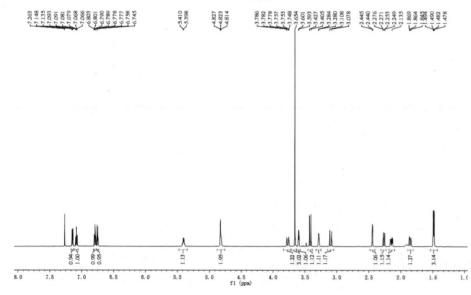

^{13}C – NMR

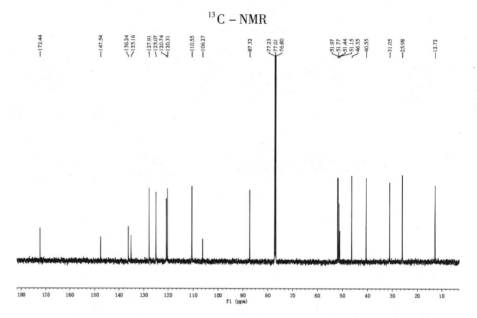

^{13}C – NMR （CDCl$_3$，150MHz）δ：106.3（C – 2），51.4（C – 3），87.3（C – 5），40.6（C – 6），51.2（C – 7），136.2（C – 8），125.1（C – 9），120.3（C – 10），120.7（C – 11），127.9（C – 12），147.5（C – 13），26.0（C – 14），31.0（C – 15），52.0（C – 16），46.4（C – 17），135.2（C – 18），110.6（C – 19），12.7（C – 20），172.4（C – 21），51.8（C – 22）。

^{1}H – NMR （CDCl$_3$，600MHz）δ：3.60（1H，d，J = 4.0Hz，H – 3），4.81（1H，brs，H – 5），3.42（1H，d，J = 11.0Hz，H – 6a），3.42（1H，dd，J = 11.0，2.2Hz，H – 6b），7.14（1H，d，J = 6.5Hz，H – 9），6.79（1H，td，J = 6.5，1.0Hz，H – 10），7.08（1H，td，J = 6.0，1.0Hz，H – 11），6.75（1H，d，J = 6.5Hz，H – 12），1.85（1H，dd，J = 11.5，2.2Hz，H – 14a），2.15（1H，ddd，J = 11.5，4.0，2.2Hz，H – 14b），3.28（1H，d，J = 2.0Hz，H – 15），2.44（1H，d，J = 2.0Hz，H – 16），3.09（1H，d，J = 18.0Hz，H – 17a），3.77（1H，dt，J = 14.7，2.0Hz，H – 17b），5.40（1H，q，J = 6.0Hz，H – 19），1.48（3H，dd，J = 6.0，2.0Hz，H – 20），3.65（1H，s，H – 22）[1-2]。

参 考 文 献

［1］孙赟，惠婷婷，朱丽萍，等. 灯台叶中鸭脚树叶碱化学对照品的制备 ［J］. 云南中医学院学报，2007，30（6）：1 – 4.

［2］Yamauchi T，Abe F，Chen R，et al. Alkaloids from the leaves of *Alstonia scholaris* in Taiwan，Thailand，Indonesia and the Philippines ［J］. Phytochemistry，1990，29（11）：3547 – 3552.

亚硫酸氢钠穿心莲内酯
Sodium Andrographolide Hydrogen Sulfite

【结构式】

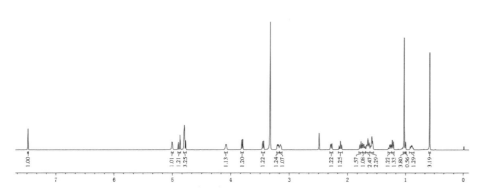

【分子式及分子量】 $C_{20}H_{29}NaO_7S$；436.50

$^1H - NMR$

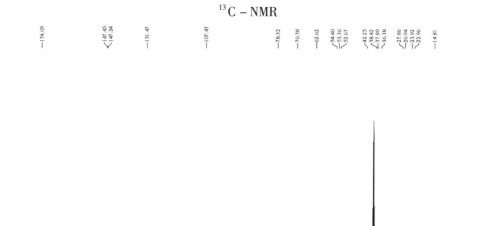

$^{13}C - NMR$

$^{13}C - NMR$（DMSO$-d_6$，150MHz）δ：36.4（C-1），27.9（C-2），78.3（C-3），42.3（C-4），54.4（C-5），23.9（C-6），37.9（C-7），147.2（C-8），52.7（C-9），38.4（C-10），26.9（C-11），53.4（C-12），131.5（C-13），147.5（C-14），70.4（C-15），174.1（C-16），107.4（C-17），23.0（C-18），62.6（C-19），14.8（C-20）。

$^1H - NMR$（DMSO$-d_6$，600MHz）δ：7.48（1H，s，H-14），4.88（1H，dd，$J = 18.6$，1.8Hz，H$-15a$），4.77～4.81（3H，H$-15b$，H-17），3.80（1H，d，$J = 10.8$Hz，H$-19b$），3.45（1H，d，$J = 10.8$Hz，H$-19a$），3.14（1H，m，H-3），1.03（3H，s，H-18），0.58（3H，s，H-20）。

参 考 文 献

[1] 林瑞超，马双成. 中药化学对照品应用手册 [M]. 北京：化学工业出版社，2013.

亚油酸
Linoleic acid

【结构式】

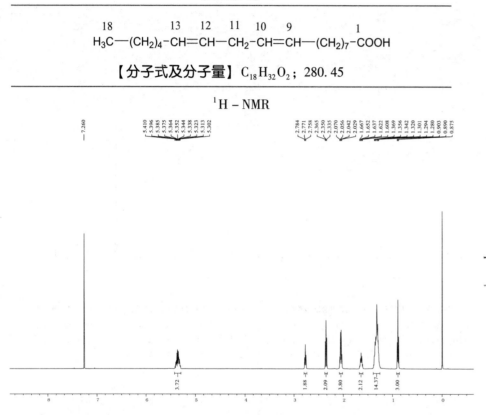

$$\overset{18}{H_3C}—(CH_2)_4-\overset{13}{CH}=\overset{12}{CH}-\overset{11}{CH_2}-\overset{10}{CH}=\overset{9}{CH}-(CH_2)_7-\overset{1}{COOH}$$

【分子式及分子量】 $C_{18}H_{32}O_2$; 280.45

^1H-NMR

^1H-NMR (CDCl$_3$, 500MHz) δ: 5.36 (4H, m, H-9, H-10, H-12, H-13), 2.77 (2H, t, J=6.5Hz, H-11), 2.35 (2H, t, J=7.5Hz, H-2), 2.05 (4H, m, H-8, H-14), 1.67-1.26 (16H, m, H-3~7, H-15~17), 0.89 (3H, t, J=6.5Hz, H-18)。

$^{13}C-NMR$

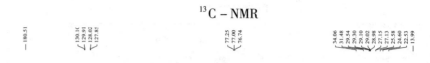

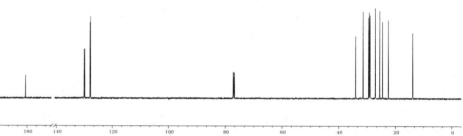

$^{13}C-NMR$ (CDCl$_3$, 125MHz) δ: 14.0 (C-18), 34.1 (C-2), 129.9 (C-9), 127.9 (C-10), 128.0 (C-12), 130.1 (C-13), 22.5-31.5 (C-3~8, C-11, C-14~17), 180.5 (C-1)。

参 考 文 献

[1] 林瑞超，马双成. 中药化学对照品应用手册 [M]. 北京：化学工业出版社, 2013.

亚油酸甲酯
Methyl linoleate

【结构式】

$$H_3C-(CH_2)_4-\overset{13}{CH}=\overset{12}{CH}-\overset{11}{CH_2}-\overset{10}{CH}=\overset{9}{CH}-(CH_2)_7-\overset{1}{COOCH_3}$$

【分子式及分子量】 $C_{19}H_{34}O_2$; 294.47

^1H-NMR

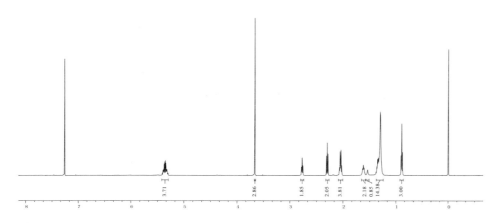

^1H-NMR (CDCl$_3$, 500MHz) δ: 0.89 (3H, t, $J=6.5$Hz, H-18), 1.62 (2H, m, H-3), 1.31 (14H, m, H-4~7, H-15~17), 2.05 (4H, m, H-8, H-14), 2.30 (2H, t, $J=7.5$Hz, H-2), 2.77 (2H, t, $J=6.5$Hz, H-11), 3.67 (3H, s, -OCH$_3$), 5.35 (4H, m, H-9, H-10, H-12, H-13)。

$^{13}C-NMR$

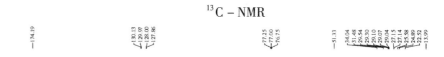

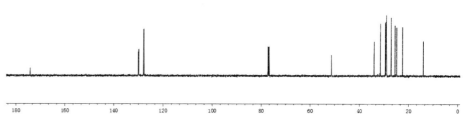

$^{13}C-NMR$ (CDCl$_3$, 125MHz) δ: 174.2 (C-1), 130.0 (C-9), 127.9 (C-10), 128.0 (C-12), 130.1 (C-13), 22.5~34.0 (C-2~8, C-11, C-14~17), 14.0 (C-18), 51.3 (-OCH$_3$)。

参 考 文 献

[1] 林瑞超，马双成. 中药化学对照品应用手册 [M]. 北京：化学工业出版社，2013.

延胡索乙素
Tetrahydropalmatine

【结构式】

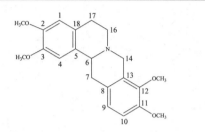

【分子式及分子量】C$_{21}$H$_{25}$NO$_4$；355.43

^{1}H－NMR

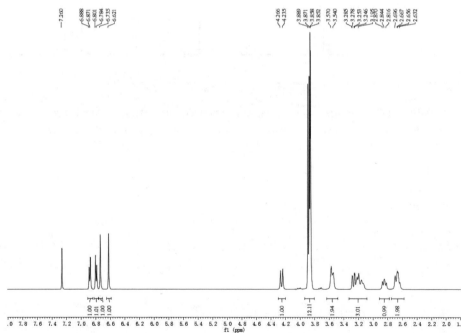

^{1}H－NMR（CDCl$_3$，500MHz）δ：6.62（1H，s，H－1），6.74（1H，s，H－4），6.79（1H，d，J=8.5 Hz，H－9），6.88（1H，d，J=8.5 Hz，H－10），3.85，3.86，3.87，3.89（3H each，s，4×－OCH$_3$）[1]。

^{13}C－NMR

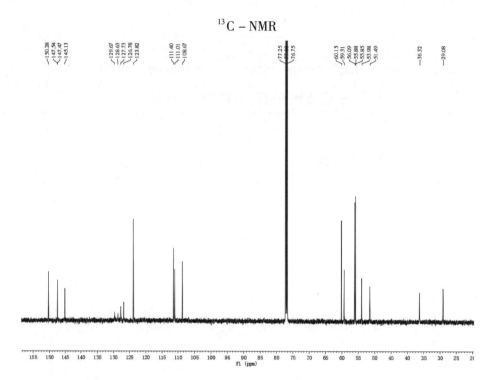

^{13}C－NMR（CDCl$_3$，125MHz）δ：111.4（C－1），147.5（C－2），147.5（C－3），108.7（C－4），129.7（C－5），59.3（C－6），36.3（C－7），128.6（C－8），123.8（C－9），111.4（C－10），145.1（C－11），150.3（C－12），127.7（C－13），54.0（C－14），51.5（C－16），29.1（C－17），126.8（C－18），56.1（2－OCH$_3$），55.9（3－OCH$_3$），56.1（11－OCH$_3$），60.2（12－OCH$_3$）[1]。

参 考 文 献

［1］林瑞超，马双成. 中药化学对照品应用手册［M］. 北京：化学工业出版社，2013.

岩白菜素

Bergenin

【结构式】

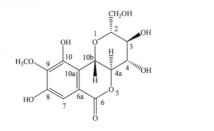

【分子式及分子量】$C_{14}H_{16}O_9$；328.27

$^1H - NMR$

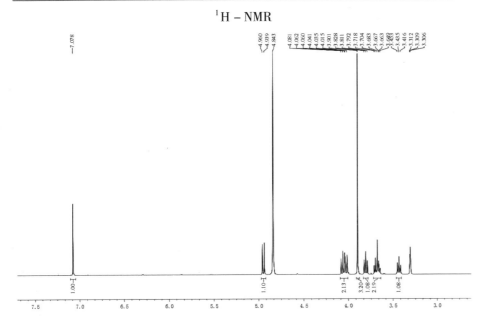

$^1H - NMR$（CD_3OD，500MHz）δ：3.44（1H，t，$J = 9.5$ Hz，H-3），3.67（1H，td，$J = 7.0$，2.0Hz，H-11），3.70（1H，t，$J = 7.0$Hz，H-2），3.81（1H，t，$J = 8.5$Hz，H-4），4.04（1H，t，$J = 9.0$Hz，H-11），4.06（1H，t，$J = 10.5$，H-4a），7.08（1H，s，H-7），4.95（1H，d，$J = 10.5$ Hz，H-10b），3.90（3H，s，9-OCH$_3$）[1-2]。

$^{13}C - NMR$

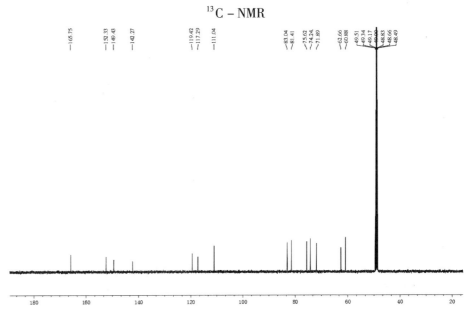

$^{13}C - NMR$（CD_3OD，125MHz）δ：83.0（C-2），71.9（C-3），75.6（C-4），81.4（C-4a），165.7（C-6），119.4（C-6a），111.0（C-7），152.3（C-8），142.3（C-9），149.4（C-10），117.3（C-10a），74.2（C-10b），62.7（2-CH$_2$OH），60.9（9-OCH$_3$）[1]。

参 考 文 献

[1] 林瑞超，马双成. 中药化学对照品应用手册［M］. 北京：化学工业出版社，2013.

[2] 刘宝，胡龙飞，雷福厚，等. 灰色紫金牛化学成分［J］. 中药材，42（3）：560-562.

盐酸巴马汀
Palmatine Hydrochloride

【结构式】

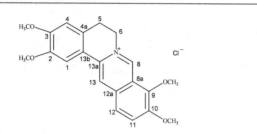

【分子式及分子量】 $C_{21}H_{22}ClNO_4$；387.86

$^1H - NMR$

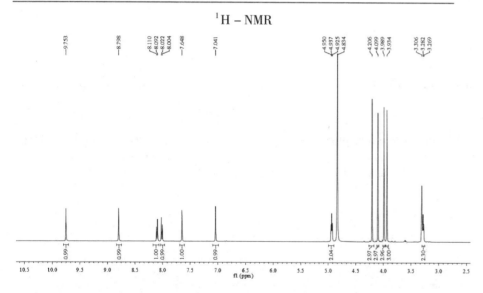

$^1H - NMR$（CD_3OD，600MHz）δ：7.65（1H，s，H－1），7.04（1H，s，H－4），3.28（2H，t，J＝7.8 Hz，H－5），4.94（2H，t，J＝7.2 Hz，H－6），8.80（1H，s，H－8），8.01（1H，d，J＝10.8 Hz，H－11），8.10（1H，d，J＝10.8 Hz，H－12），9.75（1H，s，H－13），3.93，3.99，4.10，4.21（3H each，s，4×－OCH_3）[1]。

$^{13}C - NMR$

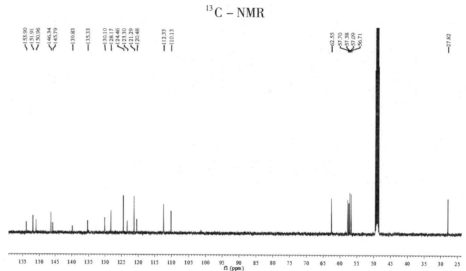

$^{13}C - NMR$（CD_3OD，150MHz）δ：112.3（C－1），151.0（C－2），151.9（C－3），110.1（C－4），27.8（C－5），62.6（C－6），130.1（C－4a），146.3（C－8），120.5（C－8a），153.9（C－9），145.8（C－10），121.3（C－11），124.5（C－12），135.3（C－12a），128.2（C－13），139.8（C－13a），123.3（C－13b），57.7（9－OCH_3），57.4（3－OCH_3），57.1（2－OCH_3），56.7（10－OCH_3）[1]。

参考文献

[1] 林瑞超，马双成. 中药化学对照品应用手册 [M] . 北京：化学工业出版社，2013.

盐酸川芎嗪
Ligustrazine hydrochloride

【结构式】

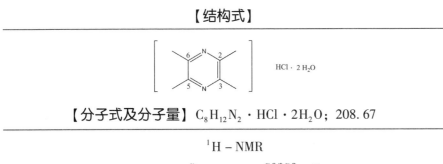

HCl · 2 H₂O

【分子式及分子量】 $C_8H_{12}N_2 \cdot HCl \cdot 2H_2O$；208.67

$^1H - NMR$

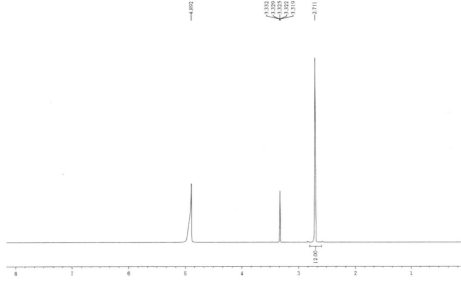

$^1H - NMR$ （CD₃OD, 500MHz）δ: 2.71 （12H, s, 4×−CH₃）。

$^{13}C - NMR$

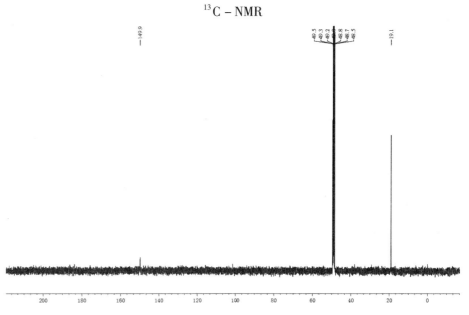

$^{13}C - NMR$ （CD₃OD, 125MHz）δ: 19.1 （−CH₃），149.9 （C−2, 3, 5, 6）。

参 考 文 献

[1] 林瑞超，马双成. 中药化学对照品应用手册 [M]. 北京：化学工业出版社，2013.

盐酸水苏碱
Stachydrine Hydrochloride

【结构式】

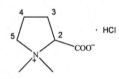

【分子式及分子量】 $C_7H_{13}NO_2 \cdot HCl$; 179.64

$^1H - NMR$

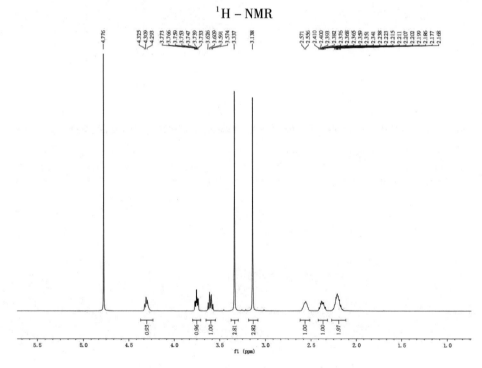

$^1H - NMR$ （D_2O, 600 MHz） δ: 4.31 （1H, t, J =9.6 Hz, H-2）, 2.39, 2.56 （1H each, m, H -3）, 2.21 （2H, m, H-4）, 3.60, 3.76 （1H each, m, H-5）, 3.14, 3.34 （3H each, s, 2× - NCH$_3$）[1]。

$^{13}C - NMR$

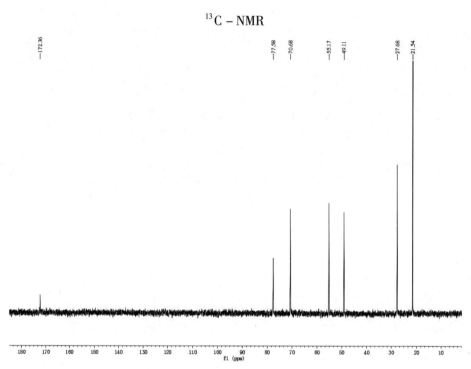

$^{13}C - NMR$ （D_2O, 150 MHz） δ: 77.6 （C-2）, 27.7 （C-3）, 21.5 （C-4）, 70.7 （C-5）, 172.4 （-COO）, 49.1, 55.2 （CH$_3$NCH$_3$）[1]。

参 考 文 献

[1] 林瑞超, 马双成. 中药化学对照品应用手册 [M]. 北京: 化学工业出版社, 2013.

盐酸小檗碱
Berberine Hydrochloride

【结构式】

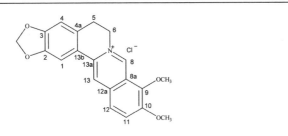

【分子式及分子量】 $C_{20}H_{18}ClNO_4$；371.81

^1H-NMR

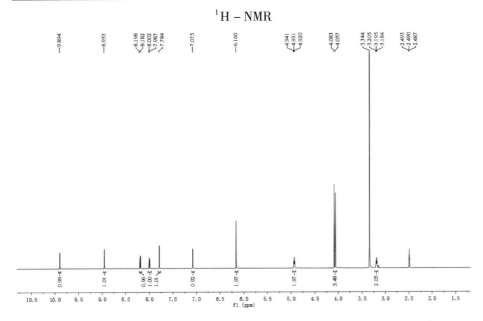

^1H-NMR （DMSO－d_6，600MHz）δ：7.78 （1H，s，H－1），7.08 （1H，s，H－4），3.19 （2H，t，$J=6.0$ Hz，H－5），4.93 （2H，t，$J=6.0$ Hz，H－6），9.89 （1H，s，H－8），8.95 （1H，s，H－13），8.19 （1H，d，$J=9.6$ Hz，H－11），7.99 （1H，d，$J=9.00$ Hz，H－12），6.16 （2H，s，－OCH_2O-），4.06，4.08 （3H each，s，$2\times-OCH_3$）[1]。

$^{13}C-NMR$

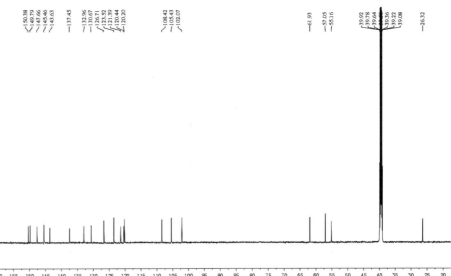

$^{13}C-NMR$ （DMSO－d_6，150MHz）δ：105.4 （C－1），147.7 （C－2），150.4 （C－3），108.4 （C－4），130.7 （C－4a），26.3 （C－5），55.2 （C－6），145.5 （C－8），120.2 （C－8a），149.8 （C－9），143.6 （C－10），120.4 （C－11），133.0 （C－12a），123.5 （C－12），126.7 （C－13），137.4 （C－13a），121.4 （C－13b），102.1 （－OCH_2O-），61.9，57.1 （$2\times-OCH_3$）[1]。

参考文献

[1] 林瑞超，马双成．中药化学对照品应用手册 [M]．北京：化学工业出版社，2013.

盐酸药根碱
Jatrorrhizine Hydrochloride

【结构式】

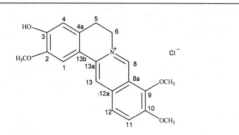

【分子式及分子量】 $C_{20}H_{20}ClNO_4$ ；373.83

^1H-NMR

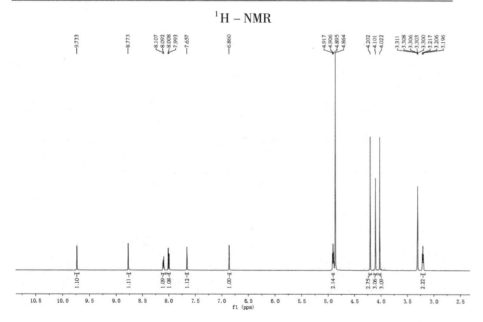

^1H-NMR （CD_3OD, 600MHz） δ：7.66 （1H, s, H-1）, 6.86 （1H, s, H-4）, 3.21 （2H, t, $J=6.6$ Hz, H-5）, 4.91 （2H, t, $J=6.6$ Hz, H-6）, 8.77 （1H, s, H-8）, 8.00 （H, d, $J=9.0$Hz, H-11）, 8.10 （1H, d, $J=9.0$ Hz, H-12）, 9.73 （1H, s, H-13）, 4.02, 4.10, 4.20 （3H each, s, 3×-OCH_3）[1]。

$^{13}C-NMR$

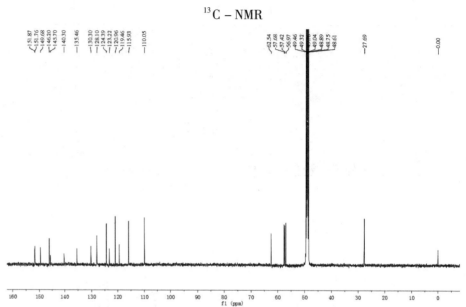

$^{13}C-NMR$ （CD_3OD, 150MHz） δ：115.9 （C-1）, 149.7 （C-2）, 151.8 （C-3）, 110.1 （C-4）, 130.3 （C-4a）, 27.7 （C-5）, 62.5 （C-6）, 146.2 （C-8）, 123.2 （C-8a）, 151.9 （C-9）, 145.7 （C-10）, 121.0 （C-11）, 124.4 （C-12）, 135.5 （C-12a）, 128.1 （C-13）, 140.3 （C-13a）, 123.2 （C-13b）, 57.7, 57.4, 57.0 （3×-OCH_3）[1]。

参 考 文 献

[1] 林瑞超，马双成. 中药化学对照品应用手册 ［M］. 北京：化学工业出版社，2013.

盐酸益母草碱
Leonurine hydrochloride

【结构式】

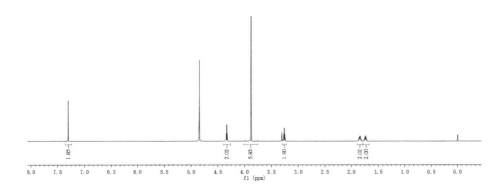

【分子式及分子量】 $C_{14}H_{21}N_3O_5 \cdot HCl$；347.79

¹H – NMR

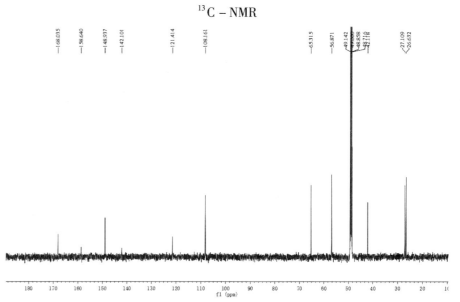

¹³C – NMR

¹³C – NMR（CD_3OD，150MHz）δ：158.6（C－1），42.1（C－3），26.6（C－4），27.1（C－5），65.3（C－6），121.4（C－1'），108.2（C－2'，6'），148.9（C－3'，5'），142.1（C－4'），168.0（C－7'），56.9（2×－OCH_3）

¹H – NMR（CD_3OD，600MHz）δ：4.28（2H，t，$J=6.3$Hz，H－3），1.79（2H，m，H－4），1.68（2H，m，H－5），3.19（2H，dd，$J=12.6$，6.3Hz，H－6），7.25（1H，s，H－2'，6'），3.82（6H，s，2×－OCH_3）。

参 考 文 献

[1] 林瑞超，马双成．中药化学对照品应用手册［M］．北京：化学工业出版社，2013.

杨梅苷
Myricitrin

【结构式】

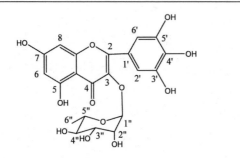

【分子式及分子量】 $C_{21}H_{20}O_{12}$; 464.38

^1H-NMR

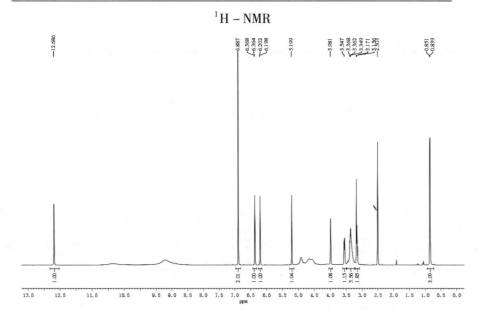

^1H-NMR （DMSO $-d_6$, 500MHz） δ : 6.89 （2H, s, H $-2'$, $6'$), 6.37 （1H, d, $J=2.0$ Hz, H -8), 6.20 （1H, d, $J=2.0$ Hz, H -6), 5.20 （1H, s, H $-1''$), 0.84 （3H, d, $J=6.0$ Hz, H $-6''$)。

$^{13}C-NMR$

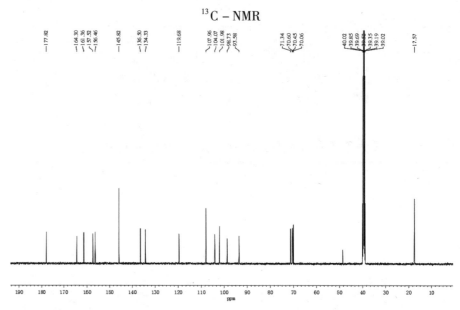

$^{13}C-NMR$ （DMSO $-d_6$, 125MHz） δ : 157.5 （C -2), 134.3 （C -3), 177.8 （C -4), 161.4 （C -5), 98.7 （C -6), 164.3 （C -7), 93.6 （C -8), 156.5 （C -9), 104.1 （C -10), 119.7 （C $-1'$), 108.0 （C $-2'$, $6'$), 145.8 （C $-3'$, $5'$), 136.5 （C $-4'$), 102.0 （C $-1''$), 70.4 （C $-2''$), 70.6C $-3''$), 71.3 （C $-4''$), 70.1 （C $-5''$), 17.6 （C $-6''$)。

参 考 文 献

[1] 许福泉, 刘红兵, 罗建光, 等. 萹蓄化学成分及其归经药性初探 [J]. 中国海洋大学学报: 自然科学版, 2010, 40 （3）: 101 – 104.

洋艾素
Artemitin

【结构式】

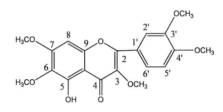

【分子式及分子量】C₂₀H₂₀O₈；388.37

¹H – NMR

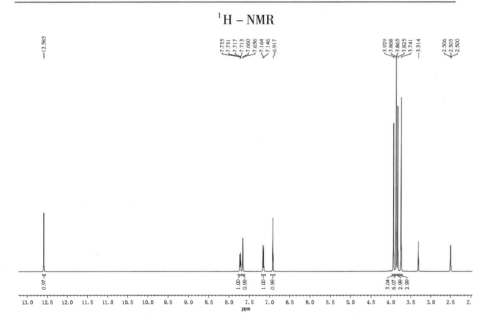

¹H – NMR（DMSO – d₆，600MHz）δ：12.58（1H，s，–OH），7.72（1H，dd，J=10.8，2.4 Hz，H –6'），7.66（1H，d，J=2.4 Hz，H –2'），7.15（1H，d，J=10.8 Hz，H –5'），6.92（1H，s，H –8），3.93，3.87，3.86，3.82，3.74（each 3H，s，5×–OCH₃）。

¹³C – NMR

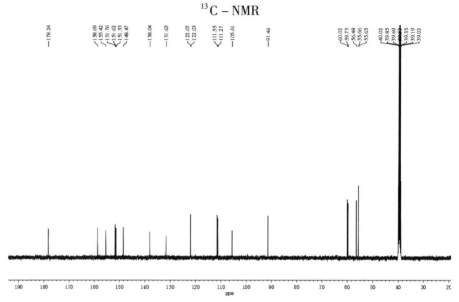

¹³C – NMR（DMSO – d₆，150MHz）δ：151.8（C –2），138.0（C –3），178.2（C –4），151.6（C –5），131.6（C –6），158.7（C –7），91.5（C –8），155.4（C –9），105.6（C –10），122.1（C –1'），111.3（C –2'），148.5（C –3'），151.3（C –4'），111.6（C –5'），122.1（C –6'），60.0（–OCH₃），59.7（–OCH₃），56.5（–OCH₃），55.7（–OCH₃），55.6（–OCH₃）。

参 考 文 献

[1] 宋卫霞，吉腾飞，司伊康，等．新疆一枝蒿化学成分的研究 [J] ．中国中药杂志，2006，31（21）：1790 – 1792.

氧化槐果碱
Oxysophocarpine

【结构式】

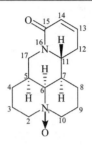

【分子式及分子量】 $C_{15}H_{22}N_2O_2$；262.35

^1H-NMR

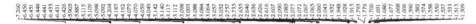

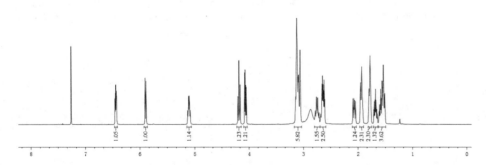

^1H-NMR （$CDCl_3$，600MHz） δ：6.44 （1H，m，H-13），5.90 （1H，d，$J=10.8Hz$，H-14），5.10 （1H，m，H-11），4.18 （1H，t，$J=12.6Hz$，Ha-17），4.06 （1H，dd，$J=12.6$，5.4Hz，Hb-17），3.12 （5H，m，Hb-10，Hb-2，H-6，Ha-2，Ha-10），2.76 （1H，m，Hb-12），2.64 （2H，m，Ha-3，Ha-9），2.09-1.51 （9H，m，Hb-4，Ha-8，Hb-8，Hb-3，Hb-9，H-7，H-5，Ha-4，Ha-12）[1]。

$^{13}C-NMR$

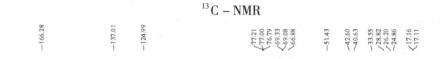

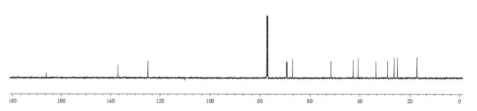

$^{13}C-NMR$ （$CDCl_3$，150MHz） δ：69.1 （C-2），17.2 （C-3），26.2 （C-4），33.6 （C-5），66.9 （C-6），40.6 （C-7），24.9 （C-8），17.1 （C-9），69.3 （C-10），51.4 （C-11），28.8 （C-12），137.0 （C-13），125.0 （C-14），166.3 （C-15），42.6 （C-17）[1]。

参考文献

[1] 刘斌，石任兵. 苦参汤中生物碱部位的化学成分 [J]. 中国中药杂志，2006，31 （7）：557-560.

氧化苦参碱
Oxymartrine

【结构式】

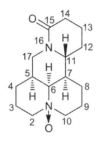

【分子式及分子量】 $C_{15}H_{24}N_2O_2$ ；264.36

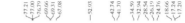

$^{13}C - NMR$

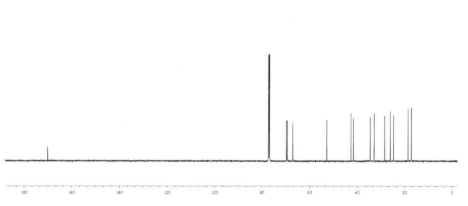

$^{13}C - NMR$ （CDCl$_3$，150 MHz）δ：69.7（C-2），17.24（C-3），26.2（C-4），34.6（C-5），67.1（C-6），42.7（C-7），24.8（C-8），17.20（C-9），69.3（C-10），52.9（C-11），28.5（C-12），18.7（C-13）32.9（C-14），170.0（C-15），41.7（C-17）。

$^{1}H - NMR$

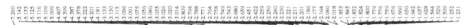

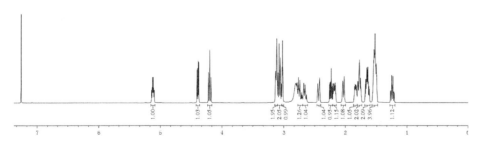

$^{1}H - NMR$ （CDCl$_3$，600 MHz）δ：5.12（1H，m，H-11），4.40（1H，dd，J=12.6，5.4 Hz，He-17），4.20（1H，t，J=12.6 Hz，Ha-17），3.12（2H，m，H$_2$-10），3.07（2H，m，H$_2$-2），3.02（1H，t，J=3.6 Hz，H-6），2.81~2.64（2H，m，Ha-3，9），2.44（1H，brd，J=17.4 Hz，He-14），2.23（1H，m，Ha-14），2.18（2H，m，He-12），2.03（1H，brd，J=13.2 Hz，He-8），1.90~1.50（9H，m，He-13，Ha-8，13，He-4，9，3，H-7，5，Ha-4），1.24（1H，m，Ha-12）。

参考文献

[1] 刘斌，石任兵. 苦参汤中生物碱部位的化学成分 [J]. 中国中药杂志，2006，31（7）：557-560.

[2] Ling Y, Zhang G, Cui Z, et al. Supercritical fluid extraction of quinolizidine alkaloids from *Sophora flavescens* Ait. And purification by high-speed counter-current chromatography [J]. Journal of Chromatography A, 2007, 1145: 123-127.

野百合碱
Monocrotaline

【结构式】

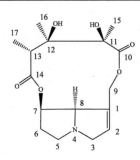

【分子式及分子量】 C$_{16}$H$_{23}$NO$_6$；325.36

^{1}H – NMR

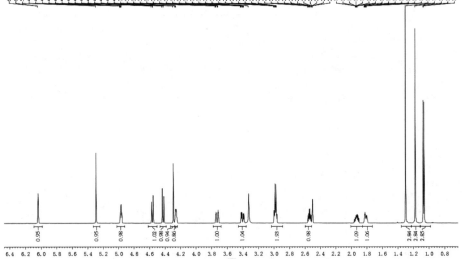

^{1}H – NMR（DMSO – d_6，600MHz）δ：6.04（1H，*d*，*J* = 1.8Hz，H – 2），3.73（1H，*d*，*t*，*J* = 16.2，1.8Hz，H – 3α），3.40（1H，*ddd*，*J* = 16.2，5.6，1.8Hz，H – 3β），2.98（1H，*m*，H – 5α），2.54（1H，*m*，H – 5β），1.81（1H，*m*，H – 6），1.93（1H，*m*，H – 6），4.97（1H，*dt*，*J* = 6.0，3.0Hz，H – 7），4.26（1H，*m*，H – 8），4.56（1H，*d*，*J* = 11.4Hz，H – 9α），4.42（1H，*d*，*J* = 11.4Hz，H – 9β），2.98（1H，*m*，H – 13），1.30（3H，*s*，15 – CH$_3$），1.17（3H，*s*，16 – CH$_3$），1.07（3H，*d*，*J* = 7.2Hz，17 – CH$_3$）。

^{13}C – NMR

^{13}C – NMR（DMSO – d_6，150MHz）δ：133.2（C – 1），134.9（C – 2），52.9（C – 3），60.8（C – 5），32.5（C – 6），74.2（C – 7），76.7（C – 8），58.4（C – 9），173.8（C – 10），78.3（C – 11），75.3（C – 12），41.9（C – 13），174.6（C – 14），22.0（C – 15），17.6（C – 16），13.8（C – 17）。

参 考 文 献

[1] 吴晓军，程功臻. 单猪屎豆碱的 2D NMR [J]. 分析科学学报，2005，21（1）：45 – 47.

野黄芩苷
Scutellarin

【结构式】

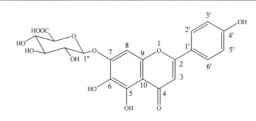

【分子式及分子量】 $C_{21}H_{18}O_{12}$；462.36

$^{1}H-NMR$

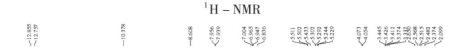

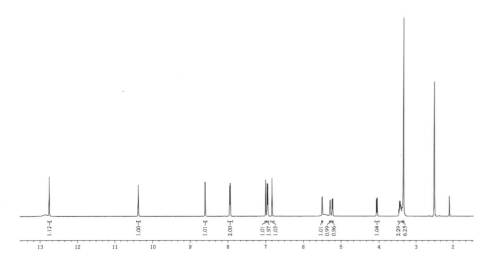

$^{13}C-NMR$

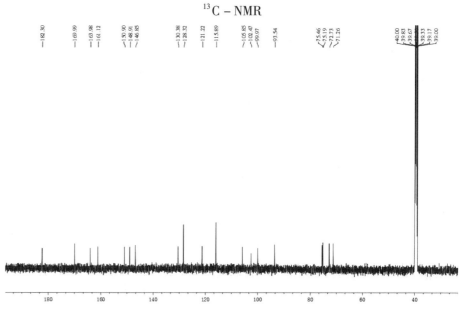

$^{13}C-NMR$（DMSO-d_6，125 MHz）δ：164.0（C-2），102.5（C-3），170.0（C-4），150.9（C-5），146.8（C-6），130.4（C-7），93.5（C-8），161.1（C-9），105.8（C-10），121.2（C-1'），128.3（C-2'），115.9（C-3'），148.9（C-4'），115.9（C-5'），128.3（C-6'），100.0（C-1''），72.7（C-2''），75.2（C-3''），71.3（C-4''），75.5（C-5''），182.3（C-6''）。

$^{1}H-NMR$（DMSO-d_6，500MHz）δ：12.76（1H，s，5-OH），10.38（1H，s，6-OH），8.61（1H，s，4'-OH），7.95（2H，d，$J=8.5$Hz，H-2'，6'），7.00（1H，s，H-8），6.96（2H，d，$J=9.0$Hz，H-3'，5'），6.84（1H，s，H-3），7.00（1H，s，H-3），5.23（1H，d，$J=7.5$Hz，H-1''）。

参考文献

[1] 林瑞超，马双成．中药化学对照品应用手册［M］．北京：化学工业出版社，2013.

野漆树苷
Rhoifolin

【结构式】

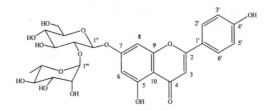

【分子式及分子量】 $C_{27}H_{30}O_{14}$；578.52

^1H-NMR

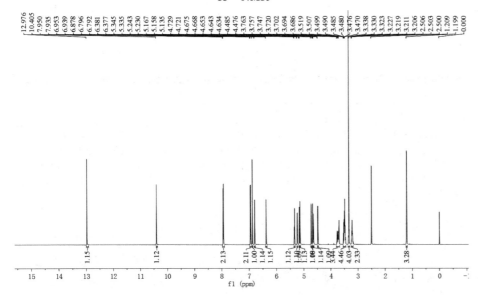

^1H-NMR（DMSO-d_6，600MHz）δ：7.94（2H，d，$J=9.0$Hz，H-2'，6'），6.95（2H，d，$J=9.0$Hz，H-3'，5'），6.88（1H，s，H-3），6.79（1H，d，$J=2.1$Hz，H-8），6.38（1H，d，$J=2.1$Hz，H-6），5.24（1H，d，$J=7.8$Hz，H-1''），5.16（1H，$br\ s$，H-1'''），1.20（3H，d，$J=6.0$Hz，H-6'''），12.98（1H，s，5-OH），10.40（1H，s，4'-OH）。

$^{13}C-NMR$

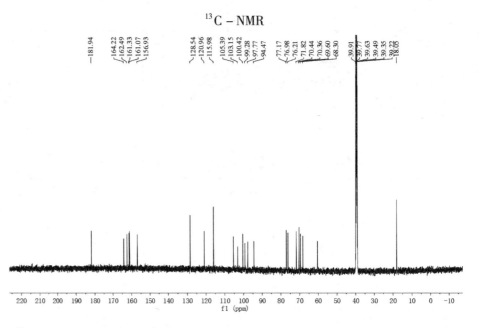

$^{13}C-NMR$（DMSO-d_6，150MHz）δ：164.2（C-2），103.2（C-3），181.9（C-4），161.1（C-5），99.3（C-6），162.5（C-7），94.5（C-8），156.9（C-9），105.4（C-10），121.0（C-1'），128.5（C-2'），116.0（C-3'），161.3（C-4'），116.0（C-5'），128.5（C-6'），Glc-100.4（C-1''），77.2（C-2''），77.0（C-3''），69.6（C-4''），76.2（C-5''），60.4（C-6''），Rha-97.8（C-1'''），70.4（C-2'''），70.4（C-3'''），71.8（C-4'''），68.3（C-5'''），18.0（C-6'''）。

参 考 文 献

[1] 林瑞超，马双成. 中药化学对照品应用手册 [M]．北京：化学工业出版社，2013.

乙酸龙脑酯
Bornyl Acetate

【结构式】

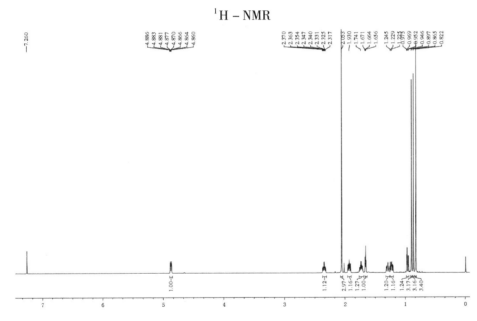

【分子式及分子量】 C_{12}H_{20}O_2；196.29

^{1}H - NMR

^{13}C - NMR

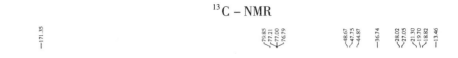

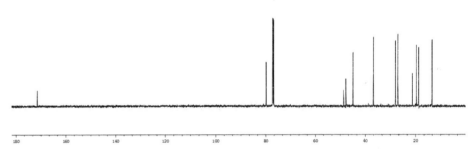

^{13}C - NMR（CDCl$_3$，150MHz）δ：48.7（C-1），79.9（C-2），36.7（C-3），44.9（C-4），28.0（C-5），27.0（C-6），47.8（C-7），18.8（C-8），19.7（C-9），13.5（C-10），171.4（C=O），21.1（-COCH$_3$）。

^{1}H - NMR（CDCl$_3$，600MHz）δ：0.82，0.86，0.90（3H each，s，H-8，9，10），2.05（3H，s，-COCH$_3$），4.87（1H，m，H-2）。

参 考 文 献

[1] 林瑞超，马双成．中药化学对照品应用手册［M］．北京：化学工业出版社，2013.

乙酰哈巴苷
Acetylharpagide

【结构式】

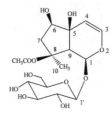

【分子式及分子量】 $C_{17}H_{26}O_{11}$； 406.38

$^1H - NMR$

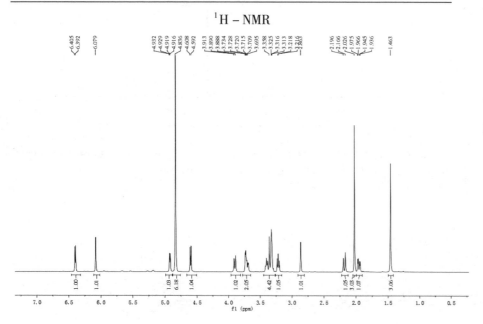

$^1H - NMR$ （CD_3OD, 600MHz） δ： 6.40 （1H, d, $J = 7.8Hz$, H-3）, 6.08 （1H, brs, H-1）, 4.93 （1H, dd, $J = 7.8$, 1.8Hz, H-4）, 4.60 （1H, d, $J = 9.6Hz$, H-1'）, 3.90 （1H, dd, $J = 13.8$, 1.2Hz, H-6'）, 3.72 （2H, m, H-6, H-6'）, 2.86 （1H, s, H-9）, 2.18 （1H, d, $J = 18.0Hz$, H-7）, 2.03 （3H, s, CH_3COO^-）, 1.96 （1H, dd, $J = 18.0$, 5.4Hz, H-7）, 1.46 （3H, s, 10-CH_3）。

$^{13}C - NMR$

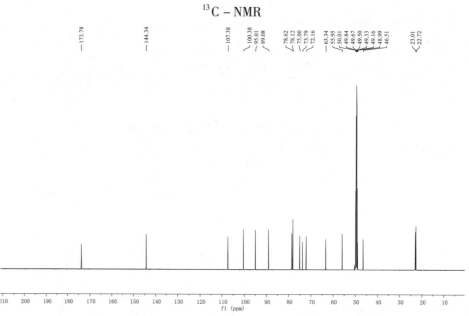

$^{13}C - NMR$ （CD_3OD, 150MHz） δ： 95.0 （C-1）, 144.3 （C-3）, 107.4 （C-4）, 75.0 （C-5）, 78.6 （C-6）, 46.5 （C-7）, 89.1 （C-8）, 56.0 （C-9）, 22.7 （C-10）, 100.4 （C-1'）, 75.0 （C-2'）, 78.1 （C-3'）, 72.2 （C-4'）, 78.1 （C-5'）, 63.3 （C-6'）, 173.8 （CH_3COO^-）, 23.0 （CH_3COO^-）。

参 考 文 献

[1] 林瑞超，马双成. 中药化学对照品应用手册 [M]. 北京：化学工业出版社，2013.

乙氧基白屈菜红碱
Ethoxychelerythrine

【结构式】

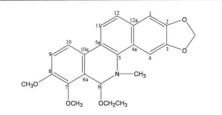

【分子式及分子量】 $C_{23}H_{23}NO_5$；393.43

$^1H - NMR$

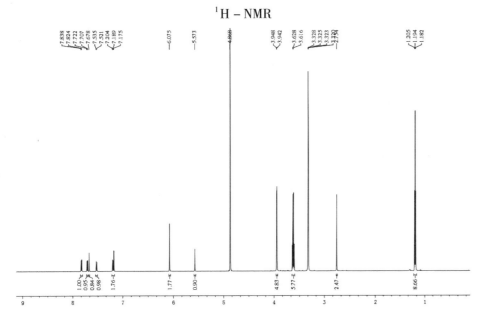

$^1H - NMR$（CD_3OD, 600MHz）δ：1.19（3H, m, $-OCH_2\underline{C}H_3$），3.62（2H, m, $-O\underline{C}H_2CH_3$），2.75（3H, s, $N-CH_3$），3.94（3H, s, $8-OCH_3$），3.95（3H, s, $7-OCH_3$），5.57（1H, s, H-6），6.07（2H, s, $-OCH_2O-$），7.18（1H, s, H-1），7.68（1H, s, H-4），7.20（1H, d, $J=9.0Hz$, H-9），7.71（1H, d, $J=8.0Hz$, H-10），7.83（1H, d, $J=8.4Hz$, H-11），7.53（1H, d, $J=8.4Hz$, H-12）。

$^{13}C - NMR$

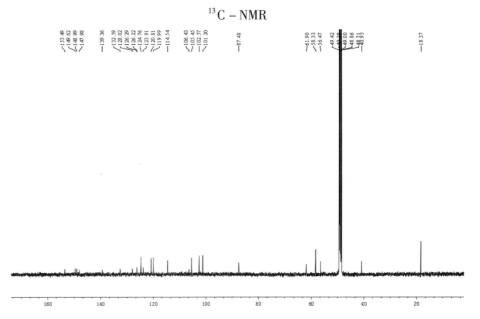

$^{13}C - NMR$（CD_3OD, 150MHz）δ：105.4（C-1），148.0（C-2），149.0（C-3），101.2（C-4），139.4（C-5），132.6（C-5a），87.5（C-6），149.6（C-7），153.5（C-8），114.5（C-9），120.8（C-10），120.0（C-11），124.8（C-12），123.9（C-4a），126.2（C-6a），126.3（C-10a），128.0（C-12a），102.6（$-OCH_2O-$），58.3（$-O\underline{C}H_2CH_3$），61.9（$-OCH_3$），56.5（$-OCH_3$），40.9（$-NCH_3$），18.4（$-OCH_2\underline{C}H_3$）。

参 考 文 献

[1] 林瑞超，马双成．中药化学对照品应用手册［M］．北京：化学工业出版社，2013．

异阿魏酸
Isoferulic acid

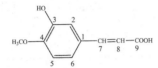

【分子式及分子量】 $C_{10}H_{10}O_4$；194.18

$^1H - NMR$

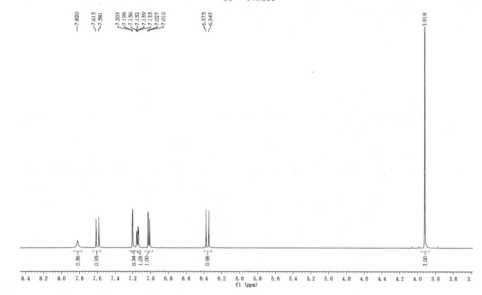

$^1H - NMR$（CD_3COCD_3，500MHz）δ：7.60（1H，d，$J = 16.0Hz$，H−7），7.20（1H，d，$J = 2.0Hz$，H−2），7.15（1H，dd，$J = 8.5$，2.0Hz，H−6），7.02（1H，d，$J = 8.5Hz$，H−5），6.33（1H，d，$J = 16.0Hz$，H−8），3.92（3H，s，4−OCH_3）。

$^{13}C - NMR$

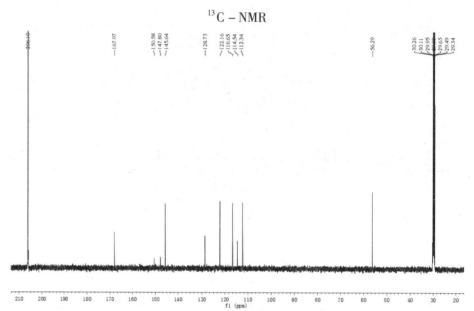

$^{13}C - NMR$（CD_3COCD_3，125MHz）δ：128.7（C−1），112.3（C−2），147.8（C−3），150.6（C−4），114.5（C−5），116.6（C−6），145.6（C−7），122.2（C−8），168.0（C−9），56.3（4−OCH_3）。

参 考 文 献

[1] 林瑞超，马双成. 中药化学对照品应用手册 [M]. 北京：化学工业出版社，2013.

异补骨脂素
Isopsoralen

【结构式】

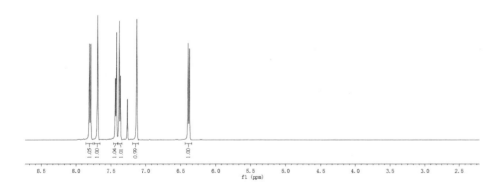

【分子式及分子量】$C_{11}H_6O_3$；186.16

^1H-NMR

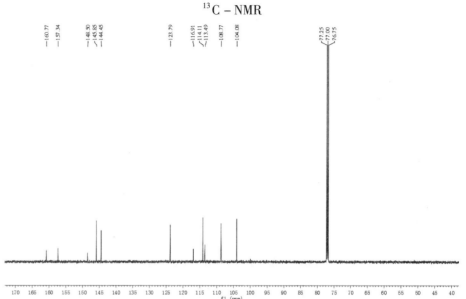

^1H-NMR（$CDCl_3$，500MHz）δ：6.38（1H，d，$J=9.5Hz$，H-3），7.80（1H，d，$J=9.5Hz$，H-4），7.43（1H，d，$J=8.5Hz$，H-5），7.37（1H，d，$J=8.5Hz$，H-6），7.13（1H，brs，H-11），6.83（1H，dd，H-11），7.69（1H，d，$J=2.0Hz$，H-12）[1]。

$^{13}C-NMR$

$^{13}C-NMR$（$CDCl_3$，125MHz）δ：160.8（C-2），114.1（C-3），144.5（C-4），123.8（C-5），108.8（C-6），157.3（C-7），116.9（C-8），148.5（C-9），113.5（C-10），104.1（C-11），145.8（C-12）[1]。

参 考 文 献

[1] 林瑞超，马双成. 中药化学对照品应用手册［M］. 北京：化学工业出版社，2013.

异长春花苷内酰胺
Strictosamide

【结构式】

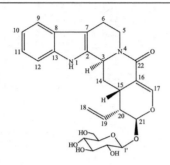

【分子式及分子量】 $C_{26}H_{30}N_2O_8$；498.52

^1H – NMR

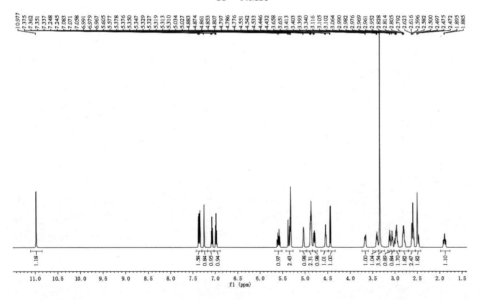

^1H – NMR (DMSO – d_6, 600 MHz) δ：5.03 (1H, d, J = 4.2 Hz, H – 3), 7.37 (1H, d, J = 7.8 Hz, H – 9), 6.98 (1H, dd, J = 7.2, 7.2 Hz, H – 10), 7.07 (1H, dd, J = 7.2, 7.2 Hz, H – 11), 7.33 (1H, d, J = 8.4 Hz, H – 12), 7.23 (1H, d, J = 1.8 Hz, H – 17), 5.36 (1H, dd, J = 16.8, 1.8 Hz, H – 18a), 5.32 (1H, dd, J = 9.6, 1.8 Hz, H – 18b), 5.59 (1H, dt, J = 16.8, 10.2 Hz, H – 19), 5.32 (1H, brs, H – 21), 4.44 (1H, d, J = 8.4 Hz, H – 1').

^{13}C – NMR

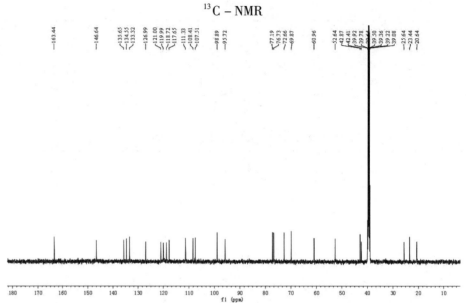

^{13}C – NMR (DMSO – d_6, 150 MHz) δ：134.6 (C – 2), 52.6 (C – 3), 42.9 (C – 5), 20.6 (C – 6), 108.4 (C – 7), 127.0 (C – 8), 117.6 (C – 9), 118.7 (C – 10), 121.0 (C – 11), 111.3 (C – 12), 135.6 (C – 13), 25.6 (C – 14), 23.4 (C – 15), 107.5 (C – 16), 146.6 (C – 17), 120.0 (C – 18), 133.3 (C – 19), 42.4 (C – 20), 95.7 (C – 21), 163.4 (C – 22), 98.9 (C – 1'), 72.7 (C – 2'), 77.2 (C – 3'), 69.9 (C – 4'), 76.7 (C – 5'), 61.0 (C – 6')[1]。

参考文献
[1] 朱粉霞，王静静，宋捷，等. 胆木的化学成分研究 [J]. 药学学报，2013，48 (2)：276 – 280.

异钩藤碱
Isorhyncophylline

【结构式】

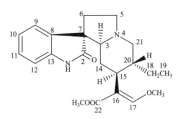

【分子式及分子量】 $C_{22}H_{28}N_2O_4$；384.47

$^1H - NMR$

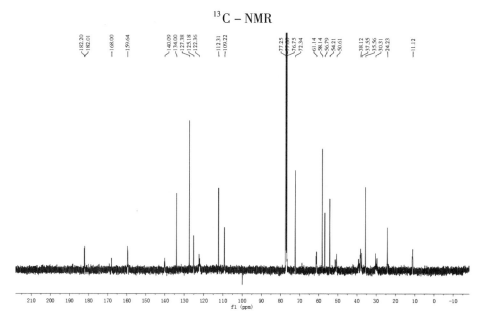

$^{13}C - NMR$

$^1H - NMR$（$CDCl_3$，500MHz）δ：2.47 ~ 2.48（1H，m，H-3），2.50（1H，dd，$J = 9.0$Hz，H-5a），3.30（1H，dd，$J = 8.0$Hz，H-5b），2.09（1H，dd，$J = 4.0$，6.5Hz，H-6a），2.40（1H，dd，$J = 9.0$，11.5Hz，H-6b），7.44（1H，s，H-9），7.02（1H，m，H-10），7.16（1H，t，$J = 7.5$Hz，H-11），6.86（1H，d，$J = 7.5$Hz，H-12），0.96（1H，m，H-14a），1.50（1H，m，H-14b），2.37（1H，dd，$J = 8.5$Hz，H-15），7.21（1H，s，H-17），1.34 ~ 1.50（2H，m，H-18），0.82（3H，$J = 6.5$Hz，H-19），2.03 ~ 2.05（1H，m，H-20），1.76（1H，t，$J = 11.0$Hz，H-21a），3.34（1H，dd，$J = 3.0$，11.0Hz，H-21b），3.56（16-COOCH$_3$），3.71（17-OCH$_3$）。

$^{13}C - NMR$（$CDCl_3$，125MHz）δ：182.2（C-2），72.3（C-3），54.2（C-5），35.6（C-6），56.8（C-7），134.0（C-8），125.2（C-9），122.4（C-10），127.4（C-11），109.2（C-12），140.1（C-13），30.3（C-14），38.1（C-15），112.3（C-16），159.6（C-17），24.2（C-18），11.1（C-19），37.6（C-20），58.1（C-21），168.0（C-22），50.6（16-COOCH$_3$），61.1（17-OCH$_3$）。

参考文献

[1] 林瑞超，马双成. 中药化学对照品应用手册［M］. 北京：化学工业出版社，2013.

异槲皮苷
Isoquercitrin

【结构式】

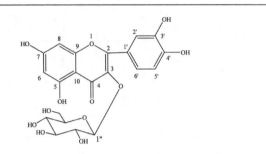

【分子式及分子量】 $C_{21}H_{20}O_{12}$；464.38

^1H – NMR

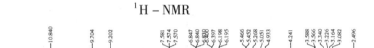

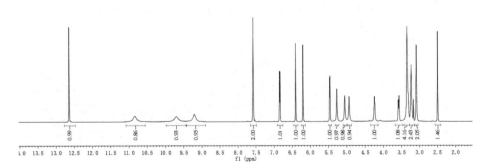

^1H – NMR （DMSO – d_6，500MHz）δ：3.58~3.08（5H，m，H –2″ ~ H –6″），5.45（1H，d，J =7.0Hz，H –1″），6.19（1H，d，J =2.0Hz，H –6），6.39（1H，d，J =2.0Hz，H –8），6.83（1H，H –5′），7.57（2H，H –2′，6′）。

^{13}C – NMR

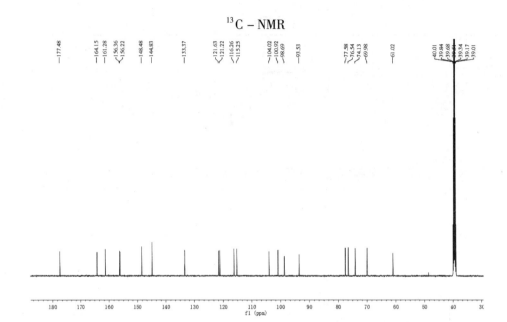

^{13}C – NMR （DMSO – d_6，125MHz）δ：156.2（C –2），133.4（C –3），177.5（C –4），161.3（C –5），98.7（C –6），164.1（C –7），93.5（C –8），156.4（C –9），104.0（C –10），121.2（C –1′），115.2（C –2′），144.8（C –3′），148.5（C –4′），116.3（C –5′），121.6（C –6′），100.9（C –1″），74.1（C –2″），76.5（C –3″），70.0（C –4″），77.6（C –5″），61.0（C –6″）。

参 考 文 献

[1] 林瑞超，马双成. 中药化学对照品应用手册 [M]. 北京：化学工业出版社，2013.

异龙脑

（±）– Isoborneoll

【结构式】

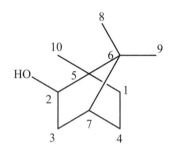

【分子式及分子量】C$_{10}$H$_{18}$O；154.25

^{1}H – NMR

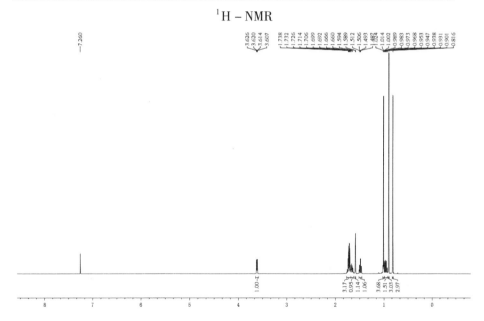

^{13}C – NMR

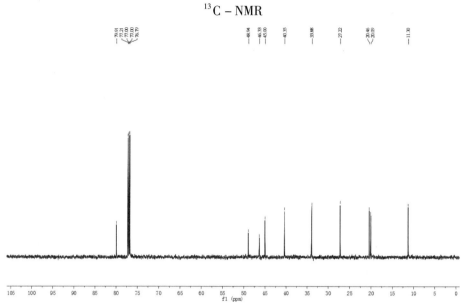

^{13}C – NMR（CDCl$_{3}$，150MHz）δ：48.9（C-1），79.9（C-2），40.4（C-3），45.0（C-4），27.2（C-5），33.9（C-6），46.3（C-7），20.1（C-8），20.4（C-9），11.3（C-10）[1]。

^{1}H – NMR（CDCl$_{3}$，600MHz）δ：3.62（1H，*dd*，*J* = 7.2，3.6Hz，H-2），1.49（1H，*dt*，*J* =11.4，3.6Hz，H-4），0.90（3H，*s*，H-8），1.01（3H，*s*，H-9），0.82（3H，*s*，H-10）[1]。

参考文献

[1] 陈德昌. 中药化学对照品工作手册［M］. 北京：中国医药科技出版社，2000：154。

异欧前胡素
Isoimperatorin

【结构式】

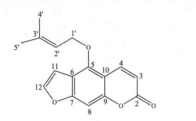

【分子式及分子量】 $C_{16}H_{14}D_4$; 270.28

^1H-NMR

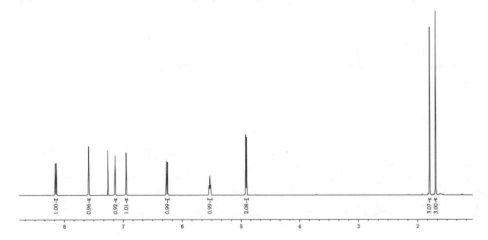

^1H-NMR (CDCl$_3$, 500MHz) δ: 1.69, 1.80 (3H each, s, 4′ and 5′-CH$_3$), 4.91 (2H, d, J = 7.0Hz, H-1′), 5.53 (1H, td, J = 1.3, 6.9Hz, H-2′), 6.25 (1H, dd, J = 3.0, 9.8Hz, H-3), 6.94 (1H, dd, J = 0.6, 1.7Hz, H-12), 7.11~7.15 (1H, m, H-8), 7.58 (1H, m, H-11), 8.14 (1H, dd, J = 2.1, 9.8Hz, H-4)。

$^{13}C-NMR$

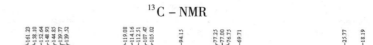

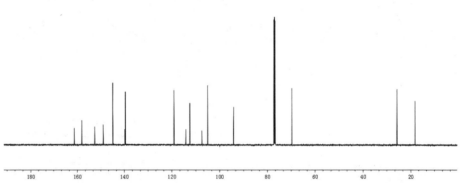

$^{13}C-NMR$ (CDCl$_3$, 125MHz) δ: 161.2 (C-2), 112.5 (C-3), 139.5 (C-4), 148.9 (C-5), 114.2 (C-6), 158.1 (C-7), 94.2 (C-8), 152.6 (C-9), 107.5 (C-10), 144.8 (C-12), 105.0 (C-11), 69.7 (C-1′), 119.1 (C-2′), 139.8 (C-3′), 25.8 (C-5′), 18.2 (C-4′)。

参考文献

[1] 林瑞超，马双成. 中药化学对照品应用手册 [M]. 北京：化学工业出版社，2013.

异嗪皮啶
Isofraxidin

【结构式】

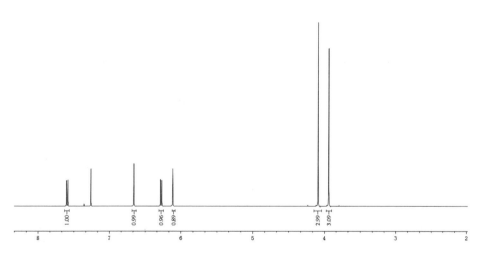

【分子式及分子量】 $C_{11}H_{10}O_5$ ；222. 19

$^1H - NMR$

$^1H - NMR$ （$CDCl_3$ ，500MHz） δ：4. 09，3. 94 （3H each，*s*，2 × - OCH_3），6. 11 （1H，*br s*，7 - OH），6. 28 （1H，*d*，*J* =9. 5Hz，H - 3），7. 59 （1H，*d*，*J* =9. 5Hz，H - 4），7. 26 （1H，*s*，H - 5）。

$^{13}C - NMR$

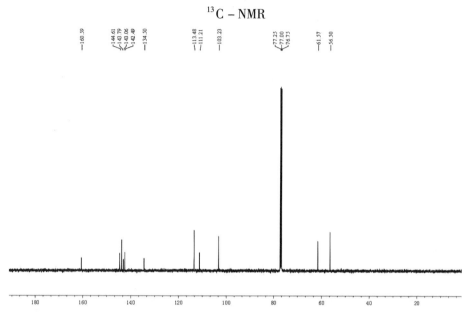

$^{13}C - NMR$ （$CDCl_3$ ，125MHz） δ：160. 6 （C - 2），111. 2 （C - 3），143. 1 （C - 4），103. 2 （C - 5），142. 5 （C - 6），144. 6 （C - 7），143. 8 （C - 8），134. 5 （C - 9），113. 5 （C - 10），61. 6 （C - 11），56. 5 （C - 12）。

参 考 文 献

[1] 林瑞超，马双成. 中药化学对照品应用手册 ［M］. 北京：化学工业出版社，2013.

异鼠李素
Isorhamnetin

【结构式】

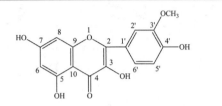

【分子式及分子量】C_{16}H_{12}O_7；316.26

^{1}H – NMR

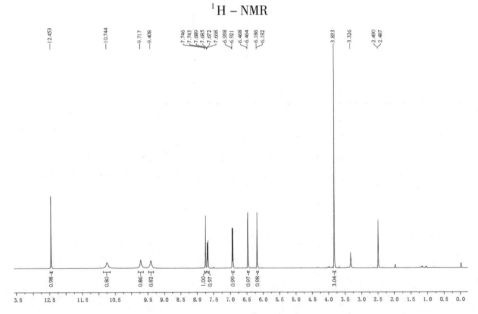

^{13}C – NMR

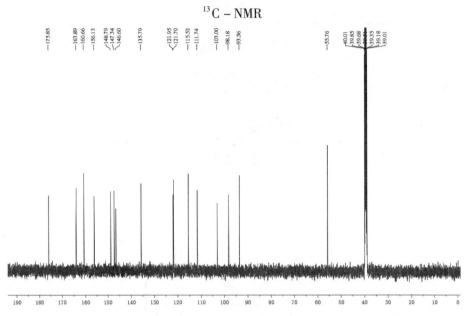

^{13}C – NMR（DMSO – d_6，150MHz）δ：147.3（C – 2），135.8（C – 3），175.8（C – 4），156.1（C – 5），98.2（C – 6），163.9（C – 7），93.6（C – 8），160.7（C – 9），103.0（C – 10），121.9（C – 1′），115.5（C – 2′），146.6（C – 3′），148.8（C – 4′），111.7（C – 5′），121.7（C – 6′），55.8（ – OCH_3）。

^{1}H – NMR（DMSO – d_6，600MHz）δ：7.75（1H，d，J = 1.8 Hz，H – 2′），6.94（1H，d，J = 10.2 Hz，H – 5′），7.69（1H，dd，J = 2.4，10.2 Hz，H – 6′），6.47（1H，d，J = 2.4 Hz，H – 8），6.19（1H，d，J = 2.4 Hz，H – 6），3.83（3H，s，– OCH_3），9.41（1H，s，3 – OH），9.72（1H，s，4′ – OH），10.74（1H，s，7 – OH），12.72（1H，s，5 – OH）。

参 考 文 献

[1] 刘兴宽. 中华补血草的化学成分研究 [J]. 中草药，2011，42（2）：230 – 233.

异鼠李素 −3 − O − 新橙皮苷
Isorhamnetin −3 − O − neohesperidoside

【结构式】

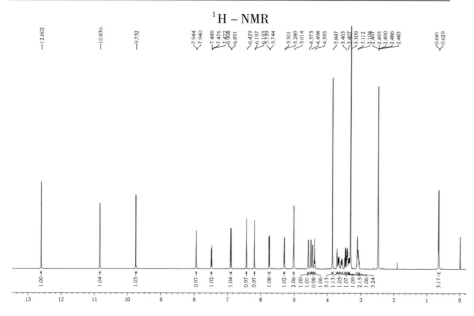

【分子式及分子量】C_{28}H_{32}O_{16}；624.54

$^1H − NMR$

$^{13}C − NMR$

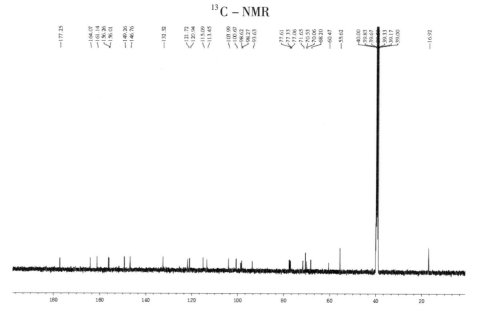

^{13}C − NMR（DMSO − d_6，125MHz）δ：156.3（C − 2），132.5（C − 3），177.3（C − 4），161.1（C − 5），98.3（C − 6），164.1（C − 7），93.6（C − 8），156.0（C − 9），104.0（C − 10），121.7（C − 1′），115.1（C − 2′），149.3（C − 3′），146.8（C − 4′），113.4（C − 5′），120.9（C − 6′），55.6（− OCH_3），98.6（C − 1″），77.6（C − 2″），77.3（C − 3″），70.5（C − 4″），77.1（C − 5″），60.5（C − 6″），100.7（C − 1‴），70.5（C − 2‴），71.6（C − 3‴），70.1（C − 4‴），68.2（C − 5‴），16.9（C − 6‴）。

$^1H − NMR$（DMSO − d_6，500MHz）δ：12.60（1H，s，− OH），10.84（1H，s，− OH），9.75（1H，s，− OH），7.94（1H，d，$J = 2.0Hz$，H − 2′），7.48（1H，dd，$J = 8.5$，2.0Hz，H − 6′），6.90（1H，d，$J = 8.5Hz$，H − 5′），6.43（1H，d，$J = 2.0Hz$，H − 8），6.19（1H，d，$J = 2.0Hz$，H − 6），5.75（1H，d，$J = 7.5Hz$，H − 1″），5.30（1H，d，$J = 6.0Hz$，H − 1‴），0.64（3H，d，$J = 6.0Hz$，6‴ − CH_3）。

参 考 文 献

[1] 刘斌，陆蕴如. 东方香蒲花粉化学成分的研究［J］. 中国药学杂志，1998，33（10）：587 − 590.

异土木香内酯
Isoalantolactone

【结构式】

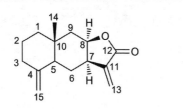

【分子式及分子量】 C₁₅H₂₀O₂；232.32

^1H – NMR

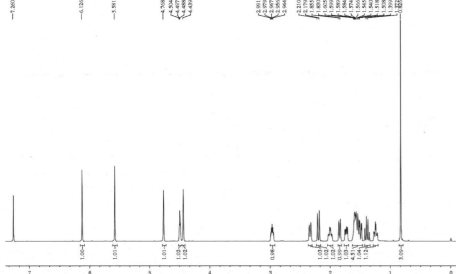

^1H – NMR （CDCl₃，500 MHz）δ：1.24（1H，*dd*，*J* = 12.5，3.5 Hz，H – 1a），1.54（1H，*overlapped*，H – 1b），1.60（1H，*overlapped*，H – 2a），1.54（1H，*overlapped*，H – 2b），2.00（1H，*td*，*J* = 12.5，5.0 Hz，H – 3a），2.33（1H，*brd*，*J* = 13.5 Hz，H – 3b），1.84（1H，*brd*，*J* = 12.5 Hz，H – 5），1.73（1H，*ddd*，*J* = 14.0，7.0，2.0 Hz，H – 6a），1.39（1H，*m*，H – 6b），2.97（1H，*m*，H – 7），4.50（1H，*m*，H – 8），1.50（1H，*dd*，*J* = 15.5，5.0 Hz，H – 9a），2.19（1H，*d*，*J* = 15.5Hz，H – 9b），6.13（1H，*s*，H – 13a），5.58（1H，*s*，H – 13b），0.83（3H，*s*，H – 14），4.77（1H，*brs*，H – 15a），4.44（1H，*brs*，H – 15b）。

^{13}C – NMR

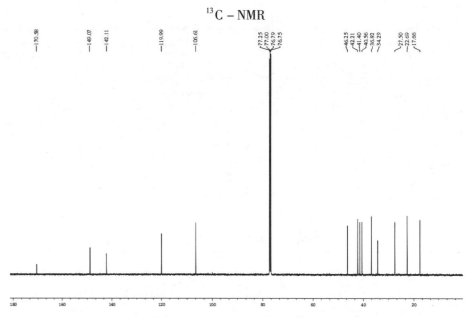

^{13}C – NMR （CDCl₃，125 MHz）δ：42.2（C – 1），22.7（C – 2），36.8（C – 3），149.1（C – 4），46.2（C – 5），27.5（C – 6），40.6（C – 7），76.8（C – 8），41.4（C – 9），34.3（C – 10），142.1（C – 11），170.6（C – 12），120.0（C – 13），17.7（C – 14），106.6（C – 15）。

参 考 文 献

［1］常新全，丁丽霞. 中药活性成分分析手册［M］. 北京：学苑出版社，2002：99.

［2］Klochkov S G，Afanaséva S V，Pushin A N. Acidic isomerization of alantolactone derivatives［J］. Chemistry of Natural Compounds，2006，42（4）：400 – 406.

异型南五味子丁素
Heteroclitin D

【结构式】

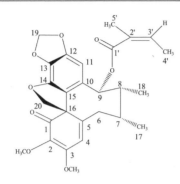

【分子式及分子量】C₂₇H₃₀O₈；482.52

^{1}H-NMR

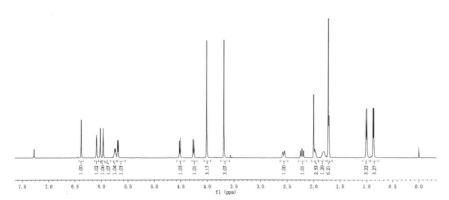

^{13}C-NMR

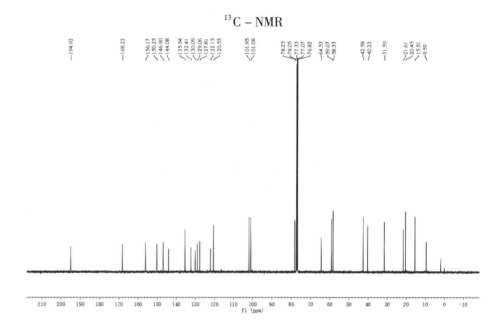

^{13}C-NMR（CDCl₃，125Hz）δ：194.9（C-1），150.3（C-2），156.2（C-3），120.6（C-4），146.9（C-5），40.2（C-6），31.6（C-7），42.6（C-8），78.3（C-9），132.4（C-10），101.1（C-11），144.1（C-12），130.1（C-13），129.1（C-14），122.1（C-15），64.5（C-16），21.6（C-17），9.6（C-18），102.0（C-19），78.0（C-20），168.2（C-1'），127.8（C-2'），135.5（C-3'），15.5（C-4'），20.4（C-5'），58.3（2-OCH₃），59.1（3-OCH₃）。

^{1}H-NMR（CDCl₃，500Hz）δ：0.87（1H，d，J=7.0Hz，H-18），1.01（3H，d，J=7.5Hz，H-17），1.72（3H，d，J=6.5Hz，H-4'），1.72（3H，s，H-5'），1.81（1H，m，H-7），1.97（1H，m，H-8），2.21（1H，dd，J=12.5，15.5Hz，H-6α），2.55（1H，dd，J=3.5，15.5Hz，H-6β），3.68（2-OCH₃），4.00（3-OCH₃），4.25、4.50（each 1H，d，J=8.6Hz，H-20），5.68（1H，d，J=7.0Hz，H-17），5.73（1H，m，H-3'），5.95、6.03（each 1H，d，J=1.0 Hz，H-19），6.08（1H，d，J=1.5Hz，H-4），6.37（1H，s，H-11）。

参 考 文 献

[1] 林瑞超，马双成. 中药化学对照品应用手册 [M]. 北京：化学工业出版社，2013.

银杏内酯 A
Ginkgolide A

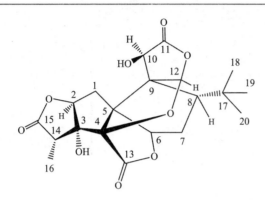

【分子式及分子量】 $C_{20}H_{24}O_9$ ；408.40

^1H – NMR

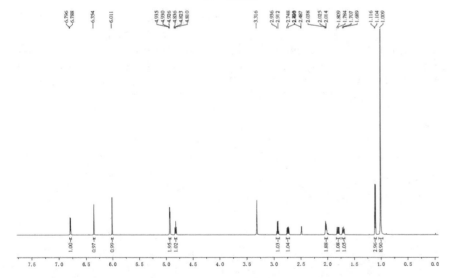

^1H – NMR（DMSO – d_6，600MHz）δ：2.76（1H，dd，J = 7.2，15 Hz，H – 1），1.82（1H，dd，J = 8.4，15.6 Hz，H – 1），4.84（1H，t，J = 7.8 Hz，H – 2），2.04（2H，m，H – 7），1.72（1H，dd，J = 7.8，11.4 Hz，H – 8），4.94（2H，m，H – 6，10），2.95（1H，q，J = 7.2 Hz，H – 14），1.12（3H，d，J = 7.2 Hz，H – 16），6.01（1H，s，H – 12），1.01（9H，s，–（CH$_3$）$_3$），6.80（1H，d，J = 4.8 Hz，10 – OH），6.35（1H，s，3 – OH）。

^{13}C – NMR

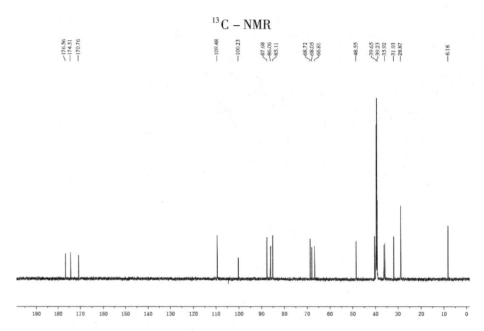

^{13}C – NMR（DMSO – d_6，150MHz）δ：35.9（C – 1），85.1（C – 2），68.1（C – 3），100.2（C – 4），86.1（C – 5），87.7（C – 6），36.3（C – 7），48.6（C – 8），66.8（C – 9），68.7（C – 10），174.3（C – 11），109.5（C – 12），170.8（C – 13），40.4（C – 14），176.6（C – 15），8.2（C – 16），31.9（C – 17），28.9（C – 18，19，20）。

参考文献

［1］楼凤昌，凌娅，唐于平，等．银杏萜内酯的分离、纯化和结构鉴定［J］．中国天然药物，2004，2（1）：11 – 15.

［2］赵金龙，刘培，段金廒，等．银杏根皮化学成分研究（I）［J］．中草药，2013，44（10）：1245 – 1247.

银杏内酯 B
Ginkgolide B

【结构式】

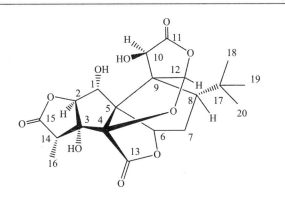

【分子式及分子量】C₂₀H₂₄O₁₀；424.40

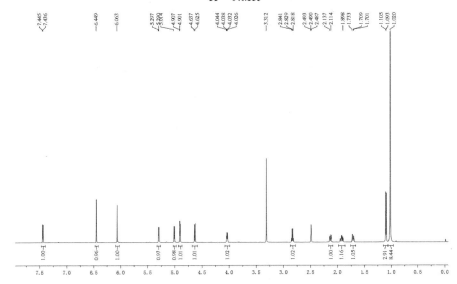

¹H-NMR

¹³C-NMR

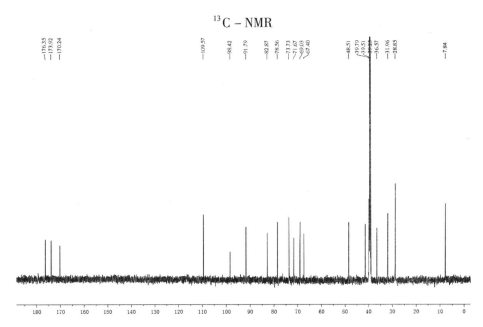

¹³C-NMR（DMSO-d_6，150MHz）δ：73.7（C-1），91.8（C-2），71.7（C-3），82.9（C-4），98.4（C-5），78.6（C-6），36.6（C-7），48.5（C-8），67.4（C-9），69.0（C-10），173.9（C-11），109.6（C-12），170.2（C-13），41.5（C-14），176.4（C-15），7.8（C-16），31.9（C-17），28.9（C-18，19，20）。

¹H-NMR（DMSO-d_6，600HMz）δ：4.04（1H，dd，J=3.6，7.2 Hz，H-1），4.64（1H，d，J=4.8 Hz，H-2），5.30（1H，d，J=4.2 Hz，H-6），1.95（1H，m，H-7），2.14（1H，dd，J=4.2，13.2 Hz，H-7），1.73（1H，dd，J=4.8，14.4 Hz，H-8），5.01（1H，d，J=6 Hz，H-10），2.85（1H，q，J=7.2 Hz，H-14），1.11（3H，d，J=7.2 Hz，H-16），6.06（1H，s，H-12），1.02（9H，s，-(CH₃)₃），7.44（1H，d，J=5.4 Hz，10-OH），6.45（1H，s，3-OH）。

参 考 文 献

[1] 楼凤昌，凌娅，唐于平，等．银杏萜内酯的分离、纯化和结构鉴定［J］．中国天然药物，2004，2（1）：11-15.

[2] 赵金龙，刘培，段金廒，等．银杏根皮化学成分研究（Ⅰ）［J］．中草药，2013，44（10）：1245-1247.

银杏内酯 C
Ginkgolide C

【结构式】

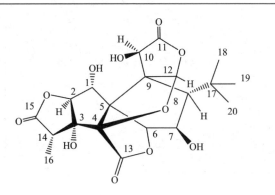

【分子式及分子量】 $C_{20}H_{24}O_{11}$；440.40

^1H-NMR

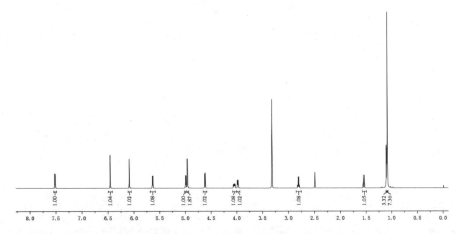

^1H-NMR（DMSO $-d_6$，600MHz）δ：3.99（1H，dd，$J=3.6$，7.2 Hz，H -1），4.62（1H，d，$J=7.2$ Hz，H -2），4.96（1H，d，$J=4.2$ Hz，H -6），4.06（1H，m，H -7），1.55（1H，dd，$J=12.6$ Hz，H -8），4.99（1H，d，$J=6$ Hz，H -10），2.83（1H，q，$J=6.6$ Hz，H -14），1.11（3H，d，$J=7.2$ Hz，H -16），6.09（1H，s，H -12），1.08（9H，s，$-(CH_3)_3$），7.52（1H，d，$J=5.4$ Hz，10 $-$ OH），5.64（1H，d，$J=6$ Hz，7 $-$ OH），6.45（1H，s，3 $-$ OH）。

$^{13}C-NMR$

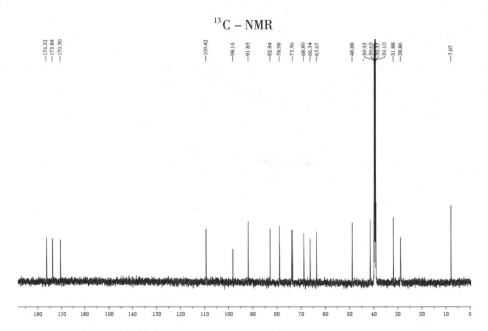

$^{13}C-NMR$（DMSO $-d_6$，150MHz）δ：73.6（C -1），91.8（C -2），82.8（C -3），98.2（C -4），66.3（C -5），79.0（C -6），73.9（C -7），48.9（C -8），63.7（C -9），68.9（C -10），173.8（C -11），109.4（C -12），170.5（C -13），41.5（C -14），176.3（C -15），7.9（C -16），31.9（C -17），28.9（C -18，19，20）。

参 考 文 献

［1］楼凤昌，凌娅，唐于平，等. 银杏萜内酯的分离、纯化和结构鉴定［J］. 中国天然药物，2004，2（1）：11 $-$ 15.

［2］赵金龙，刘培，段金廒，等. 银杏根皮化学成分研究（I）［J］. 中草药，2013，44（10）：1245 $-$ 1247.

银杏内酯 K

Ginkgolide K

【结构式】

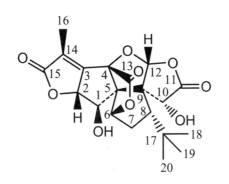

【分子式及分子量】C_20H_22O_9；406.38

^1H-NMR

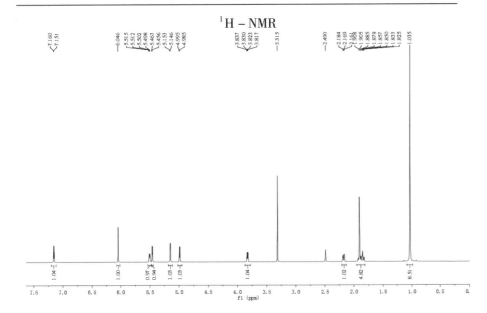

$^{13}C-NMR$

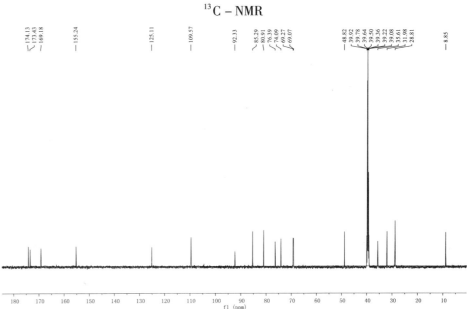

$^{13}C-NMR$（DMSO $-d_6$, 150MHz,）δ：74.1（C-1），85.3（C-2），155.2（C-3），92.3（C-4），76.4（C-5），80.9（C-6），35.6（C-7），48.8（C-8），69.3（C-9），69.1（C-10），174.1（C-11），109.6（C-12），169.2（C-13），125.1（C-14），173.4（C-15），8.8（C-16），32.0（C-17），28.8（C-18），28.8（C-19），28.8（C-20）。

^1H-NMR（DMSO $-d_6$, 600MHz）δ：7.16（1H, d, $J=5.4$Hz, 10 - OH），5.15（1H, d, $J=4.2$Hz, 1 - OH），6.05（1H, s, H - 12），5.51（1H, dd, $J=7.8$, 1.8Hz, H - 2），5.46（1H, d, $J=4.2$Hz, H - 6），4.99（1H, d, $J=6.0$Hz, H - 10），3.83（1H, dd, $J=7.8$, 4.2Hz, H - 1），2.18（1H, m, H - 7α），1.91（3H, d, $J=1.8$Hz, 16 - CH_3），1.88（1H, m, H - 8），1.84（1H, m, H - 7β），1.04（9H, s, 18, 19, 20 - CH_3）。

参考文献

[1] 林瑞超，马双成．中药化学对照品应用手册［M］．北京：化学工业出版社，2013.

银杏酸 C 15:1
Ginkgolic acid C 15:1

【结构式】

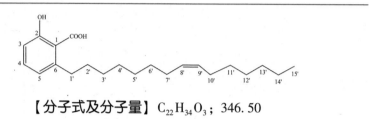

【分子式及分子量】C_{22}H_{34}O_3；346.50

^{1}H – NMR

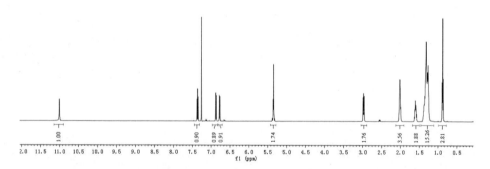

^{1}H – NMR（CDCl_3，500 MHz）δ：6.87（1H，dd，$J = 8.0, 1.0$ Hz，H – 3），7.36（1H，dd，$J = 8.0, 8.0$ Hz，H – 4），6.78（1H，d，$J = 7.5$ Hz，H – 5），11.00（1H，s，1 – COOH），5.47（2H，m，– HC ═ CH –），2.98（1H，t，$J = 7.5$ Hz，H – 1'），2.00（4H，m，H – 7'，10'），1.60（2H，m，H – 2'），1.26 ~ 1.37（16H，m，H – 3' ~ 6'，H – 11' ~ 14'），0.88（3H，t，$J = 7.0$ Hz，CH_3 – 15'）[1]。

^{13}C – NMR

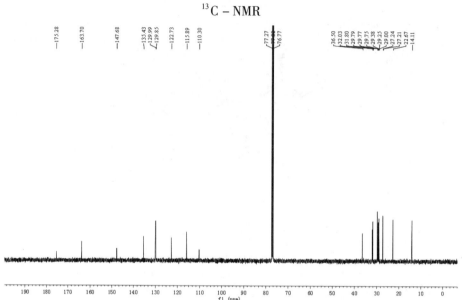

^{13}C – NMR（CDCl_3，125 MHz）δ：110.3（C – 1），163.7（C – 2），115.9（C – 3），135.4（C – 4），122.7（C – 5），147.7（C – 6），175.3（1 – COOH），36.5（C – 1'），32.0，31.8，29.8，29.8，29.8，29.4，29.2，29.0，27.2，27.2（C – 2' ~ 7'，10' ~ 13'），130.0，129.8（C – 8'，9'），22.7（C – 14'），14.1（C – 15'）[1]。

参 考 文 献

[1] 姚建标. 银杏酸单体分离、分析及应用 [D]. 浙江大学，2012.

淫羊藿苷
Icariin

【结构式】

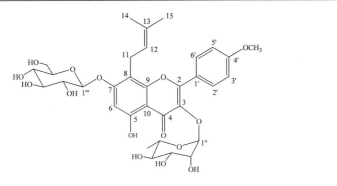

【分子式及分子量】 $C_{33}H_{40}O_{15}$；676.66

^1H-NMR

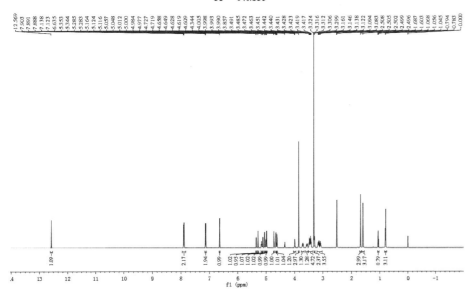

^1H-NMR（DMSO$-d_6$，600MHz）δ：6.64（1H，s，H$-$6），5.28（1H，brs，H$-$12），1.60，1.69（3H each，s，H$-$14，15），7.13（2H，d，$J=9.0$ Hz，H$-$3'，5'），7.90（2H，brd，$J=7.2$ Hz，，H$-$2'，6'），5.05（1H，d，$J=5.4$ Hz，H$-$1''），0.79（3H，d，$J=6.6$ Hz，H$-$6''），5.35（1H，d，$J=5.4$ Hz，H$-$1'''），12.57（1H，s，5$-$OH），3.86（3H，s，4'$-$OCH$_3$）[1]。

$^{13}C-NMR$

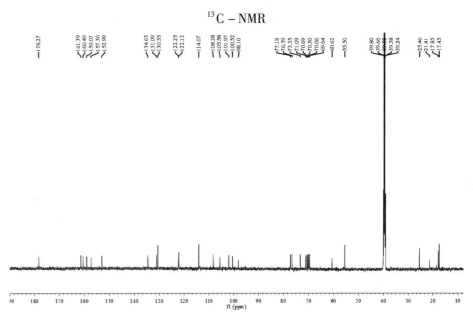

$^{13}C-NMR$（DMSO$-d_6$，150 MHz）δ：161.4（C$-$2），134.6（C$-$3），178.3（C$-$4），157.3（C$-$5），98.1（C$-$6），161.4（C$-$7），108.3（C$-$8），161.4（C$-$9），108.3（C$-$10），21.4（C$-$11），122.3（C$-$12），131.1（C$-$13），17.9（C$-$14），25.5（C$-$15），131.1（C$-$1'），134.6（C$-$2'，6'），157.3（C$-$4'），114.1（C$-$3'，5'），105.6（C$-$1''），71.1（C$-$2''），73.4（C$-$3''），73.4（C$-$4''），71.1（C$-$5''），17.5（C$-$6''），102.0（C$-$1'''），73.4（C$-$2'''），77.2（C$-$3'''），71.1（C$-$4'''），77.2（C$-$5'''），60.6（C$-$6'''），55.5（$-$OCH$_3$）[1]。

参 考 文 献

[1] 林瑞超，马双成. 中药化学对照品应用手册［M］. 北京：化学工业出版社，2013.

隐丹参酮

Cryptotanshinone

【结构式】

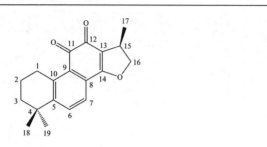

【分子式及分子量】 C₁₉H₂₀O₃ ; 296.36

¹H – NMR

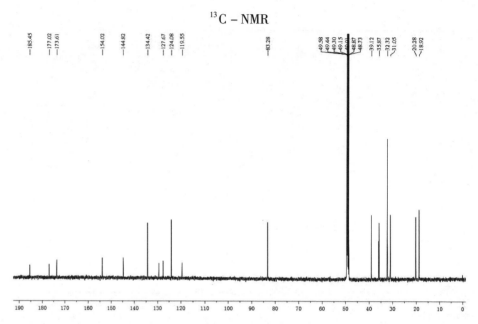

¹H – NMR (CD₃OD, 600MHz) δ: 3.20 (2H, *t*, *J*=6.6 Hz, H–1), 1.85 (2H, *m*, H–2), 1.71 (2H, *m*, H–3), 7.80 (1H, *d*, *J*=7.8 Hz, H–6), 7.58 (1H, *d*, *J*=8.4 Hz, H–7), 3.59 (1H, *m*, H–15), 4.46 (1H, *dd*, *J*=6.6, 9.0 Hz, H–16), 5.00 (1H, *t*, *J*=9.0Hz, H–16), 1.36 (3H, *d*, *J*=9.5Hz, H–17), 1.35 (3H, *brs*, H–18), 1.35 (3H, *brs*, H–19)。

¹³C – NMR

¹³C – NMR (CD₃OD, 150MHz) δ: 31.0 (C–1), 20.3 (C–2), 39.1 (C–3), 36.0 (C–4), 154.0 (C–5), 134.4 (C–6), 124.1 (C–7), 127.7 (C–8), 129.5 (C–9), 144.8 (C–10), 185.4 (C–11), 177.0 (C–12), 119.6 (C–13), 173.6 (C–14), 35.9 (C–15), 83.3 (C–16), 18.9 (C–17), 32.3 (C–18), 32.3 (C–19)。

参 考 文 献

[1] Sairafianpour M, Christensen J, Dan S, et al. Leishmanicidal, Antiplasmodial, and Cytotoxic Activity of Novel Diterpenoid 1, 2 – Quinones from *Perovskia abrotanoides*: New Source of Tanshinones [J]. Journal of Natural Products, 2001, 64: 1398 – 1403.

鹰嘴豆芽素 A

Biochanin A

【结构式】

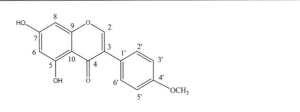

【分子式及分子量】 $C_{16}H_{12}O_5$ ；284.26

^1H-NMR

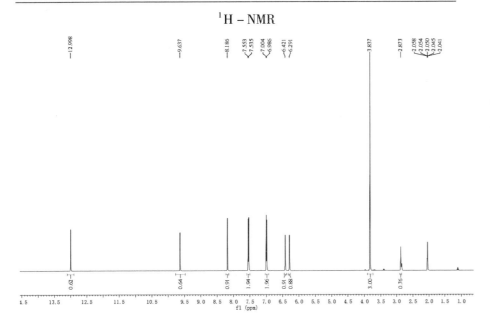

$^{13}C-NMR$

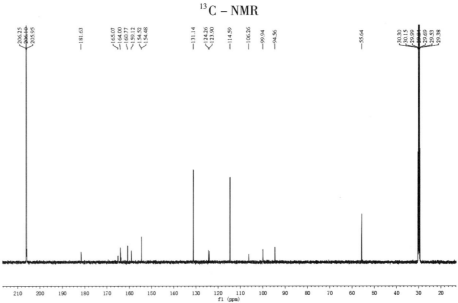

$^{13}C-NMR$ （CD_3OCD_3，150MHz）δ：154.5（C-2），124.3（C-3），181.6（C-4），164.0（C-5），99.9（C-6），165.1（C-7），94.6（C-8），159.1（C-9），106.3（C-10），123.9（C-1'），131.1（C-2'，6'），114.6（C-3'，5'），160.8（C-4'），55.6（4'-OCH_3）[1]。

^1H-NMR （CD_3OCD_3，600MHz）δ：13.00（1H，s，5-OH），9.64（1H，s，7-OH），8.19（1H，s，H-2），7.54（2H，brd，$J=10.8Hz$，H-2'，6'），7.00（2H，brd，$J=10.8Hz$，H-3'，5'），6.42（1H，m，H-8），6.29（1H，m，H-6），3.84（3H，s，-OCH_3）[1]。

参 考 文 献

[1] 薛峰. 维药鹰嘴豆化学成分及降糖活性研究 [D]. 吉林农业大学，2015.

油酸
Oleic acid

【结构式】

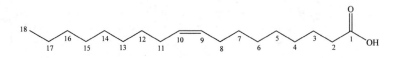

【分子式及分子量】 $C_{18}H_{34}O_2$ ；282.46

^1H-NMR

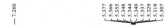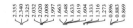

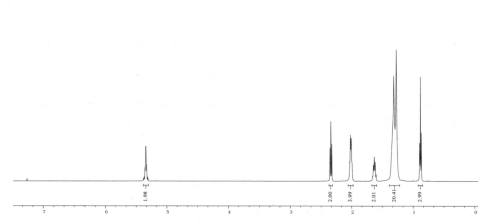

^1H-NMR （$CDCl_3$，500MHz） δ：2.34 （2H，t，$J=7.5Hz$，H-2），1.63 （2H，m，H-3），1.32 （20H，m，H-4~7，H-12~17），2.01 （4H，m，H-8，11），5.34 （2H，m，H-9，10），0.88 （3H，t，$J=6.5Hz$，H-18）。

$^{13}C-NMR$

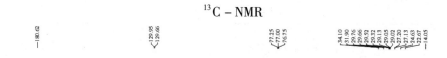

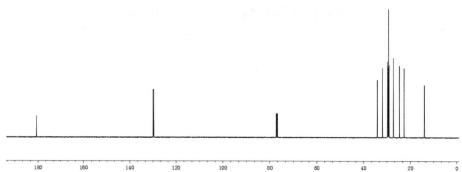

$^{13}C-NMR$ （$CDCl_3$，125MHz） δ：180.6 （C-1），129.7，130.0 （C-9，10），22.7~34.1 （C-2~8，11~17），14.1 （C-18）。

参 考 文 献

［1］林瑞超，马双成. 中药化学对照品应用手册 ［M］. 北京：化学工业出版社，2013.

柚皮苷

Naringin

【结构式】

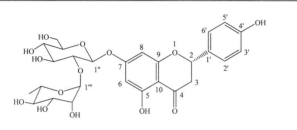

【分子式及分子量】 $C_{27}H_{32}O_{14}$ ；580.53

¹³C – NMR

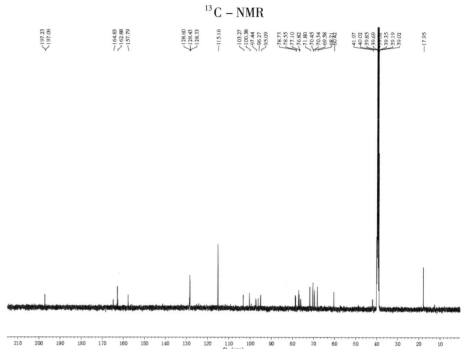

¹³C – NMR （DMSO – d_6，125MHz） δ：78.7 （C – 2），42.0 （C – 3），197.2 （C – 4），162.9 （C – 5），96.3 （C – 6），164.8 （C – 7），95.1 （C – 8），162.9 （C – 9），103.3 （C – 10），128.6 （C – 1'），128.4 （C – 2'），115.2 （C – 3'），157.8 （C – 4'），115.2 （C – 5'），128.4 （C – 6'），100.4 （C – 1″），77.1 （C – 2″），76.8 （C – 3″），69.6 （C – 4″），76.8 （C – 5″），60.4 （C – 6″），97.4 （C – 1‴），70.5 （C – 2‴），70.4 （C – 3‴），71.8 （C – 4‴），68.2 （C – 5‴），18.0 （C – 6‴）[1]。

注：本品存在异构体，部分信号成对出现。

¹H – NMR

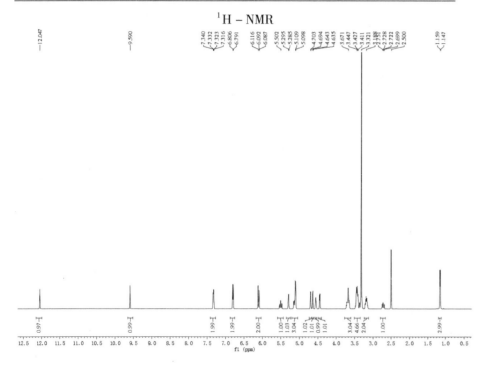

¹H – NMR （DMSO – d_6，500MHz） δ：5.50 （1H，dd，，J = 12.7，2.7 Hz H – 2），3.19 （1H，dd，J = 17.2，12.7 Hz，H – 3），2.75 （1H，dd，J = 17.2，2.7 Hz，H – 3），6.09 （1H，d，J = 2.0 Hz，H – 6），6.12 （1H，brs，H – 8），7.34 （2H，d，J = 8.5 Hz，H – 2'，6'），6.81 （2H，d，J = 8.5 Hz，H – 3'，5'），12.05 （1H，s，5 – OH），9.59 （1H，s，4' – OH），5.10 （1H，d，J = 6.0 Hz，H – 1″），5.29 （1H，d，J = 5.0 Hz，H – 1‴），1.15 （3H，d，J = 6.0 Hz，H – 6‴）[1]。

参 考 文 献

[1] 林瑞超，马双成.中药化学对照品应用手册 [M] .北京：化学工业出版社，2013.

右旋龙脑

（ + ） – Borneol

【结构式】

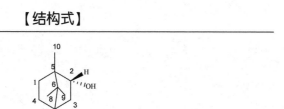

【分子式及分子量】C_{10}H_{18}O；154.25

1H – NMR

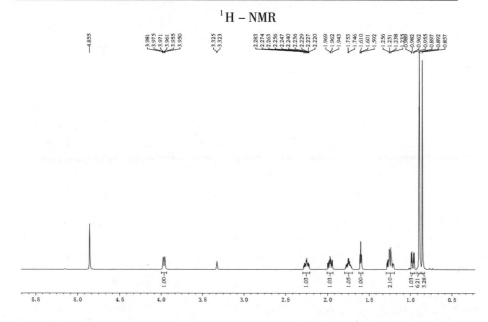

1H – NMR （CD_3OD，500MHz） δ：0.86 （3H，s，H – 10），0.89 （3H，s，8 – CH3），0.90 （3H，s，9 – CH3），3.97 （1H，dq，J = 9.0，3.0Hz，H – 2）。

13C – NMR

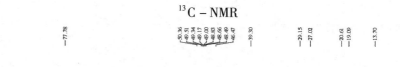

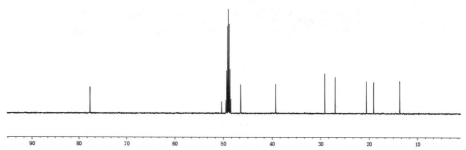

13C – NMR （CD_3OD，125MHz） δ：50.4 （C – 1），77.8 （C – 2），39.3 （C – 3），46.5 （C – 4），29.2 （C – 5），27.0 （C – 6），48.5 （C – 7），19.1 （C – 8），20.6 （C – 9），13.7 （C – 10）。

参 考 文 献

［1］林瑞超，马双成．中药化学对照品应用手册［M］．北京：化学工业出版社，2013.

愈创木酚
Guaiacol

【结构式】

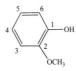

【分子式及分子量】 $C_7H_8O_2$；124.14

^1H-NMR

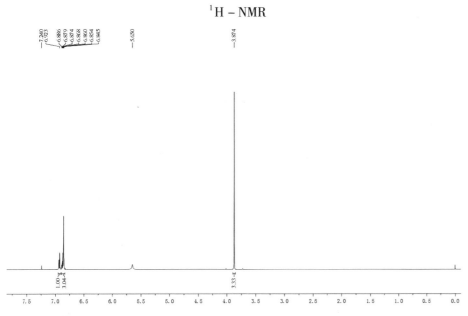

^1H-NMR（$CDCl_3$，600MHz）δ：6.84~6.89（3H，m，H-3，H-5，H-6），6.92~6.94（1H，m，H-4），3.87（3H，s，$-OCH_3$）。

$^{13}C-NMR$

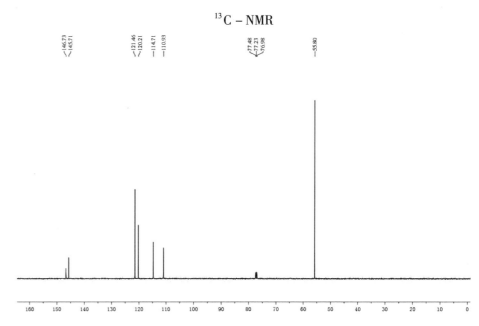

$^{13}C-NMR$（$CDCl_3$，150MHz）δ：145.7（C-1），146.7（C-2），110.9（C-3），120.2（C-4），121.5（C-5），114.7（C-6），55.8（$-OCH_3$）。

参 考 文 献

［1］ Castelão J F, Gottlieb O R, Lima R A, et al. Xanthonolignoids from *Kielmeyera* and *Caraipa* species—^{13}C NMR spectroscopy of xanthones ［J］. Phytochemistry, 1977, 16（6）：735-740.

芫花素
Genkwanin

【结构式】

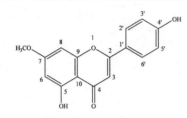

【分子式及分子量】 C₁₆H₁₂O₅ ; 284.26

¹H - NMR

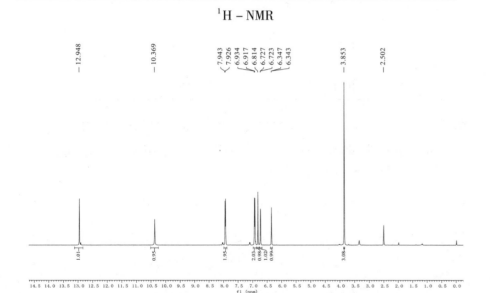

¹H - NMR (DMSO - d_6, 500MHz) δ: 3.85 (3H, s, 7 - OCH₃), 6.35 (1H, d, J = 2.0Hz, H - 6), 6.73 (1H, d, J = 2.0Hz, H - 8), 6.81 (1H, s, H - 3), 6.93 (2H, d, J = 8.5Hz, H - 3′, 5′), 7.94 (2H, d, J = 8.5Hz, H - 2′, 6′), 10.37 (1H, s, 4′ - OH), 12.95 (1H, s, 5 - OH)。

¹³C - NMR

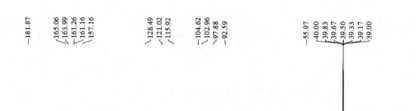

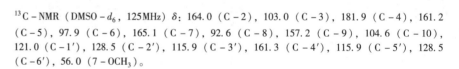

¹³C - NMR (DMSO - d_6, 125MHz) δ: 164.0 (C - 2), 103.0 (C - 3), 181.9 (C - 4), 161.2 (C - 5), 97.9 (C - 6), 165.1 (C - 7), 92.6 (C - 8), 157.2 (C - 9), 104.6 (C - 10), 121.0 (C - 1′), 128.5 (C - 2′), 115.9 (C - 3′), 161.3 (C - 4′), 115.9 (C - 5′), 128.5 (C - 6′), 56.0 (7 - OCH₃)。

参 考 文 献

[1] 张薇, 张卫东, 李廷钊, 等 . 毛瑞香化学成分研究 [J] . 中国中药杂志, 2005, 30 (7): 513 – 515.

原阿片碱
Protopine

【结构式】

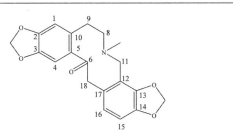

【分子式及分子量】 C$_{20}$H$_{19}$NO$_5$；353.37

^{1}H – NMR

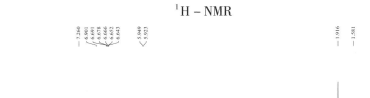

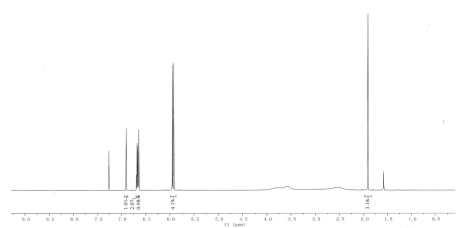

^{1}H – NMR （CDCl$_3$，600 MHz） δ：6.64 （1H，s，H – 4），6.65 – 6.69 （2H，m，H – 15，16），6.90 （1H，s，H – 1），5.92，5.95 （各2H，s，– OC$\underline{H}_2$O – ），1.92 （3H，s，– NH$_3$）。

^{13}C – NMR

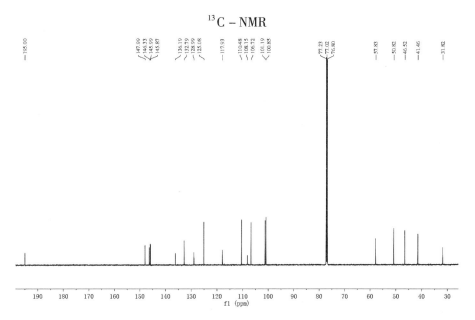

^{13}C – NMR （CDCl$_3$，150MHz） δ：110.5 （C – 1），148.0 （C – 2），146.3 （C – 3），108.2 （C – 4），132.8 （C – 5），195.0 （C – 6），57.8 （C – 8），31.8 （C – 9），136.2 （C – 10），50.8 （C – 11），117.9 （C – 12），146.0 （C – 13），145.9 （C – 14），106.7 （C – 15），125.1 （C – 16），129.0 （C – 17），46.5 （C – 18），41.5 （– NCH$_3$），101.2，100.8 （2 × – OC$\underline{H}_2$O – ）。

参 考 文 献

[1] 林瑞超，马双成. 中药化学对照品应用手册 ［M］. 北京：化学工业出版社，2013.

原儿茶醛
Protocatechuic aldehyde

【结构式】

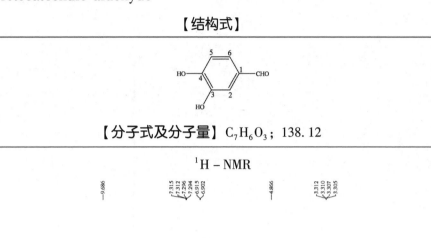

【分子式及分子量】C$_7$H$_6$O$_3$；138.12

^{1}H – NMR

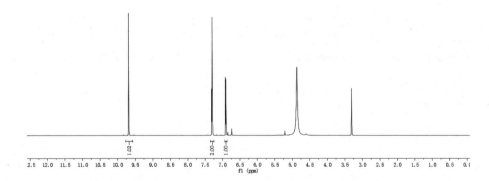

^{1}H – NMR（CD$_3$OD，600MHz）δ：7.30（1H，*d*，*J* = 1.2 Hz，H – 2），6.91（1H，*d*，*J* = 7.8 Hz，H – 5），7.30（1H，*dd*，*J* = 11.4，1.8 Hz，H – 6），9.69（1H，*s*，– CHO）。

^{13}C – NMR

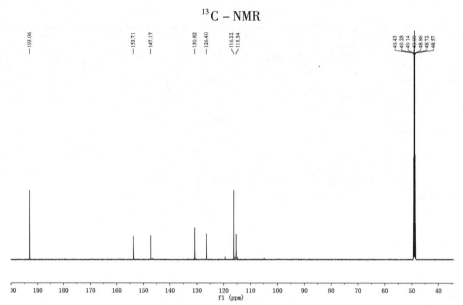

^{13}C – NMR（CD$_3$OD，150MHz）δ：130.8（C – 1），116.2（C – 2），147.2（C – 3），153.7（C – 4），115.3（C – 5），126.4（C – 6），193.1（– CHO）。

参 考 文 献

[1] 林瑞超，马双成. 中药化学对照品应用手册 [M]. 北京：化学工业出版社，2013.

原儿茶酸

Protocatechic acid

【结构式】

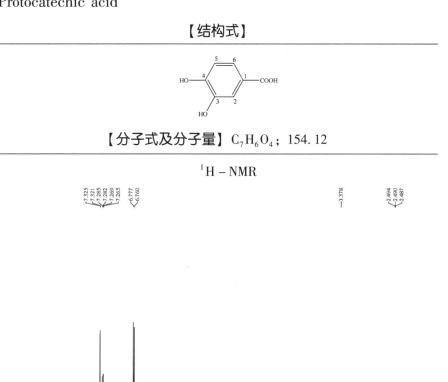

【分子式及分子量】 $C_7H_6O_4$；154.12

^{1}H – NMR

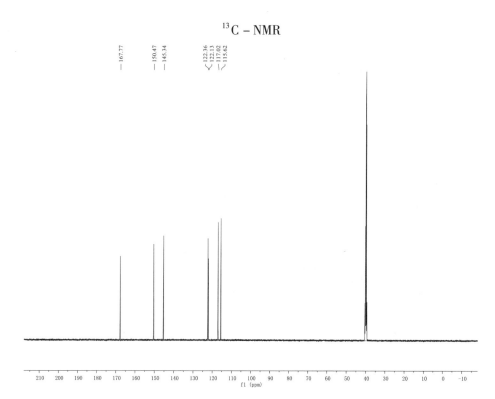

^{13}C – NMR

^{1}H – NMR（DMSO – d_6，500MHz）δ：7.32（1H，d，$J = 1.9$Hz，H – 2），7.28（1H，dd，$J = 8.2$，1.9Hz，H – 6），6.77（2H，d，$J = 8.2$Hz，H – 5）。

^{13}C – NMR（DMSO – d_6，125MHz）δ：167.8（CO），150.5（C – 4），145.3（C – 3），122.4（C – 6），122.1（C – 1），117.0（C – 2），115.6（C – 5）。

参 考 文 献

[1] 林瑞超，马双成. 中药化学对照品应用手册 [M]. 北京：化学工业出版社，2013.

原薯蓣皂苷
Protodioscin

【结构式】

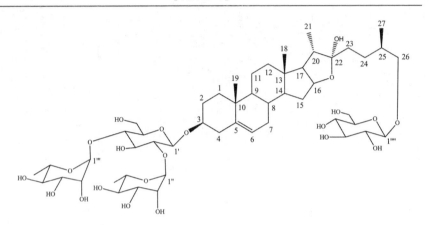

【分子式及分子量】 $C_{51}H_{84}O_{22}$；1049.21

^1H-NMR

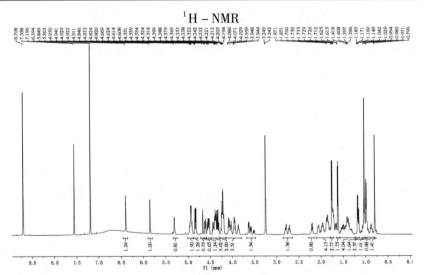

^1H-NMR（C_5D_5N，600MHz）δ：0.80（3H，s，18-CH_3），0.98（3H，d，$J=6.6Hz$，27-CH_3），1.04（3H，s，19-CH_3），1.32（3H，d，$J=7.2Hz$，21-CH_3），1.63（3H，d，$J=6.0Hz$，rha 6'''-CH_3），1.76（3H，d，$J=6.0Hz$，rha 6''-CH_3），3.95（1H，m，H-3），4.82（1H，d，$J=7.8Hz$，glu H-1''''），4.94（1H，d，$J=7.2Hz$，glu H-1'），5.30（1H，$br\ s$，H-6），5.85（1H，s，rha H-1'''），6.39（1H，s，rha H-1''）。

$^{13}C-NMR$

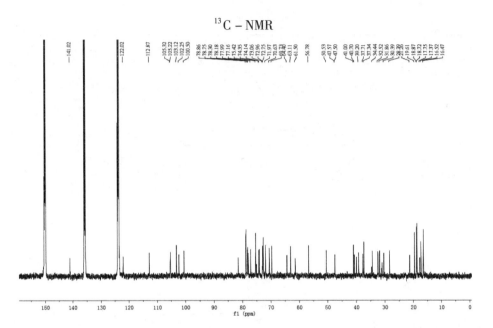

$^{13}C-NMR$（C_5D_5N，150MHz）δ：37.7（C-1），30.4（C-2），78.2（C-3），39.2（C-4），141.0（C-5），122.0（C-6），32.5（C-7），31.9（C-8），50.5（C-9），37.7（C-10），21.3（C-11），40.7（C-12），41.0（C-13），56.8（C-14），32.5（C-15），81.3（C-16），64.4（C-17），16.5（C-18），19.6（C-19），41.0（C-20），16.5（C-21），112.9（C-22），37.3（C-23），28.4（C-24），34.4（C-25），75.4（C-26），17.4（C-27），Glc-100.5（C-1'），78.0（C-2'），78.3（C-3'），78.8（C-4'），77.2（C-5'），61.5（C-6'）Rha-102.2（C-1''），72.7（C-2''），73.0（C-3''），74.4（C-4''），69.7（C-5''），18.7（C-6''）Rha-103.1（C-1'''），72.8（C-2'''），72.9（C-3'''），74.1（C-4'''），70.6（C-5'''），18.9（C-6'''），Glc-105.2（C-1''''），75.4（C-2''''），78.9（C-3''''），71.9（C-4''''），78.8（C-5''''），63.1（C-6''''）。

参考文献

[1] 林瑞超，马双成. 中药化学对照品应用手册 [M]. 北京：化学工业出版社，2013.

远志酸
Polygalic acid

【结构式】

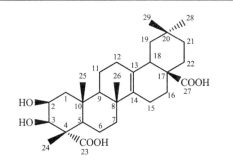

【分子式及分子量】C$_{29}$H$_{44}$O$_6$；488.31

^{1}H – NMR

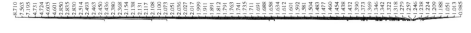

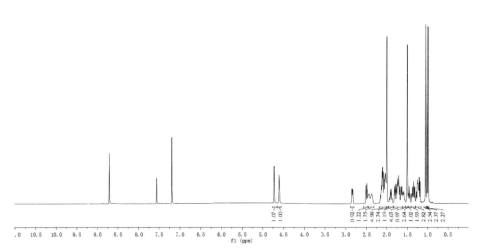

^{1}H – NMR （C$_5$D$_5$N, 600MHz）δ: 0.98 （3H, s, 26 – CH$_3$）, 1.01 （3H, s, 28 – CH$_3$）, 1.05 （3H, s, 29 – CH$_3$）, 1.50 （3H, s, 25 – CH$_3$）, 2.00 （3H, s, 24 – CH$_3$）, 4.60 （1H, m, H – 2）, 4.73 （1H, d, J = 4.2Hz, H – 3）。

^{13}C – NMR

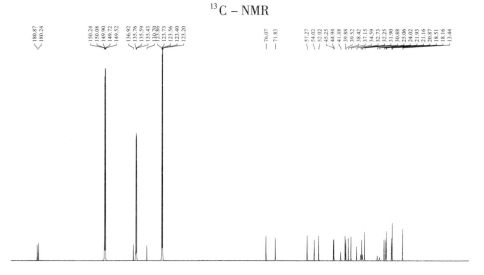

^{13}C – NMR （C$_5$D$_5$N, 150MHz）δ: 44.9 （C – 1）, 71.8 （C – 2）, 76.1 （C – 3）, 54.0 （C – 4）, 52.0 （C – 5）, 18.5 （C – 6）, 39.5 （C – 7）, 38.4 （C – 8）, 57.3 （C – 9）, 37.2 （C – 10）, 21.2 （C – 11）, 24.0 （C – 12）, 130.7 （C – 13）, 136.9 （C – 14）, 21.9 （C – 15）, 31.9 （C – 16）, 45.2 （C – 17）, 39.9 （C – 18）, 41.9 （C – 19）, 30.8 （C – 20）, 34.6 （C – 21）, 32.2 （C – 22）, 180.9 （C – 23）, 13.4 （C – 24）, 18.2 （C – 25）, 20.9 （C – 26）, 180.2 （C – 27）, 32.7 （C – 28）, 25.1 （C – 29）。

参考文献

[1] 林瑞超，马双成. 中药化学对照品应用手册 [M]. 北京：化学工业出版社，2013.

远志皂苷元
Senegenin

【结构式】

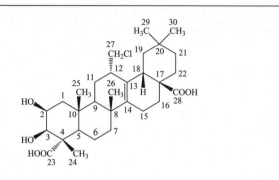

【分子式及分子量】 $C_{30}H_{45}ClO_6$; 537.13

^1H-NMR

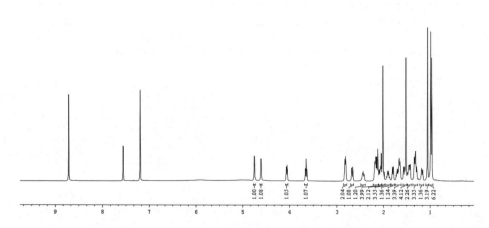

^1H-NMR （C_5D_5N, 600MHz） δ: 4.06 (1H, m, H-3), 3.65 (1H, m, H-2), 2.82 (1H, m, H-18), 2.68 (1H, m, H-12), 2.01, 1.51, 1.05, 0.98, 0.96 (-CH_3)。

$^{13}C-NMR$

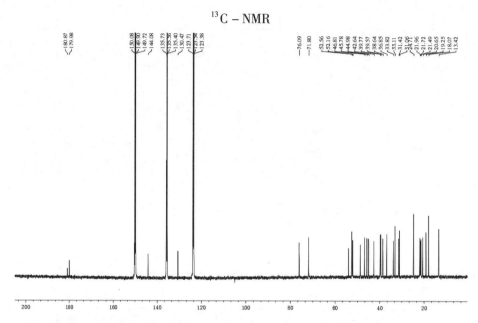

$^{13}C-NMR$ （C_5D_5N, 150MHz） δ: 45.0 (C-1), 71.8 (C-2), 76.1 (C-3), 54.0 (C-4), 52.6 (C-5), 20.6 (C-6), 42.6 (C-7), 39.8 (C-8), 52.2 (C-9), 33.1 (C-10), 22.0 (C-11), 38.6 (C-12), 130.5 (C-13), 144.1 (C-14), 21.5 (C-15), 21.7 (C-16), 45.8 (C-17), 39.6 (C-18), 46.8 (C-19), 31.4 (C-20), 36.8 (C-21), 33.8 (C-22), 180.9 (C-23), 13.4 (C-24), 18.1 (C-25), 19.3 (C-26), 48.7 (C-27), 180.0 (C-28), 31.1 (C-29), 24.7 (C-30)。

参考文献

[1] 林瑞超, 马双成. 中药化学对照品应用手册 [M]. 北京：化学工业出版社, 2013.

月桂酸

Lauric acid

【结构式】

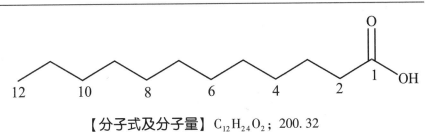

【分子式及分子量】$C_{12}H_{24}O_2$；200.32

^1H-NMR

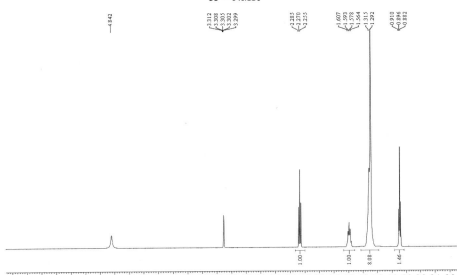

^1H-NMR（CD_3OD, 500 MHz）δ：2.27（2H, t, $J=7.5$ Hz, H-2），1.59（2H, br dd, $J=14.5$, 7.0 Hz, H-3），1.29~1.32（16H, m, H-4~11），0.90（3H, dd, $J=7.0$, 7.0 Hz, 12-CH$_3$）。

$^{13}C-NMR$

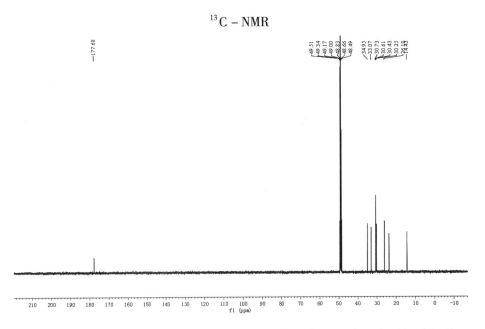

$^{13}C-NMR$（CD_3OD, 125 MHz）δ：177.7（C-1），35.0（C-2），33.1（C-3），30.7（C-4），30.7（C-5），30.6（C-6），30.5（C-7），30.4（C-8），30.2（C-9），26.1（C-10），23.7（C-11），14.4（C-12）。

参 考 文 献

[1] 林瑞超，马双成．中药化学对照品应用手册［M］．北京：化学工业出版社，2013.

獐牙菜苦苷
Swertiamarin

【结构式】

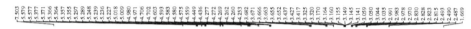

【分子式及分子量】 $C_{16}H_{22}O_{10}$ ；374.34

^1H-NMR

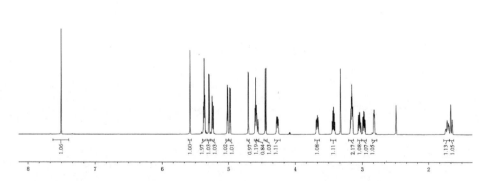

^1H-NMR （DMSO-d_6，600 MHz）δ：5.58 （1H，d，J=1.2 Hz，H-1），7.50 （1H，s，H-3），1.65 （1H，m，H-6a），1.72 （1H，m，H-6b），4.57 （1H，dd，J=10.2，5.4 Hz，H-7a），4.26 （1H，dd，J=10.2，5.4 Hz，H-7b），2.98 （1H，m，H-9），5.23 ～ 5.38 （3H，H-8，10），4.44 （1H，d，J=7.8 Hz，H-1'），2.98 （1H，m，H-2'），3.16 （1H，m，H-3'），3.04 （1H，m，H-4'），3.16 （1H，m，H-5'），3.67 （1H，m，H-6'a），3.43 （1H，m，H-6'b）。

$^{13}C-NMR$

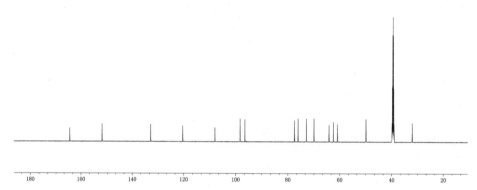

$^{13}C-NMR$ （DMSO-d_6，150 MHz）δ：96.4 （C-1），152.0 （C-3），108.1 （C-4），62.5 （C-5），32.1 （C-6），64.1 （C-7），132.9 （C-8），49.9 （C-9），120.0 （C-10），164.4 （C-11），98.8 （C-1'），72.9 （C-2'），76.1 （C-3'），70.0 （C-4'），77.4 （C-5'），60.9 （C-6'）。

参 考 文 献

[1] 林瑞超，马双成. 中药化学对照品应用手册 [M] . 北京：化学工业出版社，2013.

正十八烷
n – Octadecane

【结构式】

$$CH_3CH_2(CH_2)_{15}CH_3$$

【分子式及分子量】 $C_{18}H_{38}$ ；254.49

^1H – NMR

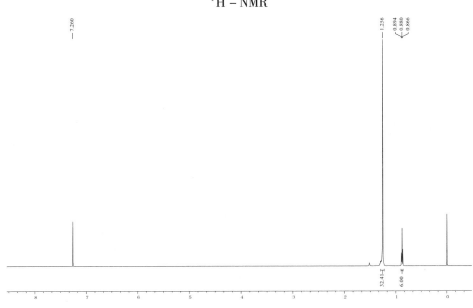

^1H – NMR （CDCl$_3$，500MHz） δ：1.26 （32H，*brs*，16 × – CH$_2$ – ），0.88 （6H，*t*，*J* = 7.0Hz，2 × – CH$_3$ ）。

^{13}C – NMR

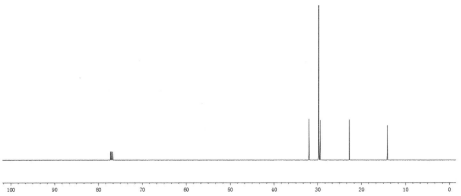

^{13}C – NMR （CDCl$_3$，125MHz） δ：29.5 – 32.1 （C – 3 ~ 16），22.8 （C – 2，C – 17），14.1 （ – CH$_3$ ）。

参 考 文 献

［1］林瑞超，马双成. 中药化学对照品应用手册［M］. 北京：化学工业出版社，2013.

芝麻素
Sesamin

【结构式】

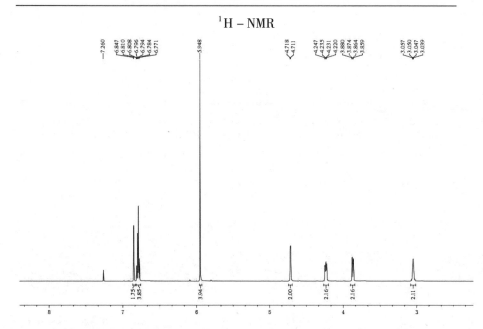

【分子式及分子量】C_{20}H_{18}O_6；354.35

^{1}H – NMR

^{13}C – NMR

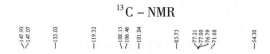

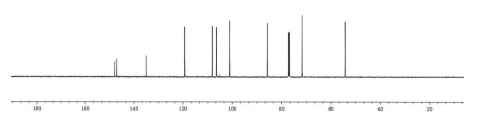

^{13}C – NMR（CDCl_3，150MHz）δ：135.0（C – 1，1′），106.5（C – 2，2′），147.1（C – 3，3′），148.0（C – 4，4′），108.2（C – 5，5′），119.3（C – 6，6′），85.8（C – 7，7′），54.3（C – 8，8′），71.7（C – 9，9′），101.0（2 × –OCH_2O –）。

^{1}H – NMR（CDCl_3，600MHz）δ：3.05（2H，m，H – 8，8′），3.87（2H，dd，J = 9.0，3.6Hz，H – 7，7′），4.23（2H，dd，J = 9.0，6.6 Hz，H – 9，9′α），4.71（2H，d，J = 4.2Hz，H – 9，9′β），5.95（4H，s，2 × –OCH_2O –），6.78（2H，d，J = 7.8Hz，H – 5，5′），6.80（2H，dd，J = 8.4，1.2Hz，，H – 6，6′），6.85（2H，s，H – 2，2′）。

参考文献

[1] 林瑞超，马双成. 中药化学对照品应用手册［M］. 北京：化学工业出版社，2013.

知母皂苷 BⅡ

Timosaponin BⅡ

【结构式】

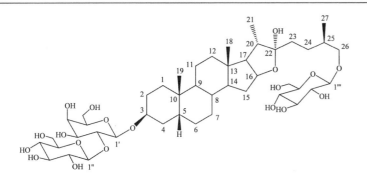

【分子式及分子量】 $C_{45}H_{76}O_{19}$；921.07

¹H – NMR

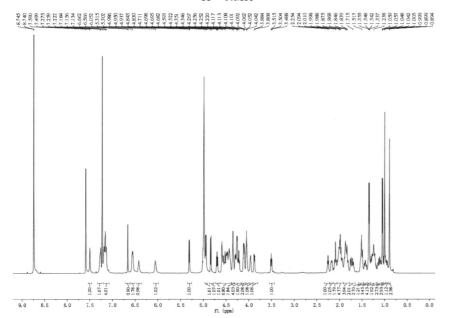

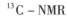

¹³C – NMR

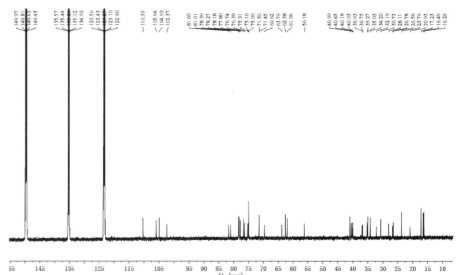

¹³C – NMR（C_5D_5N, 150MHz）δ：30.7（C-1），26.8（C-2），75.0（C-3），30.7（C-4），36.8（C-5），26.6（C-6），26.8（C-7），35.3（C-8），40.0（C-9），35.0（C-10），20.9（C-11），40.2（C-12），41.0（C-13），56.2（C-14），32.2（C-15），81.0（C-16），63.8（C-17），16.5（C-18），23.8（C-19），40.4（C-20），16.3（C-21），110.4（C-22），36.9（C-23），28.1（C-24），34.2（C-25），75.2（C-26），17.2（C-27），102.4（C-1'），81.7（C-2'），76.7（C-3'），69.6（C-4'），76.4（C-5'），62.0（C-6'），105.9（C-1''），75.3（C-2''），77.8（C-3''），71.5（C-4''），78.3（C-5''），62.6（C-6''），104.9（C-1'''），75.0（C-2'''），78.4（C-3'''），71.5（C-4'''），78.2（C-5'''），62.6（C-6'''）。

¹H – NMR（C_5D_5N, 600MHz）δ：0.89（3H, s, H-18），1.00（3H, s, H-19），1.34（3H, d, J=6.6 Hz, H-21），1.04（3H, d, J=6.6 Hz, H-27），4.94（1H, d, J=7.8 Hz, H-1'），5.31（1H, d, J=7.8 Hz, H-1''），4.84（1H, d, J=7.8 Hz, H-1'''）。

栀子苷
Geniposide

【结构式】

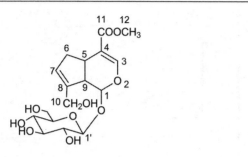

【分子式及分子量】 $C_{17}H_{24}O_{10}$ ；388.37

^1H-NMR

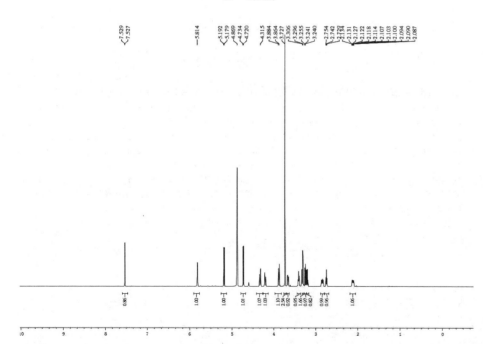

$^{13}C-NMR$

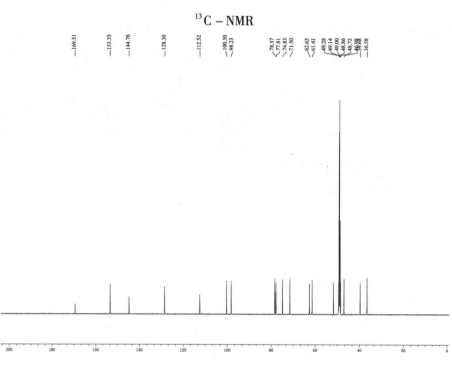

$^{13}C-NMR$ （CD_3OD, 150MHz）δ：98.2（C-1），153.3（C-3），112.5（C-4），36.6（C-5），39.7（C-6），128.3（C-7），144.8（C-8），47.0（C-9），61.4（C-10），169.5（C-11），51.8（C-12），100.3（C-1′），74.8（C-2′），78.4（C-3′），71.5（C-4′），77.8（C-5′），62.6（C-6′）。

^1H-NMR （CD_3OD, 600MHz）δ：5.19（1H，d，$J=7.8$ Hz，H-1），7.53（1H，d，$J=1.2$ Hz，H-3），5.81（1H，brs，H-7），4.33（1H，brd，$J=14.4$ Hz，H-10a），4.20（1H，dd，$J=14.4$，1.8 Hz，H-10b），3.73（3H，s，H-12），4.73（1H，d，$J=8.4$ Hz，H-1′）。

参 考 文 献

[1] 蔡财军，张忠立，左月明，等．栀子环烯醚萜类化学成分研究 [J]．时珍国医国药，2013，24（2）：342-343.

脂蟾毒配基
Bufogenin

【结构式】

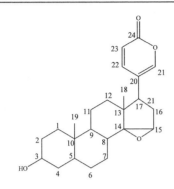

【分子式及分子量】 $C_{24}H_{32}O_4$; 384.51

¹H – NMR

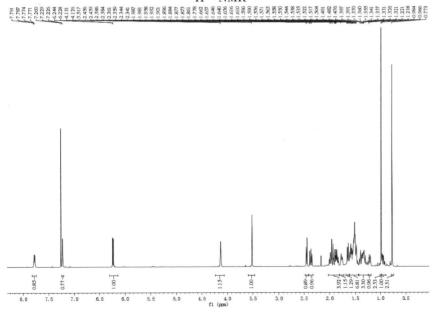

¹H – NMR (CDCl₃, 600MHz) δ: 3.52 (1H, *brs*, H – 3), 4.13 (1H, *t*, H – 15), 0.77, 0.98 (3H each, *s*, H – 18, 19), 6.24 (1H, *d*, *J* = 9.6 Hz, H – 23), 7.23 (1H, *d*, *J* = 1.8Hz, H – 21), 7.78 (1H, *dd*, *J* = 10.2, 2.4 Hz, H – 22)[1]。

¹³C – NMR

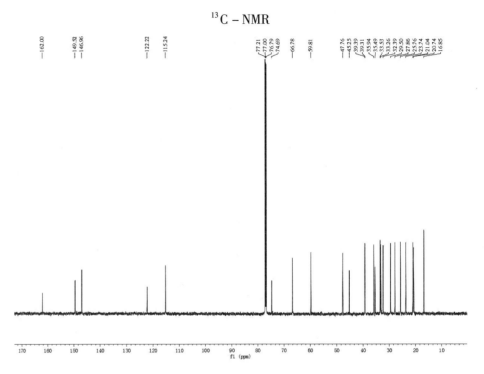

¹³C – NMR (CDCl₃, 150MHz) δ: 29.5 (C – 1), 27.9 (C – 2), 66.8 (C – 3), 33.3 (C – 4), 5.9 (C – 5), 25.8 (C – 6), 23.7 (C – 7), 39.3 (C – 8), 33.5 (C – 9), 35.5 (C – 10), 21.0 (C – 11), 39.3 (C – 12), 45.3 (C – 13), 74.7 (C – 14), 59.8 (C – 15), 32.4 (C – 16), 45.3 (C – 17), 16.9 (C – 18), 20.7 (C – 19), 122.2 (C – 20), 149.5 (C – 21), 147.0 (C – 22), 115.2 (C – 23), 162.0 (C – 24)[1]。

参 考 文 献

[1] 林瑞超，马双成 . 中药化学对照品应用手册 [M] . 北京：化学工业出版社，2013.

竹节参皂苷Ⅳa
Chikusetsusponin Ⅳa

【结构式】

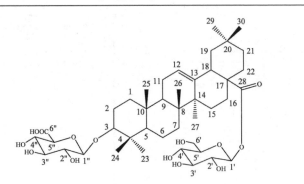

【分子式及分子量】 $C_{42}H_{66}O_{14}$；794.97

^1H - NMR

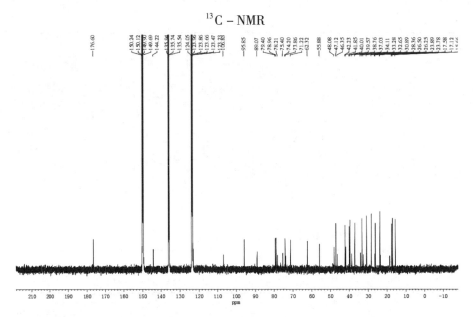

^1H - NMR （C_5D_5N, 600MHz）δ：0.81, 0.89, 0.92, 0.96, 1.08, 1.27, 1.27（each 3H, s, CH_3）, 5.42（1H, s, H-12）, 6.32（1H, d, J=8.0 Hz, -OH）。

^{13}C - NMR

^{13}C - NMR （C_5D_5N, 150MHz）δ：38.8（C-1）, 28.4（C-2）, 89.1（C-3）, 39.6（C-4）, 55.9（C-5）, 18.6（C-6）, 32.6（C-7）, 39.6（C-8）, 47.1（C-9）, 37.0（C-10）, 23.5（C-11）, 123.0（C-12）, 144.2（C-13）, 42.2（C-14）, 28.4（C-15）, 23.9（C-16）, 47.1（C-17）, 42.2（C-18）, 46.3（C-19）, 30.1（C-20）, 33.3（C-21）, 32.6（C-22）, 28.4（C-23）, 17.1（C-24）, 15.7（C-25）, 17.6（C-26）, 26.2（C-27）, 176.6（C-28）, 33.3（C-29）, 23.8（C-30）, 95.8（C-1'）, 74.2（C-2'）, 79.0（C-3'）, 71.2（C-4'）, 79.4（C-5'）, 62.3（C-6'）, 106.8（C-1''）, 73.9（C-2''）, 76.6（C-3''）, 78.2（C-4''）, 75.4（C-5''）, 缺失（C-6''）。

参 考 文 献

[1] 李娟, 毕志明, 肖雅洁, 等. 怀牛膝的三萜皂苷成分研究 [J] . 中国药学杂志, 2007, 42（3）：178 - 180. .

竹节香附素 A
Raddeanin A

【结构式】

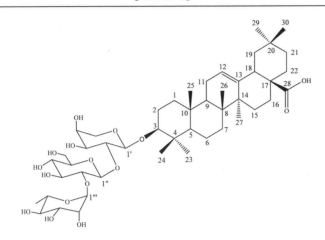

【分子式及分子量】C$_{47}$H$_{76}$O$_{16}$；897.10

^{1}H - NMR

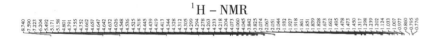

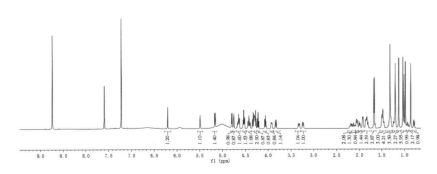

^{1}H - NMR（C$_5$D$_5$N, 600MHz）δ：0.86（3H, s, H - 23）, 0.98（3H, s, H - 24）, 1.01（3H, s, H - 29）, 1.03（3H, s, H - 30）, 1.12（3H, s, H - 25）, 1.20（3H, s, H - 26）, 1.32（3H, s, H - 27）, 5.49（1H, t, J = 3.6Hz, H - 12）, 4.80（1H, d, J = 5.0Hz, H - 1'）, 5.17（1H, d, J = 7.8Hz, H - 1''）, 6.20（1H, brs, H - 1'''）, 1.67（3H, d, J = 6.6Hz, H - 6'''）。

^{13}C - NMR

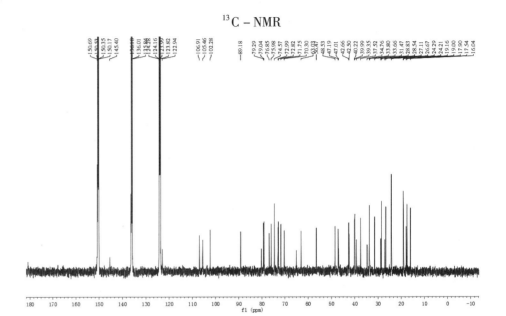

^{13}C - NMR（C$_5$D$_5$N, 150MHz）δ：39.4（C - 1）, 26.7（C - 2）, 89.2（C - 3）, 40.0（C - 4）, 56.5（C - 5）, 19.2（C - 6）, 33.8（C - 7）, 40.2（C - 8）, 48.5（C - 9）, 37.5（C - 10）, 24.3（C - 11）, 122.9（C - 12）, 145.4（C - 13）, 42.7（C - 14）, 28.8（C - 15）, 24.3（C - 16）, 47.2（C - 17）, 42.5（C - 18）, 47.0（C - 19）, 31.5（C - 20）, 34.8（C - 21）, 33.7（C - 22）, 28.5（C - 23）, 17.5（C - 24）, 16.0（C - 25）, 17.9（C - 26）, 27.1（C - 27）, 180.2（C - 28）, 33.8（C - 29）, 24.2（C - 30）, 105.5（C - 1'）, 76.8（C - 2'）, 73.0（C - 3'）, 70.3（C - 4'）, 65.0（C - 5'）, 106.9（C - 1''）, 80.2（C - 2''）, 76.0（C - 3''）, 71.8（C - 4''）, 79.0（C - 5''）, 63.0（C - 6''）, 102.3（C - 1'''）, 73.0（C - 2'''）, 72.8（C - 3'''）, 74.6（C - 4'''）, 70.3（C - 5'''）, 19.0（C - 6'''）。

参 考 文 献

[1] 林瑞超，马双成. 中药化学对照品应用手册［M］. 北京：化学工业出版社，2013.

梓醇
Catalpol

【结构式】

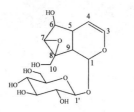

【分子式及分子量】 C$_{15}$H$_{22}$O$_{10}$; 362. 33

^{1}H – NMR

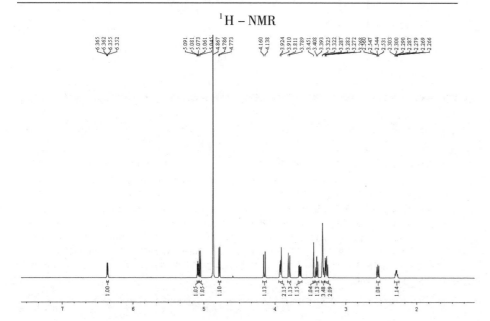

^{1}H – NMR （CD$_3$OD, 600MHz） δ: 5.08 (1H, *dd*, *J* = 12.0, 6.0Hz, H – 4), 6.34 (1H, *dd*, *J* = 6.0, 1.8Hz, H – 3), 5.05 (1H, *d*, *J* = 9.6Hz, H – 1), 4.78 (1H, *d*, *J* = 7.8Hz, H – 1'), 4.15 (1H, *d*, *J* = 13.2Hz, H – 10α), 3.80 (1H, *d*, *J* = 13.2Hz, H – 10β), 2.54 (1H, *dd*, *J* = 9.6, 7.8Hz, H – 9), 2.28 (1H, *m*, H – 5)[1]。

^{13}C – NMR

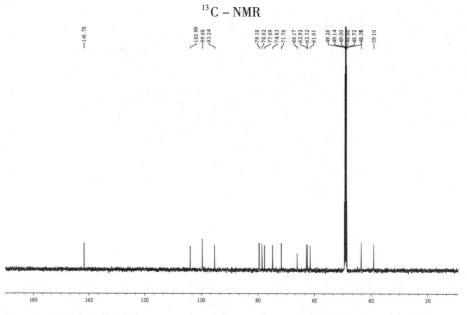

^{13}C – NMR （CD$_3$OD, 150MHz） δ: 95.2 （C – 1）, 141.8 （C – 3）, 104.0 （C – 4）, 39.1 （C – 5）, 77.7 （C – 6）, 62.5 （C – 7）, 66.2 （C – 8）, 43.6 （C – 9）, 61.6 （C – 10）, 99.7 （C – 1'）, 74.8 （C – 2'）, 79.6 （C – 3'）, 71.8 （C – 4'）, 78.6 （C – 5'）, 62.9 （C – 6'）。

参 考 文 献

[1] 李更生，王慧森，刘明，等 . 地黄中环烯醚萜苷类化学成分的研究 ［J］. 中医研究，2008，21 （5）：17 – 19.

紫草氰苷
Lithospermoside

【结构式】

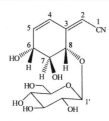

【分子式及分子量】 C$_{14}$H$_{19}$NO$_8$；329.30

^{1}H - NMR

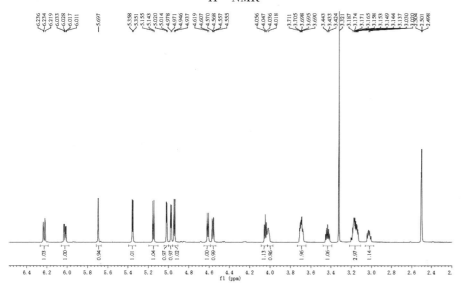

^{1}H - NMR（DMSO - d_6，600MHz）δ：5.70（1H，*brs*，H - 2），6.23（1H，*brd*，J = 9.6 Hz，H - 4），6.02（1H，*dd*，J = 9.6，3.6 Hz，H - 5），4.05（1H，*m*，H - 6），3.70（1H，t，J = 5.4Hz，H - 7），4.55（1H，br d，J = 7.8Hz，H - 8），4.61（1H，*d*，J = 7.2Hz，H - 1'）。

^{13}C - NMR

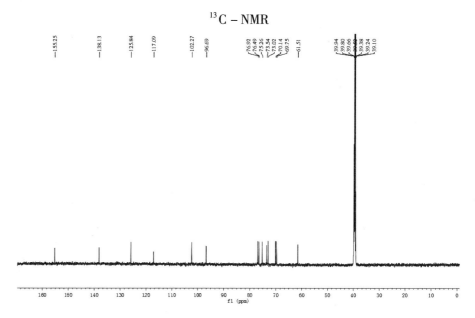

^{13}C - NMR（DMSO - d_6，150MHz）δ：117.1（C - 1），96.7（C - 2），155.2（C - 3），125.8（C - 4），138.1（C - 5），70.1（C - 6），73.5（C - 7），75.3（C - 8），102.3（H - 1'），73.0（H - 2'），76.4（H - 3'），69.7（H - 4'），76.9（H - 5'），61.5（H - 6'）。

参考文献

[1] 林瑞超，马双成．中药化学对照品应用手册［M］．北京：化学工业出版社，2013．

紫丁香苷
Syringin

【结构式】

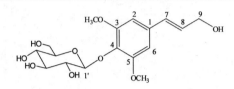

【分子式及分子量】C₁₇H₂₄O₉；372.37

¹H-NMR

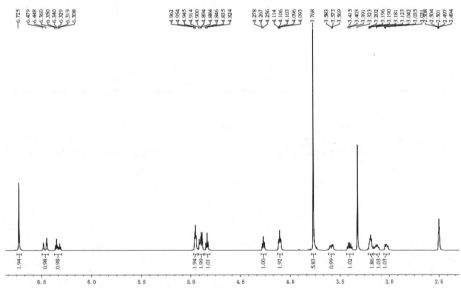

¹H-NMR（DMSO-d_6，500MHz）δ：6.72（2H，s，H-2，6），6.48（1H，br d，J=15.5Hz，H-7），6.32（1H，dt，J=15.5，5.0 Hz，H-8），4.91（1H，d，J=7.0Hz，H-1'），4.84（1H，t，J=5.5 Hz，4'-OH），4.27（1H，t，J=5.5Hz，6'-OH），4.10（2H，dt，J=5.5，1.5Hz，H-9），3.77（6H，s，3and5-OCH₃），3.00～3.61（6H，m，H-2'～6'）。

¹³C-NMR

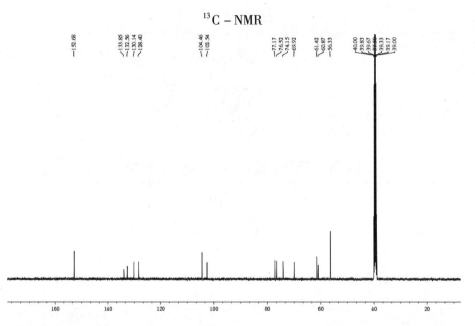

¹³C-NMR（DMSO-d_6，125MHz）δ：132.6（C-1），104.5（C-2），152.7（C-3），133.9（C-4），152.7（C-5），104.5（C-6），130.1（C-7），128.4（C-8），61.4（C-9），56.3（3，5-OCH₃），102.5（C-1'），74.2（C-2'），76.5（C-3'），69.9（C-4'），77.2（C-5'），60.9（C-6'）。

参考文献

[1] Zhang Y, Guo Y, Ageta H, et al. Studies on the Constituents of Aerial Parts of *Scutellaria planipes* [J]. Journal of Chinese Pharmaceutical Sciences, 1998, 7（2）：100-102.

紫花前胡苷
Nodakenin

【结构式】

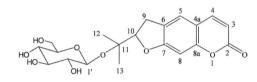

【分子式及分子量】$C_{20}H_{24}O_9$；408.40

$^1H - NMR$

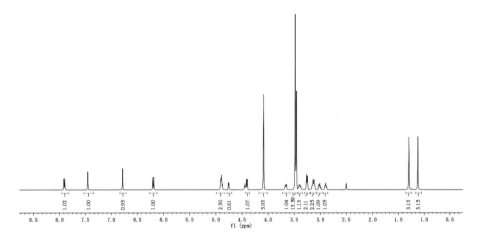

$^1H - NMR$（DMSO$-d_6$，500MHz）δ：6.19（1H，d，$J=9.5$ Hz，H-3），7.90（1H，d，$J=9.5$ Hz，H-4），7.45（1H，s，H-5），6.78（1H，s，H-8），1.13，1.30（3H for each，s，3×-CH$_3$），4.41（1H，d，$J=7.5$ Hz，H-1'）。

$^{13}C - NMR$

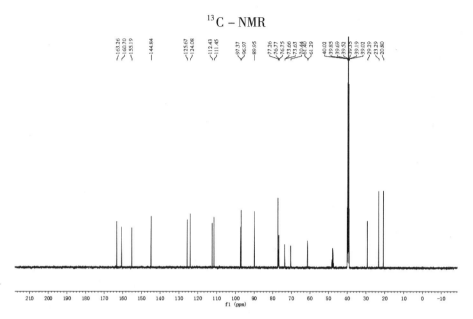

$^{13}C - NMR$（DMSO$-d_6$，125MHz）δ：160.7（C-2），111.4（C-3），144.8（C-4），112.4（C-4a），124.1（C-5），125.7（C-6），163.3（C-7），97.0（C-8），155.2（C-8a），29.3（C-9），89.9（C-10），77.3（C-11），20.8（C-12），23.3（C-13），97.4（C-1'），73.5（C-2'），76.7（C-3'），70.4（C-4'），76.7（C-5'），61.4（C-6'）。

参 考 文 献

[1] 林瑞超，马双成. 中药化学对照品应用手册［M］. 北京：化学工业出版社，2013.

紫堇灵
Corynoline

【结构式】

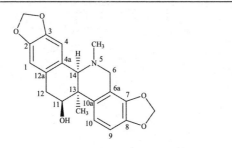

【分子式及分子量】 $C_{21}H_{21}NO_5$；367. 40

$^1H - NMR$

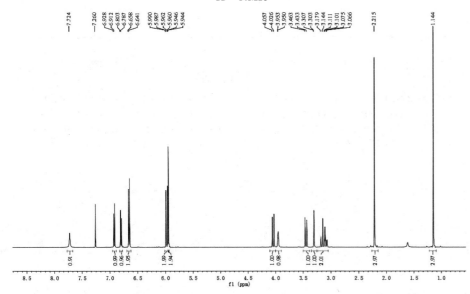

$^1H - NMR$ （CDCl$_3$，500 MHz）δ：6.64 （1H，s，H-1），6.66 （1H，s，H-4），4.04 （1H，d，$J = 15.5$ Hz，H-6），3.45 （1H，d，$J = 15.0$ Hz，H-6），6.80 （1H，d，$J = 8.0$ Hz，H-9），6.92 （1H，d，$J = 8.0$ Hz，H-10），5.94~5.99 （4H，m，2 × -O-CH$_2$-O-），3.95 （1H，d，$J = 1.5$ Hz，H-11），3.30 （1H，d，$J = 2.5$ Hz，H-14），3.16 （1H，d，$J = 17.5$ Hz，H-12α），3.09 （1H，dd，$J = 17.5$，5.0 Hz，H-12β），2.22 （3H，s，5-NCH$_3$），1.14 （3H，s，CH$_3$-13）[1]。

$^{13}C - NMR$

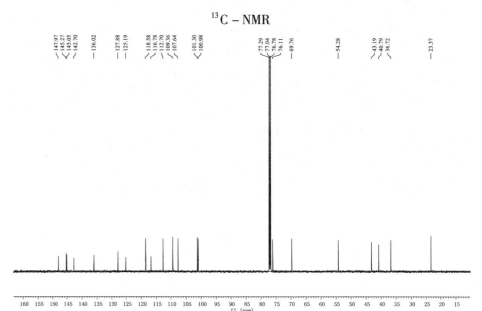

$^{13}C - NMR$ （CDCl$_3$，125MHz）δ：107. 6 （C-1），145. 3 （C-2），148. 0 （C-3），101. 0 （2-O-CH$_2$-O-3），112. 7 （C-4），127. 9 （C-4a），54. 3 （C-6），116. 8 （C-6a），142. 7 （C-7），145. 1 （C-8），101. 3 （7-O-CH$_2$-O-8），109. 4 （C-9），118. 6 （C-10），136. 0 （C-10a），76. 1 （C-11），36. 7 （C-12），125. 2 （C-12a），40. 8 （C-13），69. 8 （C-14），43. 2 （5-NCH$_3$），23. 4 （CH$_3$-13）[1]。

参 考 文 献

[1] 肖扬，杨春娟，钟明亮，等. 苦地丁化学成分研究 [J]. 天然产物研究与开发，2013，25：1665-1668，1689.

紫萁酮
Osmundacetone

【结构式】

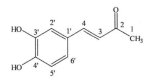

【分子式及分子量】C₁₀H₁₀O₃；178.18

$$C_{10}H_{10}O_3 \; ; \; 178.18$$

¹H-NMR

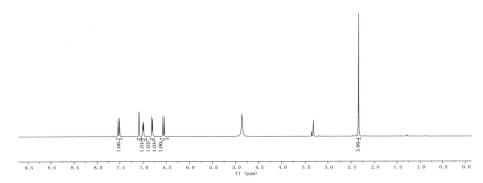

¹³C-NMR

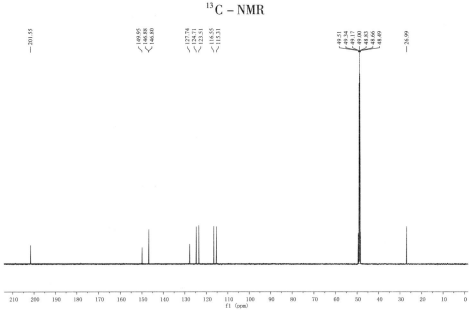

¹³C-NMR（CD₃OD, 125 MHz）δ：27.0（C-1），201.6（C-2），123.5（C-3），146.8（C-4），127.7（C-1'），115.3（C-2'），146.9（C-3'），150.0（C-4'），116.6（C-5'），124.7（C-6'）。

¹H-NMR（CD₃OD, 500 MHz）δ：2.34（3H, s, 1-CH₃），6.55（1H, d, J=16.5 Hz, H-3），7.52（1H, d, J=16.5 Hz, H-4），7.09（1H, d, J=1.5 Hz, H-2'），6.80（1H, d, J=8.5 Hz, H-5'），7.00（1H, dd, J=8.5, 1.5 Hz, H-6'）。

参 考 文 献

[1] 林瑞超，马双成. 中药化学对照品应用手册 [M]. 北京：化学工业出版社，2013.

紫苏醛
Perilladehyde

【结构式】

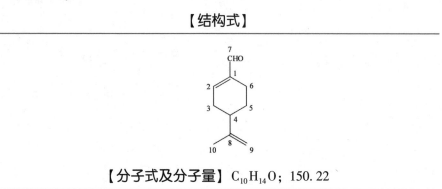

【分子式及分子量】 C$_{10}$H$_{14}$O；150.22

^{1}H – NMR

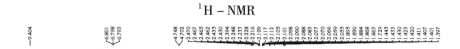

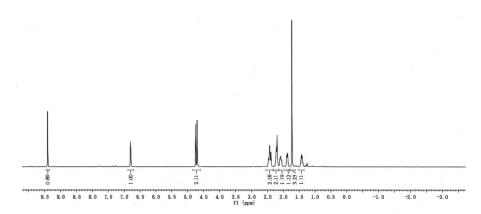

^{1}H – NMR （CDCl$_3$，500MHz）δ：6.80 （1H，*m*，H – 2），2.46 – 1.86，1.46 – 1.38 （7H，*m*，H – 3～6），9.40 （1H，*s*，H – 7），4.70 （1H，*brs*，H – 9），4.75 （1H，*brs*，H – 9），1.73 （3H，*s*，10 – CH$_3$）。

^{13}C – NMR

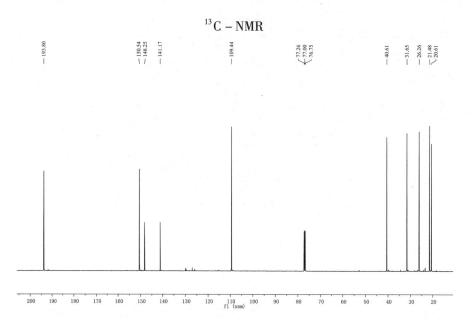

^{13}C – NMR （CDCl$_3$，125MHz）δ：141.2 （C – 1），150.5 （C – 2），31.6 （C – 3），40.6 （C – 4），26.3 （C – 5），21.5 （C – 6），193.8 （C – 7），148.3 （C – 8），109.4 （C – 9），20.6 （C – 10）。

参 考 文 献

[1] 林瑞超，马双成 . 中药化学对照品应用手册 ［M］. 北京：化学工业出版社，2013.

紫苏烯
Perillene

【结构式】

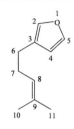

【分子式及分子量】$C_{10}H_{14}O$；150.22

^1H-NMR

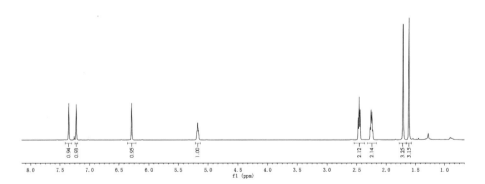

^1H-NMR（$CDCl_3$，500MHz）δ：1.61，1.71（3H for each，s，$2\times CH_3$），2.25（2H，m，H-7），2.46（2H，t，$J=7.5$ Hz，H-6），5.18（1H，m，H-8），6.29（1H，brs，H-4），7.23（1H，brs，H-2），7.35（1H，brs，H-5）。

$^{13}C-NMR$

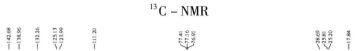

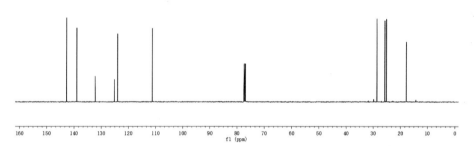

$^{13}C-NMR$（$CDCl_3$，125MHz）δ：139.0（C-2），125.1（C-3），111.2（C-4），142.7（C-5），25.2（C-6），28.7（C-7），124.0（C-8），132.3（C-9），17.8（C-10），25.8（C-11）。

参 考 文 献

[1] 林瑞超，马双成．中药化学对照品应用手册［M］．北京：化学工业出版社，2013．

紫菀酮
Shionone

【结构式】

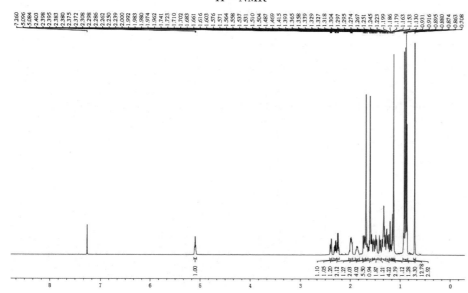

【分子式及分子量】 $C_{30}H_{50}O$；426.72

^1H-NMR

$^{13}C-NMR$

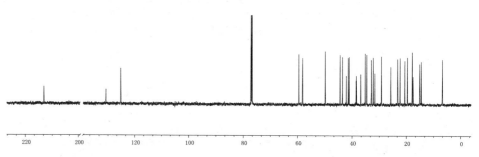

$^{13}C-NMR$（$CDCl_3$，150MHz）δ：22.3（C-1），41.5（C-2），213.2（C-3），58.2（C-4），42.2（C-5），41.0（C-6），17.9（C-7），49.9（C-8），38.5（C-9），59.6（C-10），35.2（C-11），32.3（C-12），36.9（C-13），38.6（C-14），29.2（C-15），34.7（C-16），31.7（C-17），44.4（C-18），43.6（C-19），23.2（C-20），125.2（C-21），130.8（C-22），6.8（C-23），14.6（C-24），19.6（C-25），15.2（C-26），20.6（C-27），33.0（C-28），25.7（C-29），17.6（C-30）。

^1H-NMR（$CDCl_3$，600MHz）δ：5.10（1H，t，$J=7.2Hz$，H-21），1.68（3H，s，29-CH_3），1.60（3H，s，30-CH_3），1.13（3H，s，27-CH_3），0.92（3H，s，25-CH_3），0.90（3H，s，28-CH_3），0.88（3H，s，26-CH_3），0.86（3H，d，$J=6.6Hz$，23-CH_3），0.71（3H，s，24-CH_3）。

参 考 文 献

[1] 林瑞超，马双成. 中药化学对照品应用手册 [M]. 北京：化学工业出版社，2013.

祖师麻甲素
Daphnetin

【结构式】

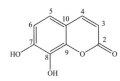

【分子式及分子量】C₉H₆O₄；178.14

¹H - NMR

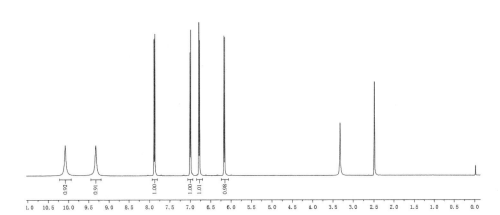

¹H - NMR（DMSO - d_6，600MHz）δ：6.18（1H，d，J = 11.4 Hz，H - 3），7.89（1H，d，J = 11.4 Hz，H - 4），7.01（1H，d，J = 10.2 Hz，H - 5），6.79（1H，d，J = 10.2 Hz，H - 6），10.08（1H，s，7 - OH），9.33（1H，s，8 - OH）。

¹³C - NMR

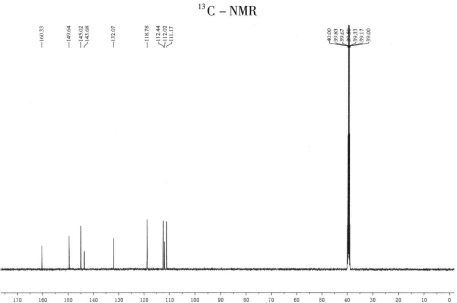

¹³C - NMR（DMSO - d_6，150MHz）δ：160.3（C - 2），111.2（C - 3），143.7（C - 4），118.8（C - 5），112.4（C - 6），149.6（C - 7），132.1（C - 8），145.0（C - 9），112.0（C - 10）。

参 考 文 献

[1] 杨也，许晓娟，肖锋，等．橙黄瑞香的化学成分研究［J］．云南大学学报（自然科学版），2013，35（S1）：281 - 285．

醉鱼草皂苷Ⅳb
Buddlejasaponin Ⅳb

【结构式】

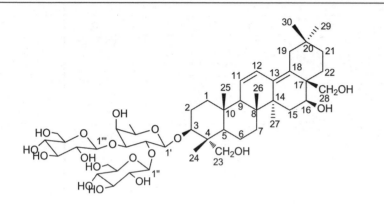

【分子式及分子量】 $C_{48}H_{78}O_{18}$；943.12

¹H - NMR

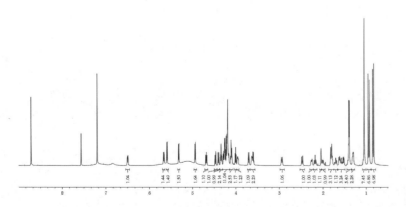

¹H - NMR（C_5D_5N, 600 MHz）δ：6.52 (1H, dd, J=10.8, 3.0 Hz, H-11), 5.70 (1H, d, J=10.8 Hz, H-12), 4.94 (1H, d, J=7.8 Hz, H-1'), 5.59 (1H, d, J=8.4 Hz, H-1''), 5.32 (1H, d, J=7.8 Hz, H-1'''), 0.82, 0.85, 0.93, 0.95, 1.07, 1.07 (each 3H, s, 6×CH₃), 1.40 (3H, d, J=6.0 Hz, H-6')。

¹³C - NMR

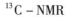

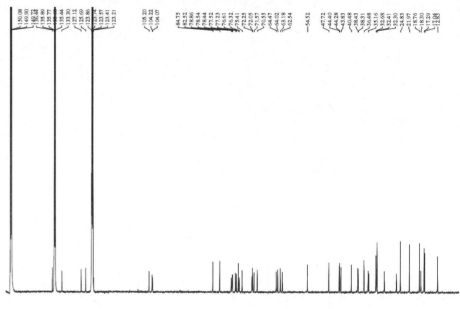

¹³C - NMR（C_5D_5N, 150 MHz）δ：38.4 (C-1), 26.1 (C-2), 82.5 (C-3), 43.8 (C-4), 47.7 (C-5), 18.3 (C-6), 32.4 (C-7), 40.5 (C-8), 54.5 (C-9), 36.5 (C-10), 127.1 (C-11), 125.7 (C-12), 136.4 (C-13), 44.3 (C-14), 34.9 (C-15), 76.6 (C-16), 44.4 (C-17), 133.3 (C-18), 38.3 (C-19), 32.7 (C-20), 35.2 (C-21), 30.0 (C-22), 64.0 (C-23), 12.8 (C-24), 18.8 (C-25), 17.3 (C-26), 22.0 (C-27), 64.5 (C-28), 24.8 (C-29), 32.3 (C-30), 104.1 (C-1'), 77.2 (C-2'), 84.8 (C-3'), 71.6 (C-4'), 70.6 (C-5'), 17.0 (C-6'), 104.2 (C-1''), 76.3 (C-2''), 78.9 (C-3''), 72.2 (C-4''), 77.5 (C-5''), 63.2 (C-6''), 105.2 (C-1'''), 75.4 (C-2'''), 78.5 (C-3'''), 72.0 (C-4'''), 78.4 (C-5'''), 62.5 (C-6''')。

参 考 文 献
［1］林瑞超，马双成．中药化学对照品应用手册［M］．北京：化学工业出版社，2013.

左旋樟脑

（－）－Camphor

【结构式】

【分子式及分子量】 $C_{10}H_{16}O$；152. 23

^1H – NMR

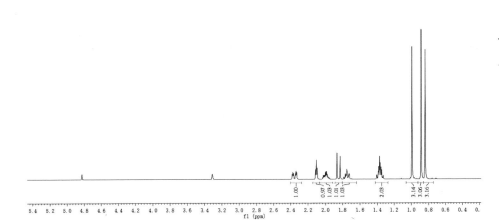

^1H – NMR （CD_3OD, 500 MHz) δ：2.36 (1H, *dt*, J =22. 2, 4. 8 Hz, H－3α), 1.85 (1H, *d*, J = 22. 2 Hz, H－3β), 2.00 (1H, *m*, H－4), 2.10 (1H, *br dd*, J =5. 4, 5. 4 Hz, H－5α), 1.74 (1H, *m*, H－5β), 1.38 (2H, *m*, H－6), 0.99 (3H, *s*, 8－CH_3), 0.84 (3H, *s*, 9－CH_3), 0.89 (3H, *s*, 10－CH_3)。

^{13}C – NMR

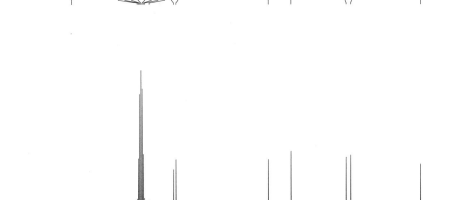

^{13}C – NMR （CD_3OD, 125 MHz) δ：58. 8 (C－1), 218. 0 (C－2), 44. 4 (C－3), 44. 1 (C－4), 27. 8 (C－5), 31. 0 (C－6), 47. 8 (C－7), 20. 1 (C－8), 19. 4 (C－9), 9. 6 (C－10)。

参 考 文 献

[1] 林瑞超，马双成. 中药化学对照品应用手册 ［M］. 北京：化学工业出版社，2013.

左旋紫草素
l – Shikonin

【结构式】

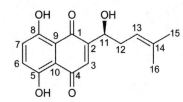

【分子式及分子量】$C_{16}H_{16}O_5$；288.30

^1H – NMR

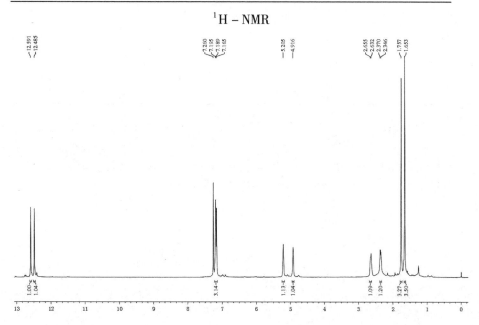

^1H – NMR（$CDCl_3$，600 MHz）δ：7.16（1H，s，H–3），7.19（1H，s，H–6），7.20（1H，s，H–7），4.92（1H，brs，H–11），2.64（1H，m，H–12a），2.36（1H，m，H–12b），5.20（1H，brs，H–13），1.76，1.65（3H each，s，H–15，16），12.59（1H，s，–OH），12.48（1H，s，–OH）。

^{13}C – NMR

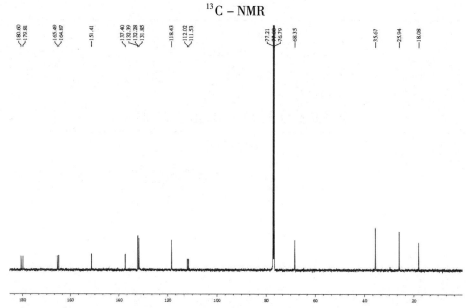

^{13}C – NMR（$CDCl_3$，150 MHz）δ：180.6（C–1），151.4（C–2），131.8（C–3），179.8（C–4），165.5（C–5），132.4（C–6），132.3（C–7），164.9（C–8），111.5（C–9），112.0（C–10），68.4（C–11），35.7（C–12），118.4（C–13），137.4（C–14），18.1（C–15），25.9（C–16）。

参 考 文 献

［1］ Papageorgiou V. ^1H – NMR spectra of naturally occurring isohexenylnaphthazarin pigments ［J］. Planta Medica, 1979, 37（10）：185 – 187.

［2］ Papageorgiou V. Carbon13 NMR Spectra of Some Naturally Occurring Hydroxynaphthaquinones ［J］. Planta Medica, 40（11）：305 – 307.

附表 1　2020 年版《中国药典》一部中药化学对照品应用品种

编号	测定成分	品种
1	人参二醇	竹节参、一捻金、人参养荣丸
2	人参三醇	竹节参、一捻金、人参养荣丸
3	人参皂苷 Rg₁	人参、人参叶、红参、西洋参、三七、人参茎叶总皂苷、人参总皂苷、三七三醇皂苷、三七总皂苷、定坤丹、龟龄集、乳癖消胶囊、乳癖消片、三七血伤宁胶囊、麝香保心丸、沈阳红药胶囊、生脉胶囊、胃康胶囊、胃炎舒片、消栓通络胶颗粒、消栓通络胶囊、消栓通络片、益心丸、云南白药、云南白药胶囊、珍黄胶囊（珍黄丸）、镇心痛口服液
4	人参皂苷 Rb₁	人参、三七、红参、西洋参、三七总皂苷、镇心痛口服液
5	士的宁	马钱子、马钱子粉、跌打镇痛膏、风湿马钱片、九分散、马钱子散、平消胶囊、平消片、仁青芒觉、伸筋丹胶囊、伸筋活络丸、疏风定痛丸、舒筋丸、通痹片、腰痛宁胶囊、郁金银屑片
6	马钱子碱	马钱子、马钱子粉
7	水杨酸甲酯	关节止痛膏、马应龙八宝眼膏、马应龙麝香痔疮膏、麝香跌打风湿膏
8	丹皮酚	牡丹皮、徐长卿、风湿定片、复方益肝丸、骨刺丸、骨刺消痛片、归芍地黄丸、桂附地黄胶囊、桂附地黄丸、桂枝茯苓丸、济生肾气丸、六味地黄颗粒、六味地黄软胶囊、六味地黄丸、六味地黄丸（浓缩丸）、麦味地黄丸、明目地黄丸、杞菊地黄胶囊、杞菊地黄片、杞菊地黄丸、杞菊地黄丸（浓缩丸）、前列舒丸、血美安胶囊、养阴清肺丸、正骨水、知柏地黄丸、知柏地黄丸（浓缩丸）
9	齐墩果酸	马鞭草、木瓜、枇杷叶、威灵仙、翼首草、二至丸、喉咽清口服液、养正消积胶囊
10	桂皮醛	桂枝、肉桂、肉桂油、桂附理中丸、五苓散
11	粉防己碱	防己
12	盐酸水苏碱	益母草、益母草流浸膏、产复康颗粒、鲜益母草胶囊、益母草口服液、益母草口膏、益母草口颗粒、益母丸
13	盐酸小檗碱	味连、黄柏、功劳木、关黄柏、三颗针、安神补心丸、白带丸、荜铃胃痛颗粒、肠胃适胶囊、春血安胶囊、大补阴丸、丹桂香颗粒、导赤丸、二妙丸、复方黄连素片、复方牛黄消炎胶囊（牛黄消炎灵胶囊）、复方仙鹤草肠炎胶囊、复明片、葛根芩连片、功劳去火片、固经丸、桂林西瓜霜、琥珀还睛丸、黄连胶囊、黄连上清片、黄连上清丸、黄连羊肝丸、加味香连丸、加味左金丸、健步丸、狼疮丸、连蒲双清片、癃清片、明目上清片、牛黄千金散、清膈丸、清胃黄连丸（大蜜丸）、清胃黄连丸（水丸）、人参再造丸、三黄片、三妙丸、肾衰宁胶囊、生血丸、石斛夜光丸、十三味榜嘎散、四方胃片、四妙丸、速效牛黄丸、痛风定胶囊、万氏牛黄清心丸、万应胶囊、乌梅丸、乌蛇止痒丸、戊己丸、香连片、香连丸、香连丸（浓缩丸）、消渴平片、小儿肺热平胶囊、泻痢消极囊、芎菊上清丸、癣宁搽剂（癣灵药水）、银屑灵膏（银屑灵）、治糜康栓（治糜灵栓）、驻车丸、左金胶囊、左金丸
14	黄芩苷	黄芩、黄芩提取物、安宫牛黄散、安宫牛黄丸、白蒲黄片、百咳静糖浆、宝咳宁颗粒、鼻窦炎口服液、鼻炎康片、岑暴红止咳颗粒、岑暴红止咳片、岑连片、柴胡舒肝丸、柴黄片、当归拈痛丸、灯盏生脉胶囊、灯盏细辛口服液、儿童清肺丸、耳聋丸、二母宁嗽丸、复方金黄连颗粒、复方羚角降压片、复方鱼腥草片、复方珍珠暗疮片、妇科养坤丸、甘露消毒丸、感冒止咳颗粒、感冒止咳糖浆、蛤蚧定喘胶囊、蛤蚧定喘丸、槐角丸、黄芩浸膏粉、健儿消食口服液、金振口服液、九味羌活颗粒、九味羌活口服液、九味羌活丸、利鼻片、利胆排石颗粒 利胆排石片、利咽解毒颗粒、龙胆泻肝丸（水丸）、礞石滚痰丸、牛黄降压胶囊、牛黄降压片、牛黄解毒片、牛黄解毒丸、牛黄清宫丸、牛黄上清片、牛黄上清丸、芩芷鼻炎（鼻炎胶囊）、清肺抑火片、青果丸、清喉利咽合剂、清喉利咽颗粒、清开灵胶囊、清开灵口服液、清开灵泡腾片、清开

编号	测定成分	品种
14	黄芩苷	灵片、清开灵软胶囊、清开灵注射液、清脑降压胶囊、清脑降压颗粒、清脑降压片、清气化痰丸、清热解毒口服液、清热灵颗粒、清瘟解毒丸、清咽利膈丸、庆余辟瘟丹、润肺止渴丸、三黄片、三九胃泰颗粒、少阳感冒颗粒、双黄连颗粒、双黄连口服液、双黄连丸、双黄连栓、天麻钩藤颗粒、天紫红女金胶囊、葶贝胶囊、胃炎四味片、消痤丸、消食退热糖浆、小柴胡颗粒、小柴胡片、小儿百部止咳糖浆、小儿肝炎颗粒、小儿感冒宁糖浆、小儿解表颗粒、小儿清热止咳片、小儿热速清口服液、小儿退热颗粒、小儿泻痢片、心脑静片、辛芩颗粒、芎菊上清片、一清胶囊、一清颗粒、茵胆平肝胶囊、茵栀黄口服液、银黄颗粒颗粒、银黄口服液、银翘双解栓、孕康合剂（孕康口服液）、孕康颗粒、脏连丸、珍黄胶囊（珍黄丸）、止红肠辟丸、注射用灯盏花素、注射用双黄连（冻干）
15	靛蓝	蓼大青叶、青黛
16	靛玉红	大青叶、青黛、复方青黛丸
17	酯蟾毒配基	蟾酥、熊胆救心丸（熊胆救心丹）
18	麝香酮	麝香、片仔癀、片仔癀胶囊、麝香风湿胶囊
19	乌头碱	草乌、川乌、制草乌、制川乌、跌打镇痛膏、二十五味珊瑚丸、风湿骨痛胶囊、木瓜丸、祛风止痛片、五味麝香丸、小活络丸、小金丸、再造丸
20	橙皮苷	陈皮、佛手、橘红、青皮、半夏天麻丸、保和丸、保和丸（水丸）、补益蒺藜丸、陈皮流浸膏、沉香化气丸、齿痛消炎灵颗粒、纯阳正气丸、胆乐胶囊、二陈丸、复方陈香胃片、藿香正气口服液、藿香正气软胶囊、藿香正气水、健脾糖浆、健脾丸、健胃消食片、金果含片、金果饮、金果饮喉片、九气拈痛丸、蠲哮片、开胃健脾丸、咳喘顺丸、女金丸、培坤丸、人参健脾丸、人参养荣丸、乳块消胶囊、蛇胆陈皮胶囊、蛇胆陈皮片、蛇胆陈皮散、四正丸、苏子降气丸、胃炎解热片、午时茶胶囊、午时茶颗粒、香砂六君丸、香砂枳术丸、小儿解热丸、小儿香橘丸、小儿至宝丸、杏苏止咳颗粒、杏苏止咳糖浆、枳实导滞丸
21	柚皮苷	骨碎补、化橘红、香橼、枳壳、急支糖浆、解肌宁嗽丸、橘红颗粒、橘红痰咳液、橘红丸、开胃山楂丸、六合定中丸、三七伤药片、通幽润燥丸、胃复春片、香砂养胃颗粒、小儿抗痫胶囊、止咳橘红口服液、止咳橘红丸
22	甘草次酸	法半夏、七味葡萄散
23	去氧胆酸	牛黄、体外培育牛黄
24	丁香酚	丁香、母丁香、丁香罗勒油、化癥回生片、神香苏合丸、十六味冬青丸、十香返生丸
25	延胡索乙素	延胡索、安胃片、胃药胶囊、元胡止痛胶囊、元胡止痛口服液、元胡止痛片、元胡止痛软胶囊
26	辛弗林	枳实
27	薄荷脑	薄荷素油、薄荷脑、川贝枇杷糖浆、关节止痛膏、疏痛安涂膜剂、消肿止痛酊、正金油软膏（正金油）、止咳川贝枇杷露
28	厚朴酚	厚朴、厚朴花、保济丸、抱龙丸、儿童清热导滞丸、藿香正气口服液、藿香正气软胶囊、藿香正气水、加味藿香正气软胶囊、金嗓利咽丸、金嗓散结丸、开胸顺气丸、木香顺气丸、朴沉化郁丸、舒肝平胃丸、调胃消滞丸、胃肠安丸、香砂养胃丸、香苏调胃片、香苏正胃丸
29	和厚朴酚	厚朴、厚朴花
30	甘草酸铵	甘草、甘草流浸膏、甘草浸膏、安中片、八味檀香散、萆薢分清丸、儿感退热宁口服液、六一散、脑乐静、七味葡萄散、启脾丸、四君子丸、四逆汤、痰饮丸、铁笛口服液、铁笛丸、通脉养心口服液、通脉养心丸、胃舒宁颗粒、胃脘舒颗粒、小儿七星茶颗粒、小儿止嗽糖浆、杏仁止咳合剂（杏仁止咳糖浆）、玄麦甘桔含片、益元散、珍珠胃安片、理中丸（党参理中丸）、腰痛宁胶囊

续表

编号	测定成分	品种
31	盐酸巴马汀	关黄柏、黄藤、夏天无、黄藤素、黄藤素片、消肿止痛酊
32	盐酸药根碱	功劳木
33	酸枣仁皂苷 A	酸枣仁
34	甘氨酸	阿胶
35	芍药苷	白芍、赤芍、艾附暖宫丸、澳泰乐颗粒、八宝坤顺丸、八珍颗粒、八珍丸、八珍养荣颗粒、八珍益母丸、百合固金丸、百合固金丸（浓缩丸）、百令固金口服液、保胎丸、表虚感冒颗粒、补脾益肠丸、参茸白凤丸、参茸固本片、除湿白带丸、得生丸、独活寄生合剂、儿宝颗粒、妇宝颗粒、复方黄连素片、妇康宁片、妇科十味片、妇良片、根痛平颗粒、固本益肠片、冠心生脉口服液、归芍地黄丸、桂芍镇癫片、桂枝茯苓丸、荷叶丸、猴头健胃灵胶囊、加味生化颗粒、加味逍遥口服液（合剂）、加味逍遥丸、健儿乐颗粒、健脑补肾丸、健胃愈伤颗粒、健胃愈伤片、金花明目丸、抗感颗粒、抗感口服液、乐脉颗粒、明目地黄丸、牛黄降压胶囊、牛黄降压片、七制香附丸、气滞为通颗粒、气滞胃痛片、千金止带片（水丸）、乳宁颗粒、乳癖散结胶囊、生血宝颗粒、十全大补丸、舒尔经颗粒、舒肝和胃丸、舒肝丸、四物合剂、四制香附丸、糖脉康颗粒、调经促孕丸、通乳颗粒、通天口服液、通心络胶囊、痛经丸、胃康灵胶囊、乌鸡白凤片、乌鸡白凤丸、戊己丸、香附丸（水丸）、逍遥颗粒 逍遥丸（大蜜丸）、逍遥丸（水丸）、消银片、小建中合剂、小建中颗粒、小青龙合剂、小青龙颗粒、心脑康胶囊、心荣口服液、虚寒胃痛颗粒、血府逐瘀胶囊、血美安胶囊、养胃颗粒、乙肝养阴活血颗粒、乙肝益气解郁颗粒、益血生胶囊、阴虚胃痛颗粒、孕康合剂（孕康口服液）、正柴胡饮颗粒、仲景胃灵丸、追风透骨丸、滋心阴胶囊、滋心阴颗粒、滋心阴口服液
36	淫羊藿苷	淫羊藿、炙淫羊藿、安神补脑液、古汉养生精颗粒、古汉养生精口服液、古汉养生精片、固本统血颗粒、龟鹿补肾丸、蛤蚧补肾胶囊、活力苏口服液、健脑安神片、抗骨增生胶囊、抗骨增生丸、强阳保肾丸、乳核散结片、乳疾灵颗粒、乳增宁胶囊、添精补肾膏、尪痹颗粒、尪痹片、益气养血口服液、益肾灵颗粒、壮骨伸筋胶囊
37	异补骨脂素	补骨脂、补脾益肠丸、腰痛片、腰痛丸
38	补骨脂素	补骨脂、白癜风胶囊、白蚀丸、补脾益肠丸、补肾益脑片、蚕蛾公补片、固本咳喘片、固肾定喘丸、茴香橘核丸、癃闭舒胶囊、强肾片、青娥丸、全鹿丸、生发搽剂、四神丸、温胃舒胶囊、再造生血片
39	秦皮甲素	秦皮
40	秦皮乙素	秦皮、二丁颗粒、复方瓜子金颗粒、尿感灵颗粒、消炎退热颗粒
41	熊果酸	马鞭草、木瓜、枇杷叶、翼首草、大山楂丸、六味地黄软胶囊、山楂化滞丸、小儿消食片、血脂宁丸
42	冰片	麝香痔疮栓、烫伤油
43	三七皂苷 R1	三七、三七三醇皂苷、三七总皂苷、独圣活血片、复方血栓通胶囊、脑得生胶囊、脑得生片、脑得生丸、三七片、舒胸胶囊、舒胸片、稳心颗粒、腰痹通胶囊、镇心痛口服液、止血定痛片
44	马兜铃酸 Ⅰ	细辛
45	樟脑	艾片（左旋龙脑）、天然冰片（右旋龙脑）、关节止痛膏、活血止痛膏、克伤痛搽剂、去伤消肿酊、麝香祛痛搽剂、麝香祛痛气雾剂、麝香舒活搽剂、十滴水、苏合香丸、消肿止痛酊、云香祛风止痛酊、正金油软膏（正金油）

编号	测定成分	品种
46	α-香附酮	良附丸
47	栀子苷	焦栀子、栀子、安宫降压丸、八正合剂、鼻渊舒胶囊、鼻渊舒口服液、黄疸肝炎丸、解郁安神颗粒、龙胆泻肝丸（水丸）、鹭鸶咳丸、牛黄上清片、牛黄至宝丸、清肝利胆胶囊、清肝利胆口服液、清火栀麦片、清开灵胶囊、清开灵口服液、清开灵泡腾片、清开灵片、清开灵软胶囊、清开灵注射液、清淋颗粒、三子散、乌军治胆丸、小儿清热片、小儿退热颗粒、茵芪肝复颗粒、茵栀黄口服液、越鞠保和丸、越鞠丸、栀子金花丸、栀子提取物、中华跌打丸
48	贝母素甲	浙贝母、浙贝流浸膏、黄氏响声丸、金贝痰咳清颗粒、乌贝散、小儿宝泰康颗粒
49	贝母素乙	湖北贝母、浙贝母、平贝母、浙贝流浸膏
50	葛根素	粉葛、葛根、参精止渴丸、参苏丸、参乌健脑胶囊、肠胃宁片、感冒清热颗粒、葛根芩连片、葛根芩连丸（葛根芩连微丸）、颈复康颗粒、妙灵丸、清暑益气丸、清眩治瘫丸、清音丸、桑葛降脂丸、麝香抗栓胶囊、松龄血脉康胶囊、消渴灵片、小儿腹泻宁糖浆、心可舒片、心舒宁片、心通口服液、养阴降糖片、愈风宁心胶囊、愈风宁心片、障眼明片、镇脑宁胶囊、正心降脂片、正心泰胶囊、正心泰片、脂脉康胶囊
51	绿原酸	菊花、绵茵陈、山银花、天山雪莲、杜仲叶、金银花、忍冬藤、蓍草、石韦、茵陈提取物、风热清口服液、金嗓开音丸、口炎清颗粒、羚羊清肺颗粒、羚羊清肺丸、清热银花糖浆、双黄连口服液、双黄连片、维 C 银翘片、小儿咽扁颗粒、银黄颗粒颗粒、银黄口服液、银黄口服液、银翘解毒胶囊、银翘解毒颗粒、银翘解毒片、银翘解毒软胶囊、银翘伤风胶囊、银翘双解栓、注射用双黄连（冻干）
52	人参皂苷 Re	人参、人参叶、红参、西洋参、人参茎叶总皂苷、人参总皂苷、三七三醇皂苷、三七总皂苷、二十七味定坤丸、脑安胶囊、麝香保心丸、消糜栓、益心宁神片、益心舒胶囊
53	熊去氧胆酸	熊胆胶囊、熊胆救心丸（熊胆救心丹）、熊胆痔灵栓、熊胆痔灵膏
54	大黄素	大黄、何首乌、虎杖、制何首乌、大黄流浸膏、大黄浸膏、冰黄肤乐软膏、大黄清胃丸、胆宁片、胆石通胶囊、复方陈香胃片、复方大青叶合剂、复方牛黄清胃丸、妇乐颗粒、更年安片、宫瘤清胶囊、利胆片、牛黄上清胶囊、清泻丸、热炎宁颗粒、热炎宁片、三黄片、瘀药、烧伤灵酊、十一味能消丸、双虎清肝颗粒、胃肠复元膏、小儿化食丸、新清宁片、血脂灵片、一捻金、一清胶囊、止血复脉合剂
55	大黄酸	大黄
56	大黄素甲醚	大黄、何首乌、制何首乌
57	乙酸龙脑酯	砂仁
58	土木香内酯	土木香、冠心苏合丸
59	异土木香内酯	土木香、四味土木香散
60	山姜素	草豆蔻
61	小豆蔻明	草豆蔻
62	五味子甲素	参芪五味子片
63	五味子乙素	七味都气丸
64	丹参酮 II$_A$	丹参、丹参清脂颗粒、复方丹参颗粒、复方丹参片、冠心丹参胶囊、精制冠心片、益心脉通颗粒、枣仁安神胶囊、丹参酮提取物

续表

编号	测定成分	品种
65	西贝母碱	川贝母、伊贝母
66	东莨菪内酯	丁公藤、华山参
67	左旋紫草素	紫草
68	龙苦胆苷	龙胆、秦艽、芄龙胶囊、龙胆泻肝丸（水丸）、龙胆总苷、龙泽熊胆胶囊（熊胆丸）、祛风舒筋丸、痛风定胶囊、泻肝安神丸
69	仙茅苷	仙茅
70	百秋李醇	广藿香、广藿香油、小儿感冒口服液
71	阿魏酸	川芎、当归、藁本、当归流浸膏、柏子养心片、妇科调经片、活血止痛散、脑安胶囊、天舒胶囊、调经止痛片
72	青藤碱	青风藤、盐酸青藤碱、正清风痛宁片
73	胡椒碱	荜茇、胡椒、克痢痧胶囊、石榴健胃散、通窍镇痛散、小儿敷脐止泻散
74	香草酸	胡黄连
75	柴胡皂苷 a	北柴胡
76	柴胡皂苷 d	北柴胡
77	氧化苦参碱	苦参、山豆根、复方苦参肠炎康片
78	黄芪甲苷	黄芪、炙黄芪、阿胶补血膏、阿胶补血口服液、阿胶三宝膏、北芪五加片、补心气口服液、补中益气丸、补中益气丸（水丸）、丹桂香颗粒、当归补血口服液、复方扶芳藤合剂、复方蛤青片、复方石韦片、复脉定胶囊、复芪止汗颗粒、归脾丸、降糖甲片、可乐宁胶囊、乐儿康糖浆、芪冬颐心口服液、前列通片、肾康宁片、生气养元胶囊、升血颗粒（升血灵颗粒）、舒心口服液、舒心糖浆、糖脉康颗粒、胃乃安胶囊、新血宝胶囊、醒脑再造胶囊、虚寒胃痛颗粒、养心氏片、养阴生血合剂、乙肝宁颗粒、玉屏风颗粒、玉屏风口服液、紫龙金片
79	醉鱼草皂苷 IVb	断血流胶囊、断血流颗粒、断血流片
80	斑蝥素	斑蝥
81	槐定碱	苦参
82	獐牙菜苦苷	当药、青叶胆片
83	肉桂酸	苏合香、桂龙咳喘宁胶囊、桂龙咳喘宁颗粒、桂枝茯苓丸、养心定悸口服液
84	芦荟苷	芦荟
85	桉油精	艾叶、豆蔻、桉油、十滴水软胶囊
86	4 - 甲氧基水杨醛	香加皮
87	防己诺林碱	防己、风痛安胶囊
88	芦荟大黄素	大黄

编号	测定成分	品种
89	大黄酚	大黄、决明子、大黄流浸膏、大黄浸膏、槟榔四消丸（大蜜丸）、槟榔四消丸（水丸）、大黄䗪虫丸、分清五淋丸、黄连上清丸、六味安消散、麻仁润肠丸、麻仁丸、麻仁滋脾丸、礞石滚痰丸、清宁丸、山菊降压片、香草胃康胶囊、一清胶囊、痔疮片
90	穿心莲内酯	穿心莲、穿心莲内酯、穿心莲片、清火栀麦片、消炎利胆片、新雪颗粒
91	次乌头碱	草乌、川乌、制草乌、制川乌、木瓜丸
92	新乌头碱	草乌、川乌、制草乌、制川乌、木瓜丸
93	柠檬苦素（吴茱萸内酯）	吴茱萸
94	吴茱萸次碱	吴茱萸
95	吴茱萸碱	吴茱萸
96	华蟾酥毒基	蟾酥、金蒲胶囊、六应丸、梅花点舌丸、牛黄消炎片、麝香保心丸、熊胆救心丸（熊胆救心丹）、牙痛一粒丸、益心丸
97	苦参碱	苦参、山豆根、鼻咽灵片、复方石韦片、妇炎康片、金蒲胶囊、康妇消炎栓、湿毒清胶囊、消银片
98	鹅去氧胆酸	熊胆胶囊、熊胆痔灵栓、熊胆痔灵膏
99	天麻素	天麻、大川芎口服液、全天麻胶囊、十一味参芪片、天菊脑安胶囊、天麻钩藤颗粒、天麻祛风补片、天麻头痛片、天舒胶囊、小儿抗痫胶囊
100	梓醇	地黄
101	原儿茶酸	烫狗脊
102	原儿茶醛	丹红化瘀口服液、乳宁颗粒、三宝胶囊
103	血竭素高氯酸盐	血竭、跌打丸、七厘胶囊、七厘散、舒筋活血定痛散、止痛紫金丸
104	酸枣仁皂苷 B	酸枣仁
105	牛磺胆酸钠	蛇胆川贝胶囊、蛇胆川贝软胶囊、蛇胆川贝散
106	牛磺熊去氧胆酸	复方熊胆滴眼液、消痔软膏
107	红景天苷	红景天、诺迪康胶囊、胃祥宁颗粒
108	牛蒡子苷	牛蒡子、感冒舒颗粒、羚羊感冒片、维 C 银翘片、五福化毒丸、银翘解毒丸（浓缩丸）
109	苦杏仁苷	苦杏仁、桃仁、郁李仁、莘贝胶囊
110	连翘苷	连翘、连翘提取物、复方金黄连颗粒、感冒退热颗粒、抗病毒口服液、桑姜感冒片、桑菊感冒合剂、桑菊感冒片、双黄连颗粒、双黄连口服液、双黄连片、双黄连栓、小儿感冒茶、银翘解毒片、注射用双黄连（冻干）
111	蛇床子素	独活、蛇床子、寄生追风酒（寄生追风液）
112	姜黄素	姜黄、如意金黄散
113	番泻苷 A	番泻叶

续表

编号	测定成分	品种
114	番泻苷 B	番泻叶
115	欧前胡素	白芷、都梁丸、前列欣胶囊、清眩丸、伤痛宁片、通窍鼻炎片
116	异欧前胡素	羌活、天麻丸
117	云南白药	云南白药、云南白药胶囊
118	没食子酸	地榆、广枣、蓝布正、五倍子、余甘子、肠炎宁片、肠炎宁糖浆、宫炎平片、健民咽喉片、洁白丸、老鹳草软膏、热淋清颗粒、西青果茶（藏青果茶）、西青果茶颗粒藏青果颗粒）、消痔软膏、周氏回生丸、紫地宁血散
119	无水葡萄糖	灵芝、金樱子、枸杞子、铁皮石斛、黄精、泌石通胶囊
120	甲基正壬酮	鱼腥草
121	芝麻素	黑芝麻
122	异秦皮啶	肿节风、刺五加浸膏、肿节风浸膏、复方草珊瑚含片、万通炎康片、血康口服液、肿节风片
123	茴香醛	小茴香
124	辣椒素	辣椒、辣椒流浸膏
125	麝香草酚	香薷
126	拟人参皂苷 F_{11}	二十七味定坤丸（定坤丸）
127	野黄芩苷	半枝莲、灯盏细辛、灯盏花素、茵山莲颗粒
128	2,3,5,4′ - 四羟基二苯乙烯 - 1 - O - β - D 葡萄糖苷	何首乌、参乌健脑胶囊、儿康宁糖浆、骨友灵搽剂、降脂灵片、七宝美髯颗粒、人参首乌胶囊、天麻首乌片、心元胶囊、血脂灵片、养血生发胶囊、首乌藤、斑秃丸、首乌丸、通乐颗粒、养血荣筋丸、益脑宁片、制何首乌
129	水杨酸	祛痰灵口服液
130	乙氧基白屈菜红碱	两面针
131	氯化两面针碱	两面针
132	杜鹃素	满山红、芩暴红止咳颗粒、消咳喘糖浆
133	β - 谷甾醇	白附子、黑芝麻
134	隐丹参酮	丹参酮提取物
135	原阿片碱	夏天无、复方夏天无片、夏天无滴眼液、夏天无片、夏天无提取物、夏天无总碱
136	脱水穿心莲内酯	穿心莲、妇科千金片
137	丹参素钠	癫痫康胶囊、复方丹参滴丸、肝炎康复丸、冠心生脉口服液、尿塞通片、乳块消胶囊、乳块消片、双丹口服液、心宁片、止痛化癥胶囊、中风回春片、中风回春丸

编号	测定成分	品种
138	水飞蓟宾	水飞蓟、当飞利肝宁胶囊
139	五味子醇甲	五味子、七味都气丸、安神宝胶囊、安神补心丸、参芪消渴胶囊、护肝片、健脑胶囊、健脑丸、利肝隆颗粒、天王补心丸、五味子糖浆、五子衍宗片、枣仁安神胶囊
140	湖贝甲素	湖北贝母
141	异鼠李素	垂盆草、沙棘、银杏叶、银杏叶提取物、银杏叶片、银杏叶胶囊、银杏叶滴丸
142	山柰素	垂盆草、红花、金钱草、木贼、瓦松、银杏叶、银杏叶提取物
143	银杏内酯 A	银杏叶、银杏叶提取物、银杏叶滴丸、银杏叶胶囊、银杏叶片
144	银杏内酯 B	银杏叶、银杏叶提取物、银杏叶滴丸、银杏叶胶囊、银杏叶片
145	银杏内酯 C	银杏叶、银杏叶提取物、银杏叶滴丸、银杏叶胶囊、银杏叶片
146	白果内酯	银杏叶、银杏叶提取物、银杏叶滴丸、银杏叶胶囊、银杏叶片
147	丹参酮 I	三七总皂苷
148	丙氨酸	阿胶
149	儿茶素	儿茶、小儿泻速停颗粒
150	表儿茶素	儿茶、金荞麦
151	腺苷	冬虫夏草、百令胶囊、金水宝胶囊、金水宝片、乌灵胶囊
152	土荆皮乙酸	土荆皮
153	龙脑	艾片（左旋龙脑）冰片、保妇康栓、冰硼散、复方牛黄清胃丸、复方珍珠散（珍珠散）、骨痛灵酊、瓜霜退热灵胶囊、冠心苏合丸、桂林西瓜霜、红灵散、化痔栓、脑立清胶囊、脑立清丸、牛黄上清胶囊、清咽丸、伤疖膏、西瓜霜润喉片、熊胆痔灵膏、熊胆痔灵栓、紫花烧伤软膏（紫花烧伤膏）
154	木兰脂素	辛夷、鼻炎片、鼻渊丸
155	葫芦巴碱	葫芦巴、使君子
156	大叶茜草素	茜草
157	咖啡酸	冬葵果、蒲公英、蒲公英浸膏
158	环维黄杨星 D	环维黄杨星 D、黄杨宁片
159	积雪草苷	积雪草、积雪草总苷
160	羟基积雪草苷	积雪草、积雪草总苷、三金片
161	甜菜碱	枸杞子
162	雪上一枝蒿甲素	骨痛灵酊

续表

编号	测定成分	品种
163	α-蒎烯	油松节、松节油
164	祖师麻甲素	祖师麻片
165	大豆苷元	黑豆
166	芳樟醇	千年健
167	滨蒿内酯	花茵陈
168	异龙脑	艾片（左旋龙脑）
169	汉黄芩素	黄芩
170	木犀草素	北刘寄奴、连钱草
171	金丝桃苷	贯叶金丝桃、黄蜀葵花、罗布麻叶、千里光、山楂叶、菟丝子、野马追、山玫胶囊、山楂叶提取物、益心酮片
172	升麻素苷	防风、舒筋活络酒、五虎散
173	5-O-甲基维斯阿米醇苷	防风、玉真散
174	木香烃内酯	木香、八味沉香散、六味木香散、五味沙棘散
175	去氢木香内酯	木香、气痛丸、小儿百寿丸
176	蒙花苷	密蒙花、小蓟、野菊花、拨云退翳丸、野菊花栓、银蒲解毒片
177	五味子酯甲	南五味子
178	毛蕊花糖苷	车前子、大叶紫珠、地黄、管花肉苁蓉、肉苁蓉、熟地黄、紫珠叶
179	毛两面针素	两面针
180	岩白菜素	矮地茶、朱砂根、岩白菜素、清热镇咳糖浆
181	土贝母苷甲	土贝母
182	松脂醇二葡萄糖苷	杜仲、青娥丸
183	槲皮苷	侧柏叶、合欢花
184	薯蓣皂苷元	穿山龙、菝葜、三金片
185	蔓荆子黄素	蔓荆子、七味榼藤子丸
186	石吊兰素	石吊兰
187	次野鸢尾黄素	射干、清咽润喉丸
188	丹酚酸 B	丹参、丹参总酚酸提取物、安神补心丸、保心片、补肾固齿丸、丹参片、复方丹参颗粒、复方丹参片、活血通脉片、利脑心胶囊、软脉灵口服液、益心舒胶囊、瘀血痹胶囊、瘀血痹颗粒

编号	测定成分	品种
189	荷叶碱	荷叶、荷丹片
190	乌药醚内酯	乌药、缩泉丸
191	异鼠李素-3-O-新橙皮苷	蒲黄
192	香蒲新苷	蒲黄
193	紫丁香苷	暴马子皮、刺五加、槲寄生、刺五加浸膏、刺五加片、救必应
194	虎杖苷	虎杖、维血宁合剂（维血宁）、维血宁颗粒
195	羟脯氨酸	阿胶
196	紫菀酮	紫菀
197	二氢欧山芹醇当归酸酯	独活
198	西红花苷Ⅰ	西红花、仁青常觉
199	西红花苷Ⅱ	西红花
200	重楼皂苷Ⅰ	重楼
201	重楼皂苷Ⅱ	重楼
202	重楼皂苷Ⅵ	重楼宫、血宁胶囊
203	重楼皂苷Ⅶ	重楼
204	黄芩素	黄芩
205	胡黄连苷Ⅰ	胡黄连
206	胡黄连苷Ⅱ	胡黄连
207	芒果苷	知母
208	甘草苷	甘草、甘草浸膏、附子理中丸、快胃片、小儿惊风散
209	牛磺酸	人工牛黄
210	硫酸亚铁	复方皂矾丸、新血宝胶囊
211	油酸	鸦胆子
212	亚油酸	亚麻子
213	α-亚麻酸	亚麻子
214	射干苷	川射干
215	羟基红花黄色素	红花

续表

编号	测定成分	品种
216	蜕皮甾酮	漏芦、牛膝
217	马钱苷	忍冬藤、山茱萸、耳聋左慈丸、桂附地黄胶囊、桂附地黄丸、济生肾气丸、六味地黄颗粒、六味地黄软胶囊、六味地黄丸、六味地黄丸（浓缩丸）、麦味地黄丸、明目地黄丸、杞菊地黄胶囊、杞菊地黄片、杞菊地黄丸、杞菊地黄丸（浓缩丸）、右归丸、知柏地黄丸、知柏地黄丸（浓缩丸）
218	脯氨酸	阿胶
219	莪牛儿酮	莪术油、满山红油、满山红油胶丸
220	二氢辣椒素	辣椒
221	牡荆素鼠李糖苷	山楂叶提取物
222	松果菊苷	肉苁蓉、洪连
223	氢溴酸槟榔碱	槟榔、焦槟榔
224	川续断皂苷Ⅵ	续断
225	人参皂苷 Rb₃	七叶安神片、三七叶总皂苷
226	牡荆苷	布渣叶、金莲清热颗粒
227	右旋龙脑	天然冰片（右旋龙脑）、四味珍层冰硼滴眼液
228	β,β-二甲基丙烯酰阿卡宁	紫草
229	白果新酸	银杏叶提取物
230	香荆芥酚	香薷
231	甘油三油酸酯	薏苡仁
232	槐角苷	槐角、地榆槐角丸
233	莲心碱高氯酸盐	莲子心
234	异阿魏酸	升麻
235	高良姜素	蜂胶、高良姜
236	梣酮	白鲜皮
237	白杨素	蜂胶
238	芥子碱硫氰酸盐	芥子、莱菔子
239	芒柄花素	鸡血藤
240	（-）-薄荷酮	薄荷素油
241	胡薄荷酮	荆芥、荆芥穗

续表

编号	测定成分	品种
242	薯蓣皂苷	穿山龙、穿龙骨刺片
243	染料木苷	大豆黄卷
244	白花前胡甲素	前胡
245	竹节香附素 A	两头尖
246	刺五加苷 E	刺五加浸膏
247	1,3 - O - 二咖啡奎宁酸	灯盏细辛口服液
248	白屈菜红碱	白屈菜
249	人参皂苷 Rf	人参、红参
250	木犀草苷	北刘寄奴、金银花、锦灯笼、菊花
251	冬凌草甲素	冬凌草、冬凌草片
252	地肤子皂苷 Ic	地肤子
253	奇壬醇	豨莶草、豨桐胶囊、豨桐丸、豨莶丸
254	柳穿鱼叶苷	大蓟
255	哈巴苷	玄参
256	哈巴俄苷	玄参
257	秦皮素	秦皮
258	党参炔苷	党参
259	常春藤皂苷元	黑草种子、威灵仙
260	紫堇灵	苦地丁
261	路路通酸	路路通
262	藁本内酯	当归
263	大豆苷	大豆黄卷
264	当药苷	当药
265	苦玄参苷 IA	苦玄参、妇炎净胶囊
266	薏苡仁油	薏苡仁
267	告依春	板蓝根
268	罗汉果皂苷 V	罗汉果

续表

编号	测定成分	品种
269	西瑞香素	消络痛胶囊、消络痛片
270	白果酸	银杏叶提取物
271	白头翁皂苷 B4	白头翁
272	荭草苷	金莲花润喉片
273	朝霍定 C	巫山淫羊藿
274	3,5 - 二咖啡酰基奎宁酸	菊花
275	去乙酰车叶草酸甲酯	花红颗粒、花红片
276	千金子甾醇	千金子
277	4 - 甲氧基水杨醛	香加皮
278	苯甲酰乌头原碱	制草乌、制川乌、附子
279	苯甲酰新乌头原碱	附子、制草乌、制川乌
280	苯甲酰次乌头原碱	附子、制草乌、制川乌
281	落新妇苷	菝葜、土茯苓
282	莪术二酮	莪术油
283	白桦脂酸	大枣
284	异型南五味子丁素	滇鸡血藤
285	沙苑子苷	沙苑子
286	杯苋甾酮	川牛膝
287	紫苏醛	紫苏叶、紫苏叶油
288	姜酮	干姜（姜炭）
289	相思子碱	鸡骨草
290	异槲皮苷	月季花
291	连翘酯苷 A	连翘、连翘提取物
292	连翘酯苷 B	广东紫珠、广东紫珠干浸膏、抗宫炎胶囊、抗宫炎片
293	金石蚕苷	广东紫珠
294	川续断皂苷乙	山银花
295	灰毡毛忍冬皂苷乙	山银花

编号	测定成分	品种
296	柳穿鱼黄素	大蓟炭
297	花旗松素	水红花子
298	苦蒿素	金龙胆草
299	人参皂苷 Rd	人参茎叶总皂苷、人参总皂苷、三七总皂苷
300	β‑丁香烯	牡荆油、牡荆油胶丸
301	羌活醇	羌活
302	紫花前胡苷	紫花前胡
303	广藿香酮	广藿香油
304	盐酸益母草碱	益母草
305	呋喃二烯	莪术油
306	去甲异波尔定	乌药
307	欧当归内酯 A	川芎
308	β‑蒎烯	松节油
309	京尼平苷酸	车前子
310	乔松素	草豆蔻
311	桤木酮	草豆蔻
312	酸浆苦味素 L	锦灯笼
313	甘松新酮	甘松
314	6‑姜辣素	干姜、生姜、炮姜
315	紫苏烯	藿香正气口服液
316	反式茴香脑	八角茴香、八角茴香油、小茴香
317	1‑甲基海因	哈蟆油
318	古伦宾碱	金果榄
319	去氢二异丁香酚	肉豆蔻
320	知母皂苷 BII	知母
321	缬草三酯	蜘蛛香
322	川楝素	川楝子、苦楝皮

续表

编号	测定成分	品种
323	5-甲基蜂蜜曲霉素	乌灵胶囊
324	安五脂素	南五味子素
325	麦角甾醇	猪苓
326	23-乙酰泽泻醇 B	泽泻
327	紫草氰苷	天葵子
328	3,6′-二芥子酰基蔗糖	远志
329	细叶远志皂苷	远志
330	远志山酮 III	远志
331	桔梗皂苷 D	桔梗
332	宝藿苷	炙淫羊藿
333	王不留行黄酮苷	王不留行
334	槲皮素-3-O-β-D-葡萄糖-7-O-β-D-龙胆双糖苷	南葶苈子
335	伪原薯蓣皂苷	黄山药、地奥心血康、地奥心血康胶囊
336	巴豆苷	巴豆、巴豆霜
337	新橙皮苷	枳壳
338	络石苷	络石藤
339	α-松油醇	油松节
340	杨梅苷	扁蓄
341	竹节参皂苷 IVa	珠子参
342	野马追内酯 A	野马追
343	三白草酮	三白草
344	栎瘿酸	秦艽
345	马钱苷酸	秦艽
346	大戟二烯醇	甘遂
347	蝙蝠葛碱	北豆根提取物、北豆根胶囊、北豆根片
348	长梗冬青苷	四季青、救必应

续表

编号	测定成分	品种
349	斯皮诺素	酸枣仁
350	水晶兰苷	鹿衔草
351	迷迭香酸	夏枯草、肿节风、紫苏梗、紫苏子、丹参总酚酸提取物、夏枯草口服液、肿节风浸膏
352	8 - O - 乙酰山栀苷甲酯	独一味、独一味胶囊、独一味片
353	山栀苷甲酯	独一味、独一味胶囊、独一味片
354	毛兰素	鼓锤石斛
355	石斛酚	流苏石斛
356	石斛碱	金钗石斛
357	阿多尼弗林碱	千里光
358	野百合碱	千里光
359	洋艾素	臭灵丹草、灵丹草颗粒
360	α - 常春藤皂苷	预知子
361	巴西苏木素	苏木
362	原苏木素 B	苏木
363	格列风内酯	天葵子
364	款冬酮	款冬花
365	蟛蜞菊内酯	墨旱莲
366	旱莲苷 A	墨旱莲
367	太子参环肽	太子参
368	紫萁酮	紫萁贯众
369	细辛脂素	细辛
370	α - 三联噻酚	禹州漏芦
371	耐斯糖	巴戟天
372	贝母辛	川贝
373	4,5 - O - 二咖啡奎宁酸	灯盏生脉胶囊
374	黄柏碱	黄柏
375	仙鹤草酚 B	仙鹤草

续表

编号	测定成分	品种
376	对羟基苯乙酮	茵陈提取物
377	羟基茜草素	茜草
378	芫花素	芫花
379	橙黄决明素	决明子
380	芹菜素	天南星、制天南星
381	穗花杉双黄酮	卷柏
382	人参皂苷 Ro	牛膝
383	白花前胡乙素	前胡
384	黄杞苷	菝葜
385	山麦冬皂苷 B	山麦冬
386	短葶山麦冬皂苷 C	山麦冬
387	鲁斯可皂苷元	麦冬
388	木通苯乙醇苷 B（荷苞花苷 B）	木通、野木瓜
389	（−）−丁香树脂酚−4−O−β−D−呋喃芹糖基−（1→3）−β−D−吡喃葡萄糖苷	合欢皮
390	夏佛塔苷	广金钱草
391	通关藤苷 H	通关藤
392	大车前苷	车前草
393	木蝴蝶皂苷 B	木蝴蝶
394	4−羟基苯乙酸	澳泰乐颗粒
395	西贝母碱苷	伊贝母
396	女贞苷	山香圆叶、山香圆片
397	野漆树苷	山香圆叶
398	毛蕊异黄酮葡萄糖苷	黄芪、炙黄芪
399	瓜子金皂苷己	瓜子金
400	商陆皂苷甲	商陆
401	黄柏酮	白鲜皮

编号	测定成分	品种
402	苍术素	苍术
403	乙酰哈巴苷	筋骨草
404	特女贞苷	女贞子
405	异钩藤碱	钩藤
406	蓖麻油酸甲酯	蓖麻油
407	蓖麻油酸	蓖麻子
408	3,29 - 二苯甲酰基栝楼仁三醇	瓜蒌子、炒瓜蒌子
409	七叶皂苷钠	娑罗子
410	大蒜素	大蒜
411	无水吗啡	止咳宝片
412	无水芦丁	汉桃叶片
413	牛血清白蛋白	雷丸
414	牛纤维蛋白元	水蛭
415	牛磺去氧胆酸	熊胆胶囊
416	甘露醇	百令胶囊、乌灵胶囊
417	甘露糖	铁皮石斛
418	吗啡	罂粟壳、二母宁嗽丸、橘红化痰丸
419	芦丁	槐花、山楂叶、桑叶、天山雪莲、一枝黄花、沙棘、山楂叶提取物、垂盆草颗粒、独一味胶囊、独一味片、诺迪康胶囊、排石颗粒、山绿茶降压片、山楂叶提取物、肾复康胶囊、夏枯草口服液、消咳喘糖浆、血栓心脉宁胶囊、痔康片、痔宁片、痔炎消颗粒
420	枸橼酸	乌梅
421	氢溴酸东莨菪碱	洋金花、天仙子、如意定喘片、止喘灵注射液
422	胆红素	牛黄、人工牛黄、体外培植牛黄、安宫牛黄丸、局方至宝散、牛黄抱龙丸、竹黄散
423	胆酸	牛黄、人工牛黄、体外培植牛黄、局方至宝散、灵宝护心丹、牛黄抱龙丸、牛黄蛇胆川贝液、牛黄消炎片、清开灵胶囊、清开灵口服液、清开灵泡腾片、清开灵片、清开灵软胶囊、清开灵注射液、竹黄散
424	盐酸伪麻黄碱	麻黄
425	盐酸麻黄碱	麻黄、风寒咳嗽颗粒、风寒咳嗽丸、风湿骨痛胶囊、复方川贝精片、蛤蚧定喘胶囊、蛤蚧定喘丸、清肺消炎丸、通宣理肺胶囊、通宣理肺丸、小儿肺热咳喘口服液、小儿咳喘颗粒、小儿清肺化痰口服液、小儿清热止咳口服液、小青龙合剂、小青龙颗粒、腰痛宁胶囊、镇咳宁糖浆、止喘灵注射液

续表

编号	测定成分	品种
426	铁	健脾生血片
427	猪去氧胆酸	猪胆粉、贝羚胶囊、藿胆片、藿胆丸
428	青蒿素	青蒿
429	莪术醇	莪术油
430	硫酸阿托品	天仙子、颠茄流浸膏、颠茄浸膏、华山参片
431	碳酸钙	龙牡壮骨颗粒
432	槲皮素	垂盆草、地锦草、杠板归、金钱草、瓦松、银杏叶、银杏叶提取物、泌石通胶囊、银杏叶滴丸、银杏叶胶囊、银杏叶片
433	对羟基苯甲酸丁酯	香加皮
434	对甲氧基桂皮酸乙酯	山奈、四味土木香散
435	高三尖杉酯碱	高三尖杉酯碱、高三尖杉酯碱注射液
436	远志酸	
437	脱水穿心莲内酯琥珀酸半酯	穿琥宁
438	咖啡酸乙酯	牵牛子
439	氧化槐果碱	苦参素注射液
440	糠酸	脑心清片
441	龙血素 A	龙血竭、龙血竭胶囊
442	白桦脂酸	大枣
443	西贝母碱	伊贝母、川贝母
444	戟叶马鞭草苷	马鞭草
445	马鞭草苷	马鞭草
446	鸦胆苦醇	鸦胆子
447	刺桐碱	王不留行
448	苦番红花素	西红花
449	2 - 甲氨基苯甲酸甲酯	广陈皮
450	川陈皮素	广陈皮
451	橘皮素	广陈皮

编号	测定成分	品种
452	1,4 – 二［4 –（葡萄糖基）苄基］– 2 – 异丁基苹果酸酯	白及
453	地黄苷 D	地黄
454	23 – 乙酰泽泻醇 C	泽泻
455	甲基莲心碱	莲子心
456	母丁香酚	母丁香
457	槐果碱	苦参软膏
458	积雪草苷 B	积雪苷片
459	短叶老鹳草素 A	鹅不食草

附表 2 《卫生部药品标准》中药化学对照品应用品种

编号	测定成分	品种
1	雷公藤甲素	雷公藤片、雷公藤片、雷公藤多甙片
2	反丁烯二酸	复方草珊瑚含片、
3	青阳参苷元	青阳参片
4	亚硫酸氢钠穿心莲内酯	莲必治注射液
5	糠酸	脑心清片
6	人参皂苷 Rg_3	参一胶囊
7	γ – 亚麻酸甲酯	月见草油乳
8	九里香酮	三九胃泰胶囊
9	亚硫酸氢钠穿心莲内酯	莲必治注射液
10	二十八烷醇	蜂蜡素、蜂蜡素胶囊
11	雷公藤甲素	雷公藤片、金关片

附表 3 《国家药品监督管理局药品标准》中药化学对照品应用品种

编号	测定成分	品种
1	菝葜皂苷元	清热解毒口服液、口炎颗粒、沙梅消渴胶囊、二母宁嗽片、清便丸
2	尿苷	蜂皇胎胶囊
3	琥珀酸	肤舒止痒膏
4	尿囊素	薄荷止痒酊
5	愈创木酚	竹沥合剂
6	甜菊苷	清热明目茶
7	远志皂苷元	孔圣枕中丸
8	龙血素 B	龙血竭散、龙血竭胶囊（肠溶）、龙血竭含片、龙血竭片、
9	剑叶龙血素 C	龙血竭胶囊（肠溶）、龙血竭片、龙血竭含片
10	正十八烷	竹沥合剂
11	香叶醇	香叶醇软胶囊
12	鬼臼毒素	疣迪搽剂
13	千金藤素	千金藤素片
14	柠檬酸	小儿感冒退热糖浆、厌食康颗粒、小儿麦枣片、咽康含片、龙血竭片、振源口服液、龙血竭含片、肤舒止痒膏、开喉剑喷雾剂、开喉剑喷雾剂（儿童型）、咳康含片、治咳枇杷露、猴菇饮（口服液）
15	鸭脚树叶碱	灯台叶片
16	天麻素	鲜天麻胶囊、天麻丸、强力天麻杜仲丸、天麻醒脑胶囊、苦丁降压胶囊、化风丹
17	脱氢卡维丁	岩黄连注射液
18	老龙皮酸	和胃降逆胶囊
19	胆固醇	龟甲胶颗粒、鹿角胶颗粒
20	牛磺鹅去氧胆酸	珍熊胆丸
21	虫草素	蛹虫草菌粉、蛹虫草菌粉胶囊
22	腺嘌呤	血液保存液Ⅲ、红细胞保存液
23	三十烷醇	蜂蜡素、蜂蜡素胶囊
24	银杏内酯 K	银杏内酯注射液
25	松香酸	血竭（松香酸补充检验方法）
26	亚油酸甲酯	紫苏软胶囊、黑加仑油、黑加仑软胶囊

续表

编号	测定成分	品种
27	α-亚麻酸甲酯	紫苏软胶囊、黑加仑油、黑加仑软胶囊
28	卡维丁	岩黄连注射液
29	酪醇	红景天注射液
30	二甲基甲酰胺	清舒油软膏
31	7-羟基香豆素	复方胆通胶囊
32	派可林酸	金糖宁胶囊
33	脱水穿心莲内酯琥珀酸半酯	炎琥宁
34	菊苣酸	复方蓝棕果片、狭叶金光菊提取物
35	月桂酸	复方蓝棕果片
36	原薯蓣皂苷	泰福乐胶囊
37	匙羹藤皂苷 C	匙羹藤总苷、匙羹藤总苷胶囊
38	异长春花苷内酰胺	胆木注射液
39	卫矛醇	双藤筋骨片
40	11-羰基-β-乙酰乳香酸	乳香进口药材
41	雷公藤内酯甲	雷公藤多苷片
42	5-羟甲基糠醛	丹参注射液
43	2″-O-没食子酰基金丝桃苷	活血降浊口服液

附表 4　无标准使用中药化学对照品

序号	对照品	序号	对照品
1	对二甲胺基苯甲醚	19	左旋龙脑
2	1,8 - 二羟基蒽醌	20	20S - 人参皂苷 Rh$_2$
3	二氢丹参酮	21	20S - 人参皂苷 F1
4	7 - 甲氧基香豆素	22	20S - 人参皂苷 F2
5	雪胆甲素	23	1 - 羟基 - 3,4,5 三甲氧口山酮
6	丹参酮 II A 磺酸钠	24	山柰苷
7	杠柳毒苷	25	20S - 人参皂苷 Rg$_2$
8	香叶木素	26	7,4' - 二羟基黄酮
9	千金子素 L3	27	L' - 去甲基鬼臼毒素
10	甲基丁香酸	28	白藜芦醇
11	焦性没食子酸	29	千金子素 L2
12	甘油三亚油酸酯	30	柯里拉京
13	5 - 羟基色胺盐酸盐	31	白鲜碱
14	木栓酮	32	亥茅酚苷
15	鹰嘴豆牙素 A	33	表木栓醇
16	6 - 甲氧基 - 7 - 羟基香豆素	34	桃叶珊瑚苷
17	20S - 原人参二醇	35	银杏酸 C15∶1
18	20S - 原人参三醇	36	5,7,3',4',5' - 五甲氧基黄酮

中文药名索引
（按笔画排序）

十画

十一画